HOLISTIC INTEGRATIVE MEDICINE
THEORY & PRACTICE

整合医学
——理论与实践③

主编 樊代明

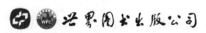

西安 北京 上海 广州

图书在版编目(CIP)数据

整合医学:理论与实践.③/樊代明主编.—西安:世界图书出版西安有限公司,2018.4
ISBN 978-7-5192-4402-6

Ⅰ.①整… Ⅱ.①樊… Ⅲ.①医学—研究 Ⅳ.①R

中国版本图书馆 CIP 数据核字(2018)第 043927 号

书　　名	整合医学——理论与实践③ Zhenghe Yixue　Lilun Yu Shijian
主　　编	樊代明
责任编辑	马可为
装帧设计	新纪元文化传播
出版发行	世界图书出版西安有限公司
地　　址	西安市北大街 85 号
邮　　编	710003
电　　话	029-87233647(市场营销部) 029-87235105(总编室)
传　　真	029-87279675
经　　销	全国各地新华书店
印　　刷	西安市建明工贸有限责任公司
开　　本	787mm×1092mm　1/16
印　　张	36.25
字　　数	720 千字
版　　次	2018 年 4 月第 1 版　2018 年 4 月第 1 次印刷
国际书号	ISBN 978-7-5192-4402-6
定　　价	160.00 元

医学投稿　xastyx@163.com ‖ 029-87279745　87284035

☆如有印装错误,请寄回本公司更换☆

编委名单

主　编　樊代明　中国工程院院士、副院长　第四军医大学西京消化病医院院长

编　委（按姓氏笔画排序）

王陇德	中国工程院院士	中华预防医学会会长
王学浩	中国工程院院士	江苏省人民医院肝脏移植中心教授
王福生	中国科学院院士	解放军302医院感染病诊疗与研究中心教授
付小兵	中国工程院院士	解放军总医院基础医学院院长
乔　杰	中国工程院院士	北京大学第三医院院长
李兰娟	中国工程院院士	浙江大学附属第一医院传染病诊治国家重点实验室教授
张志愿	中国工程院院士	上海交通大学第九人民医院教授
张英泽	中国工程院院士	河北医科大学第三医院院长
陈君石	中国工程院院士	国家食品安全风险评估中心研究员
陈洪铎	中国工程院院士	中国医科大学第一附属医院皮肤科教授
林东昕	中国工程院院士	中国医学科学院教授
金宁一	中国工程院院士	军事医学科学院十一所分子病毒学与免疫学实验室研究员
郑静晨	中国工程院院士	武警总医院院长
郝希山	中国工程院院士	天津医科大学肿瘤医院教授
贺　林	中国科学院院士	复旦大学生物医学研究院院长
秦伯益	中国工程院院士	军事医学科学院研究员
夏照帆	中国工程院院士	海军军医大学长海医院烧伤外科主任
顾晓松	中国工程院院士	南通大学神经再生重点实验室主任
高　福	中国科学院院士	中国疾病预防控制中心研究员
董家鸿	中国工程院院士	北京清华长庚医院院长

程　京　中国工程院院士　清华大学医学院教授
廖万清　中国工程院院士　海军军医大学长征医院皮肤科教授
樊代明　中国工程院院士、副院长，空军军医大学西京消化病医院院长

于学忠　北京协和医院急诊科主任
于　康　北京协和医院临床营养科教授
于普林　北京医院老年医学研究所研究员
马　昕　复旦大学华山医院副院长
马建军　河南省脑血管病医院副院长
马显杰　空军军医大学西京医院整形外科主任
马　恒　空军军医大学基础部病理生理学教研室主任
马　雄　上海交通大学医学院附属仁济医院教授
王化宁　空军军医大学西京医院心身科主任
王宁利　北京同仁医院院长
王兴国　大连市中心医院营养科主任
王红星　首都医科大学宣武医院神经内科教授
王红梅　中科院动物研究所教授
王宏林　上海交通大学基础医学院研究员
王坤正　西安交通大学医学院第二附属医院骨科主任
王　林　南京医科大学副校长
王　枫　空军军医大学预防医学系教授
王建业　北京医院院长
王秋曦　首都医科大学附属北京朝阳医院妇产科主任
王美青　空军军医大学口腔医院教授
王锡山　中国医学科学院肿瘤医院教授
王　新　空军军医大学西京医院消化内科副主任
王翠敏　东南大学附属第二医院妇产科教授
车国卫　四川大学华西医院胸外科教授

毛家亮　上海交通大学医学院附属仁济医院心内科教授
方保民　北京医院老年医学部主任
卢实春　解放军总医院肝胆外科主任
田　伟　北京积水潭医院院长
白岩松　中央电视台主持人
丛亚丽　北京大学医学人文研究院副院长
成　军　首都医科大学附属北京地坛医院教授
毕宇芳　上海交通大学医学院附属瑞金医院内分泌科教授
吕传柱　海南医学院校长
吕农华　南昌大学第一附属医院副院长
朱云平　军事医学科学院放射与辐射医学研究所教授
任建林　厦门大学附属中山医院副院长
全　松　南方医科大学南方医院妇产科主任
刘元波　中国医学科学院整形外科医院主任医师
刘伦旭　四川大学华西医院胸外科主任
刘旭峰　空军军医大学医学心理系主任
刘连新　哈尔滨医科大学附属第一医院副院长
刘学波　西北农林科技大学食品学院院长
刘彩霞　中国医科大学附属盛京医院产科主任
刘福存　浙江省中医院骨科主任
刘　璠　南通大学医学院副院长
闫天生　北京大学第三医院胸外科主任
关　健　中国医学科学院北京协和医院教授
江志伟　解放军南京总医院普通外科教授
孙　鑫　四川大学华西医院中国循证医学中心主任
杜　兵　北京市健康管理协会常务副会长
巫林伟　中山大学第一附属医院器官移植科主任
李小飞　空军军医大学唐都医院胸外科主任
李小鹰　解放军总医院老年心内科主任

李云庆	空军军医大学梁銶琚脑研究中心主任
李　宁	上海市第十人民医院教授
李永奇	空军军医大学西京医院健康医学中心主任
李　妍	空军军医大学西京医院心内科副主任
李春英	空军军医大学西京医院皮肤科副主任
连建奇	空军军医大学唐都医院传染科教授
吴松锋	军事医学科学院放射与辐射医学研究所教授
吴溯帆	浙江省人民医院整形美容中心主任
邹多武	海军军医大学长海医院消化内科执行主任
汪　栋	解放军八一医院胸外科主任
沈　琳	北京大学肿瘤医院教授
沈慧勇	中山大学孙逸仙纪念医院院长
张片红	浙江大学第二医院营养科主任
张兰军	中山大学附属肿瘤医院胸外科主任
张必翔	华中科技大学同济医院肝胆外科副主任
张　岚	四川大学华西医院心理卫生中心教授
张陈平	上海交通大学第九人民医院教授
张金明	中山大学孙逸仙纪念医院整形外科主任
张金钟	天津中医药大学教授
张建中	北京大学人民医院皮肤科主任
张　俊	上海交通大学医学院附属瑞金医院教授
张　逊	天津市胸科医院胸外科主任
张　斌	全军造血干细胞研究所副所长
陈玉国	山东大学齐鲁医院副院长
陈谦明	四川大学华西口腔医学院教授
陈　椿	福建医科大学附属协和医院副院长兼胸外科主任
范　利	解放军总医院副院长
易成刚	空军军医大学西京医院整形外科副主任医师
罗颂平	广州中医药大学第一附属医院妇产科主任

季加孚	北京大学肿瘤医院院长
周 俭	复旦大学中山医院副院长
孟柳燕	武汉大学口腔医学院教授
赵小兰	陆军军医大学西南医院健康医学中心主任
赵长海	空军军医大学西京医院营养科教授
赵国栋	解放军总医院肝胆胰肿瘤外科教授
赵美娟	解放军总医院人文教研室主任
赵晓东	解放军总医院第一附属医院急诊科主任
赵铱民	空军军医大学口腔医院教授
郝定均	西安红会医院院长
胡仁明	复旦大学华山医院内分泌糖尿病研究所所长
胡卓伟	中国医学科学院/北京协和医学院药物研究所研究员
胡 建	哈尔滨医科大学附属第一医院精神科主任
段志光	山西医科大学校长
信栓力	邯郸市第一医院副院长
侯金林	南方医科大学南方医院感染内科教授
昝 涛	上海交通大学医学院附属第九人民医院副主任医师
闻大翔	上海交通大学仁济医院副院长
姜建元	复旦大学华山医院骨科主任
姚元庆	解放军总医院妇产科教授
袁 钟	中国医学科学院/北京协和医学院教授
耿庆山	广东省人民医院党委书记
聂勇战	空军军医大学西京医院消化内科副主任
贾伟平	上海交通大学附属第六人民医院院长
贾战生	空军军医大学唐都医院传染科主任
夏 勇	海军军医大学东方肝胆医院教授
夏 强	上海交通大学仁济医院副院长兼肝胆外科主任
徐志飞	海军军医大学长征医院胸外科主任
栾庆先	北京大学口腔医学院教授

郭向阳	北京大学第三医院麻醉科主任
郭晓钟	解放军沈阳总医院消化内科主任
郭　清	浙江中医药大学副校长
陶开山	空军军医大学西京医院肝胆外科主任
姬秋和	空军军医大学西京医院内分泌科主任
黄宇光	北京协和医院麻醉科主任
曹君利	徐州医科大学麻醉学院院长
曹　钰	四川大学华西医院急诊科主任
鹿　斌	复旦大学附属华山医院内分泌科教授
董碧蓉	四川大学华西医院老年医学中心主任
韩国荣	东南大学附属第二医院妇产科主任
韩　岩	解放军总医院整形修复科主任医师
韩泽广	上海交通大学系统生物医学研究院副院长
程　瑜	中山大学社会学与人类学学院教授
温　浩	新疆医科大学第一附属医院院长
靳　镭	华中科技大学同济医院生殖医学中心教授
蔡建强	中国医学科学院肿瘤医院副院长兼腹部外科主任
翟振国	中日友好医院国家呼吸疾病临床医学研究中心主任
黎　健	北京医院老年医学研究所所长
滕晓明	上海市第一妇婴保健院生殖医学科主任

序言 HOLISTIC INTEGRATIVE MEDICINE
Preface

2017年4月29日在西安召开的"中国整合医学大会",至今令人难忘,其规模、质量和影响堪称中国医学史之最。参会院士52名,医学高校校长157名,医院院长2000余名,总参会人数超14 000人。上午主论坛的7个主旨报告令人记忆犹新,涉及医学与整合、医学与教育、医学与人文、医学与医德、医学与工程、医学与营养、中医与西医。下午45个分论坛370个报告平行举行,反响强烈。中场专设中西文化交锋与交汇,专门从美国和日本各请一位专门研究中国文化的专家,谈外国人眼中的中国文化,请郎景和、张伯礼、樊代明三位院士专谈中国人眼中的外国文化,14 000名观众参与。通过这种中外文化的交锋与交汇,探讨未来100年是否会出现一种引领世界医学的中国文化,答案是肯定的,就是健康文化或医学文化,因为文化与生命联系在一起,其普适性和可持续发展是无与伦比的。约60家媒体现场直播,当天观众、听众的点击数超过1000万人次。

一次学术会议,为何规模如此宏大,反响如此强烈?因为整体整合医学引导的是医学发展的第三时代,是未来医学发展的必然方向、必由之路和必定选择。整合医学不只限于医学,不仅研究治病救命,更关乎人类健康。什么是健康?专业有专业的定义,此处无须重述。老百姓认为,没有病就是健康。有了病就得治病,为了治病人类可没少花钱,也没少花功夫。美国在全世界尤为突出,其医疗技术水平也是最高的,但美国在

2017年发布过一个消息：在医院里的死亡，第三位死因是医源性死亡，大致每死亡10个病人就有1个医源性死亡。中国的情况如何可想而知。我国现在每年到医院就诊的人次已超70亿，与10年前相比，多了33亿人次。病人越来越多、花费越来越多、效果越来越差。原因在哪里？美国、英国、法国、日本、中国都曾做过病理调查，每个调查都在1000例以上，尸检发现病人生前诊断正确者仅为65%~75%，有25%~35%诊断不正确。诊断不正确，很难说治疗是正确的。2013年美国FDA发布白皮书，称九大类药品中，疗效最好的是抗抑郁症的药，但在40%的病人中无效；最差的是抗肿瘤药，在75%的病人中无效。有人开过一个极端的玩笑，说有一天全世界的医生突然罢工，有一天全世界的药品突然沉入海底，人类的死亡率将会出现什么变化？在这里，我们没有故意或肆意贬低医学的价值和医生的贡献，但试想，有一条大江决堤，洪水汹涌澎湃，我们是全力去抢救千家万户，还是该去堵堤，在决堤前去治水？

时下很多人讲"大健康"，英文翻译成 Big Health, Pan Health, Comprehensive Health。我以为健康至少要包括四个"全"：①全民健康，一个人健康不算健康，假设身边或家庭或社会有人生病，而且是传染病，你健康不了，目前国与国之间只隔一个舱门，舱内在国内，舱外已到国外；②全程健康，一个时段健康不叫健康，有时年轻不注意会导致终身残疾，比如抽烟、酗酒；③全身健康，一个器官不健康会致全身器官不健康，要保证身体每一个器官一起老，不要因一个器官受损就要了命；④全能健康，要保证生命质量和生活质量，躺在床上或脑子不清楚，生活和生命质量都很差。同样是平均活到80岁，中国人只有59年为健康生活期，而日本人达到69年，我们不能只求活着，还要活出质量。

我曾提出"防病三观念"，即"三间"健康学——空间健康学，人间健康学，时间健康学。

我曾提出"看病三认识",即人类疾病 1/3 不治也好,1/3 治也不好,1/3 治了才好。"有病就要治,病是治好的",这句话不完全对,不要过度夸大医学和医生的作用,要发挥病人的自愈能力,想尽一切办法阻止"不治也好"向"治了才好",甚至"治也不好"的状态发展,对于慢病要强调带病健康生存的概念。

我曾提出"治病三要求",即医生治病一定是三个标准——真、善、美。第一是真,求真务实,说的是科学治病,看什么指标诊断什么病,开什么药治什么病,见什么病开什么刀,但科学方法在医学中的作用是十分局限的,要靠人文来补充,有时微观局部求真了,但对宏观整体并不务实。第二是善,医生对病人呵护,病人对医生尊重,二者相依相存,才能获得最佳效果。第三是美,把医术当成艺术来做,医生上班做艺术去了,病人住院享受艺术来了。现在有多少医院、多少医生做到了善与美?善与美才是医学的本质和灵魂,善与美才是人性的体现。如果医生对病人没有做到善与美,那就是忽视了病人作为人的人性,也忽视了自己作为人的人性。如果医生只是用冷冰冰的手术刀或药片给病人治病,使医学失去了温度,那就是在治疗动物。

"防病三观念,看病三认识,治病三要求",三三得九,其中三里套三,九中套九,"一生二,二生三,三生万物"。医学充满了辩证法,医生面临的因素无限多(Diversity),每一因素又无穷变(Dynamic),两个"D"使医学成混沌状态,博大精深。需要医生有聪明的大脑、勤奋的双腿、灵巧的双手,还要有一颗慈爱之心,要做好这些,就需要我们提倡的整体整合医学。

2017 年整合医学大会后,整合医学在国际上出现了巨大进展,美国已将精准医学改成了"All of Us Research Program",即"全民整体健康计划"。世界卫生组织专门成立了整合医学处。

我国"十三五"健康研究计划的十大领域中，整合医学排在了第六位。国家自然科学基金委员会项目指南连续7年倡导优先资助整合医学研究。中国工程院设立了整合医学发展战略重大研究课题。除6个全国性整合医学分会外，上海、江西、云南、甘肃、广东等省市相继成立了整合医学分会。"医–医""医–药""医–养""医–体""医–护""医–工""医–防""医–心"8个全国性整合联盟已经成立，还有"医–营（养）""医–数（据）""医–防""医–文""医–药""医–艺"6个全国性整合联盟正在筹建中。2018年仍在西安召开的"中国整合医学大会"，从规模、质量及影响上又将成为一次空前的大会，"贵在整合、难在整合、赢在整合"已成医学各界的共识，必将推动整合医学全速、正确、有序地向纵深发展。有道是"天下医药是一家，生老病死不离她"，这个"她"就是"HIM"，翻译成英文叫"One HIM, One World"。

中国工程院院士、副院长
空军军医大学西京消化病医院院长
樊代明
2018年1月1日

"2017 中国整合医学大会"
开幕式致辞（一）

"2017中国整合医学大会"如期在西安召开。首先，我谨代表中国医师协会整合医学分会和其他七个共同主办单位，对各位贵宾和来自全国各地的同道朋友们，表示热烈的欢迎。同时，感谢本次大会的承办方第四军医大学（现空军军医大学），感谢周先志校长领导的会务团队为大会付出的辛勤劳动和所做出的周密安排。

随着现代医学对人的整体性的日益重视，医学的发展已经势不可挡地跨入整合医学时代。中国医师协会整合医学分会作为国内最早一批成立的整合医学学术组织，在樊代明院士的带领下，以敏锐眼光和担当精神，扛起了中国整合医学的大旗，迅速引领我国医学的创新发展。如果说2016年的首届中国整合医学大会是吹响中国整合医学的集结号，那么此次的第二届中国整合医学大会则是一次切磋交流、互相学习的冲锋号。

回想2016年10月8号，第一届中国整合医学大会在这里成功召开，15位院士、79位大学校长、300多位医院的院长，以及4000多名代表参会。大会帮助大家厘清了整合医学的概念和内涵，达成了医学发展的共识和目标，也开启了整合医学时代的元年。

今年的大会仍然秉承"贵在整合、难在整合、赢在整合"的主题，邀请到52位院士、157位大学校长、逾2000名医院院长出席，总参会人数突破了14 000人。大会在上午设立了一个主论坛，下午开设了45个分论坛，内容涉及医学的几十个学科和专业，而且相互交叉融合，是一次真正意义的整合。来自全国各地的院士大师、名师名家将在今天的会议上畅谈整合医学理论与实践的战略思考与研究，展示他们在实践中的做法与经验，这些做法和经验必将极大地推动中国整合医学的大踏步前进，最终造福广大民众的身心健康和我国医药卫生事业的发展。

中国医师协会整合医学分会从2016年正式成立，我们之所以能够在如此短的时间取得又好又快的发展，首先得益于中国医师协会的支持和指导，得益于各级领导和众多院士名家，以及全国学界同道的关心和帮助，更有赖于整合医学分会全体理事们的付出和努力，特别是我们的名誉会长、整合医学的倡导者樊代明院士的倾心筹划与组织。就在昨天我们又有三个全国性兄弟学会在西安成立了整合医学分会，整合医学的队伍越来越壮大，整合医学的事业越来越兴旺。

在此，我谨代表中国医师协会整合医学分会再次对兄弟学会和全体参会代表表示诚挚的感谢。期待着与兄弟学会携手并肩，与各位同道万众一心，共同开创中国整合医学更加辉煌的明天。

军事医学科学院院长
张士涛
2017年4月29日

"2017 中国整合医学大会"
开幕式致辞（二）

首先，我代表第四军医大学热烈祝贺"2017 中国整合医学大会"的隆重召开，热烈欢迎来自祖国各地的同仁朋友，衷心感谢中国医师协会等 8 家共同主办单位的充分信任，特别是中国医师协会张雁灵会长的大力支持。

"未来医学，赢在整合"已经得到了越来越多医学同仁的肯定和支持。中国医师协会整合医学分会于 2016 年 2 月在西安正式成立，同年 10 月在这个会场召开了首届中国整合医学大会，有 15 位院士、79 位高校校长、300 多位医院院长、4000 多名代表莅临会议。今天我们有 52 位院士、157 位高校校长、2000 多位医院院长，以及 14 000 多名医学同仁出席会议，会议的规模和专家的层次一再提高，充分证明了学界对整合医学的关注度及热情。

第四军医大学（现空军军医大学）不仅是整合医学的倡导者，更是忠实的拥护者和实践者，也是巨大的受益者。2016 年樊代明院士领衔获得西部地区也是全国医学界和全军唯一的国家科技进步奖创新团队奖，就是一个有力的实证。目前校内正在广泛开展本科教学课程的整合、院中院模式的医疗整合、资源共享科研基地共建整合，以及实战实训的卫勤演练整合等，成效卓著、影响深远。国家分子医学转化科学中心重大科学设施、国家消化疾病和国家口腔疾病临床研究中心等一大批综合性大平台建设，更是为学校争创一流大学奠定了坚实的基础。"四医大"人的实践雄辩地证明，整合出思路、整合出力量、整合出效益。热烈欢迎各位院士和医药界的同仁莅临我校指导，为美丽的舞者搭建美丽的舞台,让专业的人士干出专业的精彩。整合医学就是一个美丽而又专业的舞台,我相信大师的教诲、思想的碰撞、专业的探讨必定会促进心灵的升华、事业的腾飞。祝愿各位代表在本次大会结识新朋友、交流新思想、形成新共识、获得新突破、取得新成就。第四军医大学全体教职员工愿与全国兄弟单位同道共勉同行,衷心祝愿大会圆满成功,祝福大家西安之行开心愉快,期待我们明年再相聚。

空军军医大学校长
周先志
2017 年 4 月 29 日

"2017 中国整合医学大会"
开幕式致辞（三）

"2017 中国整合医学大会"今天在古城西安曲江国际会议中心隆重召开。首先，我谨代表中国医师协会对大会的召开表示热烈的祝贺！对各位与会代表和专家表示热烈的欢迎和衷心的感谢！

中国医师协会整合医学分会是中国医师协会最年轻的二级学会，成立时间只有一年零两个月。2016 年 10 月召开了第一届中国整合医学大会，参会代表达到 4000 多人，其中有 15 位院士参加。半年之后，我们又在这里召开今年的整合医学分会的年会，其中有 52 位院士，157 位大学校长、副校长，2000 多位全国各级医院的院长、副院长。规模如此之大，层次如此之高，是因为整合医学是当今世界范围内医学领域的一次重大变革，作为一项事业正当其时，整合医学享有"天时、地利、人和"。

"天时"，不仅是中国的天时，也是世界的天时。全世界都在关注医学发展进程中的一些问题，特别是人类健康问题。目前，学科越分越细，人们已经看到了弊端。2017 年 3 月，我和郎景和院士一行访问英国牛津大学，我们在那里交流时，著名的戴维教授讲了这样一段话，他说："我有一个担忧，对世界的医学发展有一个担忧，这个担忧就是现在设备越来越先进，学科越来越细化，精准医学、网络医学、智能医学等，使人的整体性、学科的整体性遭到了破坏，使医生与病人遭到了割裂。我呼吁，现在需要的是整合医学。"大家对整合医学的认识，是今天大会能够凝聚这么多人来参加的一个重要原因，这就是"天时"。

"地利"，在中国推进整合医学具有绝好的地利条件。第一，党的"十八大"以来，党中央确立了全面推进健康中国建设，把它作为一项战略工程来抓，全民健康、全面小康需要整合医学；第二，在深化医改中，我们推进分级诊疗，鼓励医生多点执业，加强全科医生、家庭医生建设等，需要整合医学；第三，我们正在推进毕业后医学教育的制度改革。住院医师规范化培训、专科医师培训与准入、全科医师培训等，这些需要整合医学的渗入、参与，培训的课程、教程，都应该把整合医学融入进去，这是中国最好的"地利"。

"人和"，是大家对整合医学的认识，即认可和共识。我看了一本书，叫《全科医学基本原则》，是一位美籍华人医生写的。在这本书里的第二章讲的是整合医学，里面有几句话我记得很清楚。有一句话是樊代明院士提出的，"整合医学是一场革命，整合医学是中国慢性病威胁的需要，整合医学是解决医学分科细化所致弊端的需要，整合医学是中国健康理念转变的需要"。整合医学的观念正在被大家所认识。

如何让整合医学从理论走向实践？如何让整合医学从务虚走向务实？让整合医学在实践中落地生根，这是本次会议主论坛和各分论坛一定要涉及的主题。我高兴地看到有很多单位已经在做，在尝试了。

2016年，我们去美国斯坦福大学开会，正好赶上斯坦福大学的一件大事，担任了16年大学校长的亨尼退休，学校为他出了一本校刊，是学校对他担任16年校长的评价。他当校长16年做了三件事：第一，他给大学募集资金130亿美元；第二，他让大学的环境安静下来、干净起来，推进了大学的人文教育；第三，他整合了大学的学科。这第三件事也是我们今天要讨论的共识。整合斯坦福大学的学科，他的整合比我们站位更高。他提出两句话写在特刊上，第一句话是"科学的探索永无止境"，第二句话是"学科之间没有界限"。在他的整合中，我看到两个例子：第一个是他提出了一个项目叫"生命X"，是把生命科学与其他科学整合起来，他把音乐系和神经科学系用这个项目整合起来，他让音乐系和生命科学系、神经科学系一起研究音乐对脑电、磁共振成像的影响，请音乐系的人也参加研究；第二个是他做了一件和整合看似毫无关系，但却非常整合的一件事，他调整了大学的优秀博士生的宿舍，他不允许同专业的人住在一个宿舍里，他要求这些博士生要同交叉学科的人住在一起，这就是思维大整合。我们今后应该怎么做？我把这个例子讲给大家，请大家去思考，这里有大学校长，有医院院长，我们要去思考中国的整合医学如何往下走，如何落地。

中国医师协会会长

张雁灵

2017 年 4 月 29 日

目录 HOLISTIC INTEGRATIVE MEDICINE / Contents

理论篇

医学与整合　　　　　　　　　　　　　　　　　　　　　樊代明 / 002

医学教育的改革　　　　　　　　　　　　　　　　　　　秦伯益 / 007

医学与医德　　　　　　　　　　　　　　　　　　　　　白岩松 / 011

医学与营养　　　　　　　　　　　　　　　　　　　　　陈君石 / 015

医学与人文　　　　　　　　　　　　　　　　　　　　　吴　斌,等 / 018

实践篇

整合口腔医学

浅谈整合口腔医学　　　　　　　　　　　　　　　　　　张志愿 / 026

整合医学在口腔医学中应用之思考　　　　　　　　　　　赵铱民 / 030

整合医学在口腔正畸学中的应用　　　　　　　　　　　　王　林 / 034

整合医学理念在口腔黏膜疾病防治中的应用　　　　　　　陈谦明 / 038

口腔颌面头颈肿瘤的诊治与整合医学　　　　　　　　　　张陈平 / 043

整合医学视角下的牙周病学　　　　　　　　　　　　　　栾庆先 / 049

从整合医学角度谈咬合诊疗现状与前景　　　　　　　　　王美青 / 053

整合医学理念在牙体牙髓病学中的应用初探　　　　　　　孟柳燕 / 058

整合消化病学

微生态失衡研究及诊疗中的整合医学思考　　　　　　　　李兰娟 / 062

胃肠道微生态与胰腺疾病的整合医学研究　　　　　　　　郭晓钟 / 066

幽门螺杆菌与胃肠道菌群：热点与前沿　　　　　　　　　吕农华 / 069

从整合医学角度看肠菌制备的风险管理与实践　　　　　　任建林 / 073

抗生素相关性腹泻诊治的整合医学思考　　　　　　　　　邹多武 / 081

结肠直肠癌的整合医学研究　　　　　　　　　　　　　　王　新 / 084

整合肿瘤学

肿瘤防治与精准医学　　　　　　　　　　　　　　　　　郝希山 / 088

食管癌基因组改变的整合研究　　　　　　　　　　　　　林东昕 / 090

肿瘤转移治疗的整合医学思考　　　　　　　　　　　　　沈　琳 / 093

自噬现象与药物研发　　　　　　　　　　　　　　　　　胡卓伟 / 096

从整合医学角度看结肠直肠癌的精准治疗　　　　　　　　王锡山 / 102

胃肠肿瘤诊疗中的整合医学思考　　　　　　　　　　　　张　俊 / 105

整合肝病学

干细胞移植在晚期肝病治疗中的整合医学实践　　　　　　王福生 / 108

从眼科看整合医学发展　　　　　　　　　　　　　　　　王宁利 / 111

消化、呼吸共有疾病诊治的整合医学思考　　　　　　　　翟振国 / 114

糖尿病与肝病的整合医学研究　　　　　　　　　　　　　贾伟平 / 117

细胞治疗中的整合医学思考　　　　　　　　　　　　　　张　斌 / 120

从整合医学角度看脑血管病的内科药物防治　　　　　　　马建军 / 122

内脏痛机制的整合医学研究　　　　　　　　　　　　　　李云庆 / 124

妊娠乙肝治疗的整合医学思维　　　　　　　　　　　　　韩国荣 / 128

大数据助力整合医学研究　　　　　　　　　　　　　　　朱云平 / 134

自身免疫性肝病与肠道菌群的整合医学研究　　　　　　　马　雄 / 136

"痛心"机制的整合医学研究　　　　　　　　　　　　　　马　恒 / 139

肝癌体细胞基因突变跨组学传承和丢失的整合医学研究证据　吴松峰 / 141

阻断乙肝母婴传播的整合医学研究　　　　　　　　　　　王翠敏 / 143

整合胃肠外科学

肝胆胰病整合医学的管理和实践	董家鸿/ 146
从 NOSES 术思考整合医学	王锡山/ 150
联网互动整合医学系统助力新疆地区医疗实践	温 浩/ 153
顽固性便秘的整合医学治疗	李 宁/ 157
从整合医学角度看我国胃癌诊治现状	季加孚/ 161

整合肝胆外科学

肝移植成功需要整合医学思维	王学浩/ 165
肝癌肝移植的整合医学实践	周 俭/ 168
整合医学中的人文关怀	蔡建强/ 171
活体肝移植供体和受体合理处置的整合医学思考	夏 强/ 174
依靠整合思维实现精准治疗	卢实春/ 176
外科新技术研用过程中的整合医学思考	孙 鑫/ 179
内外科技术整合治疗肝外胆管结石的体会	刘连新/ 180
用整合医学思维实现肝癌的个体化外科治疗	夏 勇/ 182
试论肝癌手术治疗中的整合医学	张必翔/ 185
简化多器官移植的整合医学思考	巫林伟/ 188
用整合医学思维开展机器人胰十二指肠术的体会	赵国栋/ 190
整合肝胆外科学的发展思路	陶开山/ 193

整合感染病学

整合感染病学之我见	高 福/ 195
人兽共患病防治的整合医学思考	金宁一/ 198
从人感染 H7N9 禽流感等新发突发感染病防治看整合医学	李兰娟/ 201
替诺福韦治疗慢性乙肝的整合医学评估	连建奇/ 204
从整合医学角度看我国传染病防治现状	王福生/ 206

用整合医学理念建立慢性乙肝临床研究网络	侯金林 / 209
"短肽"不能小看	成　军 / 211
感染病的防控赢在整合管理	贾战生 / 214

整合内分泌学

从整合药学角度看二甲双胍的治疗作用	姬秋和 / 216
代谢性炎症对代谢性疾病的作用	胡仁明 / 218
从系统生物学到整合医学研究	韩泽广 / 221
糖尿病神经病变诊治的整合医学思考	鹿　斌 / 224
整合防治改善中国糖尿病现状	毕宇芳 / 227

整合生殖医学

从整合医学思维看遗传咨询	贺　林 / 232
整合宏观与微观研究促进生殖医学发展	乔　杰 / 235
生育能力保护的整合医学思考	姚元庆 / 240
全面质量管理与整合医学	靳　镭 / 243
胎盘结构与功能的整合医学研究	王红梅 / 247
中医生殖理论与整合医学	罗颂平 / 250
整合医学在母胎医学中的实践	刘彩霞 / 254
男性因素对整合生殖医学的影响	滕晓明 / 256
从整合医学角度看辅助生殖技术的伦理和管理	全　松 / 258

整合心身医学

老年心态与健康	秦伯益 / 263
整合心身医学发展的经历及体会	耿庆山 / 269
综合焦虑抑郁的识别及治疗	王红星 / 274
非精神科医生心理服务能力的提升	张　岚 / 277
我对"心"的别样理解——文化滋养心身	胡　建 / 280

脑肠、肠脑与功能性便秘　　　　　　　　　　　　　　　　　聂勇战／282

量表在识别躯体症状障碍中的作用　　　　　　　　　　　　　毛家亮／285

综合医院临床科室心身疾病的整合医学分析　　　　　　　　　王化宁／288

整合医学理念指导下的心血管疾病诊疗实践　　　　　　　　　信栓力／290

整合急救医学

整合救援医学的发展现状　　　　　　　　　　　　　　　　　郑静晨／293

整合医学时代的急诊事业　　　　　　　　　　　　　　　　　于学忠／298

急性胸痛中心建设中的整合医学思维　　　　　　　　　　　　陈玉国／301

整合医学在院校结构层面的组织与推动　　　　　　　　　　　吕传柱／303

用整合医学方法重塑军医的战伤救治能力　　　　　　　　　　赵晓东／308

急诊抗感染治疗的整合医学思维　　　　　　　　　　　　　　曹　钰／310

整合麻醉围术期医学

神经组织再生修复的整合医学研究　　　　　　　　　　　　　顾晓松／313

对整合围术期管理的思考　　　　　　　　　　　　　　　　　黄宇光／316

从医学本质看现代整合医学　　　　　　　　　　　　　　　　郭向阳／318

麻醉学重要科学问题的整合医学研究　　　　　　　　　　　　曹君利／320

用整合医学理念推动日间手术的开展和管理　　　　　　　　　闻大翔／323

整合胸外科学

真实世界研究与人工智能在胸外科中的应用　　　　　　　　　张　逊／326

肺结节良恶性识别的整合医学研究　　　　　　　　　　　　　张兰军／328

胸外科切口演变中的整合医学思维　　　　　　　　　　　　　刘伦旭／330

小细胞肺癌的整合医学研究　　　　　　　　　　　　　　　　李小飞／332

加速肺康复外科临床应用的必要性和实施策略　　　　　　　　车国卫／334

肺内小结节的整合医学诊断策略　　　　　　　　　　　　　　陈　椿／344

对胸外科工作的两点思考　　　　　　　　　　　　　　　　　徐志飞／346

1 期非小细胞肺癌的治疗选择、争议和共识　　　　　　　　　　汪　栋 / 347
复杂难治性气胸的整合医学治疗　　　　　　　　　　　　　　闫天生 / 349

整合骨科学

整合医学思维在骨科手术理论与实践创新中的应用　　　　　　张英泽 / 350
微创手术中的整合医学思考　　　　　　　　　　　　　　　　田　伟 / 352
骨科新材料整合研究的体会　　　　　　　　　　　　　　　　沈慧勇 / 355
精准关节外科中的整合医学思考　　　　　　　　　　　　　　王坤正 / 357
从整合医学角度谈多发伤救治　　　　　　　　　　　　　　　刘　璠 / 359
寰椎不稳定性骨折固定手术的整合思考　　　　　　　　　　　郝定均 / 362
论康复理念在足踝外科中的实践与未来　　　　　　　　　　　马　昕 / 364
膝关节置换术中的中西医整合思维　　　　　　　　　　　　　刘福存 / 367
O 臂导航手术中的整合医学思考　　　　　　　　　　　　　　姜建元 / 370

整合整形外科学

损伤组织完美修复与再生的整合医学思考　　　　　　　　　　付小兵 / 372
皮肤替代模式的研究与转化　　　　　　　　　　　　　　　　夏照帆 / 377
从整合医学角度看头面部皮肤软组织缺损的早期治疗　　　　　韩　岩 / 383
皮瓣应用中的整合思考　　　　　　　　　　　　　　　　　　张金明 / 386
从整合医学角度看扩张后颈部动脉段皮支皮瓣的临床应用　　　马显杰 / 388
逆行股前外侧皮瓣的分型和临床应用　　　　　　　　　　　　刘元波 / 390
全脸面重建中的关键技术　　　　　　　　　　　　　　　　　昝　涛 / 393
注射填充相关的面部解剖　　　　　　　　　　　　　　　　　吴溯帆 / 397
自体脂肪移植基础与临床的整合医学研究　　　　　　　　　　易成刚 / 402

整合健康学

整合医学助力健康管理　　　　　　　　　　　　　　　　　　陈君石 / 405
从整合医学角度看慢性病管理　　　　　　　　　　　　　　　程　京 / 408

健康管理的五大要素 　　　　　　　　　　　　　　　　　郭　清／412
"互联网+"心理健康管理 　　　　　　　　　　　　　　　杜　兵／415
整合健康学初议 　　　　　　　　　　　　　　　　　　　李永奇／419
用整合医学思维开展宫颈癌筛查 　　　　　　　　　　　　王秋曦／423
心理健康的大数据研究 　　　　　　　　　　　　　　　　刘旭峰／427
健康体适能测评与干预管理策略 　　　　　　　　　　　　赵小兰／431

整合医学人文

人文医学视域下的医学综合 　　　　　　　　　　　　　　张金钟／433
医学和医学人文的盲人摸象 　　　　　　　　　　　　　　袁　钟／443
医学人文与健康人文的未来 　　　　　　　　　　　　　　段志光／446
医患关系再思考 　　　　　　　　　　　　　　　　　　　丛亚丽／452
整合医学之"整合"意味着什么 　　　　　　　　　　　　赵美娟／457
从道德体验到关怀照料：医学人文的理论与实践路径 　　　程　瑜／465
真实世界证据的医学伦理学价值和问题 　　　　　　　　　关　健／472

整合临床营养学

通过营养筛查和营养支持治疗改善临床结局 　　　　　　　于　康／478
从整合医学角度看加速康复外科的集成创新 　　　　　　　江志伟／482
从整合医学角度看特医膳食 　　　　　　　　　　　　　　王　枫／485
社群健康管理的整合医学思考 　　　　　　　　　　　　　王兴国／488
整合创新促进营养健康产业发展 　　　　　　　　　　　　张片红／491
医食医养："朗复中国"与整合营养学 　　　　　　　　　赵长海／494

整合皮肤病学

以整合医学为导向的医学真菌学研究 　　　　　　　　　　廖万清／497
免疫学在皮肤病学中的作用 　　　　　　　　　　　　　　陈洪铎／503
用整合医学思维发现新的皮肤病 　　　　　　　　　　　　张建中／506

中药天然产物用于慢性炎性皮肤病的治疗　　　　　　　　　王宏林/ 508
从整合医学角度看皮肤与心脏的联系　　　　　　　　　　　李　妍/ 510
抗氧化食品因子与皮肤健康　　　　　　　　　　　　　　　刘学波/ 514
整合医学助力白癜风诊治　　　　　　　　　　　　　　　　李春英/ 518

整合老年医学

从整合医学理念看脑卒中防治　　　　　　　　　　　　　　王陇德/ 521
从整合医学角度看老年病的防治　　　　　　　　　　　　　李小鹰/ 526
精准医疗和数字化医疗与整合医学的关系　　　　　　　　　王建业/ 530
从整合医学角度看器官衰老与退行性变　　　　　　　　　　黎　健/ 534
整合医学是老年医学发展的必然　　　　　　　　　　　　　范　利/ 537
从整合医学理念看衰弱的防治　　　　　　　　　　　　　　于普林/ 541
整合医学在衰弱老人急性期快速康复病房中的应用　　　　　董碧蓉/ 545
免疫治疗与老年感染　　　　　　　　　　　　　　　　　　方保民/ 549

HOLISTIC INTEGRATIVE MEDICINE

理论篇

医学与整合

◎ 樊代明

本文主要想讲讲医学的系统论与整合观。剑桥大学的医学史教授罗伊·波特曾向全世界发问：人类从来没有像现在活得这么长，也从没有像现在活得这么健康，医学从没有像今天这般成绩斐然，但医学受到的质疑却从没有像今天这样激烈，这是为什么？如果让我回答，那就是我们要活得更长、活得更加健康。医学现在遇到了极大难题，我们能不能应对还是个问号。在2017年的春节时，美国发布一则消息，导致院内死亡的第三位原因是医源性死亡，高达10%。是医学出了问题，还是医生出了问题？都不是！我们所有的医生都在人体局部做着正确的事情，但加起来对病人的健康不一定正确。虽然现在医生越来越多，但北京协和医院一年约220万门诊量，却只有4000多名医务人员，而美国梅奥诊所一年仅有110万门诊量，但医务人员多达6.5万人，如果按每个医生诊疗一个病人算，他们的医生数量是我们的30倍。另一方面，我国的年门诊量和10年前比大幅增加，现在是77亿人次。病人越来越多，医生越来越多，结果是不是越来越好呢？病人越治越多，在医学上不应该是好事。科学对医学的发展起到了巨大的促进作用，功不可没。科学方法进入医学对于医学脱离神学的禁锢也起到了巨大作用，有目共睹。医学里充满了科学，但医学里还有很多和科学一样重要，甚至更重要的知识，需要将其整合进来，如果我们把医学当作科学来做，或者只用科学的方法来做医学，我们必将遇到难以想象的困难。

谈到科学不能少了牛顿，牛顿是科学巨匠。1665年，因为暴发鼠疫，他从剑桥大学回到了老家，发现了万有引力。回校后他发现了力学的第一定律、第二定律和第三定律。大家想这三个定律是三个成果吗？我不这么认为，那是一个对一个的补充，一个对一个的完善，因为一个定律不能包打天下。我们知道，科学研究的是物，所得规律一旦条件变换，定律也将发生变化，照此下去不是三个定律，而不知是多少个定律。接着库仑发现,在微观条件下万有引力不是这样的,比如说氢原子的电磁力,电子和质子间的电磁力是万有引力的 10^{39} 倍。所以,在微观找到一个肿瘤抗原或一个离子和一个整体的人的状态是一样的吗?再后来是马赫,马赫是研究宏观的,他说宏观也不一定是万有引力的规律。比如太阳对地球的引力有多大呢?一个直径相当于地球直径的钢丝绳都能被拉断。你说人在地球上能不受这个影响吗?再后来是爱因斯坦,他发现科学的定律尽管会变,但总会找到一个对的,那就是对你来说他对,对他来说我对,这就是"相对论"。科学研究是从万事万物中找出两个因素在最短时间得到的结果,这种定律放之四海而皆准,不随人、事或时间的变化而变化;医学是找到一个规律,放到成千上万的病人中去,发现的是人与人不同、花有几样红,这就是医学和科学的差别。再看威尔逊,他认为人得病是某一个局部的某些细胞得病了,没有全身病,这对吗?科赫说是外来病因侵袭人体某些细胞而得病,但人体自身不存在祸害自己的病因。请问胆固醇高引起冠心病又是什么?威尔逊和科赫等提出的特异病因说对于外来病因,比如传染病是对的,因为我们通过切断一个传播途径,用一个疫苗或抗生素就可以解决问题,但用到现在的慢性病就不灵了。比如高血压,你到哪里去找疫苗?再讲讲培根,培根是哲学家,他说科学是无限的,无所不能的,对吗?任何事物都是有限的。他说"知识就是力量",但知识离力量还有很多中间环节,图书馆藏的全是知识,图书馆就是力量吗?况且知识有时不仅不是力量,还有可能是反力量。这种思想导致我们现在的唯技术主义,病人崇拜医生,医生崇拜技术。病情诊断不了,寄希望于技术,技术一个一个出来,疾病治疗不好,药品一个一个出来,仅抗癌药就有 1000 多种。这种思想的蔓延给拜金主义者提供了机会,厂家、商家一个一个用技术和药品从健康里面赚钱。再看笛卡尔,尽管他把科学方法引入医学研究,但对我们有错误的导向。有两个问题:第一,二元论,他说身和心是分开的,对吗?第二,研究要将整体剖分到最小单位、最简单的单位,然后从最简单开始研究,最后将所获结果合成一个整体,这对吗?有三个球形体与我们相关:太阳、地球和细胞。西医是站在地球上用显微镜看细胞,越细越好,因为人体是由细胞组成的,但把人体整体给忘了。中医站在地球上拿着望远镜看太阳,越大越好,因为人体受太阳的影响,但也把人体自己给忘了。而且人的细胞和整体是在变的,因为地球在转,地球自转一圈是我们的一天,绕着太阳转一圈我们叫一年,所以在一个小时之前拿到的指标不能作为一个小时以后治病的绝对根据。由此,我们提出了"三间"健康学。

第一,空间健康学。人是一个整体,是天的一部分,要服从于天。这个"天"一指自然,二指社会。人离不了自然,天冷加衣、天热脱衣,反其道而行之,找再好的医生、吃再好的药也不行。人吸入氧气、呼出二氧化碳,而植物正好相反,相互交流。把植物砍光,吸 $PM_{2.5}$,那是什么结果?人是社会的一员,要适应社会环境,相互敌视、相互设防,能过好吗?要不自己死,要不别人死,别人死可能性不大，自己死可能性更大。

第二，人间健康学。人是一个整体，由不同层次组成，是什么把我们连接起来？是物质、能量和信息。我们习惯了唯物主义，什么都看到了才算，但忽视了能量和信息，恰恰能量和信息才是生命的本质。物质间的联系叫信息，物质间的反应叫能量。我们习惯了在结构上找病因，我们用解剖刀把整体变成了器官，用显微镜把器官看成了细胞，把细胞变成了分子，然后在分子之间不能自拔。我们不能光沉溺在微观世界孤芳自赏，游刃在分子之间左右逢源。我们写了大量的论文，与治病无关，治疗要以有效无效定论。传统的生理学快土崩瓦解，经典的病理学已摇摇欲坠，大体解剖已后继乏人，大内科、大外科不复存在，医学人文体无完肤，基础和临床隔河相望，医生和病人越来越远，本来是恩人般的医患关系，现在成了仇人，这样的医学发展不改行吗？

第三，时间健康学。人体处于自然与社会之中，人体内部包括物质、能量和信息都随时间的变化而变化。向日葵围着太阳转，含羞草白天开晚上合，西安的柳树和北京的柳树都是三月份发芽，很多鱼都是那几天跑到长江产卵，它们没有互联网通知，通知也听不懂。人的身体24小时（12个时辰）都会发生变化。中午12点叫午时，生命力最强；晚上12点死亡最多，那叫子时。这是老祖宗很早就教给我们的子午流注，也即子午规律。10年前发表的101篇顶尖论文，有人统计到现在只有一篇半有用。这是为什么？其实没有造假，因为超越了一定层次，过于微观、过于局部、过于短时的研究不能代表医学的本质。所以，医学缺乏整体观医将不医。

我们这么先进的医学，为什么还要改变？因为医学形势发生了变化，疾病谱发生了变化。过去是传染病现在是慢性病，近200年在传染病中总结的科学方法和经验，包括计算方法拿到慢性病中失灵了。从过去的营养缺乏到现在营养过剩；过去的疾病呈器质性变成了现在更多的功能性疾病；过去是生物性，现在是社会性；过去是年轻性，现在是老年性；过去是单病因，现在是多病因；过去是单器官疾病，现在是多器官衰竭；过去是早期病，现在是晚期病；过去是简单病，现在是复杂病；过去我们病治好了就行，现在还要多活几年。医学的形势包括疾病谱在短期内发生了如此广泛、如此深刻、如此复杂、如此急剧的变化，我们守着老一套行吗？不行！我们要有发展观，因为，医学缺发展观医将不医！我们不用发展观来对待医学，将会遇到十大问题。医学实现了科学化，可能忽视了人文性；医生离科学越近，可能离病人越远。医学实现现代化，可能丢掉了现代性。什么叫现代化？有别于传统就是现代化；什么是现代性？就是对现代化的接纳程度。现代化了不一定好，比如原子弹现代化，给每个人发一个原子弹，能过得好吗？又比如，中医现代化，有些现代化可以，全部现代化就不叫中医了。担担面不能现代化，现代化了不好吃。医学实现国际化，同时忽视了民族性。什么叫国际化？我们希望一个药品、一个理论包打天下，能做到吗？不同的民族、不同的地区、不同的时间是不一样的。比如克罗恩病，西方有 NOD2 的多态性，在中国包括亚裔就没有，西方那个药拿来在东方顶用吗？医学实现了智能化，可能丢掉了真实性。现在的医生都希望病人来了抽一管血，送到检验科在机器上转一转，出来哪个指标高就杀哪个指标，其实这个指标是一个预兆，并不一定代表这个病，有这个病不一定有这个指标，你专门杀预兆，两军相战不斩来使，现在我们经常在斩"来使"。医学实现了规范化，但忽视了灵活性。现在治病希望有指南，年轻医生看病有指南，把医学当成死的教条，这样治病人对吗？比如准入标准，在国外是保险公司用来赔不赔钱的标准，我们用作治疗病人的标准，这个对吗？医学实现了理论化，但丢掉了实用性。中国人习惯事事都讲个理儿，一个事物前后左右都是理，哪个理儿正确呢？板蓝根治疗感冒是有效的，但你找不出来理，找不出来理就没用吗？医学实现了精准化，但忽视了整体性；医学注重躯体化，但忽视了心理性；医学重视医疗化，但忽视了自愈性。我们都说有病就要治，病是治好的，但这两句话不全面，有病一定要治吗？人类的疾病 1/3 不治也好，1/3 治也不好，1/3 治了才好。1/3 不治也好，感冒不用治，靠的是自愈力。1/3 治也不好，人总是要死的，不然地球装不下。一是老死，寿终正寝，油都烧干了嘛！病人膏肓也治不好，比如肿瘤，很多晚期肿瘤是治不好的，治不好我们再治，本来好好的，查出来一个包块，外科切除、内科化疗、放疗科照射，两个月人就没了。你不告诉他可能活一年没问题，让他用治疗费去游山玩水可能活得更长。最后一个是普求化到可供性，大家都希望治病用最好的办法，什么才算最好的办法，比如心肌梗死安支架最好吗？国内有人统计，安了支架和不安支架差不多，肯定有安支架好的，但全都这么治行吗？对吗？又比如心肌梗死后常见心律失常，心律失常用抗心律失常的药，推测心脏猝死可以减少 30%。但国际上大组病例统计，结果不仅没有减少，反而增多，为什么？心肌梗死这块肌肉坏了，整个心脏都要动，心律失常那是为了拯救心脏，你非得让心脏跳成一样，那不就死了吗。所以，我们一定要有正确的医学观，我们现在持有的是狭隘的生物医学观，或单纯的科学医学观，应该持整体医学观，因为医学缺乏医学观医将不顺。

医学需要整合，怎么整合？整合什么？第一，医学与自然的整合。我们现在治病越治越多，钱都花到生命的最后半年，总不是个办法。能不能把力气花在病前保健、病后康复上呢？比如西北地区很多村庄平均寿命低，怎么办？去建一座大医院解决问题吗？不行！多种一点树、多挖一点湖可能效果更好。第二，医学与社会的整合。比如目前的医改更多的是在改医，但医改是一个社会工程，社会工程涉及方方面面、林林总总，如果只抓住单因素改，局部地改，短时效地改，对系统整体的改革不一定有长远好处，可能还是伤害。第三，医学与语言的整合。医生要会跟病人说话，医生治疗疾病三个法宝，语言、药品、手术刀。第四，医学与工程的整合。第五，医学与药学的整合。药学要提倡整合药学，我们临床治病绝对不只是单靶点用药，用药如用兵。我们相当于厨师，在厨师面前调料都一样，为什么不同厨师烧出来的菜不同？有的是川菜，有的是淮扬菜。治病跟这个差不多，只靠一种调料烧不出来好菜。第六，专业与专科的整合。现在专科越分越细，已经分到很多医生只能治一个病了，一个病人有8个病，8个专科医生一起上，等比例用劲，最后是什么结果？还有医学与营养的整合、医学与养生的整合等。我们一定要有整合观，因为医学缺乏整合观医将不灵。"医学缺乏整体观医将不医，缺乏发展观医将不准，缺乏医学观医将不顺，缺乏整合观医将不灵"。我们一定要提倡整体整合医学。什么是整合医学？就是把数据、证据还原成事实，把认识、共识提升成经验，把技术、艺术凝练为医术，在事实、经验、医术这个层面来回实践，最后发展出整合医学。就像建万里长城必须有三个因素，图纸、砂浆、砖头。图纸是整体观，砂浆是整合观，砖头是医学观，三观连为一体才能叫整合医学。

中国的整合医学和国际上现存的是不一样的。2017年10月份在华盛顿召开的世界新医学体系大会，我应邀做第一个大会报告，因为我们的"HIM"跟国际上的完全不一样，这是国外学者说的。比如我们有中医，他们有吗？关于精准医学，奥巴马提出来有点像反恐一样来对待医学，4本顶尖杂志发出不同声音：*Lancet*（《柳叶刀》）说精准医学不是通向健康世界的正确道路；*JAMA*（《美国医学会杂志》）要七问精准医学；*NEJM*（《新英格兰医学杂志》）说精准医学有若干短板；*Nature*（《自然》）更说，精准肿瘤学现在还没看出来行，恐怕永远不行。我觉得他们都很片面。其实精准医学，也包括其他医学模式都有积极因素，都是从不同的角度来研究医学，但难免失之偏颇。怎么办？好比我们要去目的地，但没有路，我们一定要有路径，路径就是转化医学；光有路不行，要有路沿，要有规则，就是循证医学；还要有路标，路标就是精准医学，但光有路径、路沿、路标还不够，我们还要有方向盘，要有车轮和发动机，更要有一台完整的车，特别要有聪明的驾驶员。只有这些因素都全了，而且要团结起来，才能达到医学想去的地方，这就是整合医学。

整合医学是必然方向、必由之路和必定选择，所以它不是成与不成的问题，是谁先成谁后成、谁大成谁小成、谁多成谁少成的问题。

让我们团结起来，共同携手走整合之路，因为贵在整合、难在整合、赢在整合。

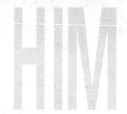

医学教育的改革

◎秦伯益

在1982年9月召开的中国共产党第十二次全国代表大会上，胡耀邦同志明确提出"教育是立国之本"。1995年，在全国科技大会上提出了实施"科教兴国"的战略，科教兴国成了我们国家民族崛起的国策。二三十年过去了，我们的教育工作在物质建设方面进步很多，为改革开放的需要提供了大量合格人才；但同时也要看到，精神文明丢失了很多。物质建设只要重视就可以起来，精神文明一旦丢失，找回来比较难。2016年施一公院士发表过一篇文章，说中国的教育出了大问题，教育的精神一旦出了问题，后果很严重，因为它是立国之本。教育出了问题会动摇国本，根基不牢，地动山摇。教育出了问题会影响整个民族的素质。我们现在也觉得医学教育出了问题，根子也是在精神文明教育方面。

2014年五四青年节前夕，习近平同志视察北京大学时，专门寄语青年同志，他说"人生的扣子从一开始就要扣好"。第一粒扣子要扣对，第一粒扣对了，一路扣下去就很顺；如果第一粒扣子扣错了，下面怎么扣也顺不了。基础教育就是人生中的第一粒扣子，基础教育出了问题，会影响人的一生，对整个国家来说，会影响整个国家和民族。同样，医学教育出了问题，不仅会影响医生的一生，还会影响整个医学事业。

我想重点讲一下基础教育究竟出了什么问题。自古以来的教育宗旨至今没有改变，就是教书育人。现代教育理念已经发展到从以老师为中心转变为以学生为中心，所谓以学生为中心的理念，就是按照学生的生理、心理、心智的发育过程安排教育。现代教育基本上把教育过程划分为4个阶段，即学前6年、小学6年、中学6年、大学4~6年，再加上硕士、博士、博士后是10年。大学相对中小学来说是专业教育，但大学学的只是一生专业学习的基础，所以总的来说还是基础教育。花这么多时间在基础教育上，究竟要学什么？

现代教育理念认为,孩子从妈妈肚子里出来,突然看到周围的一切五彩缤纷,什么都是新奇的,因此充满好奇,充满探索的欲望。那六年,前三年不会说话,后三年会说话了,就不停地问问题。我们要满足孩子的好奇心和探究欲,一切教育都要围绕他们自己的思考,他们对外界事物的感受,要鼓励他们自己探索,而不应该一股脑儿地灌输具体知识。小学时他们突然拓展了生活面,接触了很多同学,看到了老师、校长,看到了很多同学的家长等,这时主要应该培养孩子的爱心和公德。要爱人,爱周围的人,除了自己的父母、亲戚朋友,还要爱同学、老师,尤其是残疾人、老年人。培养爱心,培养公德,要教他们怎么尊老爱幼,怎么遵守公共秩序,过马路要看红绿灯等。到中学时,核心的问题是要培养理性和诚信。有人说,我们有政治、有伦理、有法律、有教育,但似乎上升不到以人为本,克服以个人为中心去认识客观世界的一种理性品格,因此,我们要培养人的一种理性精神。中学里最讲究的是培养人的诚信,是就是是,非就是非,懂了就是懂了,不懂就是不懂,讲的话都是真的。大学里要培养智慧,过去我们片面强调了培根的一句话:知识就是力量。其实,学习知识后只有影响人的思维,产生智慧,并付诸实践,知识才能产生力量。也就是从知识到力量这中间有好几个环节的传递和放大,才能变成力量。如果知识就是力量,那就是一味地灌输知识;如果知识就是力量,图书馆里知识最多,是不是图书馆就最有力量?图书馆之所以有力量是要通过读者把知识变成思维转变成智慧,付诸实践和行动才有力量。而我们只灌输知识,这是现在中国教育很大的弊端。大学要培养人格,人格就是做人的基本品德。在2017年年初周有光先生的追思会上,我说现在的教育既没有以老师为中心,也没有以学生为中心,是以安排的课程为中心。由于我们现在是以安排的课程为中心,所以很多课没有上。记得我在小学二年级时学过一门乡土课,讲本乡本土的事,当时各个县市都学本地的知识。我是江苏无锡人,我在乡土课里知道了太湖水、太湖美。我们那个地方山清水秀、人杰地灵,出了很多人才,形成了"江南读书人"这么一个群体的称号。江南读书人不是一般的读书人,不是"两耳不闻窗外事,一心只读圣贤书"。江南读书人"天下兴亡,匹夫有责""风声雨声读书声,声声入耳;家事国事天下事,事事关心",他们是这样的知识分子,我从小学起就是接受的这种教育。后来,乡土课没有了,爱心课也不上了,学生学的都是"白毛女""鸡毛信""收租院""小兵张嘎""半夜鸡叫",全都是斗地主、打特务、抓坏人。我们小时候非常喜欢看意大利作家亚米契斯写的《爱的教育》这本书,讲的都是孩子身边的事,跟同学、老师、家长的关系,跟社会上各种人的关系,跟残疾人的关系等,这些都是孩子们天天碰到的事情,孩子们看了就学得到,就可以做到,而不是空的、大的教育。

现在中学里缺乏公民课、哲学课、逻辑课。20世纪90年代,国家教育部基础教育司一连三次在全国培养优秀教师的代表,都请我做报告,我都提到现在教育缺乏公民课。下来基础教育司的领导说现在公民教育也有了,在政治教育里面,有一篇讲公民。我说政治课上讲公民和公民课上讲公民不是一回事,政治课上讲公民,是要叫大家服从纪律、保持一致,履行公民的义务和权利;公民课上讲公民首先讲公民是国家的主人翁,"天下兴亡,匹夫有责",社会有问题你要发声。这两种教育是不一样的。2016年他们又叫我去做报告,说今年我们要培养全国优秀校长的代表,说主要是讲教育管理。他说他们专门请了三位非教育界的专家,从各自的领域看看教育怎么样,包括文学界、经济学界和科技界的,科技界的就是我。我一口气讲了两个多小时,讲完以后全场热烈鼓掌,我就站起来鞠躬表示谢意,没想到我一站起来,大家都起立,更热烈地鼓掌。后来,我问那位领导,我说我从头到尾在批评你们的教育管理方法,怎么大家都听得进去?他说其实校长、老师们对现在的教育管理方法也很有意见,所以听了我的讲话感同身受,所以很有共鸣。现在哲学课也不上了,逻辑课也不上。哲学使人思维正确,逻辑使人思想和语言表达准确,现在这些很重要的课程都不上了。现在上的比较多的是各种形式的政治课,把政治课放到基础教育中,或许在教育理论上就有问题。因为政治不是基础,政治是上层建筑,是意识形态,作为上层建筑和意识形态的政治,是应该与时俱进、因事而异的。而基础课不同,基础课讲的是公认的、真理性的、相对稳定的内容。"1 + 1 = 2",水的沸点是100℃、冰点是0℃,在全世界各国讲,不论中国、美国、俄罗斯、日本都是一样的,这是基础教育。人要与人为善,人要老实、诚信,这是大家都应该学习的。

我觉得一个人的政治信仰不是课堂上教出来的,一个人的政治态度也不是应试的分数打得出来的。我们这些20世纪30年代出生的人,一辈子没有上过太多共产党的政治课,但是我们一生跟定了共产党,为什么?因为我们从新旧社会的对比中,自己理性地做出了选择,一旦选定,终生不渝,初心不改。

医科大学应该有预科供学生选修。现在大学里上的是一样的课,学生毕业后从事的工作却是各式各样的。按照北京大学李玲教授的统计,医科大学生每年毕业60万人,最后只有10万人穿了白大褂在临床当医生,其他有的漂洋过海了,有的下海经商了,有的做公务员了,即使还沉浸在书海,做的事情也不一样了。我们往往把选修课看作是可学可不学的东西,其实对于每一个学生来说选修课是非常重要的。做临床的、科研的和教育的应该选修不同的课程,何况还有的人将来会做开发、做管理、做情报等。应该通过选修,学习各自需要的不同学科,满足各自不同的工作需要。教育制度应该保证学生的发展多元化,而不是"同质化"。

基础教育如此,大学教育的改革就更走偏了方向。改革开放以来的6项教育改革措施,现在看来没有一项是非常符合现代教育规律的。教育产业化、应试教育、考核评估、大学扩招、高校合并、学校升级,当时看来需要,时间一长就出问题。我相信教育部长、各级领导、校长、教师、家长、学生,大家都想把教育搞好,但是结果没搞好,结果谁都不满意。谁都有道理,谁都没办法,谁都照着干。领导追求政绩,校长追求评估的排行,学生和家长追求考分,这三样价值观:政绩、评估、考分，所追求的其实是一样的东西，就是功利。我想到孟子的一句话"上下交征利，而国危矣"，上上下下都在追求利益，国家就危险了。

医学教育事实上已被异化，而且是全世界都在被异化。从医的目的是职业化，成为谋生手段，从而成为"社会分工的奴隶"。医学的分工碎片化，大内科、大外科都没有了。医院市场化，诊疗服务商品化，各种服务明码标价。

附带谈一下临床学位的问题，全世界都是学士、硕士、博士这一套体系，花10年左右的时间。如果10年在临床上跟着老医生锻炼是什么结果？10年拿到博士学位的医生的临床水平可能还不如一般的临床医生。现在的临床研究生，不是有临床上自发的课题要去研究，其目的仅是找一个课题，然后得一个学位。我们军事医学科学院就专门帮医院培养研究生，如301医院和其他很多医院的临床研究生到我们基础单位做研究，拿到学位回去，这些基础研究工作对临床用处不大，不如不学。这方面美国临床医生的培养做得较好，美国只要是医科大学毕业，就可授予医学博士，即MD，凭MD就可以一辈子做到顶尖的医生，外科主任医生、内科主任医生都可以。如果有自己的研究思路，某一个临床问题需要研究，他再去研究，研究出来的结果是什么就得什么，是什么学位就是什么学位，再给一个PhD，即MD再加PhD。现在我们学了很多一辈子用不上的知识，而一辈子需要的知识没有学。

我认为我们要摆脱干扰，与"世"俱进。我这里用世界的"世"，意思是不仅要随着时间进步，还要随着世界的进步而进步。首先要排除来自我们自身的干扰，医学教育长期被干扰，前30年强调政治统帅一切，"运动"文化影响了医学的人文精神，后30年以个人利益最大化的市场文化影响了医学人文，还有其他一些因素也都在干扰我们的医学人文。我们要与世界先进文化求同，马克思主义就是人类一切优秀文化的继承与创新，马克思没有离开世界文化，是集大成然后再发展。中国近代的进步是与世界文明求同的结果，刻意求异往往是走弯路。孙中山先生说："世界潮流，浩浩荡荡，顺之则昌，逆之则亡。"我们要提倡传承人类社会一切优秀文化，走人间正道。教育是这样，医学教育更是这样。

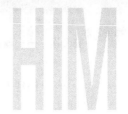

医学与医德

◎白岩松

最近一段时间我越来越觉得在中央电视台我是兼职,而做与健康有关的工作是专职。先是参加"健康中国说"的活动,随后和陇德部长一起在鸟巢参加"三减三建"活动的启动,今天又来到整合医学大会,而很快我主持的"新闻周刊"要关注107篇医学论文的流程有假的问题,但是我的出发点不是批评医生,而是谁制造了这样的环境,做了1000台手术都比不上一篇不那么真的论文。

很多人问我你为什么替医生说话,我觉得有三个原因:第一,我和医生都姓"白"。第二,我是卫计委的健康宣传员,到现在已经10年了,昨天李斌主任又给了我一个证书,又得做10年。第三,当然这才是最重要的,我过去是,现在是,将来更是一个病人,替医生说话是因为我还不傻。如果没有一个好的医患关系,表面上你骂两句医生,今天受委屈的是医生,明天受委屈的就是我们自己,傻吗?

让我讲医德,中国只有两个职业是带德的,一个教师,一个医生。为什么?不复杂。你看其他所有的职业就用一个职业道德就笼统地给算了,只有这两个职业是单独计算的。原因就在于教师要负责人们的精神健康,医生要负责人们的肉体健康。其实还不止,教师的职责是教书育人,教书容易,育人难。医生要有肉体治疗,还要有精神抚慰。"德"字就在育人和精神抚慰之中诞生了。什么是医德?讲三个故事。接近100年前,协和医学院招生很少,其中一个考场在上海,福建的一个小女孩就是要当医生,去了上海这个考场考试,最后一科是考英文,协和医学院对英文的要求极高,她刚答了几笔,考场里头的一个女生晕倒了,被抬出去,这个考生放弃了自己的考试,出去救助这个女生,等她救助完考生,考试结束了,她没有任何怨言,明年再考,走了。但是监考的老师看到了这个过程,把过程写给了协和医学院,协和医学院调看了她前几科的成绩,最后决定招录她,因为她拥有当一个好医生没法教的最重要的"德行",宁可牺牲自己也要照亮别人，这个福建女孩的名字叫林巧稚，也就是郎景和主任的前辈。我曾听一位专家讲过林大夫的一个细节，产科病房里头由于病人的病情比较重，到处是哀嚎、不安、凄凉，但是林大夫来查房，一边治疗，一边跟病人聊天，突然一瞬间，病房呈现出极其温暖的安宁，这就是超越技能的、需要我们思考的问题。还有一个大夫叫华益慰，我在做"感动中国"的时候他是获奖者，不是高超的医术，而是小小的细节，从他当医生开始，每天查房前，都要先把听诊器放在自己的肚子上捂热才去，他一辈子没让病人遭到过凉的听诊器。有个事情一直在流传，我的一个很好的朋友，他是武警总医院急救中心的主任，叫王立祥。他说医疗中会出很多"万一"，最后变成了"一万"，出事了。一个孩子出现了紧急情况送到他们急救中心，发现孩子已经没了，但是病房外爷爷奶奶、姥姥姥爷、爸爸妈妈全跪在那儿，要救这孩子。他觉得如果现在立即告诉他们孩子没了，可能会出事，他要给爷爷奶奶、姥姥姥爷和爸爸妈妈一段接受的时间，他又给这个孩子做了一个多小时完全无用的治疗，但是在这一个多小时时间里，有很多大夫在劝外面的家长，给他们讲很多话，让他们慢慢有一个缓冲。一个多小时之后，这个无效的治疗结束了，但有效地治疗了这个家庭，他们慢慢接受了。

我谈的这三个故事都与医学的技能和治疗本身无关，但是谁能说这不是一个更大的治疗。这就要回到医德上。我们每一个人生老病死，这四个字全要跟医生打交道，我曾经用过一句话，我说医生是介于普通人和佛之间的职业，在西方也可以叫介于普通人和上帝之间的职业，这句话要分两个层面解读。一方面每个医生都是普通人，他们也有喜怒哀乐，有自己的心理问题，有自己的挣扎和抱怨，他们是普通人。但是另一方面，由于他们的工作是面对别人的生老病死，他就天然地具有了佛和上帝的某些属性。现在加拿大的总理叫特鲁多，他是帅哥，天下粉丝很多，但是我认为他再帅都不如102年前去世的一个医生帅，也叫特鲁多。他第一个分离出结核杆菌，更重要的是墓碑上的三行字，讲医生"偶尔去治愈，经常去帮助，总是在抚慰"，这才是最重要的。现在的医生委屈很多，我在做着如此伟大的事情，我是介于普通人和佛之间的一个职业，为什么现在别人还骂我，等等。我替医生想了几个原因，首先，人们对你的依赖大，期待就大，抱怨自然多。无论是任何政府部门，如果做个调查，年终评议最后发现好感度与坏感度最高的都是人们需求最旺的。比如教育厅、卫计委等，一般跟人关系不大的，好评度很高，因为反正跟我没什么关系，点个赞。但是医生天天要跟病人打交道，2015年中国门诊人次77亿，这个过程中能不出问题吗？千万不要认为只在中国有医患关系，全世界都有，只不过呈现的方式不一样。在美国每家医院外面都有律师递小广告给病人，有事找我，我来负责给你赢医生，所以美国的医生是最讨厌律师的。他们编了一个段子，医生进了天堂，在天堂里发现上帝特忙，说你忙什么，上帝说今天有一个律师要进来，医生很生气，说我们医生都应该进天堂，结果到这一看，医生全住上下铺，条件也不是很好，为什么今天律师来还要铺红地毯，上帝说没办法，天堂里到处都能见到医生，但他是我当上帝以来第一个见到进天堂的律师。这是美国人编的段子，这也反映了美国式的医患关系，对你的依赖大，期待就高。另外，我相信2016年可能破了80亿，未来可能还在增长，在如此大量的交往中存在问题是正常的。对这个问题的解读还有一个答案。过去的人对死亡无法掌控，所以把它交给了宗教，所谓生死由命、富贵在天，过去的人们不抱怨，如果病死了，是我命不好，是天意。现在随着科学技术的进步，人们产生了一种幻觉，认为医学无所不能，所以出了问题就怨医生。其实现代人对健康更在意了，对死亡更恐惧了，于是产生了医学已经无所不能的幻觉，可是事实并非如此。这种反差和矛盾使现在这种冲突变得更多，而不是像以前那样心平气和地接受事实。

接下来还有原因，很多医生委屈，从来都是这样，好事多磨。我去台湾求证这件事，我跟台湾慈济基金会的人谈过此事，我问，为什么做好事还要受难？他很平静地回答，自古以来就是这样的，你不觉得被磨的石头才亮吗？医生就是被磨的石头，哪个宝玉不是被磨最后成为最有价值的东西。大家要有一个警觉，虽然现在大数据无所不在，但是对医生的挑战就在于，你的挑战永远是动态的，大数据不解决个体问题，不管你拥有了多伟大的数据，治了多少病人，新来的病人都是全新的。有篇文章写钟南山院士跟王辰院士为一个特殊病人会诊，最后大家艰难地拿出一个意见，你看哪一个个体能用大数据解决，我们正在面临这样一系列的挑战。所以挑战很多，现在社会上还是对医德，包括我们自己的行业对道德要求很高。但我的观点是，任何站在道德的基础上谈论道德都是无效的，不能指望医生都是圣人之心，道德归根到底是由外在的环境和制度决定的，如果环境和制度是糟糕的，好人也会变成坏人。

我推荐大家看《曾国藩》，小说里讲了一个细节，这个细节后来被很多人放大了，我又去查证。他很廉洁，但即便很廉洁也要干很多灰色的事情。晚清的官员为什么腐败？科举考上了，到北京需要1000多两银子，路费得自筹，怎么自筹？就是向家乡的人借钱，将来给你办事。到了北京，一年薪水100多两，但是维持生活得300两，那200两银子从哪来？请问是清朝的官员腐败还是晚清政府腐败？前些天北京推出新医改，我当天就做了节目，我说从此我们可以对医生产生更大的信任，因为让有些医生变得不得不糟糕的环境正在松动和改变，我没那么一下子就乐观。过去医生要替医院创收，要有药品加成，要开更贵的药，医生不做可以吗？现在取消药品加成，我给北京医改说了四个字叫"人涨物降"。中国的医改必须加速、快速行进，才能把医生从道德的窘境中解放出来，现在的医生是替整个无效和迟迟无法有勇气推进的医改在背黑锅。因此，如果环境清朗了，如果制度明晰了，再出现医德的问题，那就是从业者当中要有一定比例的接受度，哪一个行业都有自己的败家子，但我们现在的败家子，大比例是由环境和制度逼出来的，所以整个社会要去反思这件事情。

最后讲一个与我自己有关的故事。在20世纪70年代，也就是40多年前，我家那时还归黑龙江,在中苏边境,一个很小的城市。我父亲总咯血,去天津出差,我妈说办完公事去看病,结果医生一看坏了,癌症。但是不好当面跟我爸说,说必须要住院,我爸说不可能,我买了车票要回家,医生说必须得留下来,我去找主任来劝你。我爸一看医生找主任去了,他就跑了,晚上在候车室候车,突然大喇叭里传来了声音,黑龙江来的谁谁谁请到门口,有人找,结果到了门口看见了一辆救护车,看到了下午见到的那个医生,原来那个细心的医生记住了我爸的车次,然后我爸就被救护车送回了医院。虽然1976年我爸去世了,这个医生没有治好我爸的病,但是治疗了一个家庭。1989年,当我大学毕业要回北京工作的头一天晚上,我妈把这个故事完整地讲给了我,到现在我都没有细聊过,为什么我妈把这个故事讲给我,我猜想这里有一种信任,对社会的善良有一种感恩,还有对职业的熏陶,我还会把这个故事讲给我们的孩子听,有无数个医生都是像那时的医生那么做的。我妈说,如果现在的技术加上那时的医生,也许我爸的病可以治。我觉得这句话要修改成,如果是现在我们制度与环境松绑之后,让蒙在医生身上的灰尘被剔除掉之后,那些扭曲都被剔除掉之后,再加上现在的技术,很多的病人都会得以治疗。更重要的是,好的医生不仅仅是"我给你治病",还要带动病人一起参与到健康的流程当中。

医学与营养

◎陈君石

本文主要阐述以下三个问题：第一，营养和健康方面目前的政策大环境和新形势；第二，中国人主要的营养问题和整合医学的关系；第三，营养改善的措施要基于证据。希望我们的营养学做好整合，更好地助力健康中国。

第一，营养和健康方面目前的政策大环境和新形势。2016年中央发布了《"健康中国2030"规划纲要》，这是中华人民共和国成立以来前所未有的。中央十分重视人民群众的健康，召开了全国卫生与健康大会，接着就发布了《"健康中国2030"规划纲要》。习近平总书记说"没有全民健康就没有全面小康"。这一纲领性文件有一系列主要指标，从人均预期寿命的增长，到所有基本的健康指标，应该说都离不开营养。如果人民的营养状况不好或继续存在营养不良，这些指标都是很难达到的。所以，在《"健康中国2030"规划纲要》里面专门有一节讲引导合理的膳食。其中第一句就是要"制订实施国民营养计划"。从2016年开始，在国家卫生计生委牵头下，联合各个部委制订了"国民营养计划"，现在这个计划已经在国务院以国办文件的形式发布。国民营养计划有2030年和2020年的具体指标，包括贫血率、孕妇叶酸缺乏、农村学生生长迟缓、高龄老人低体重、身体活动未达标等。计划的内容非常广泛，包括营养立法和法规，以及老百姓的科普宣传等。还特别突出贫困地区人民的营养，要跟政府的扶贫脱贫配合，因为营养没搞好，也会因病返贫。我们迎来了营养工作的春天，处于前所未有的大好政策环境下。

第二，中国当前国民的营养状况。2014年联合国粮农组织和世界卫生组织召开了第二届世界营养大会，会上发布的《营养问题罗马宣言》明确了全球三大营养不良问题，即蛋白质和能量的缺乏（吃不饱），维生素和矿物质缺乏（隐性饥饿），超重和肥胖。从全球范围首次明确了超重和肥胖也属于营养不良。我们过去经常说的所谓营养过剩,从现在定义来讲并不很正确,还是属于营养不良。在中国,我们现在也把超重和肥胖纳入营养不良。从这三个方面的营养不良问题来看,中国人现在的情况是怎样的呢?可以说中国人现在基本解决了温饱,吃不饱的问题解决了。根据全国数据,从1982年至今,也就是说30多年来,中国人从膳食吃进去的能量已足够,也就是说中国人吃饱了,蛋白质和能量已经不是问题。但中国还有隐性饥饿,也就是微量营养素缺乏,具体说就是维生素、矿物质不足,这方面我们还有较大的问题。尽管近10年来缺铁性贫血(6岁以上人群)不断下降,但假如看一看某些缺铁性贫血的敏感人群,如幼儿、孕妇、乳母和老年人,这几个人群的贫血率,不管是城市还是农村都还比较高。比如说,孕妇和幼儿都在16%左右。如果以血清维生素A的水平来判定维生素A缺乏,则大城市、中小城市、农村,越是经济条件比较差的地方维生素A缺乏率越高。从城市来看,好像维生素A的缺乏率并不很高,但是如果以边缘性缺乏来判定,可以看到在2002年时,城市和农村都有相当一部分儿童处于维生素A边缘性缺乏的状态,这是我们要认真对待的。假如不及时采取措施,就会发展为真正的缺乏。关于维生素D,很大程度取决于晒太阳,吃进去的贡献率比较低。要解决维生素D缺乏的问题,除了要晒太阳外,口服维生素D还是很重要的措施。调查数据表明南方和北方不同,广东、广西阳光比较充足,北京和黑龙江属于北方,阳光较少,用血清维生素D的指标来判断,在南方维生素D缺乏较少,特别是严重缺乏很少见。但在北方,越往北越严重,而浙江是特殊地区。总之,这样的缺乏率是很惊人的,说明中国人维生素D的营养状况较差。此外,是超重和肥胖,中国的特点是超重率远远高于肥胖率。在发达国家,这两者的比例大概是1∶1,我国从过去的3∶1现在逐步下降,但还超过了2∶1,说明我们肥胖的后备军很强大,今天的超重不采取措施,明天就会变成肥胖。超重和肥胖是很多慢性病(糖尿病、冠心病、癌症等)的重要危险因素。

第三,我们要采取什么措施来改善营养状况。除了经济条件以外,营养状况很大程度上是由老百姓的食物消费行为所决定的,特别是超重和肥胖,主要是生活方式不健康,包括吃得不健康。微量营养素(维生素、矿物质)缺乏,很大程度上也与食物消费行为有关。因此,隐性饥饿和超重,主要是行为问题,我们要教育老百姓怎么能吃得健康。2016年由中国营养学会起草,国家卫生计生委发布了《中国居民膳食指南(2016)》,适用于所有人群,包括不同年龄、不同性别、不同地区。同时也推出了比较形象化的平衡膳食宝塔,宝塔最下面是谷类,应该多吃,上面的(油、盐)应该少吃。同时强调要喝水和适当的体力活动。今天我们讲整合医学,局限一点是讲整合营养学。营养学一定要从一个人的整体来考虑,而不是一种维生素、一种矿物质。在营养改善时,要用整体的观念和整合的观念,同时要基于科学。中国营养学会在制订居民膳食指南时,根据的是大量的国内外证据。后来,还出版了一本书叫《食物与健康——科学证据共识》,在收集各种各样证据的基础上，形成了一个综合评价系统。A是证据最强，D是证据不足，包括中国人的证据。现举两个例子说明。第一是减盐，这是膳食指南里强调的。因为盐与高血压的关系比较密切，证据分级达到了A，因为中国人的盐摄入量远远超过了标准，有11项病例对照研究表明，盐吃多了血压就会上升。还有中国的队列研究，按照5分位来讲，盐吃得越多，血压越高，最后还有6项干预研究证明，把盐的摄入量降下来，血压就会下降，所以应该说证据确凿（A级）。但并不是指南中的建议都有这么强的证据。比如说限制糖，特别是含糖饮料的摄入，其根据是龋齿和肥胖，认为糖吃多了会导致龋齿和肥胖。调查表明中国人吃糖很少，在整个食物结构中，每天吃的糖占总食物消费的比例很少，也就是说中国人吃的添加糖比起世界各国来讲要少得多。至于糖与健康的证据，首先是龋齿，中国只有横断面研究，国外研究较多，证据不强，最后评分是B；其实，糖和龋齿的关系主要在于口腔卫生，只要吃糖以后注意刷牙，龋齿的风险是不会增加的。至于肥胖，中国人没有任何研究表明吃糖能够增加体重，国际上的研究结果也不一致，所以最终评分是C。

营养学作为现代医学的一部分，与国人的健康和疾病密切相关，实施《"健康中国2030"规划纲要》，全面建成小康社会，都离不开营养学。我们现在基本解决了温饱，但还存在微量营养素缺乏和超重肥胖问题。膳食指南是提高老百姓营养知识水平，指导均衡营养、合理膳食的重要法宝，重点是目前基于中国人群的证据较少。我们期待着"国民营养计划"的正式发布，以推动营养工作的全面进步，为全面建成小康社会做出贡献。

医学与人文

◎吴 斌　郎景和　樊代明　足立智孝
　张伯礼　Eric. W. Ford

> **按**：本文根据适道人心医学与人文沙龙举办的"名人对话：东西方医学文化的异与同"访谈对话整理。该活动邀请了约翰·霍普金斯大学公共卫生学院卫生政策管理系副主任、美国国家管理学会卫生保健分会会长Eric. W. Ford先生，日本东田医疗大学生命伦理研究室室长足立智孝教授，中国工程院院士、美国国家医学院外籍院士、中国工程院副院长樊代明教授，北京协和医院妇产科主任、中国工程院院士、著名医学人文专家郎景和教授，中国中医科学院院长、中国工程院院士张伯礼教授参加讨论。吴斌主持。

吴斌：前段时间有部特别火的电视剧叫《人民的名义》，我认为医学人文所探讨的问题应该是人类的名义，应该超越了阶级、超越了种族、超越了国界。我们今天的题目是"名人对话：东西方医学文化的异与同"，这个题目特别大，像这样宏观的问题，最好的解决方式就是从基本点入手。医学是关乎生命的学问，我们首先从生命观谈起。先讲一个小故事，大概在2017年3月份，台湾著名作家琼瑶，公开了给孩子的信来交代身后事，她对身后事有几个要求："不动大手术，不送加护病房，绝不能插鼻胃管，各种急救措施也不需要，一切只要让我没有痛苦地死去就好。"她希望她的这种留言能够对传统社会中牢不可破的生死观有所改变。为什么媒体会争相转载，为什么她会说传统社会中牢不可破的生死观？中国有一句俗话叫"好死不如赖活着"，在中国为什么生命的告别如此艰难，东西方的生命观有哪些差异？我们应该有什么样的生命观，生活质量与人为的生命延长，哪一个更为重要？这是首先要探讨的问题。

郎景和：这非常重要，我们把它叫作人的终极关怀，不是临终关怀。病痛、痛苦，这些是人一生要经历的。人在世上，不管活多少岁都要回归于泥土，我们要有一个正确、科学的生死观。生和死是科学的、生物学的，也是宗教的。中国同行对于生和死理解得比较严重，西方可能受宗教的影响稍微轻松一点，比如，曼哈顿的市中心就有墓地，我们应该把死亡看作是生活和生命的一个过程。

樊代明：谈到生命，人都要经历生和死，人生自古谁无死？人人只要生，人人都要死，死亡是不可避免的。生是由爸妈来决定的，死可能是由苍天决定的，生与死的中间叫命或者生命，我们也可以叫活，或者叫生活，命和活是由我们自己来决定的。从科学上讲，人生下来马上就决定了死。为什么不死？因为我们在不断地吐故纳新，我们在不断地增加负熵。比如生下来以后如果我们没有呼吸马上就死了，但我们吸进了氧气。生下来以后如果不吃奶，也得很快死，所以命和活可以靠我们自己来掌控。人人都想活得长、活得好，但事实上是人人都要走死这条路。怎么能让自己活得长、活得好呢？以下是我个人的观点：我觉得人要活得长、活得好，一生中要学会放弃，要学会给予。人类常常在欲望与本事之间难以保持好一个适当的度，于是在短暂的几十年中常常活得不是太好。我经常讲，一个人有大本事没欲望那是圣人，其实是不存在的；大本事小欲望，是伟人；大本事大欲望，是能人；小本事小欲望，是常人；小本事大欲望，是小人或者狂人。生命是有限的，要活放弃，活给予。比如说，作为老师怎么延长生命？好好教学生，以学生的生命延长自己的生命；怎么才能扩展自己的事业？要好好教学生，以学生的事业扩展自己的事业。作为医生呢？抢救一个生命自己的生命就等于延长了，抢救一个生命自己就过得幸福了。我曾写过一首诗，是我对生命的看法，第一句叫"波涛翻滚浪激天"，站在长江的两岸看着波涛翻滚，东流不尽，那就好比人生，为什么浪会激天呢？前头有礁石嘛，人生总有礁石，有困难的人生是有际遇的人生，一马平川白活了。第二句"横流穿泻只向前"，我们常悲叹自己的能力弱，你看水什么都没有，无色无味，连形状都没有，但它横流穿泻，奔流不息，把长江两岸的石头打成一个一个的洞，为了什么？只是为了向前。第三句"轻舟踏波飞身去"，人生就像一叶轻舟，想跑得快，一定要丢掉包袱，成绩啦、缺点啦、迷惘啦都要丢掉才对。最后一句"回笑岸松空等闲"，看准了方向，疾首前行，不要在意那些既得利益，学会放弃。前进了，回首看看两岸的松树郁郁葱葱，但站着不动，好看不中用。我以为这就是人生。人生三层次，叫真善美：活真是科学，求真务实；活善是给予，就是放弃；活美是收获，别人美你也美，赠人玫瑰，手留余香。所以，人要活得长、活得好，简单说就是要活出真善美。

吴斌：我觉得樊院士的讲话和总结都非常好，带有东方哲理。不仅要具体地活，还要活出精气神、真善美。下面请足立智孝教授给我们讲讲来自日本的生命观。

足立智孝：我想用器官移植来介绍一下日本的生命观。大家可能都知道日本

1999 年有器官移植的法案，最近才获得认同。西医是渐渐来到日本的，器官的提供、移植在日本是不被承认的。2009 年日本的法律变化了，家庭当中提出需求，在生前签署法律相关文件后可获得同意，就是说我们进行法律的修改之后，本人没有这个意识的表达，只要家人同意也是可以进行的。2016 年在日本，有五六十个这样的案例。现在捐赠器官，尽管有些日本人有意愿，但不是太普及。

谈到日本的生命观，虽然西方的医学不断被引进日本，在日本得到普及，但为什么器官的捐赠和移植在日本无法推进，这是因为日本的生命观和身体观不太一样。在日本，人们认为即便是大脑停止工作了，但脏器还活着，还在运动，这不能认为人死亡了。有一个学者是这样解释的，和日本的生死观紧密结合在一起的是佛教的想法，每个人的身体，包括器官，都有灵魂，虽然脑功能停止了，但是器官还在运动的话，器官中还有灵魂。所以你提供捐赠器官，在日本人中是有拒绝感的，这是在日本器官捐赠和移植无法进行的原因。也就是说在日本，人们认为人的身体与心灵、心脏是一体化的。在西方医学中，人的心灵、人的精神与身体是二元论，是分开的。

吴斌：足立智孝教授谈到了日本对生命观的理解，我们再请 Eric. W. Ford 教授谈谈西方人的生命观。

Eric. W. Ford：任何人不可能永远活下去，没有人能够永存，每个人都会在某一个时间点走向死亡，虽然我们都在治疗疾病、防止死亡。在医院进行治疗时会采取很多极端的措施，可能只能延长几周的生命。在美国对于医疗护理价值的评估方式就是到底花了多少时间，花了多少钱。其实我们现今的医疗和护理，可以说整个生命周期中 80% 的钱都是花在生命周期最后的医护当中。这是一个医疗专业上的失败，经常是满足心理上的需要。有时有反人类的现象，在医院里主治医师告诉年轻医生的一幕幕，其实看到的只是疾病而不是人，或者说只是人的一部分而不是一个整体的人，受到治疗的只是某个局部而不是整个的人。就好像樊院士提到的，我们需要呵护的可能和我们正在医治的两者并不一致。

张伯礼：对于生死，中国古代有很正确、很健康的看法。庄子的夫人去世了，他是高兴的，唱歌庆贺他的夫人离世，他认为是向大自然回归。中国人把死看得很重是在宋代以后，理学认为人是父母所授，保护好自己的身体就是孝顺父母，所以才把身体看得神圣不可侵犯。子女也认为保护父母身体的完整性是最大的孝，不考虑病人的痛苦，甚至尊严。这是受封建礼教的影响所致。人要尊重生命，更要尊重生命的尊严，无效的抢救，已经没有尊严，没有意义的抢救，应该停止。

吴斌：中国人面对告别总是显得特别艰难。在传统生命观的影响下，我们老是觉得钱不要紧，一定要把人救回来，哪怕有 1% 的希望也要尽 99% 的努力。中国人一生 75% 的医疗费花在了最后无效的治疗上。医疗的局限性是绝对的，医疗对于健康的作用究竟有多大，我们如何来避免过度医疗？怎样持有正确的健康观？下面请樊院士谈谈看法。

樊代明：刚才我谈了我对生命观的认识，不只是局限在真实的层面，还要提高到精神层面。真善美，前者是科学，后两者是人文。医学的进步使人类平均期望寿命在延长。我们知道，50 年前中国人的平均期望寿命只有 40 多岁，现在快到 80 岁了，过去 50 年大约每年提高 1 岁，但"十三五"规划 5 年才增了 1 岁，我们尽力去做，希望做到，还是有很大困难的。现在三四十岁的慢性病越来越多。医学要去做一系列研究，我们的医生是有限的，经费是有限的，更主要的要认识生命的本质和医学的本质，这就是要提倡慢性病的带病健康生存。"有病就要治，越早越好，病是治好的"，这种说法对了一半。人类的疾病大约 1/3 不治也好，1/3 治也不好，1/3 治了才好。1/3 不治也好，比如感冒，感冒是不治它也会好，但我们在治。人类医学发展只有几千年，在几千年前是没有医学和医生的，至少没有系统的医学药学，人类怎么过来的？靠自愈力！医学一定要发挥这种自愈力，而不是扼制这种自愈力。我们知道动物是没有医生的，你看见过背着药箱到处跑的老虎吗？没有！它们也活着呢，现在因为有了医生和药品，一个小伤口都要用抗生素，不用就化脓，甚至败血症。医院下水道里的抗生素浓度增加了好多倍，2 年产生一个耐药菌，10 年才出一个抗生素，这样下去，总有一天我们有被细菌吃掉的危险。还有 1/3 是治也不好，人总是要死的，一种是老死的，寿终正寝，油都烧干了。一种是病入膏肓，是治不好的。比如说很多很晚期的肿瘤明明知道治不好，一定要去治，而且认为这样才有孝心，其实慢性病要带病生存，治不好的，包括肿瘤在内，带病健康生存也就够了。我们经常看到很多古树，上面长了很多疙瘩，那就是癌症，你看古树是带瘤生存，从来不把它切掉，人家成了古树。如果把疙瘩切掉，肯定早就死了。还有 1/3 治了才好，那是我们医生能做的，我们必须要去做。我上次这么讲了，有人反对我，你怎么知道 3 个 1/3，你是怎么得来的？我说是临床经验和体会，我说大约 1/3，不绝对精确。你说我错，你给我一个精确的数字，你给不出来就是我对，你反对你举证，举不出来我就对。特鲁多早就说过"有时是治愈，常常去帮助，总是在安慰"，这不就是 3 个大约 1/3 吗？这就是我的健康观。

吴斌：樊院士的"1/3 理论"，我也经常听朋友提起，其实反对的很多，这本来就是现状嘛！下面请足立智孝教授，你觉得治疗对于人们的健康究竟占有多少的比重？

足立智孝：看如何选择治疗，如何进行治疗，这对健康非常重要。确实植物和动物有很多相同之处，并不是所有的疾病都需要治疗。可以治疗，还是不能治疗，作为医生如何进行考量？我觉得有很多病人他们明明知道不能治疗，治也不好，但他们希望治疗，我们的治疗对他们来说只是一种心理上的安慰。对于延长病人的生命，尽管病人失去了一部分尊严，但他的家人希望他能活下去。另外，我们要和人文学家交流，如何来更加尊重病人的意志，如何让病人心理上得到最大的安慰。病人有明确意志时，我们要尊重。无论是在中国还是在日本，病人在进行治疗时，家属的意见起很大作用，我们也要尊重他们的意见。

Eric. W. Ford：的确是这样，过度治疗在美国也是很大的问题，不管是处方药，还是各种检查诊断的开具。作为医生，我们要和病人进行交流和互动，需要有一个很好的想法为基础。比如我们去看中医时，就要在中医医师和病人之间进行必要的互动，特别是由环境因素导致的疾病要有不同的方法。我们经常会看到，医生都在治疗一种症状而不是治疗一种疾病，因为我们可以看到的往往只有症状，但是我们要去更好地理解这个症状背后的原因，这样才能更好地帮助病人，甚至帮助到他所在的社区。这是我们真正需要改变的观念，也是我们医学需要转变的方向。我想不仅仅是在美国，在全球都需要我们树立这样的思想，即治人而不只是治病，这也是你们今天所谈的整体整合医学。我们经常说技术会给一切答案，医生不太愿意和病人交流，他会觉得他了解那么多基因组学的信息，再不需要和病人交流了，其实这是很不对的。

郎景和：医学的本原是人的善良行为的表达，后来成了社会责任、社会职业。今天的医生和病人之间，认识上有两个沟壑。病人按照自己的主观感受来谈问题，医生按照医学规律来审视问题，病人来医院就认为我要好，医生是相对要解决问题，这就会产生矛盾。他们通常说的一句话是我们走着进来，怎么躺着出去了？这一定是医院出了问题，医生不负责任。我们有时能治好，更多的是帮助他们、关怀他们。每年8月份我们给新生讲课，他们到协和医院来就认为病能治好，我说不一定，我们不能保证把每一个病人治好，但我们"好好"治疗每一个病人，这个"好好"就是因人而异、审时度势。

张伯礼：有病不治疗相当于看了一个中等水平的医生一样，换成现在的比例就是50%，加上足立智孝教授说的安慰剂的作用，也就基本上是1/3。我也是一个医生，看到重症病人那种无助的眼光，有时我恨自己没有更大的本事解除病人的痛苦。医生有时也是无能为力的。我们提倡关注病人的生死不如关注病人的健康，很多疾病是因为不注意生活方式造成的，所以建立健康的生活方式，很多疾病是可以避免的。这也是我的健康观，在这方面，中医的养生保健前途无限。

吴斌：下面请每一位在座的专家对医学人文事业的发展提一些寄语。

张伯礼：用健康的生活方式维护健康，生命属于自己，每个人都是自己健康的第一责任人。

足立智孝：病人有自己的故事，医生也有自己的故事，我们要把两个故事写成一个整体的故事。医生在治疗中会有错误，有些治疗无法完全满意，这要靠东西方医学的整合，只有整合，医学才会有更好的发展。

Eric. W. Ford：整合医学会有非常光明的未来，会给教育层面带来巨大的改变。医学不仅仅是治疗一个个人，而是一个家庭，更是他们所在的生活环境。只有以整体来治疗，才会有理想的治疗结果。

郎景和：西医很强大，中医很伟大，整合起来既强大，又伟大。

樊代明：中医对中华民族的繁衍和生存立下了不朽的功勋，如果没有中医，如果我们各自的祖先在某一辈出了问题，现在还有我们吗？西医引进中国后，对中国医学的发展起到了很大的促进作用。有个牧师曾说，当大炮打不掉任何一个国家的一根横木时，是手术刀打开了各国的大门。其实西医的引进开始是人文，是宗教，是牧师，所以我们开始先有教堂，后有医院。医学的引进和人文的引进是一致的。非常可惜，中医到现在对世界还只是有一些影响，这种影响非常局限。一个民族的文化，其中的医药文化是最有生命力的。过去中国与国外交通不通、语言不通，相互了解比较少。但现在不同了，中医西医都是人类的文明、文化，有各自的优势和劣势，把它们的优势整合起来就是人类医学所需要的，也是人类社会所需要的。整合医学除了科学技术的整合以外，一定要有中西方文化的整合。我经常说中药要出去，中医先出去，中医要出去，中文先出去，中文不仅指中国文字，还指的是中国文化。随着中西方之间的不断交流，将来一定会出现一种影响世界的文化，我觉得那就是医学文化，大一点可称健康文化。因为医学和健康都涉及生命，将文化与生命相联系，这种文化的普适性和可持续发展是无与伦比的。所谓普适性就是这种文化不会因为民族、政党、意识形态的不同而不同，因为都是为了健康；健康要持续下去，人要活得更长更好，那就是可持续性。让中西方团结起来，让医学与人文整合起来，为我们的现代，为我们的未来，不仅为我们自己，而且为我们的后代创造一种真正能实现真善美、世界大同、全人类健康的健康文化。

HOLISTIC
INTEGRATIVE
MEDICINE

实 践 篇

整合口腔医学

浅谈整合口腔医学

◎张志愿

　　整合医学是新生事物，我们要不断学习。随着医学事业的发展，医学模式也在不断变化。过去是经验医学，用经验处理病人是合理的。近15~20年，兴起了循证医学，帮助我们解决经验医学解决不了问题。我曾经分析过《中华口腔医学杂志》，其中90%以上的文章几乎是没有用的。比如对某病治疗后的生存率进行回顾性总结，这样的文章干脆不要发表，一定要用循证医学，经过多中心研究，单中心研究也可以，但必须是正确的，最好是前瞻性临床研究，才能说明生存率是正确的，而且要把临床治疗的医生和随访医生分两组，各干各的事，最后总结，这样才是客观、正确的。

　　医院现在最大、最重要的问题还是临床研究。美国花了那么多经费研究肿瘤机制，到现在有几个肿瘤发生机制可以讲得出来？所以要把临床和基础紧密整合才能提高临床疗效。比如口腔肿瘤的辅助化疗、同步放化疗、手术、术后放疗，然后再用生物治疗，也就是现在讲的靶向治疗，这一系列的治疗程序合起来就叫整合医学治疗。奥巴马提出精准医疗，精准医疗的本身主要是个体化治疗，个体化治疗主要是针对肿瘤，希望通过靶向治疗能把肿瘤治愈。我认为，除了血液系统来源的肿瘤，比如白血病、淋巴瘤外，对实体瘤，通过靶向治疗达到治愈100年内做不到，外科医生这把刀100年都丢不掉，其他仅仅是起到辅助作用。但奥巴马提出的想法对医学是一个发展，因为要提高一个治疗方案的疗效，比如什么样的病人术前应该用化疗，什么样的病人在术后应该用放疗才能够提高生存率，我们需要研究，从这个意义上讲，奥巴马提出的精准医疗是前景，是一种发展。

樊代明院士提出整合医学，这是对医学模式探索的新发展。我们把身体解剖到器官，到细胞，到分子水平。分子水平是在一个点上，比如说生物标志物是分子水平的研究，这种研究只是改进治疗方案中的一个点，而医生治疗病人必须要有整体思维和整合观念，如果仅仅在一个点上看问题，提高我们的临床水平是很难的。所以，我认为整合医学是一个新理念，大多数临床医生在医院里面搞研究要懂得临床，医院实验室必须要跟临床紧密结合或者紧密整合。包括三个方面：①要建立生物样本库；②要建立临床治疗库，而且生物样本库必须和临床治疗对号入座；③要有大数据的分析系统。以上是医院研究工作中最重要的，这样才算是整合医学。要有统计学专家、流行病学专家、医学专家、基础研究专家整合起来考虑临床研究，才能回答哪一个治疗方案对疾病治疗是否有效。临床要进行多中心或者单中心临床研究，拿到生物样本库，然后把生物样本库交给基础研究的人去做基础研究，从单边组学到基因组学进行研究，建立新的临床方法提高临床效果。

随着二代基因测序和信息技术时代的到来，大数据系统发展起来了。精准医疗不仅要聚焦到一个靶点上，更要聚焦到治疗上，聚焦到整体治疗上。所以，精准医疗和整合医学实际上是相辅相成、对立统一的。精准医疗只需要在一个点上甚至分子水平去研究疾病的发生和发展，建立新的治疗标志物。但整合医学需要我们从全方位、多角度观察问题，要有整体观念，才能够提高医疗水平。

所以说"整"是整体观念，是全身，不仅是人的生物体，医疗模式的转变最大转变在于要把病人的心理状态、生活环境、社会环境等因素都考虑进去。每个人都不一样，病人的家庭可能发生一些问题，可能精神上受到巨大刺激，其免疫功能会大幅度下降，可能就会发生肿瘤。如果病人的生活环境非常好，心理状态也非常好，存在同样的问题但结局大不一样。所谓"合"就是多学科交叉。不仅强调口腔医学内的学科交叉，还要同其他领域交叉。口腔与哪些学科需要整合？我认为有几个领域非常重要。口腔微生态与全身系统性疾病的研究，可能在今后要作为重要方向。

严重的牙周病会产生全身疾病，比如类风湿性关节炎，是自身免疫系统疾病，原来并没有想到过和口腔细菌的关系；但国外的研究非常明确，口腔中的卟啉单胞菌会产生胱氨酸蛋白抗体，这种抗体通过一个细胞载体，可以把这个细菌所产生的毒素很特定地引入小关节，继而破坏关节结构，造成了类风湿性关节炎。为什么在大关节好一些，小关节发生多？这还需要大量、深入的研究。反之，全身疾病在口腔也有表现，比如艾滋病，在口腔常常可以看到线形牙龈红斑、牙龈溃疡、舌缘毛状白斑和卡波西肉瘤等。

另外，国外研究比较深的是在动脉粥样硬化病人中分离出卟啉单胞菌，卟啉单胞菌是口腔中比较常见的细菌。在动脉粥样硬化中发现这种细菌，经遗传学信息分析，这和口腔中的细菌是一致的。此外，严重的牙周病还会促进多种癌症发展，在口腔癌发生中最明显，患癌的风险比很高，胰腺癌跟牙周口腔细菌微生物也有关系。口腔细菌很多是条件致病菌，一般情况下没问题，但在某种情况下可能成为条件致病菌。口腔微生物与心力衰竭和高血压也有关，具体机制需要进一步研究。

以前，口腔医院的院长绝大部分是研究口腔外科的，口腔内科，尤其是牙周病没有受到高度重视，今后，口腔微生物、牙周病可能是一个非常重要的研究内容。

华西口腔医学院的重点实验室建立了正常人的口腔微生物组的基本数据，但对全身系统性疾病的研究还不够。这需要更多口腔医学院的口腔人，尤其是年轻学者们在这方面做大量的探索。

现在人们对口腔微生物与慢性肺疾病的关系也开始关注起来。北京中日友好医院的王辰院士在跟口腔部一起研究 80 岁以上的慢性阻塞性肺疾病。因为老人反噬能力很差，睡着后，微生物从器官进去，年轻人有咳嗽能力，年纪大的人反噬能力比较差，咳不出来。王辰院士的老师研究了一辈子微生物，最后死于慢性阻塞性肺疾病。老人很可能是心肌梗死，原来有动脉粥样硬化，同时有慢性阻塞性肺疾病，两个合在一起会造成死亡，所以都可能跟口腔微生物关系密切。

国内口腔肿瘤发病率不是很高，我们还拿不出中国口腔癌发病率的基本数据，这是一个缺憾。也拿不出 5 年生存率数据，这是第二个缺憾。但我们的口腔肿瘤手术治疗水平在国际上是一流的。我国台湾地区的口腔癌发病率相当高，东南亚一些国家的发病率也比较高，除喝酒、抽烟、生活环境外，槟榔可能是一个非常重要的原因。肿瘤发生非常复杂，但起码有两点是肯定的：一是酒精会提高口腔癌的发病率，微生物可把口腔中的乙醇分解成乙醛，乙醛是严重的致癌物质，会提高口腔癌发生率；二是人乳头瘤病毒（HPV）感染，HPV 感染对中国人来说主要还是引起口咽癌，口腔癌组织 HPV 感染率并不高，但是口咽部 HPV 的感染率相当高。HPV 有 100 多种类型，其中 16 型、18 型中的 E6、E7 蛋白是致癌的。

美国女性因为有了 HPV 疫苗，宫颈癌发病率下降。但口咽癌在上升。所以，不管是口腔和全身系统性疾病的关系还是同口腔癌的发病关系，我们必须要加强牙周病、牙体牙周病、口腔微生物的治疗，这一点要引起高度的重视。要大力宣传保持口腔卫生的重要性。

在口腔肿瘤的治疗中要有整体观念，我们和放疗科、化疗科、病理科、外科、内科等很多科室都应该有多学科交叉、多学科整合。2008 年我们做过单中心研究，术前化疗与非化疗组比较，5 年生存率可以提高 7 个百分点，相当不错，但没有统计学差异，因为样本量太少，循证医学多中心研究要有一定的量，才能得到阳性结果。在综合序列治疗中，术前诱导化疗至少有 1/4 是有效的。我曾经治疗过同样的两个肿瘤，一个病人术后存活 2.5 年就去世了，但另一个活了 19 年。为什么？

因为肿瘤的异质性，两个病人的基因表达、基因突变或者基因丢失都不一样，基因本身有多态性，这些问题需要我们去研究。

肿瘤需要整合治疗的概念。我们在化疗前用多西他赛＋顺铂＋氟尿嘧啶（TPF）诱导化疗，这类药对某个病人是否真的有效？要回答这个问题，除临床研究外，还需要建立样本库，进行生物标志物的检测。由细胞系检测，一个细胞系只代表一个病人，肿瘤有异质性，要找到肿瘤规律性的东西，我们可能会找到成百上千个基因变化，但要找到它的规律，哪几个基因可能会高表达或者低表达，甚至决定病人该不该用化疗。这就需要大量的样本库，需要多中心研究，找生物标志物，仅用一个细胞系决定化疗到底有没有效果，这是做不到的。

用动物模型做药物敏感实验是不可靠的。应该做 PDX 模型，就是人源性移植瘤动物模型，把每个病人的肿瘤组织种到一个一个动物身上，可以积累到 4000 个动物模型，就等于建了 4000 个病人的生物样本库，从这 4000 个病人生物样本库上找到的生物标志物，跟从一个细胞系找到的不一样。如果找到某一个高表达的化疗有效，低表达的化疗无效，未来病人来后先测定一下高表达还是低表达，由此决定该不该用化疗，5 年生存率一定会提高。

我们从经验医学到转化医学、循证医学、精准医学，一直到整合医学。要有微观的研究手段，但更要有宏观的思想、整体的思想，这样才能提高临床的治疗效果。

整合医学在口腔医学中应用之思考

◎赵铱民

进入21世纪,各个科学领域都出现了快速变革和进步,在医学领域尤为突出。一方面大量新技术、新的医疗方法不断涌现;另一方面,一些新的医学理念,如系统医学、转化医学、精准医学、整合医学以及4P[即预防性(preventive)、预测性(predictive)、个体性(personalized)和参与性(participatory)]医学模式相继出现,对传统的医学理论和观念提出了挑战,这些关于医学的思辨和实践正推动着医学的进步。

整合医学理念的提出者樊代明院士这样定义整合医学:"整合医学就是将医学各领域最先进的知识理论和临床专科最有效的实践经验分别加以有机整合,并根据社会、环境、心理的现实进行修正调整,使之成为更加符合、更加适合人体健康和疾病治疗的新的医疗体系。"这一理念将引领医务工作者以更加开放的胸怀和视野、更广博的知识和技术开展更高层次的医疗实践,以获得最佳医疗结果,改变"看病不看人""见牙不见人"的状况。

一、整合医学是医学发展之必然

整合医学是医学发展之需要。整合医学理念是对传统医疗模式的革新和升华,也是对当代众多医学思想的凝炼和优化。整合医疗思想的提出源于医疗实践之呼唤。对某种疾病领域的深入研究导致诊疗人员和技术的专门化,进而引起学科的分化、再分化,在一定时期内可以起到推动本领域研究进步的作用,但当这种分化达到一定程度时,其弊端即开始显露,出现一叶障目,阻碍整体研究的深入,此时整合学科知识的需求则增加了,需要将若干细分的专科研究成果进行综合分析和应用,以获得最佳效果。分与合就其本身而言并不存在合理性的问题,而是取决于时代发展的趋势和需求,当今医学的发展已出现因学科过度分化、知识碎片化等引起的诸多问题，整合医学因此应运而生。

口腔医学就是许多僧侣、医者在个体的医疗经验基础上，经过综合、集聚、整合，去粗取精、去伪存真而产生的。1728年，法国军医Peal Fauchard集法国几百年牙齿医疗经验之大成，完成了被誉为世界第一本口腔专著的《牙外科医生：牙齿病的治疗》一书。当时著作中的主要内容只包括三个方面：牙痛的治疗、龋洞充填和缺牙的修复。然而在此后的近300年中，因病人的医疗需求，口腔医学已分化为牙体、修复、正畸、口腔颌面外科、牙周等20多个学科，各学科又分出若干亚学科。医学界出现了越来越多的专才，却越来越缺少能在更高层次上总揽全局的"大医"。如今，整合医学理念的提出正是看到了传统医学发展理念之弊端与不足，再从"分"走向"合"。

口腔修复科以口腔及颌面部缺损修复为主要工作内容，在过去几十年中逐步分化为冠桥、可摘局部义齿、全口义齿、颌面赝复等多个亚学科，专业领域越来越狭窄，关注的问题也更加具体，而对共性问题的关注度却在锐减，这使得修复学领域学术进步缓慢。21世纪初，美国加州大学洛杉矶分校（UCLA）口腔学院率先对口腔修复学科进行整合，打破传统的冠桥、可摘局部义齿、颌面赝复、种植义齿等亚学科界限，对再生医学、材料学领域进行全面整合，使学科的发展焕发青春，不仅其临床医疗水平领跑国际口腔修复学界，而且在组织再生、植入材料等方面取得重要突破，成为国际口腔修复学界之典范，验证了整合对于学科发展的推动作用。

二、整合医学是提升临床医疗水平之途径

学科分化后出现了三级、四级学科，甚至还有细分的学组。一方面单项技术日益精细，另一方面医疗的整体观念却越来越淡薄，也由此引发诸多医疗问题，如制作精良的全瓷牙列引起咬合障碍、矫正后的整齐牙列出现关节疾患、口腔治疗引发的心理疾病等，局部症状的改善与整体状况的失控常相伴而行。这些都从不同侧面反映了现有口腔医疗模式的缺陷与不足，这些问题都在呼唤应对原有医疗模式进行修正和革新，整合医学理念将显著弥补传统模式的不足，成为提升临床医疗水平的重要途径，这也是口腔医学诊疗中需引入整合医学理念之缘由。

三、口腔医学中的整合问题

口腔是人体的重要组成部分，人体的生命活动与口腔有着千丝万缕的联系，因而口腔疾病的预防诊治也必须建立在人的整体观上，防止"见牙不见人"，钻进口腔想问题的狭隘医疗观。

首先，许多口腔疾病是全身系统性疾病的局部表征。如艾滋病引起的顽固性口腔溃疡、外周神经炎症引发的剧烈牙痛，这些疾病的诊治必须依赖口腔专科知识以外的大医学知识体系，否则只能是治标不治本。

其次，不少口腔疾病会引起严重的全身系统性疾病，如牙周炎、根尖周脓肿等引发的细菌性心内膜炎、风湿性心脏病，因牙周病而反复加剧的糖尿病，因牙周病诱发的冠心病、心肌梗死，因牙列缺失引起的消化系统疾病，因咬合不良引起的脊柱侧弯、腰背疼痛等，这些疾病的诊治也必须依据专科知识和大医学、多学科及社会、心理、环境等多个知识体系的整合才能实现标本兼治。

再次，一些口腔疾病也是社会、环境、心理因素作用于人体产生的直接后果。饮用水的含氟量与牙齿健康的关系就是典型例证，0.5~1.0 mg/L 的氟含量可以强化牙釉质，形成坚实致密的牙釉质而防止龋病发生；但过量的氟（通常 >1.5mg/L）则阻碍釉基质蛋白的形成，导致氟牙症。前者被用于预防龋病，而后者则必须杜绝。美国为世人称赞的口腔健康状况是源自 1928 年由美国牙医学会和美国国防部共同发起的以"刷牙爱国"为主题的口腔健康宣传运动，这充分说明了社会环境作用于疾病的巨大力量。

此外，一些复杂、严重的口腔颌面部疾病的治疗需要应用多学科知识和技术才能取得最佳疗效。先天性上颌骨和颧骨缺失病人的修复治疗是一个典型案例。应用颌面修复中的数字模拟仿真设计技术、赝复修复技术、口腔颌面外科的眶骨牵张技术、数字外科技术、腓骨移植上颌再造技术、正颌外科技术，种植科的种植牙技术以及大量的心理治疗，多学科最先进的知识和技术无缝连接和精准配合，最终让病人重新拥有一张美丽的脸和一生的幸福。没有这些先进知识、技术的整合，任何单一学科都无法创造这样的奇迹。

实践证明，即使是应用专科技术治疗专科疾病，也需要有整合的理念，整合知识、整合技术，以达到最佳治疗效果。

四、整合医学在口腔医学中的实践

整合医学不只是一个新的理念，而是源于实践又高于实践，能指导实践的理论。如何将这一理念应用于口腔医疗实践，探索应用整合医学理念引领口腔医学发展的具体方式和途径是我们面临的主要问题，笔者提出以下一些思考。

1. 以整合为基础实现学科重组　长期以来口腔医学的学科划分是以原有的医疗技术和疾病的发生器官为基础，这样的学科分类有助于某种治疗手段的深入发展，却忽略了疾病的全局观和以病人为主体的根本宗旨，诊疗活动被人为地局限在某一种狭隘的知识和技术范围内，而不能得到最佳治疗。通过整合多学科最先进的知识技术，成立以疾病为中心的学科，实现学科重组，则可以实现为病人提供最佳诊疗的目的。建议将口腔颌面头颈肿瘤外科、创伤外科、整形外科、口腔修复科、种植科、正畸科等多个学科中与颌面缺损相关的各种知识技术整合起来，建立口腔颌面修复中心，这是一种在整合医学基础上的学科重组实践和尝试。此外，预防科与儿童口腔科及遗传性口腔疾病科的整合，可提高口腔疾病的防治水平。口腔黏膜病科、牙周科与大内科整合后可以成为真正意义上的"口腔内科"，亦可大大提升我们对口腔疾病与系统性疾病的认识。整合医学不等同于多个专科知识技术的简单机械性叠加，它应该是在各个专科知识技术基础上的凝炼和升华，因而可以获得更好的结果。

2. **设立专病门诊或专病病房**　对某些口腔疾病，如能集中多学科的知识和技术，则可以显著提高疗效，对颌骨畸形的治疗即是范例。早期由口腔颌面外科医师单打独斗，费时费力，更严重的是术后常存在严重的咬合问题或颞下颌关节紊乱病等并发症。通过正畸科、关节病科的介入，组成专门的专病诊疗组，长期合作，制订整体方案和治疗计划，各尽所长，密切合作，即可获得满意的治疗效果。对复杂牙列缺损的修复、全牙列咬合重建，亦需设立这样的专病门诊。这种以多个学科先进技术为支撑的专病门诊和专病病房，可以使复杂、疑难病例获得更好的诊疗。

3. **推动以整合医学为主旨的跨学科学术交流**　在现有的学科体制下，学术交流通常以学科划线自我封闭。既不希望自己走入别人，更不希望别人走入自己，这种自我封闭的学术生态严重制约了学术进步和学科发展。应该积极组织和推动与口腔医学相关的跨学科交流，使各学科最先进的学术思想、知识技术能广泛传播，互利互惠。如口腔颌面外科、修复科、种植科、耳鼻咽喉科、眼科、神经外科及再生医学交叉的颅颌面修复会议；牙体牙髓、牙周再生交叉的口腔内科学术会议；口腔预防、儿童口腔、遗传病交叉的儿童口腔学术会议；牙周病、口腔黏膜病与全身疾病交叉的口腔与全身系统性疾病学术会议；修复、正畸、关节交叉的咬合重建学术会议；修复、材料、修复工艺交叉的修复学会议等。

4. **出版以整合医学理念为指导的口腔教材**　现行的口腔教材严格以学科划分，少有跨学科、引进其他学科知识的教材。教材种类繁多，但大同小异、层次不清，本科、研究生教材似无差异。应该从整合医学的角度对传统教材进行改革，建议可从研究生教材改起，使研究生的思维模式能从整合医学的层次上展开。一是在学科重组层面，重新划分学科的教材内容，让教材真正体现出学科整合的优势和特点；二是从专病诊疗层面，以疾病为中心，以成功的专病优化治疗经验为基础，融会多学科的先进知识与经验于一体。使学生在学习阶段即培养以整合为主导的临床思维模式，掌握跨学科的知识技术和学习方法。当然，这种改革应循序渐进地进行。

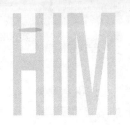

整合医学在口腔正畸学中的应用

◎ 王　林

21世纪科技飞速发展，医学也在不断进步和完善，随着世界卫生组织（WHO）健康新理念的普及，现代医学已经不仅仅是单纯的生物医学模式，尤其在整合医学的理念提出后，医学开始迈入"第三时代"。这个全新的理念将渗透至医学的每个分支，本文重点讨论整合医学对正畸学治疗及学科发展的重要意义。

一、何谓整合医学

整合医学，就是把人视作一个整体，通过整合当今最先进的临床医学知识，从宏观到微观，汲取精华，用全新的、更适合全身情况的诊疗方式，为病人的健康带来最大利益。樊代明院士指出：整合医学不仅要求把已知各生物因素加以整合，而且要求将心理、社会和环境因素也加以整合，要提升为以哲学的多元思维来分析问题。这个概念的提出可以解决分科过度细化导致的诊疗局限性。整合医学是一个新兴的多学科融合的医学理念，是近年来国内乃至全球医学界讨论的热点问题，尤其随着医学分科纵向分化的不断深入，整合医学的内涵及其意义越来越受到国内外学者的重视。

整合医学不等于全科医学，它是将各专业，包括环境、心理因素等，对病人有利的知识收集储备起来，根据病人病情发生发展的具体情况，有取有舍，形成一个新的医学体系。整合医学强调将各相关学科最先进的知识进行整合，目的在于做出更好的医疗决策，以更有利于病人，而不仅仅是"看病"。

二、专业细分的利与弊

当今医学专业划分越来越细，口腔科也朝着分类更细的方向发展，目前口腔医院将口腔科分为正畸科、口腔颌面外科、黏膜病科、牙体牙髓科、牙周科、口腔修复科及关节科等亚临床专科。这种精细的划分可使口腔医生在治疗疾病时有的放矢、目标明确，极大提高了工作效率，同时也为病人的就诊带来很大的方便。这种专业细分也促进了医学科学地发展。但同时，这种过于细化的分科也带了许多不利影响，很多口腔医生只专注于口腔某一领域，不熟悉口腔各学科之间错综复杂的关联，以及口腔与全身疾病诊疗的关系。比如，有些医生将"器官"当成病人；又如，一些正畸医生只追求排齐牙齿，缺乏整体观念，忽视颞下颌关节等部位的健康，只以排齐牙齿为唯一治疗目标，如此这般，便出现了"矫牙医生"等医匠型称谓。如果正畸医生不懂错𬌗畸形与口腔乃至全身其他相关疾病的关系，忽视牙、牙槽骨、颌骨、颅面等组织结构的整体性与系统性，则容易导致正畸矫治过程中的误诊与漏诊。在正畸教学中，如不能将整合医学的观念贯彻其中，长此以往必然导致"只见树木，不见森林"的现象，不利于学生整体观念的形成和综合素质的提高。因此，将整合医学的概念融入正畸的诊疗系统中，建立整合医学的正畸临床思维，拓宽口腔医师的诊疗视野，有利于医学生从入门开始即树立正确的生命观、疾病观，同时也有利于更好地为病人服务。

三、构建整合医学临床思维，从整合医学的角度认识正畸

整合医学的临床思维，就是以人为本，在专业细分的基础上注重整体思考，利用临床诊疗实践中的医学知识与经验进行汇总、分析，进而选择有用的知识指导临床工作。随着医学发展的日新月异，专科划分愈加精细，口腔正畸学早已发展成一门独立性、专业性很强的学科。正畸学科与整形外科、口腔颌面外科、耳鼻咽喉科及关节科等学科的知识相互渗透、交叉又相互补充，同时还融入了美学、力学及材料学等众多学科的知识。

口腔与全身密切相关，错𬌗畸形的发生发展与口腔大环境、全身系统的生理功能都有重要关联，全身的机体状态会影响错𬌗畸形的发生。比如，伴有牙周病的正畸病人，应在炎症控制达到静止期后（一般需 3 个月）才能开始正畸治疗；此外，病人就诊时应全面检查，包括病人的颞下颌关节，对于颞下颌关节紊乱病的病人，正畸医生应结合关节治疗的相关知识指导正畸临床操作，通过𬌗板或其他治疗减轻相应的关节症状，尤其是应在局部疼痛症状消失后，再经面弓转移，𬌗架分析病人的咬合问题、与颞下颌关节紊乱病的关系及其对正畸治疗的影响等，最后制订综合的治疗计划。正畸医生不应仅审视牙𬌗畸形的临床表现，还应全面考量全身疾病如糖尿病、肝炎、内分泌障碍等。一些下颌后缩的病人，其病因通常为慢性鼻炎、腺样体肥大等造成的上气道狭窄，对于这部分病人，在治疗前需要先解决气道狭窄的问题后再进行正畸，这就要求正畸医生具备宏观的诊疗理念，不应仅关注牙齿的错𬌗畸形，还应该系统、整体地制订正畸方案。

此外，心理与躯体不能分离，正畸病人有其群体特殊性，病人往往具备感官与心理的双重需求。很多时候，正畸病人的主要诉求不是牙齿排列不齐，还有病

人心理因素的介入,这些因素的介入可导致病人易将牙齿排列不美观的问题无限放大,甚至将自己工作的不顺心、失意的人生归结于牙齿排列不美观。对于这类病人,心理疗法比正畸治疗更重要,有时通过心理干预可以达到事半功倍的效果。如果正畸医生只追求技术的精湛,忽略对病人心理诉求的理解和开导,势必达不到"治愈"的效果。心理状态作为机体健康非常重要的一部分,也要求正畸医生拥有相关的诊断素质,能准确诊断病人的心理状态。正畸病人的心理治疗也是保障治疗成功的重要环节。未来的医学发展趋势一定是心身结合,躯体与心理双管齐下,这是正畸科临床治疗与教学指导的发展方向及医学发展的方向,也是正畸学科的发展方向。

预防性矫治是对生长发育早期的儿童进行错𬌗畸形防治的重要手段,是口腔正畸中不可缺少的重要组成部分。然而很多正畸医生缺乏防患于未然的概念,轻预防而重治疗。由于人体生长发育的时间很长,男性在20岁以后、女性一般在18岁左右生长发育才基本完成,有些错𬌗畸形将伴随儿童的生长发育越来越严重。因此在儿童生长发育早期,通过牙诱导、咬合诱导和生长诱导,对可能发生和已经发生的错𬌗畸形进行及时、正确的处理与矫治,防止畸形的发生,阻断畸形的发展,引导牙、𬌗、颌面朝正常的方向生长,是口腔正畸学重要的内容之一。很多儿童时期的错𬌗畸形通过预防性矫治,可以彻底或部分解决问题,有些病人到了恒牙期甚至完全不需要二次治疗,极大节约了医疗资源,提高了医疗效率,也为病人带来了很大的便利。因此,将预防为主、防患于未然的概念整合到每个正畸医生的治疗中,意义重大。

四、整合医学发展的必然趋势

医学发展的趋势总是遵循着一种规律——分久必合,合久必分。当代医学的发展既是高度分化,又是高度融合的,主要的趋势是由分化到融合。正畸学本身也是一门高度分化又高度融合的学科。高度融合与高度分化相辅相成、不可或缺。在当今医学技术发展日新月异的年代,任何学科的分界都并非一成不变,这就要求临床医生要进行知识、技术的整合才能适应时代发展的需要。百姓看病总是很信任诊疗水平较高的综合性医院,这些医院专科细分,能做到效率高、精准性高。同时,在遇到疑难病例时,综合性医院内部多学科之间可以进行大会诊,用整合的观点指导治疗,摆脱专业细分的桎梏,使医生对疾病的理解更加透彻。口腔医院也可以借鉴此种形式,围绕某一口腔疾病难题或重大技术开展多学科讨论及会诊,让口腔各学科的医生参与其中,得到全面、系统的实践体会,建立多学科整合的思路和理念,从整体而非专业视角探索疾病的发生及发展。

整合医学对于正畸学的发展非常重要,我们应致力于这一概念的普及。首先,口腔医学、口腔正畸学临床教学需要改革创新,要把专业知识、临床技术、科学研究与整合医学的概念系统地结合起来,同时也应加强对整合医学的理论探索,将全科医学、转化医学、循证医学、互补医学等精髓进行整理、综合，使之更适合疾病治疗的需要。同时，还可以开展整合医学的相关课程，设立整合医学的专门学科，并与相应的学科组合起来，通过这些课程的学习，使临床医生真正能做到以病人为中心的治疗。所有正畸医生均应努力将浩瀚如海的医学成果以整合医学的方式运用到正畸临床实践中，对专业知识、技术的各个方面加以整合，关注口腔又不仅限于口腔，以人为本，以病为辅，立足正畸，力求精致，以成为一名更优秀的正畸医生为奋斗目标。

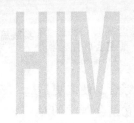

整合医学理念在口腔黏膜疾病防治中的应用

◎ 陈谦明

整合医学是近年备受医学界关注的重要理念。它从人的整体出发，整合各学科的医学知识和临床经验，整合社会、环境、心理等因素，将碎片化的数据证据还原成整体事实，在事实与经验间反复实践，最终形成新的医学知识体系，以解决目前医学上广泛存在的医学思维线性化和医学知识碎片化带来的问题。随着医学分科不断向纵深划分，如何在实践中运用整合医学理念成为众多学科共同关注的课题。口腔医学作为一级学科，虽然专科化进程已成趋势，但同时也不能忽视整体观，不能"只见口腔，不见全身"。期待通过大家的努力，在口腔黏膜病学临床实践中切实践行整合医学理念，更好地服务于病人。

一、整合医学的理念及其特点

整合医学不仅要求将医学各领域最先进的理论知识、最有效的诊疗方法加以整合，还要求将分子微观和生命整体观也加以有效整合；不仅要以线性的自然科学的一元思维思考问题，还要以非线性的哲学的多元思维分析问题；通过思维到实践的再整合，构建更系统、更科学、更符合自然规律、更适合疾病诊断、治疗和预防的新的医学知识体系。

现代医学专科化、专业化的"以分为主"的发展方式，带来了更加有的放矢的诊疗手段，但同时也带来了一些负面效应，主要体现在：①疾病成了症状，不同疾病可能具有相同症状，只根据症状体征诊断疾病；②临床成了检验，选择辅助检查手段时缺乏针对性，造成"撒网式"全面检查；③医师成了药师，治疗手段较少，以药物治疗为主；④心理与躯体分离，具有精神因素的疾病越来越多，心理卫生背景受到忽视；⑤重治疗轻预防，由于不能准确判断疾病的预后，无法做到重心前移。

若想解决以上问题，就应该引入整合医学的理念。还部分为整体，还症状为疾病，从检验到临床，从药师到医师，分子与整体并重、多学科知识并重、各种诊疗手段并重、身心并重、防治并重，在现有方法或内容的基础上进行整体化、系统化整合。"整"代表要从整体出发，对最先进的医学手段和临床实践经验进行整理和整合；"合"是指使治疗方案更加符合病人的个体化倾向。

二、从前沿医学研究成果印证整合医学思想的先进性

整合医学是将学科理论、方法、技术体系进行充分融合，形成集临床医学理论、分子医学理论与循证医学、生物统计于一体，不同于单纯临床医学的整合式理论体系；形成集个体、微观分子、整体人群三位一体的诊疗组合与预后评估策略，是有别于单纯生物医学的诊断新模式。基于整合医学理论指导综合诊疗方案，在肿瘤、糖尿病、心血管疾病、免疫系统疾病中的运用都取得了一些突破，整合医学已成为研究前沿。附表展示了2016—2017年有关整合医学理论实践的一些成果。通过这些研究成果进行理论解读和临床实践可以总结出以下几个特点：①研究中整合了宏观个体和微观分子；②整合了当前表象和远期预后；③整合了多学科的相关知识。这些趋势将指引口腔黏膜病损整合理念和综合诊疗研究的整体方向。

附表　2016—2017年整合医学的一些相关研究成果

年份	作者	发表期刊	样本量	主要研究方法	研究疾病	主要研究成果
2017	英国癌症研究院等72个研究团队	《自然通讯》	23 798个人DNA样本	外显子测序、生物统计模型	慢性淋巴细胞白血病	证实影响免疫系统的基因突变可诱发白血病，是分子、临床、循证的整合医学实践
2017	英国欣克斯顿威康信托基金会桑格研究所等27个团队	《自然遗传学》	59 957个人DNA样本	全基因组测序、生物统计模型	炎症性肠病	根据分子医学和统计模型整合，确定了25个新的与炎症性肠病风险相关的基因
2016	美国贝勒免疫研究所和德州大学西南研究中心	《细胞》	15 386个人转录本信息	转录组测序、生物统计模型	系统性红斑狼疮	利用碎片化分子信息，将系统性红斑狼疮病人整合为7个分子亚型并发现了评价疾病活动度的生物学指标

续表

年份	作者	发表期刊	样本量	主要研究方法	研究疾病	主要研究成果
2016	英国剑桥大学人类遗传研究所等30个团队	《细胞》	1 163亿对DNA序列	全基因组测序、转录组测序	免疫细胞	将3种免疫细胞基因组的345个区域的遗传变异，整合为7种自身免疫性疾病的易感区
2016	英国剑桥大学血液研究所等38个研究团队	《细胞》	173 480个血液样本	全基因组测序、生物统计模型	自身免疫性疾病	通过比较血细胞中近3000万DNA序列的差异，整合发现2 500个影响血细胞功能的新位点
2016	美国密歇根大学等193个研究团队	《自然》	111 54个人DNA样本	全基因组测序、外显子测序	糖尿病	发现与2型糖尿病不同亚型关联的基因整合区
2016	英国剑桥大学等200多个研究团队	《自然遗传学》	192 763个人SNP基因分型数据	生物统计模型	高血压	将基因位点和通路整合为与收缩压、舒张压、脉压和高血压性状相关的常见和低频变异
2016	美国麻省总医院等13个研究团队	《自然》	15 369个蛋白、33 000个磷酸化位点	全基因组测序、生物统计模型	乳腺癌	完成有助于乳腺癌基因整合并分型的大规模蛋白质基因组学研究
2016	美国华盛顿大学医药学院等7个研究团队	《新英格兰医学杂志》	450 000个基因位点	全基因组测序、外显子测序	骨髓增生异常综合征和急性髓系白血病	将病人整合为 TP53 基因突变型与非突变型，不同型别人群对化疗药物敏感度不同

三、整合医学理念在口腔黏膜癌变防治中的应用

口腔黏膜癌变是指口腔黏膜从正常状态经过癌前损害阶段发展为口腔鳞状细胞癌，直至远处转移的多步骤、多阶段的过程。口腔黏膜潜在恶性疾患（OPMD），是指一组发生在口腔黏膜、具有癌变潜能的常见疾病的总称，包括口腔白斑病、口腔扁平苔藓、口腔黏膜下纤维化等。这些病损的早期检测和诊断对预防癌变和治疗疾病十分重要，其诊断治疗和监测过程体现了整合医学理念的实践和应用，主要特点如下。

1. **体现整体观** 大多数 OPMD 无法痊愈，目前能达到的治疗目标多为带病生存和提高病人的生存质量。例如，口腔白斑病的治疗需根据病情选择方案，考虑的因素包括病损类型、部位、面积、伴异常增生的程度、对药物的反应性等。去除刺激因素后，若口腔白斑病属均质型，且病损面积较小、位于非危险区域、组织学检查不伴或伴轻度上皮异常增生，可仅采用局部治疗。若病损面积较大或累及多个部位，或伴中度上皮异常增生，则应配合全身药物治疗。对于伴轻度异常增生且位于高危区域的口腔白斑病，或非均质型口腔白斑病，或有中重度异常增生的口腔白斑病，才应考虑手术治疗。而且即使完全切除白色斑块，病变周围黏膜虽看似正常，但其实该部位细胞可能已发生分子改变，即使采用手术治疗，由于存在复发和区域癌化的风险，仍需术后定期复查，不仅要复查原病损区域，还应关注整个口咽部黏膜。

因此，仅以消除病灶为目的的治疗不具备整体观，病人获得的生存质量不一定更好，医学思维应向整合方向转变。

2. **研究中宏观个体与微观分子的整合** OPMD 与口腔鳞状细胞癌组织同样呈现出异质性特征，不同细胞成分表达的蛋白各有差异，影响其分子水平研究的准确性。为解决此问题，笔者课题组建立了以激光显微切割液相色谱质谱联用蛋白组学分析为主线的研究平台，以口腔黏膜癌变过程中黏膜上皮区域为对象，利用高效液相色谱质谱联用技术的高通量，分析口腔黏膜癌变过程中的相关分子，通过整合微观分子差异将人群分类，指导宏观个体诊治。

笔者课题组利用功能基因组学、蛋白组学技术，研究功能不明基因与口腔癌前损害和口腔癌的关系，发现：①口腔鳞状细胞癌相关基因 *TAOS*1/*ORAOV*1 扩增是染色体 11q13 区带在口腔黏膜癌变中高扩增的推动力之一；②筛查出 52 种可能与口腔黏膜癌变密切相关的蛋白，其中 8 种在口腔黏膜癌变中尚罕见报道，笔者课题组相继对其进行了深入研究。

3. **整合多种诊疗技术** 随着医学技术的发展，许多诊断技术和治疗方法不断问世并成功应用于临床，解决了许多医学难题，要维持医学的发展必须依靠医学新知识与新技术的整合。

既往对 OPMD 癌变监测、诊断的微创或无创技术的应用和研究，普遍存在样本量小、研究方法单一的问题。笔者课题组整合全国黏膜病学专家，通过建立 OPMD 临床全国性随访队列，利用多中心、大样本的临床协同研究手段，按照循证医学的方法研究无创染色自体荧光毛刷微创活检整合诊断新体系，研究其应用于 OPMD 癌变实时监测、诊断的可行性与有效性，并在此基础上形成 OPMD 等疾病新的临床路径和单病种质量管理体系和规范，以期实现临床上 OPMD 的高敏实时监测和准确诊断，从而降低 OPMD 的癌变率，改善病人的预后。

在治疗技术方面，口腔白斑病除药物治疗、手术切除等常用手段，还可应用激光切除及冷冻治疗。但从循证医学角度来看，无论采用何种治疗手段，都不能有效阻止其复发。本课题组近期开展光动力疗法用于口腔白斑病治疗，复发率较低、创伤小、不易形成瘢痕。因此，相对于其他治疗手段，光动力疗法更易于被病人接受，临床效果显著，提供了一种可供整合的治疗选择。

4. 学科发展中口腔医学与其他学科的整合 口腔黏膜病与全身疾病关系密切，某些病例虽首诊于口腔黏膜病科，但确诊或确诊后治疗往往需要在其他科室进行。因此，整合多学科知识对疑难口腔黏膜病的诊治十分重要。除检验科、病理科、影像科等临床基础科室外，还常涉及口腔颌面外科、皮肤科、血液科、风湿免疫科、内分泌科及肿瘤科等。

在与材料学前沿研究的整合实践中，本课题组利用具有特殊立体构型（L 构型）的新型双面核苷分子（LJTA），在水溶液中通过自组装，成功构建了颗粒状纳米材料（SNNP）。SNNP 具有较好的生物相容性，可用作药载系统。将其包裹经典的核苷类抗肿瘤药物 5 - 氟尿嘧啶，分别通过瘤内注射和腹腔注射两种方式给药，结果表明 SNNP 能有效包裹 5 - 氟尿嘧啶，在体内可通过缓释途径提高其抗肿瘤效果，同时降低毒性。该整合研究为提高口腔黏膜癌变的防治效果提供了潜在途径。

整合医学的出现和发展提示临床医生不仅应将已知的各生物因素加以整合，还应将挖掘的分子特征与疾病诊治加以整合；不仅需要将现存与生命相关各领域最先进的医学发现加以整合，而且要求将现存与医疗相关各专科最有效的临床经验加以整合。这样既有利于口腔黏膜病科医生开阔视野，培养整体观念，更透彻地理解疾病，为病人制订身心并重的最佳个性化治疗方案，改善病人生存质量；也有利于优化诊疗流程、提高医疗质量、降低医疗成本、推动相关学科共同发展，为建立中国特色的医疗服务提供新模式。

口腔颌面头颈肿瘤的诊治与整合医学

◎张陈平

20世纪50年代初,我国的几大医学院陆续成立了口腔颌面外科,此后口腔颌面外科专业在全国范围内取得巨大进展,其业务范畴包括口腔颌面部炎症、创伤和肿瘤等,由于牙齿生长发育的特殊性,口腔颌面部疾病亦独具特点,这些疾病不仅具有全身疾病的一般规律,又有与众不同的"牙源性"。经过60多年的不断发展,我国口腔颌面外科逐渐形成鲜明特色,改革开放以后的40年是我国口腔颌面外科快速发展的时期,各大口腔院校广泛开展与国际同行的学术交流,一方面认真学习国际上的先进技术,同时亦展示了具有我国特色的口腔颌面外科,尤其在口腔颌面头颈肿瘤诊治领域的优势,我国在头颈部组织缺损修复重建方面取得的成就更是举世瞩目。这与口腔颌面外科前辈及几代人的努力奋斗和辛勤劳动是分不开的,同时也是学科专业化分工以及整合医学发展的必然结果。

一、口腔颌面头颈肿瘤诊治的发展与整合的历史回顾

口腔颌面头颈肿瘤是全球十大恶性肿瘤之一,约占全身恶性肿瘤的7%,2008年统计有263 900例新发病例,128 000例死亡病例,而且发病数字在不断增加,已成为公共卫生领域的重大问题。世界卫生组织(WHO)预测在未来的70年内口腔颌面头颈肿瘤的发病率还将持续上升,外科治疗仍是其主要治疗手段。口腔是消化道的起点,与上呼吸道紧邻,维系呼吸、进食、语言等必要的生理功能,晚期口腔癌还可累及颅底、颈动脉或喉等重要的毗邻结构,外科治疗后遗留的组织缺损将导致严重的功能障碍,必须予以功能重建。

20世纪30~50年代,我国尚无独立的头颈外科建制,对口腔颌面头颈肿瘤病人的治疗主要由普通外科完成。从20世纪50年代开始,随着医学的发展及分科细化,病人逐步被分流至各个专科中:口腔癌及唾液腺癌主要在口腔颌面外科诊治,

鼻咽癌及喉癌的诊治以耳鼻咽喉科为主，眼内肿瘤以眼科为主，甲状腺癌以肿瘤医院的头颈外科和综合医院的普通外科为主。我国口腔颌面肿瘤的治疗主要由口腔颌面外科医师承担并延续至今，形成口腔颌面头颈肿瘤学，其发展过程本身就是口腔颌面外科与其他相关学科及相关技术的融合与合作，进而整合的过程。

我国口腔医学在20世纪50年代即形成独立的学科建制，口腔颌面外科学是口腔医学的三级学科，由于其外科属性，也可以算作临床医学中外科学的一个分支，具有口腔医学与临床医学的双重特点和属性。在国外，从事口腔颌面外科的执业医师要求具有口腔医学博士学位与临床医学博士学位，才能获得行医执照。

1951年，夏良才教授在成都存仁医院（华西眼耳鼻喉专科医院）率先建立口腔外科专科病床；1952年，其发展为中国首个独立的口腔颌面外科住院病室，即华西大学附属医院口腔颌面外科病室。口腔颌面外科医生一般都有很好的整形外科基础，加上我国在国际显微外科领域的领先水平，更促进了显微外科技术及时进入口腔颌面外科领域，而口腔领域内颅颌面种植技术的发展，使我国成为口腔颌面头颈肿瘤术后功能性重建开展最早的几个国家之一。

口腔颌面头颈肿瘤本身需要多学科密切合作，其发展过程离不开多学科的互相整合，以颅颌面联合手术为例，其是口腔颌面外科与神经外科结合的产物：1978年邱蔚六教授等在上海交通大学附属第九人民医院实施首例颅颌联合切除术取得成功；在四川大学华西口腔医学院，由王大章教授负责实施的治疗组于1979年年初成功完成颅颌面联合切除治疗波及颅底的上颌骨恶性纤维组织细胞瘤。颅颌手术涉及颅前、中窝，为其后开展类似手术奠定了基础，造福了晚期口腔颌面头颈肿瘤病人。从此，我国口腔颌面外科医生在口腔颌面头颈肿瘤的诊治方面居国际领先地位。

20世纪60年代后，国内相继成立独立的肿瘤专科医院，有了独立的头颈肿瘤外科建制并广泛开展头颈肿瘤治疗，将外科治疗与化疗、放疗等肿瘤内科的治疗手段紧密结合。20世纪70年代末，我国耳鼻咽喉科同仁借鉴欧美耳鼻咽喉与头颈外科学紧密结合的经验，主要承担喉、下咽等部位的肿瘤治疗工作。在这种形势下，为更好地促进我国口腔颌面头颈肿瘤学科的发展，1984年由邱蔚六（口腔颌面外科）、费声重（耳鼻咽喉科）、李树玲和屠规益（头颈肿瘤外科）等专家发起，于1985年在沈阳成立了全国性的头颈肿瘤外科学会，之后加入中国抗癌协会，成为其属下的一个二级学会（专业委员会），逐步实现头颈肿瘤诊治的外科协作状态。

之后，我国对口腔颌面头颈肿瘤的治疗逐步由单纯的外科治疗过渡到以外科为主的多学科综合序列治疗，包括手术治疗、放射治疗、化学治疗、生物治疗、中医中药以及康复治疗，实现了多学科多手段的整合。各学科取长补短，突破原有的某些手术禁区，对颅底、颈动脉、会厌或喉受累的病人分别创立颅颌面联合切除重建术、颈动脉切除重建术和全舌、口底、全喉切除重建术，使这类病人获得了治愈的机会，治疗效果显著提高。口腔鳞状细胞癌的生存率已由20世纪50～60年代的55%提高到90年代的65%，唾液腺癌的10年与15年生存率分别达到63.8%和59.1%。

二、医学多学科、多手段整合的必要性

医学可以分为传统医学与现代医学两大阶段。初期的医学属于全科医学，以后经过发展逐渐走向专科分化，现在需要走向整合。

在现代医学产生之前即传统医学时代，在不同的文明社会发展起来多种医疗知识体系，包括健康的生活习惯、独特的养生方法、与历史发展相对应的健康医学知识及信仰；还包括一些治疗方法，如植物、动物、矿物药物的应用，精神疗法及手法操作等。可以单独应用一种或几种方法结合治疗，以达到诊断、治疗和预防疾病的目的。尽管随着现代化技术的进步，传统医学也发展成现代传统医学，但与目前的西方医学仍有区别，我国的传统中医是最为著名的传统医学之一，中医的精髓即整体概念，强调人是一个有机整体、人与自然界的统一性以及人与社会环境的统一性。以希波克拉底为奠基人的西方医学中的"四体液学说"，认为人体是由血液、黏液、黄胆液及黑胆液组成，且各个部分相互联系，身体中充满各种液体，这些液体的平衡是机体赖以生存的基本条件，其平衡与否反映在人的气色、气质和性情上；同时，古代西方国家的医学还强调心与身、人体与自然的相互联系，认为健康主要取决于生活方式、心理和情绪状态、环境、饮食、锻炼、心态以及意志力等因素的影响；古代西方国家的医学体系要求医生特别重视研究个体的特殊性，它关注的是人而不是疾病，强调的是病人与医生之间的主动合作，这同样应属于广义上的整合医学。

近代发展出一门建立在科学和实验基础上的全新医学体系，即近代西方国家的医学——西医学。自17世纪列文虎克发明了显微镜，使医学从宏观向微观迅猛发展，医学分科越来越细。医学从整体到器官、从细胞再到基因水平，探明很多未知病因和机制的同时，医学分工也越来越精细，医学家的视野也越来越窄，不同领域、不同器官疾病的治疗互不了解，人体医学处于割裂状态；一些特色学科和技术不断向纵深发展，专科越分越精细。这种以分为主的发展方式确实为现代医学带来巨大发展，但同时也导致各专科承担的业务越来越单一，精细的分科使医生的整体观念越来越薄弱，逐渐失去整体思维和综合治疗的能力。口腔颌面头颈肿瘤的诊治涉及口腔颌面外科、耳鼻咽喉科、神经外科、整形外科、麻醉科、放疗和肿瘤内科等多学科合作，需要同时掌握手术、放疗、化疗、麻醉及内科等多种治疗手段，在目前学科专业精细分工的状况下，一些医生失去了对肿瘤的整体把握及综合治疗能力。口腔颌面头颈肿瘤与其他学科一样，也面临治疗欠规范的现象，即病人的首诊科室往往就决定了他后续的治疗方式，如首诊于外科即直接手术治疗，首诊于肿瘤内科则首先进行化疗或放疗等，这些治疗手段的不同可

能影响病人的整体预后。在现代医学的诊治模式下，只有将多学科、多手段的治疗方式高效整合才能解决口腔颌面头颈肿瘤治疗中的关键问题。

整合医学治疗模式不是多种治疗方法的简单叠加和组合，而是有序合理的系统工程。随着临床学科的逐渐分化，专业化程度逐渐提高，各学科的纵向发展常常是其他学科不了解的，单一学科的诊疗模式显然无法满足病人的整体治疗需求，整合医学的出现可以解决这些矛盾。整合医学就是将医学各领域最先进的知识理论和临床各专科最有效的实践经验分别加以有机整合，并根据社会、环境、心理的现实进行修正、调整，使之成为更符合人体健康和疾病诊治的新的医学体系。相比于中医的整体概念，整合医学更重视对机体内部各要素的研究，在更关注全局的同时亦不忽略局部。

近年来，我国口腔颌面头颈肿瘤的诊治也在发生变化，其特点主要包括：①老年肿瘤病人比例上升，往往合并多脏器疾病，需要多学科联合攻关，整合多学科资源；②肿瘤病人对生活质量的要求不断提高，不仅注重外观改善，同时要求口腔功能重塑，需要口腔颌面外科、种植外科、整形外科等多学科最新技术的配合；③很多疾病的发生都与心理问题密切相关，这就要求医生不仅要注重躯体疾病的治疗，还要重视心理问题的疏导，这些治疗单纯依靠某一专科很难完成。近年来许多专家呼吁建立整合医学体系，以克服专科的局限性，在策略上以病人为核心，在实践上将各种防治手段有机整合，优化整合医疗资源和相关学科资源，以满足人们对医学和卫生保健服务的需求，这同样适用于口腔颌面头颈肿瘤的诊治。

三、口腔颌面头颈肿瘤诊治整合的推进与实践

在整合医学的概念提出前，国际及国内同行已经意识到过于专业化并不利于治疗水平的提高，提出多学科合作、多治疗综合的治疗模式，这是整合医学实现的一种有效探索和表现形式。整合医学实现了多学科和多治疗手段先进技术的整合。

国际知名的头颈肿瘤中心——美国MD安德森癌症中心，自20世纪40年代开始进行头颈肿瘤多学科、多手段的合作与整合，逐步形成现在的头颈肿瘤多学科诊治中心，该诊治中心每周定期汇集外科、肿瘤内科、口腔科及眼科等多专业同行，病人主要由外科医生接诊，由其提出治疗计划，然后再由其他相关专科医生提出诊疗意见，最后再将病人分配到不同的临床试验治疗组。如果在此期间诊疗意见不统一，由科室主任级别的权威教授最终确定治疗方案并严格执行，科研护士保证病人在每个科室间顺畅衔接。通过学科整合保证对所有病人治疗的规范性，实现多手段的优势互补，使病人获得各学科先进技术的治疗，同时也带动了临床科研水平的提升，口腔癌病人的10年生存率在50年内提高了近20%，这些经验值得借鉴。

国内口腔颌面头颈肿瘤的学科整合部分可归功于头颈肿瘤的多学科讨论制度。以上海为例，各专科会诊制度自 20 世纪 70 年代已初具雏形，口腔颌面外科专家邱蔚六院士和张孟殷教授、头颈外科专家马东白教授、放疗专家张有望教授等老一辈口腔颌面头颈肿瘤专家定期举行上海市头颈肿瘤会诊。将相关专业的医生集中起来，通过多学科合作制订治疗方案，合理、有计划地应用治疗手段，实现在上海范围内对头颈复杂疑难危重病例诊治的资源整合。邱蔚六院士率先提出综合序列治疗模式，并在全国范围内大力倡导。

国内具备整合条件的医院可以建立口腔肿瘤病例讨论和联合查房制度，作为口腔颌面头颈肿瘤诊治院内整合的一种形式，由口腔颌面头颈肿瘤专业负责人牵头，肿瘤外科、肿瘤内科、放疗科、病理科和影像科专家参加，并根据疾病需要邀请心内科、呼吸科、血液科、神经外科、耳鼻咽喉科、眼科、麻醉科、胸外科、血管外科等相关科室的专家参与。可于每周固定时间要求科室的全体医生和研究生参加讨论，持续 2～3 小时，讨论 5～8 个病例，并实行每周一次的联合查房制度。同时，可以建立考勤制度，明确各成员职责、病历资料规范和病例反馈制度，以保证工作的顺利开展。

近年来的临床实践显示，多学科整合对病人合理治疗、获得良好转归起到重要作用，避免了部分医生对就诊于本科室的病人首选自己专业内熟悉的治疗方法，失败后才考虑其他方法，延误最佳治疗时机。有效避免了盲目甚至错误的治疗方案，同时还能避免治疗不足和过度治疗。

整合医学模式的核心是对多种治疗模式的有机结合。病人经首诊医生拟诊为肿瘤后，进行多学科共同讨论，依据临床共识及丰富的临床经验，结合病人情况，拟订最佳治疗方案，规范诊疗过程，提高诊疗质量。对于口腔癌中最常见的舌、颊、口底和牙龈口腔黏膜鳞状细胞癌的治疗逐步形成以手术为主，术后根据病理诊断结果进行放疗或同步放化疗的治疗规范，同时根据肿瘤的生物学行为决定是否行术前先辅助化疗的治疗选择；上颌窦癌的治疗则形成术前放疗 + 手术根治 + 术后补充放疗的治疗模式，在上颌窦癌的根治和眼球保存方面达到平衡；对于胚胎性横纹肌肉瘤等儿童常见且对放化疗敏感的肿瘤，可行术前放化疗配合手术根治的治疗方案。相关多学科治疗方案已在全国形成专家共识。

整合医学为多学科合作提供了有利的平台，集中多学科专家的知识与经验，获得最佳的治疗性价比；打破了各专业组间的界限，提供了良好的相互学习和交流的平台，增强了团队协作精神，有利于肿瘤专科人才的培养及年轻医生的教育。在诊疗过程中，针对复杂疑难危重病例，低年资医生和医学生可以借助会议讨论的形式表达观点，对既往所学知识进行实践，训练临床思维和解决复杂问题的能力。同时，还可以促进建立不同学科、不同医院甚至不同地域（国家）之间团结协作的文化氛围。

上海交通大学附属第九人民医院在国内较早进行了口腔颌面头颈肿瘤资源的

整合工作，形成肿瘤外科、肿瘤内科、病理及影像科等多学科良好的协作模式及规范的流程化操作，开展了"口腔颌面部鳞状细胞癌个体化综合序列多中心前瞻性研究"和"西妥昔单抗联合化疗诱导序贯手术及术后放疗治疗局部晚期口腔/口咽癌"两个临床多中心前瞻性研究。同时，结合转化医学，发现细胞周期蛋白D1、膜联蛋白A1、生长分化因子15等生物标志物与口腔癌复发及预后预测、化疗耐药性等密切相关，为病人治疗方案的选择提供了理论依据。

口腔颌面头颈肿瘤专业的发展符合医学整体从专业化分工到资源整合的大趋势，与整合医学提出的过程一致。同时，口腔颌面头颈肿瘤的发展需要进一步整合相关学科的最新技术与理念：采用大数据进行分析，揭示疾病的发生发展规律；通过精准医学为肿瘤病人治疗方案的选择提供更精确的生物学信息；结合数字化技术及再生医学，实现肿瘤病人术后缺损的个性化功能重建。

在整合医学的背景下，应逐步进行医学教育制度的适应性改革。在口腔颌面头颈肿瘤的专科医师培训计划方面，应遵循专业化及整合医学理念并重的原则，制订专门的"大学教育—住院医师—专科医师"培训模式，培养优秀的能适应现代医学需求的专科医师。口腔颌面头颈肿瘤专科医师也应加强理论学习，努力拓展知识面，用整合的观点看待专业，用整合的思路治疗病人。

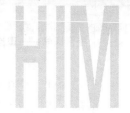

整合医学视角下的牙周病学

◎栾庆先

整合医学就是将医学各领域最先进的知识理论和临床各专科最有效的实践经验加以有机整合，并根据社会、环境、心理的现实，以人体全身状况为根本，进行修正、调整，使之成为更符合、更适合人体健康和疾病治疗的新的医学体系。整，即从整体角度整理，是方法、手段、过程；合，即适合，是要求、标准、结果。整合医学强调的是整体性和整合观，它不是一种实体的医学体系。它既是一种认识论，也是一种方法论。事实上在医学实践中整合无处不在，任何一名有临床阅历的医生都在自觉或不自觉地应用"整合"的方法。将这些行为和做法上升为理论的高度，即形成整合医学。

"牙周"顾名思义是指牙齿周围。牙周专业中的"牙周"即牙周组织，如果从整合医学的角度看"牙周"，还应包括口腔、人体，甚至人体周围的环境。整合医学加深了牙周专业对自身的认识。牙周疾病也从多个方面印证了整合医学的理念。本文旨在探索如何在牙周病学领域理解和实践整合医学。

一、牙周疾病的发病机制体现了整合医学的观点

口腔环境决定了口腔是细菌高度聚集的区域，口腔内的细菌不断沉积在牙齿表面形成牙菌斑，牙菌斑是牙周疾病的始动因素。研究表明，牙周疾病的发生、发展是细菌作用与宿主反应相互作用的结果。面对细菌或其毒素的侵入，宿主不是被动接受，而是主动反应，在抗击细菌的同时也导致自身的破坏，研究表明牙周病的大多数组织损害是由宿主对细菌的应答引起。

同样，宿主的精神因素也参与牙周疾病的发生过程。当机体精神高度紧张时，易患急性坏死性溃疡性龈炎，精神紧张史有助于对该病的诊断。

因此，应在整体的大背景下认识牙周疾病，单纯考虑局部因素必然导致对疾病的本质认识不足。

二、全面的临床诊断需要整合医学的理念

牙周疾病检查和治疗的部位是牙周袋，久而久之会让医者形成管状视野，出现"只见树木，不见森林"的倾向。例如，病人的主诉为下前牙松动、脱落，这是重度牙周炎的典型症状。临床检查可见下前牙牙面堆积大量牙石，牙齿松动，个别牙缺失，牙龈红肿并呈菜花样改变，仔细检查发现下颌下淋巴结肿大。该病人诊断为慢性牙周炎并没有错，但仅做出此诊断是有欠缺的。事实上，这是一个牙龈鳞状细胞癌伴慢性牙周炎的病人。如果只关注牙周炎，可能就会忽视了对更危重疾病的诊断，贻误治疗时机。又如，牙龈出现瘘管是比较常见的一种临床症状，如果诊断思路仅局限于病灶而不是牙髓来源，就是牙周来源，有时可能会阻碍问题的解决。因为少数牙龈瘘管实际上来源于颌骨囊肿，其治疗方法完全不同于牙髓治疗和牙周治疗。只有诊断明确，做到有的放矢的治疗，才会有效果。

我曾经会诊一例 22 岁的外地病人，主诉为上前牙牙龈反复肿胀多年，外院 CT 显示牙槽骨吸收已接近根尖。该病人曾辗转于多家医院都没有解决问题。仔细检查发现患牙根部有牙龈瘘管，探查有弹性。追问病史自述 12 岁有正畸治疗史，并曾经使用橡皮圈。最后，从患牙处取出滞留长达 10 年的橡皮圈。病因找到了，病人的症状也就消失了。CT 等仪器检查并不能发现橡皮圈的存在，医生的详细问诊和仔细检查是仪器所不能替代的。

因此，专科医生应在专业上深入探究，但更应具备整合医学的观点和思维，在临床实践中应从无意识地应用上升为自觉地践行，真正掌握和实践整合医学的理念。

三、牙周治疗应有大局观

口腔健康与全身健康息息相关。牙龈组织的一些表现往往反映全身的状态。某些全身疾病不但影响牙周病的进程，还会影响其疗效。牙周治疗同时也会对全身疾病产生影响。在开展牙周局部治疗时应有整合医学的态度，否则就可能因小失大，对全身健康造成不利影响。

糖尿病可加重牙周组织炎症，表现为全口牙周袋溢脓。牙周炎的严重程度与糖尿病并发症间存在直接的剂量依赖关系。牙周炎已被定义为糖尿病的第六大并发症。如果在糖尿病未控制的情况下盲目开展牙周治疗，不但治疗效果差，还会危及全身健康。

同样，因为牙龈是雌激素的靶组织，妊娠时雌激素水平增高可使原有的慢性

炎症加重，称为妊娠期龈炎。严重者牙龈甚至会出现瘤样改变，即妊娠期龈瘤。妊娠期的洁治和刮治通常在妊娠4~6个月进行，小于4个月可能诱发流产，大于6个月可能诱发早产。

有研究显示，约3.6%的白血病病人表现为牙龈肥大，有些病人因此首先就诊于口腔科。牙龈肥大的本质是牙龈组织内浸润、积聚大量的幼稚血细胞，而非牙龈结缔组织本身的增生。对于白血病导致的牙龈肥大切忌进行手术或组织学检查，以免发生牙龈出血不止或感染、坏死。

使用抗癫痫药物、免疫抑制剂、钙通道阻滞剂等药物的部分病人可出现药物性牙龈肥大。在治疗中有些医生首选停药，但与全身系统性疾病相比，牙龈肥大只是一个局部问题，停药将影响对血压的控制从而影响对全身疾病的控制，显然这是本末倒置、得不偿失。

另一方面，牙周炎也会对全身系统产生影响。牙周炎症可增强胰岛素抵抗，增加血糖控制的难度。牙周治疗干预有利于血糖的控制，减少降糖药的用量。

在开展局部治疗时应立足于整体，追求整体的最佳状态，防止局部治疗损害全身健康。同时，也应重视和充分发挥局部治疗对全身健康的积极作用。

研究还发现，牙周炎与早产、动脉粥样硬化、肾功能降低、肺部感染、认知能力低下、高血压、肥胖、类风湿性关节炎等均存在相关性。近年研究表明，炎症还与肿瘤有关。因此，大医学也应了解口腔医学、牙周病学。未来对全身系统疾病的控制也需要牙周专科医生的参与。整合医学应该是由小到大和由大到小的双向整合。

四、牙周专业的未来需要发挥整合医学的作用

整合医学要求医生具有大视野和包容的心态，建立多维度的视角，跳出学科的藩篱，吸收一切有益的知识和文化，实现以人为本的治疗目的。笔者采用整合医学的方法思考牙周专业未来的发展，提出如下建议。

1. **开展多学科综合诊疗** 针对我国牙周疾病中重度病人比例高的特点，应开展多学科综合治疗，形成适合我国国情的诊疗规范和指南，开发具有自主知识产权的适宜技术，建立以病人为中心的诊疗模式。

2. **将整合医学理念融入教学中** 在教学中融入整合医学的理念，消除学科间的壁垒，培养学生的开放性思维和综合诊治能力。

3. **开展交叉学科研究** 应开展交叉学科特别是中西医结合研究，形成我国牙周专业的诊疗特色，实现跨越式发展。

4. **从源头抓起，大力开展预防工作** 第三次全国口腔健康流行病学调查显示，12岁年龄组儿童的牙石检出率高达59%，但我国12岁儿童接受洁治者却微乎其

微。有保健意识薄弱的问题，也有看牙难的问题。滞留于口腔内的菌斑、牙石多年后将产生多少牙周炎病人，将导致多少牙齿脱落，显而易见。在全国牙周专业医生缺乏的状况下，唯一的出路是做好预防工作，这也是解决看牙难、看牙贵的根本出路。通过开展健康教育转变民众的健康观念，提高牙周保健意识。从政府层面，应运用经济杠杆和行政手段进行有效干预，对民众开展行为监测和管理。引导民众定期接受口腔预防保健。我国酒驾的令行禁止，是与配套的制度和经济处罚分不开的。同理，应该培养和建立一支规范化的洁治师队伍，设立洁治师的职业体系，让牙周预防工作从可信走向可行。

　　人的复杂性决定了医学的复杂性，因此，医学应整合一切与人体有关的学问。"话说天下大势，分久必合，合久必分"，每一次的分与合都应是一次螺旋式的上升。整合医学为自觉、主动开展医学整合提供了理论指导。口腔医生应做好理论和行动上的准备，迎接医学整合时代的到来。

从整合医学角度谈咬合诊疗现状与前景

◎王美青

整合医学是从整体角度对人体疾病及个体健康状况进行全面评估，进而提出并施以个性化诊疗方案的一个新兴学科概念。整合医学是对传统医学观念的一种创新和革命，是医学发展历程中从专科化向整体化发展的新阶段。不能简单地将这种观念的变革视为一种回归，它也是一种发展和进步。整合医学不仅要求将现在已知的各生物因素加以整合，而且要求将心理、社会和环境因素也加以整合；不仅需要将现存的与生命相关各领域最先进的医学发现加以整合，而且要求将现存的与医疗相关各专科最有效的临床经验加以整合；不仅要以呈线性表现的自然科学的一元思维考虑问题，而且要以呈非线性表现的哲学的多元思维来分析问题。以此构建更全面、更系统、更科学、更符合自然规律、更适合人体健康维护和疾病诊断、治疗及预防的新的医学知识体系。

咬合是指上下牙的接触关系或上下牙发生接触的动作过程。咀嚼时咬合接触是动态变化的，咀嚼过程中下颌在咬合的引导下运动，在运动中对食物产生捣碎、挤压、碾磨等力的作用。在此过程中，颞下颌关节所支持的下颌骨运动应与上下牙殆力的大小、方向、作用部位相协调，避免咀嚼食物的力量对下颌运动的主要结构（如颞下颌关节）造成伤害。

口腔临床学科大多与殆接触有关，如颞下颌关节病学、口腔修复学、口腔正畸学、牙周病学、口腔种植学、牙体牙髓病学、正颌外科学等。传统上，这些临床学科各自以其鲜明的疾病组织特色和治疗技术特色区别于其他学科，例如，以牙体硬组织及髓腔组织为治疗对象的牙体牙髓病（学）科，以缺牙修复为治疗目标的口腔修复（学）科，以矫治技术为治疗手段的口腔正畸（学）科，以种植技术为治疗手段的种植（学）科等。以该原则划分出的学科，强调的是治疗对象或治疗手段的共性。在诊治同类型疾病的过程中，各专科通过不断的经验积累，向更深、更精的方向发展，并衍生出更加简单易行的治疗程序、治疗技术和治疗方法，弥补以经验为主的传统医疗行为的不足，使医疗实践活动更倾向于可视化、可量化的规范化行为。

然而，临床诊疗的个性化程度很高，对共性特征的掌控并不能完全满足机体的诊疗需求。例如，口腔医学中的咬合诊疗涉及口腔多学科内容，此外它不是各单一学科的简单集合，而是将各学科的专业内容融会贯通于具体临床实践的诊疗过程中，是一个具有整合医学特征的口腔医疗内容。

一、咬合诊疗具有整合医学特征的神经解剖学基础

咬合感觉可源于牙、颞下颌关节、咀嚼肌等咀嚼系统相关的组织结构，牙的感觉主要来源于牙本质、牙髓和牙周组织，牙釉质本身并没有感觉。机体对来自牙体的感觉辨识度很低，通常笼统概括为痛觉；对来自牙周的感觉有较高的辨识度，可表现为痛觉、触压觉、温冷觉和本体觉等，其中牙周本体觉主要由感受殆力大小、方向信息的牙周本体觉感受器感受和传递。牙周本体觉的初级神经元位于三叉神经中脑核。

1. 三叉神经中脑核 三叉神经中脑核在发生、形态和功能上都与其他外周神经节相似，但它却是唯一位于中枢内的初级感觉神经元所在处。三叉神经中脑核神经元主要由较大的假单极神经元、双极神经元和较小的多极神经元构成，这些神经元排列极不集中，散布于脑干内三叉神经运动核背外侧、蓝斑外侧和臂旁核内侧，沿中脑导水管周围灰质外侧缘向吻侧延伸至中脑和间脑交界。大部分三叉神经中脑核神经元的周围突分布至闭口肌的肌梭，小部分分布至牙髓或牙周膜。有研究显示，同一神经元可同时支配咬肌肌梭和牙周组织，这使得病人对有些本体觉无法辨别其来自咬合还是来自咬肌。另外，在眼外肌、眼睑 Müller 肌中也有三叉神经中脑核的周围突分布，因此，这些区域的感觉也可能影响三叉神经中脑核相关的神经反射活动。

2. 三叉神经中脑核的中枢投射 三叉神经中脑核神经元中枢突并未形成典型的神经纤维束。空军军医大学解剖学教研室经多年研究发现，传递口面部本体觉的中枢通路为存在于三叉神经中脑核和丘脑腹后内侧核之间的、分别由三级（三级通路）和四级（四级通路）神经元组成的两条平行通路。组成"三级通路"的核团依次为三叉神经中脑核、三叉神经脑桥核背内侧部和丘脑，组成"四级通路"的核团依次为三叉神经中脑核、三叉神经脊束核吻侧亚核背内侧部及其邻接的外

侧网状结构、带状区以及丘脑。带状区包括三叉上核的尾外侧部、三叉神经脑桥核背内侧部、三叉神经运动核腹侧部和上橄榄核背侧部。

除上述三、四级通路外，三叉神经中脑核神经元中枢突还投射到一些位于脑干的运动核团，其中不仅包括与三叉系功能密切的三叉神经运动核，还包括面神经核（支配面肌、茎突舌骨肌、镫骨肌、二腹肌后腹等）、舌下神经运动核（主要分布到颏舌肌）、孤束核、疑核，甚至小脑、颈髓等处。因此，咬合异常可能会影响这些与三叉神经中脑核中枢突有突触联系的神经元的功能，并出现相应症状，如与镫骨肌相关的耳鸣、与肩胛提肌相关的颈肩功能障碍等。

3. **三叉神经中脑核神经元的突触联系**　三叉神经中脑核神经元胞体周围有诸多来自中枢其他部位的神经纤维和终末，这是三叉神经中脑核区别于其他神经节神经元（如脊髓背根节细胞）的重要特征。形态学研究证实，这些与三叉神经中脑核神经元有突触联系的纤维和终末分别含 5-羟色胺、多巴胺、γ-氨基丁酸、去甲肾上腺素、谷氨酸、甘氨酸、组胺、酪氨酸羟化酶、P 物质、胆囊收缩素、神经肽 Y、脑啡肽和腺苷脱酰胺酶等免疫活性物质，而且在三叉神经中脑核神经元胞体上发现 5-羟色胺、多巴胺、γ-氨基丁酸、谷氨酸等相应受体，其中 5-羟色胺能纤维主要来自中缝核簇，脑桥部的纤维来自中缝大核、巨细胞网状核α部、中缝隐核，中脑部的纤维来自中缝背核、中缝桥核和中缝正中核；多巴胺能纤维主要来自黑质、被盖腹侧区和下丘脑；去甲肾上腺能纤维则可能来自附近的蓝斑。

由此可见，位于脑干的咬合本体觉初级神经元（三叉神经中脑核神经元），既可以向许多神经核团发出神经投射，进而影响相关神经核团的功能活动，又可与中枢众多来源的传入纤维有密切的突触联系，因而中枢可以对它的神经元及其突触后神经元发挥强有力的调控作用。这提示咬合与其他许多功能活动有联系，并受许多功能活动的反馈调节。神经突触联系仅为神经元之间的信息传导提供了结构基础，各突触间的神经递质还可有差别，不同递质将产生兴奋或抑制等不同的神经生理学效应。三叉神经中脑核神经元与其他神经元之间的神经突触联系及其不同神经递质所传递的神经冲动将产生怎样的神经生物学效应，是神经科学研究的重要课题，而三叉神经中脑核所感受的咬合等口颌面部信息及其对口颌面部乃至全身功能活动的影响规律，则是口腔医学必须面对的重要课题。

二、咬合诊疗的跨学科特征

咬合诊疗是针对因𬌗接触异常所导致的症状或疾病而进行的诊断和治疗。𬌗接触异常与牙周病、颞下颌关节紊乱病、夜磨牙症的关系一直备受关注，改善口颌面部的功能是咬合治疗的主要目标之一。咬合美学问题也是口腔临床的常见主诉，有研究表明，咬合与头痛、颈椎功能的关系非常密切，咬合可能在颅、颌、肢体、脊柱、骨盆等部位的"肌链"中扮演重要角色。咬合异常者身体的平衡能力较弱，可表现出双肩不平行、步态不平稳，而改善咬合则可明显改善病人的躯体平衡能力；另有研究报道，一些咬合异常可影响病人的精神心理状态，而有些病人并未检出明显的咬合问题，却常常抱怨咬合功能障碍，即所谓的咬合幻觉综合征。有学者指出，咬合幻觉综合征病人常有咬合治疗史，对咬合非常敏感，需接受心理治疗。可见，咬合诊疗需要多学科之间的协作。

医学是一门实践性、经验性、个体性都很强的科学，在寻找疾病诊疗规律的过程中，人们一方面依据认识规律和（或）技术特点，将复杂的医学分解成众多学科，并不断探索各学科更尖端的领域，为解决临床日益增加的各种医疗需求（例如延长器官寿命）提供专科保障；另一方面，医疗对象是人体而不只是某个器官或某种细胞、分子，诊疗过程中需要对人体的各个系统、器官、组织做全面考量，不可顾此失彼。在长期的临床实践中，已经形成的全科医师诊疗体系和会诊制度，为合理诊疗提供了有力的支撑。然而，临床医生通常按照首诊医生负责制原则进行医疗活动，面对庞大的病人群，首诊医生乃至会诊医生的努力仍显"力不从心"，不仅导致为"特需"而设的"特诊"服务有时蜕变成"特权"服务，而且即使这些医生竭尽全力为"特需"服务，也难免百密一疏。大数据时代的到来，为特需诊疗系统带来新的活力，如何应用大数据，发展整体诊疗技术，建立整体医疗体系，是整合医学的重要任务。对咬合而言，迫切需要从口颌面乃至躯体不同部位的症状、体征表现，归纳出咬合病的临床表现规律，并通过专业分析，将咬合病与其他相关疾病鉴别，最终形成个性化的诊疗方案。

目前，口腔医学临床上多以病人的主诉作为诊疗依据。但由于牙釉质和人工牙都缺乏感受器，临床上许多病人有时能感觉到咬合不适，却说不清楚咬合不适的具体内容，甚至对一些咬合异常引起的不适感也不能感觉出是咬合异常所致，病人直接感受到的是异常咬合所致的功能障碍区域（如颞下颌关节、颈椎等）的问题，而并非咬合问题。咬合是哺乳动物咀嚼食物、维持生命的关键动作，缺乏感受器的牙釉质最大限度地满足了捕食需求，但却弱化了甄别异常咬合的能力。因此，对一些异常咬合的诊断，可能需要全面评估口、颌、面、颈等功能状态，进而采用牙体、牙周、修复、正畸、正颌、骨科等学科的诊疗技术乃至心理干预措施加以诊治，显然这需要在整合医学的理论指导下完成。

三、咬合诊疗的整合医学观

在咬合诊疗实践中，需要引入整合医学的理念，避免仅以局部症状为疾病的判断标准，避免单纯依赖仪器设备（目前并非所有异常咬合都可以用仪器设备准确检出），避免忽视咬合问题与身心问题之间的联系，避免对预防医学的忽视。如何尽早诊断出可能导致口、颌、面、颈乃至心理功能紊乱的咬合问题,继而采取适当措施加以治疗或预防其进一步发展,是整合口腔医学迫切需要研究和回答的问题。最终诊疗方案的确定,不仅取决于接诊医生对疾病所做的初步判断,以及从多学科角度对病人健康状况的全面评估和技术方案的设计,还取决于医生对病人的生理因素、心理因素、经济水平以及社会文化背景等诸多方面的考量。

值得注意的是,在目前分科诊疗体系中,对一些个体的治疗常会打上学科特色的烙印,例如针对同一个体,可能存在是美学修复还是正畸治疗的方案选择,甚至可能存在采用保守的正畸治疗还是做正颌手术之间的选择。有时一些介于不同学科之间的诊疗方案,很大程度上取决于接诊医生对自身所熟悉的治疗措施的预期判断。而咬合诊断与咬合治疗涉及几乎所有的口腔临床学科,并且咬合治疗目前仍存在许多难点和盲点,例如调𬌗在咬合治疗中的地位、作用及适应证,如何处置咬合平衡与牙体牙髓损伤之间的矛盾,如何判断中老年错𬌗病人是否需要先正畸、正颌治疗再进行主诉症状的咬合治疗等。不明确这些问题,必然给咬合诊疗实践带来选择方面的困惑。究竟采取何种诊疗方案,可以借鉴整合医学的理论。

事实上,口腔各学科的诊疗内容间存在相互重叠的现象。例如,有些牙齿问题需要做牙周牙髓联合治疗,这是最常见的整合口腔医学的运用实例。整合医学的产生,将从理论高度和制度建设层面解决医学专科过度细化导致的医学知识碎片化、临床诊疗专科化的局限性问题。因此,咬合诊疗问题有望通过整合口腔医学的学科建设、继续教育、多学科协作医疗制度构建等途径,在不久的将来制订出令医患双方都放心、满意的整体解决方案。

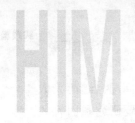

整合医学理念在牙体牙髓病学中的应用初探

◎孟柳燕

医学最初是没有分科理念的，随着医学的长期发展和医学知识不断深入，医学分科出现。但是现阶段出现的问题是分科过细导致医生太过专业化，使临床医生在诊疗疾病的过程中欠缺整体观。整合医学应运而生，来解决现存医学体系中的突出矛盾和问题。所谓整合医学，就是将医学各领域最先进的知识理论和临床各专科最有效的实践经验加以有机整合，并根据社会、环境、心理的现实进行修正、调整，使之成为更加适合人体健康和疾病治疗的新的医学体系。

牙体牙髓病在口腔疾病中占有举足轻重的地位。很多病人因为牙痛而就医，往往作为首诊的牙体牙髓医生要记住牙齿不是一个孤立的器官，多种牙体牙髓疾病的发生与整个口腔乃至全身系统有着密切的关系，许多其他部位生理功能的改变亦影响到牙齿和其支持组织的功能从而出现症状。牙体牙髓医生在临床工作中既要关注牙齿本身，又要放眼于全口腔直至全身，重视整合医学在牙体牙髓病学的应用。本文通过对牙体牙髓病诊疗与整合医学相结合的讨论，初步探讨整合医学理念在牙体牙髓病学诊断和治疗中应用的重要性。

一、影响牙体牙髓疾病的全身因素

1. **外伤** 外伤特别是颌面部的外伤常常会引起牙体牙髓相关疾病。颌面部外伤可导致牙震荡、牙脱位或牙折，出现牙髓炎甚至根尖周病变。对于牙外伤病人，要注意有无颌骨或身体其他部位的损伤，结合影像学检查进行全面的诊断和治疗，若没有发现明显症状也需定期随访，跟踪观察。

2. **唾液质量改变** 头颈部肿瘤放疗病人、肾移植长期服用免疫抑制剂病人，均可导致唾液质和量的改变、口腔菌群失调，从而引起一系列的口腔病变。所以，在临床遇到全口多颗牙猖獗龋时，一定要详细询问病史，考虑病人的全身情况，从而找到症结之所在。

3. **血糖** 血糖水平可影响根尖周炎愈合。通过对 12 例相对较低血糖和 13 例相对较高血糖病人的根尖周炎进行传统的牙体治疗 30 周后随访观察发现，前者的根尖周暗影缩小了 74%，而后者只缩小了 48%。Sandeep Rudranaik 等对 80 例根尖周炎病人（40 例糖尿病人，40 例对照）研究发现了同样的结论：与对照组相比，糖尿病病人的根尖周暗影更难愈合。

4. **遗传性疾病** 遗传性牙釉质发育不全和痣样基底细胞癌综合征（NBCCS，又称 Gorlin-Goltz 综合征）是常染色体显性遗传病，临床表现涉及多个器官的发育障碍。65%～100% 的 NBCCS 病人都可发生多发性牙源性角化囊性瘤，常成为 NBCCS 病人就诊的首要原因，典型的临床表现是患牙区肿痛，而牙体牙髓科通常为首要就诊科室。在进行口腔检查时，需要对病人进行全面的检查，包括骨骼、皮肤、眼睛，甚至生殖和神经系统。多学科合作、早期诊断、遗传咨询、早期治疗及长期的随访观察对于此类病人极为重要。

二、牙体牙髓疾病对全身系统的影响

1. **糖尿病** 根尖周的炎症可升高血液中的白介素 1β（IL-1β），IL-1β 作为使胰岛素耐受的介质是靶向治疗 2 型糖尿病的关键。它的升高可潜在破坏胰岛素分泌及其敏感性，从而导致糖尿病病人的血糖升高，使得病人需要增加胰岛素剂量来控制血糖或改变治疗方案。所以良好的牙体牙髓病的治疗可减轻或消除根尖周感染，从而有助于糖尿病病人更好地控制血糖。

2. **菌血症** 根尖周感染后，暂时性菌血症的发生率为 82%～86%。Debelian 等对 26 例病人根管治疗后进行血液检测发现，血液中的细菌和根管中的细菌具有同样的表型和遗传特性，认为牙髓治疗可能导致厌氧性菌血症和真菌血症。De Farias 报道 1 例肝脓肿病例可能是由于病人在牙科治疗过程中感染菌血症引起的。在感染性心内膜炎病人血流内可检测到牙体牙髓病中常见致病菌链球菌。风湿性心脏病或先天性心脏功能不全者，暂时性菌血症可使机体血小板凝集形成血栓，病原菌黏附，引发心内膜炎。因此，对有感染性心内膜炎的病人，进行口腔治疗前应与心内科医生会诊讨论，确定完善的治疗方案。

3. **器官移植** 有研究表明肝移植的病人根尖周炎的发病率高，且病人口腔根尖周病损的患牙数是正常对照组的 3 倍。口腔卫生状况不佳是肝移植前后的感染源之一。通过口腔健康宣教，根尖周病损的及时治疗，肝移植的死亡率可降低。有研究报道，移植病人口干症状严重且伴有较高的龋失补牙指数。在进行骨髓移植之前对已经存在的口腔疾病进行治疗能降低术后感染性并发症。

三、牙体牙髓疾病与其他疾病鉴别

1. **疼痛** 牙体牙髓科的病人通常以疼痛为主诉，但这种疼痛不一定是牙源性的。临床上会遇到有牙疼症状的其他非牙体牙髓疾病。例如：①由邻近组织病变引起，如发生在下颌下腺的涎石症引起下颌牙疼痛，窦源性牙痛，上颌窦的感染及上颌窦肿瘤引起的后牙神经痛会被误认为牙髓炎；②由精神因素引起的神经官能性牙痛及幻觉性牙痛；③神经系统疾病，如典型的原发性三叉神经痛、蝶腭神经痛、带状疱疹等；④心源性牙痛，最常见的如冠心病等。引起牙痛的原因多种多样，加之病人对疾病表述不够清楚，极易误诊、误治。

2. 根尖区透射影像　　影像学检查根尖有透射影像的疾病不一定就是根尖周炎，根尖周骨结构不良的溶解期影像学检查可与慢性根尖周炎表现相同。Jalali 等报道过 1 例由于肾性骨性营养不良导致的下颌多发性根尖区透射影像，与牙源性根尖周骨质破坏的影像极为相似。该病人牙釉质发育不全，且受累牙牙髓活力测试均正常，仅 37% 无牙髓活力行根管治疗。全身检查发现该病人是由于继发性甲状旁腺功能亢进导致的肾性骨营养不良。无论是口腔曲面断层片还是根尖片都可以帮助我们早期发现肾性骨营养不良，实现从口腔疾病窥见全身疾病。

因此，为了能正确诊断以防止误诊误治，首诊医生一定要详细询问病史，进行专科检查，必要时多学科联合诊治，进一步体现了整合医学的重要性。

四、整合医学在牙体牙髓病学中的应用

从以上研究报道知道牙体牙髓病与全身系统密切相关，我们关注的不仅是单颗牙，而且要充分认识到牙体牙髓是人体组织器官的组成之一。

1. 牙体牙髓疾病与口腔多学科之间的联合诊疗　　牙体牙髓病学界已开展了口腔多学科之间的联合诊疗。例如，遗传性牙釉质发育不全的病人往往全口牙齿失去了外形和功能，治疗时不仅需要牙体、修复、正畸、外科等口腔多学科联合治疗，而且要考虑病人的心理、社会、经济因素，根据病人的年龄、需求、经济承受能力制订出合适的方案。中华口腔医学会举办的"冠根相连，治疗互倚""冠根相连，齿龈相依"等活动也推动了牙体牙髓、牙周、修复等口腔多学科联合的发展。

2. 牙体牙髓疾病与临床学科和基础研究之间联合治疗　　从整合医学的角度来考虑问题，临床上从牙齿关注到机体其他组织器官，或者从其他组织器官的疾病来推测患牙的预后，将不同领域的先进技术手段运用到牙体牙髓疾病的诊疗中，从而正确地诊断和治疗。牙体牙髓医生临床上接诊病人时要常规询问病史和服用的药物，是否存在高血压、心脏病及糖尿病等。在全身疾病得到控制之后再进行牙体牙髓疾病的治疗，可获得更安全有效的治疗效果。伴有牙体牙髓疾病的综合征，可以尝试将基础研究和临床治疗整合。比如，遗传性牙釉质发育不全，不仅需要多学科联合治疗才能达到很好的治疗效果，后期复查、遗传咨询和筛查也是必不可少的。

3. 牙体牙髓疾病与非主流治疗方法的整合　　现阶段牙体牙髓病的主流治疗方

案为手术及西医,与非主流治疗方法的整合可提供一种新的治疗手段,比如中医。中医疗法可以有效地控制菌斑,也可作为根管封闭的有效消毒药物。人们对传统中药在口腔其他疾病中的作用也进行了研究,发现雷冬藤、六味地黄丸及一些中药复方洗剂对于部分口腔黏膜病有很好的疗效。

4. 牙体牙髓疾病病人心理与社会因素考量 诊治疾病的同时,还要做到身心同治。牙体牙髓疾病给病人带来疼痛和焦虑,影响病人的工作生活,畏惧焦虑的情绪会导致血压升高等情况影响治疗的效果。临床医生可以进行心理干预舒缓病人的负面情绪,并在治疗结束后做好口腔卫生宣教,定期检查,预防疾病。遇到类似 Gorlin-Goltz 综合征的病人,要考虑到家族因素,增强与病人的沟通,通过筛查基因找到根本的致病原因。这样医生可更加深入了解病人病情,为以后类似的疾病提供新的治疗方向。

因此,针对牙体牙髓专科现状,可以建立口腔诊疗中心,整合口腔各学科和临床学科资源,为病人制订最优化的诊疗策略,体现学科整合的优势。可把一些复杂的、合并其他全身系统疾病本需要分期、分科室完成治疗的口腔疾病进行一站式治疗;牙体牙髓医生不能随着口腔医学的发展反而沦为"牙匠",不仅要注重牙体牙髓专科培训和考核,更要掌握口腔及临床全科知识;可建立牙体牙髓疾病相关的整合数据库,包括:①影响牙体牙髓疾病发生的全身疾病;②牙体牙髓疾病影响的全身疾病;③评价仅限于牙体牙髓治疗及整合治疗的安全性及有效性;④牙体牙髓疾病的危险因素及预防措施等,开展多中心临床研究探索牙体牙髓疾病与全身系统的相关性,为牙体牙髓医生疾病诊疗提供有效的参考。

综上所述,推进整合医学理念在牙体牙髓病中的发展不仅仅是简单地将各学科知识相加,而是将口腔全科知识及多个临床学科融到一起,结合病人的情况,侧重于病因,整合出一套最适合病人的治疗方案。整合医学的出现,引导我们从全身这个整体来看待牙体牙髓疾病,实现牙体牙髓、口腔与全身三者的统一,在治疗过程中协调各种方案为病人更好服务。

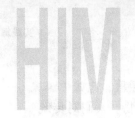

整合消化病学

微生态失衡研究及诊疗中的整合医学思考

◎李兰娟

一、人体微生态研究进展

人体的微生态含有1000多个菌种,细菌数量达100万亿,相当于人体细胞的10倍,它的基因相当于人体基因的100倍。人体微生态主要分布于肠道、皮肤、口腔、呼吸道、泌尿生殖道,但大多定植于肠道。

微生态对人体有许多重要的生理功能,也是人体一个很重要的屏障,它能够抵御外来细菌的侵入,有重要的免疫调节功能;它还具有营养作用、定植抗力,以及降低血氨和胆固醇的作用。肠道微生物是提供人体营养、调控肠道上皮发育和先天性免疫不可缺少的"器官"。

肠道菌群可以通过在肠黏膜产生一些抗菌物质,抵御外来有害物质的入侵,这就是肠道菌群的屏障功能,通过代谢产物、菌体抗原成分诱导免疫细胞及肠道上皮细胞发挥促炎 - 抗炎的双向调节作用。

肠道细菌如此丰富,因此,评价它们是平衡还是失衡,是一个非常重要的科学问题。我们首次提出将B/E值(双歧杆菌/肠杆菌比值)作为肠道微生态失衡的快速诊断指标。进行了人体肠道内定植抗力B/E值在肝病病人和H7N9病人抗微生态失衡治疗方案中的应用研究。肠道定植抗力B/E值是衡量机体定植抗力的指标,正常人体该值通常大于1,即正常人肠道内双歧杆菌菌群水平高于肠杆菌菌群水平。

我们发现不同的喂养方式（母乳喂养和人工喂养）对肠道菌群有显著影响。在猴子身上也发现了明显差异，我们用分子生物学研究证明喂养方式可显著影响恒河猴的肠道微生物组和免疫系统。母乳喂养微生态的免疫系统明显优于人工喂养。

如今大家都在提倡多做运动，研究人员对专业的橄榄球运动员进行了研究，结果发现与年龄相仿、身形相当的男性相比，优秀运动员消化系统中的菌群要更多样化。可见运动能增加肠道菌群的多样性。

医务人员（尤其是护士）要值夜班，还有一些年轻人晚上不睡觉白天睡觉。这种昼夜紊乱的生活也会对肠道菌群产生明显影响。实验证明小鼠肠道内菌群组成随昼夜变化而变化。在样品里的所有细菌种类中，15%以上的细菌的丰度会呈周期性起伏变化，进而增加了发生肥胖和代谢问题的风险。

肠道微生态对人体的健康至关重要，破坏人体微生态就是损害人类健康。微生态失衡与多种疾病密切相关，微生态破坏会促进肝衰竭、肝硬化、自身免疫性肝病和非酒精性脂肪肝等肝病发展。近期更多的研究发现，抑郁症、孤独症、类风湿性关节炎、肥胖、肠道炎症及黏膜免疫、流感病毒免疫应答，以及免疫系统的发育等都与肠道微生态密切相关。

近10年来，微生态的研究成了国际研究的热点，而且还在不断升温。欧盟在2008年启动了MetaHIT第一阶段计划，资助2120万欧元，研究肠道微生态与人体健康。2013年欧盟启动MetaHIT第二阶段计划——MGP计划，资助2500万欧元，研究营养与医疗干预以及肠道菌群与疾病的关系。美国国立卫生院（NIH）在2009—2012年投入1.15亿美元，启动了人体微生态研究计划（HMP计划），研究人体各个环境的微生态，如皮肤、肠道和阴道的微生态。2013—2015年又启动了人体微生态计划第二阶段计划——iHMP计划，研究怀孕与早产相关微生态、炎症性肠病（IBD）与微生态，以及早期糖尿病与微生态的关系。其他国家也相应出台了人体微生态研究计划，我国在2007年由浙江大学牵头首个中国微生态"973"计划——"肠道细菌微生态与感染和代谢研究"。这个计划对肠道微生态感染干预机制平台做了研究。2013年该项目再获国家"973"计划支持。

二、人体微生态与感染性疾病

关于微生态与感染，二者关系十分密切。我们对临床中新发突发传染病、艰难梭菌感染，以及常见感染病如艾滋病、乙型肝炎等病人的微生态变化及其与疾病进展的相关性进行了研究。在H7N9禽流感暴发流行期间，通过对H7N9病人的肠道研究，发现他们的内源性感染非常严重，肠道微生态有严重失衡。因此在H7N9治疗过程中，我们提出了"四抗二平衡"救治策略，即抗病毒、抗休克、抗低氧血症、抗感染，维持水电解质平衡、维持内环境稳定，维持微生态平衡。我们对中国人群艾滋病病毒（HIV）感染病人肠道菌群做了研究，发现中国人群HIV-1感染病人肠道菌群失衡显著，B/E值显著升高，肠道内关键功能菌与炎症因子密切相关。

艰难梭菌是一种严格厌氧、革兰阳性芽孢杆菌，属于条件致病菌。长期大量应用抗生素易引起艰难梭菌感染。研究发现：艰难梭菌相关性腹泻（CDAD）患儿中肠道菌群多样性明显降低，CDAD A+B+毒素型感染较 CDAD A-B+毒素型降低得更加明显，产丁酸细菌明显减少或消失，产乳酸细菌则明显增加，这可能与腹泻症状密切相关。艰难梭菌感染的成人肠道微生态具有类似的变化。抗生素影响肠道菌群，造成肠道菌群紊乱。过去，感染由抗生素杀菌来治疗，但在杀菌的同时往往出现微生态失衡、细菌耐药和多器官功能障碍，我们应该注重菌群平衡，不但要杀菌还要促菌。促有益菌，杀有害菌，注意合理利用抗生素，促进微生态的平衡，保护器官的功能。

三、人体微生态与肝病

肝病是国际医学难题，肝衰竭病死率很高，肠道微生态和肝脏功能密切相关。我们重点研究了微生态与肝病发生发展的互作机制，包括肝衰竭、慢性肝病、肝硬化和肝癌等发生过程中微生态所起的作用。平时讲营养，肠道是初级加工厂，肝脏是精细加工厂。微生态失衡先引起肠道的功能衰竭，继之肝功能衰竭。微生态失衡引起的内毒素血症和内源性感染是导致肝病重症化甚至死亡的重要因素。

肝硬化是临床常见的肝病晚期表现，是由一种或多种病因引起的急性或慢性肝损害，常见病因包括酗酒、过度肥胖及肝炎病毒感染等。肠道微生态失衡尤其是菌群移位及代谢产物通过肠黏膜屏障与肝硬化有关联。但是与肝硬化相关的肠道微生物的系统发育及功能仍不明确。我们通过宏基因组学的方法，对98例肝硬化病人和83例健康人的肠道菌群进行分析。通过 Illumina Hiseq 2500 测序平台完成了98例肝硬化病人和83例健康人的肠道菌群深度测序，平均每个样品产生数据4.75G，共产生860G数据。基于以上宏基因数据，通过构建基因集、分析物种结构变化及功能基因差异对肝硬化病人肠道菌群变化进行了研究。利用 MetaHIT 开发的方法建立了世界上第一个肝硬化肠道菌群基因集。该基因集包含269万个基因，其中36.1%即97万为首次发现的基因。同时阐明了肝硬化肠道菌群的变化，有害细菌在肝硬化病人中显著增多，说明肝硬化的肠道微生态失衡。同时分析了健康人和肝硬化病人功能基因的变化。建立了肝硬化菌群失衡诊断的新标准，即 PDI 指数。有15个基因标记物可将健康人和肝硬化病人分开，PDI 指数成功在验证样本得到验证（ROC 准确度超过90%）。

我们还发现肝硬化病人口腔微生态及十二指肠黏膜菌群存在严重失衡，此外原发性胆汁性肝硬化（PBC）病人条件致病菌丰度大量增加，大多数 PBC 中富集的肠道菌群与肝功能的恶化和炎症因子升高呈正相关。

在治疗方面，调节肠道微生态可以发挥治疗相关肝病的作用，同时合理应用抗生素能抑制有害菌的增长，另外益生菌在肝硬化、非酒精性脂肪肝、肝性脑病的治疗中都可能起到非常好的作用。

人体微生态是近年来发现的具有重要作用的"新器官"，是人类适应环境生存、健康、遗传、疾病和衰老的主导者之一，而且是药物代谢、微生物耐药的重要载体。"人体健康与微生态"的兴起，引发了生命科学、医学、药学、机械、信息和教育等领域的重大变革。相信有机整合临床、基础、工程等多学科，有机整合优势资源、优秀人才和有生力量，会使我国的人体微生态研究更加深入，对保障人民健康意义重大。

胃肠道微生态与胰腺疾病的整合医学研究

◎ 郭晓钟

近几年，胃肠道微生态引起了国内外的广泛关注，已经成为研究的热点，发表文章多，研究内容广，涉及的器官和疾病在逐年增加。截至 2017 年 3 月，在 PubMed 上可检索到 26 000 余篇相关文章。微生态和很多疾病有关，比如糖尿病、高血压、高血脂、肥胖、代谢综合征、多发性硬化、老年痴呆、自身免疫性疾病、肿瘤等。在消化系统中与胃、肠道、肝脏和胰腺疾病都密切相关。

胃肠道微生态由细菌、病毒、古菌和真核生物等组成。胎儿时期的胃肠道是没有细菌的，从出生到儿童时期、少年时期、青年时期，以及成年和老年时期，微生态会不断发生变化。出生后随着与外界环境的接触及进食，肠道菌群逐渐开始定植；在 2 岁时基本形成相对稳定的、多样性的胃肠道微生态；步入老龄后胃肠道微生态多样性逐渐下降。人体内有超过 100 万亿的微生物，胃内主要是双歧菌群和链球菌属。小肠的 pH 为 6~7，有胰酶、胆汁和其他消化液，主要生存的是双歧菌属、大肠杆菌属、肠球菌属和粪球菌属。大肠的 pH 为 5~7，主要是乳酸菌属、双歧菌属和多形杆状菌属。

胃肠道微生态和人体正常生理功能密切相关，它参与机体的物质代谢、参与调控适应性免疫、保护机体免受致病菌损害。肠道菌群还可以维持肠道完整性、参与炎症信号通路的转导。更具体而言，在维持肠道的完整性方面，可调控上皮细胞的生长增殖，促进绒毛和隐窝的发育，促使紧密连接更加致密；在物质代谢方面，参与合成维生素、氨基酸、短链脂肪酸，参与胆汁酸代谢；在保护机体免受致病菌损伤方面，可阻止致病菌的异位定植，影响炎症因子，调控固有免疫和适应性免疫。有多种因素可影响胃肠道微生态。首先，药物影响，抗生素最典型，一些非抗生素也可影响微生态环境。不同的地域、生活、饮食等会影响微生态；

此外，不同的生活方式，比如喂养方式，我国有些老年人为了让孩子更好消化，将食物咀嚼后，再喂给他们，就有可能影响幼儿的肠道微生态。

检测胃肠微生态的手段从传统方法如 PCR、变性梯度凝胶培养等，目前逐渐过渡到 16S rDNA 指纹技术和宏基因组测序等。

研究发现，腹腔疾病、炎症性肠病、肠易激综合征、过敏性疾病、肥胖、2 型糖尿病、结肠直肠癌均存在不同的肠道菌群失衡。胃肠微生态失衡引发疾病的可能机制包括：第一，胃肠道微生态失衡可引起细胞因子、内分泌激素、Treg 细胞的失衡，引起炎症反应；第二，局部可以破坏肠道屏障的完整性，引起肠道局部的免疫和代谢异常，最终导致胃肠道疾病的发生。

在胃肠道微生态和胰腺疾病的研究方面，目前存在不同观点。胰腺疾病重点有 3 个：胰腺癌、急性胰腺炎、慢性胰腺炎。胰腺癌是恶性度最高的癌症之一，从诊断到死亡平均不到 1 年，5 年生存率原来报道为 5.4%，近期报道也仅 7% 左右，是一个非常可怕的疾病。胰腺癌早期诊断十分困难，一旦发现则 80% 以上的病人都是晚期，且基本都有转移，即使小于 2 cm 的胰腺癌都会发生转移。胰腺癌的发病机制不清楚，尽管推测有物理、化学、环境、糖尿病等因素，甚至还有肥胖等，但都不能从根本上解释胰腺癌的发病机制。肠道微生态的研究为其发病提供了新的解释。

2012 年，《肠病学》(Gut) 报道口腔微生态变化与胰腺疾病有关，在 103 例观察病例中发现，可切除胰腺癌与健康对照者比较，唾液微生态存在明显差异。与对照者相比，胰腺癌病人有 31 个菌群丰度增加，25 个菌群丰度减少；肠奈瑟球菌和缓症链球菌在胰腺癌和健康对照者间有显著差异；联合肠奈瑟球菌和缓症链球菌，用来区分胰腺癌和健康对照的敏感性和特异性分别可高达 96.4% 和 82.1%。这种显著差异能否成为胰腺癌的诊断方法和治疗方法，尚需学者进一步研究。

2015 年，一项关于唾液微生态与胰腺癌的研究，利用高通量测序技术分析了细菌的 16S rRNA，发现纤毛菌属和单胞菌属在胰腺癌中丰度明显增加，且具有统计学意义；奈瑟菌属和杆菌属的丰度相对降低，但未达到统计学差异。前瞻性的病例对照研究发现，幽门螺杆菌在胰腺癌中感染率明显高于健康对照，提示其在胰腺癌发病中可能发挥一定作用，此种现象是因果关系还是果因关系，值得进一步研究。

胃肠道微生态影响胰腺癌发生的机制，可能有病原菌、年龄、环境、代谢、遗传等因素导致胃肠道微生态失衡，进而造成感染、慢性炎症、代谢失衡、免疫紊乱，最终导致肿瘤的发生。再者，微生态失衡经由模式识别受体、炎症复合体，通过 NF-κB、COX2、STAT3、DC、Treg 等细胞分子，引起肿瘤相关性炎症，参与胰腺癌的发生、发展。

胰腺炎的发生与胃肠道屏障功能障碍密切相关。胃肠道微生态失衡时，可活化机体免疫系统，导致大量炎症细胞因子释放，参与胰腺炎的发生发展。在肠道微生态失衡与急性胰腺炎的研究中，利用PCR技术对44例重症急性胰腺炎、32例轻症急性胰腺炎和32例健康对照者的肠道微生态改变进行分析发现，肠杆菌和肠球菌在急性胰腺炎病人中丰度增加，而双歧杆菌属丰度降低。在肠道微生态失衡与慢性胰腺炎的研究中，对照了30例慢性胰腺炎和10例健康对照者肠道微生态的变化，结果发现，与健康对照相比，慢性胰腺是病人厚壁菌门拟杆菌属丰度明显增加；而普拉梭菌和布氏瘤胃球菌的丰度降低。

总之，胃肠微生态是目前医学界研究的热门领域，涉及人体各系统的很多疾病，要用整合医学的思维对其进行研究，不仅有助于了解很多疾病的发病机制，而且可能建立新的诊断和治疗方法。

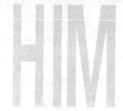

幽门螺杆菌与胃肠道菌群：
热点与前沿

◎吕农华

2017年最新的《幽门螺杆菌感染处理的 Maastricht-5 共识》认为，幽门螺杆菌（Hp）胃炎是一种感染性疾病，可以在人与人之间传播，这一观点引起了很多争论。Hp与人类共生长达6万年，它是否属于人体内的正常细菌？Hp感染是否会引起胃肠道菌群的改变？根除Hp对胃肠道菌群会产生何种影响？

第一，Hp是否属于胃肠道菌群中一个正常的组分？近年来越来越多研究显示人体的胃肠道微生态系统是一个超级生物体，该系统的稳态对维持人体健康发挥着重要作用，一旦这种稳态被打破，如有害菌增加而有益菌减少，则可能导致疾病的发生。1982年两位澳大利亚学者Warren与Marshall首次从胃黏膜中分离出Hp，由于发现Hp和它在胃炎、消化性溃疡致病中的作用，两人获得了2005年诺贝尔医学或生理学奖。全球的Hp感染率因地而异，全球约50%人群感染Hp。北京协和医院进行的最新流行病学调查显示，中国人群Hp感染率由20世纪90年代的60%到现在的40%左右。针对我国近一半人口存在Hp感染的情况，是治还是不治？是根除还是不根除，这不仅是一个重要问题，而且是一个重大问题。

随着高通量测序技术的发展，人们发现胃内除了Hp，还存在很多其他细菌。那么，Hp在其中是否有一席之地？据研究报道，Hp与人类共生共进已有6万多年。2016年《科学》刊登了一篇来自欧洲木乃伊研究所的文章，他们在一个具有5300年历史的木乃伊冰人胃内发现Hp的存在，且Hp的丰度与胃黏膜炎症呈正相关，说明早在5300年前Hp已经是胃部炎症的一个重要致病菌。既然是一个重要致病菌，因此2015年在日本京都召开的Hp胃炎共识会议提出，Hp胃炎是一个感染性疾病，甚至是传染病。感染Hp的病人中，100%会产生胃组织的炎症，但是70%的人没有症状，10%~15%的人可能发生溃疡，10%的人可能有消化不良症状,只有1%的人发生胃癌和MALT淋巴瘤。目前对Hp致病致癌机制的认识仍未完全阐明,研究认为Hp本身是一个独立的致病因子,可通过尿素酶、黏附因子、脂多糖等毒力因子诱导胃黏膜上皮细胞炎症,破坏黏膜屏障,使细胞增殖凋亡失衡,从而导致一系列疾病的发生。

那么,Hp是不是胃肠道菌群的正常成员?回答肯定不是,它属于致病菌,并非构成胃内微生态稳态的组成部分。有人说,它跟人体共生那么久,对人体肯定有好处,可能是一个正常菌。假设Hp是正常菌,我们还有一半的人没有感染Hp,是不是这一半人胃里面的微生态就失衡呢?所以应该把它定为致病菌。

第二,Hp感染会不会引起胃内菌群的改变?既往认为正常情况下胃内因其高酸环境使细菌无法定植,因此胃内是无菌的。但近年来随着高通量测序技术的发展,人们逐渐发现胃内除了Hp以外还有其他细菌的定植,其密度为$10\sim10^3 CFU/g$(CFU为克隆形成单位)。那么,Hp感染导致疾病的发生除了其本身毒力因子的作用外,它诱导的胃肠道菌群失衡是否参与了疾病的发生与发展呢?这是我们未来的研究需要考虑的。美国学者在亚拉巴马进行了一项针对儿童和成人有消化道症状病人胃内菌群的分析,纳入了83例病人并收集胃黏膜标本,进行16SrRNA基因测序,发现儿童中Hp感染者的胃内菌群明显不同于未感染者,Hp阳性患儿胃内菌群种类更丰富,同时,感染者胃内免疫相关因子如FOXP3、IL-10和TGF-β表达增加。因此,以上研究提示Hp感染后胃内菌群的改变可能与机体的免疫耐受有关,从而导致儿童感染Hp后症状较成人轻。

来自德国的一项研究,纳入24例慢性胃炎的病人,收集包括胃黏膜和十二指肠黏膜、唾液、胃液和十二指肠液5个部位样本,提取RNA并进行高通量测序。结果显示无论在门的水平还是属的水平,Hp感染者胃黏膜和胃液的活性菌群结构较未感染者均存在显著差异,说明Hp感染可导致胃内菌群的改变。还有一项研究纳入双胞胎志愿者,通过分析4对双胞胎和8个无关对照人群的微生物多样性,观察遗传因素对胃内菌群的影响。最后得出3个结论:不同个体间胃内菌群结构具有特异性,每个人均有自己的特点,没有完全一样的人;双胞胎胃内的菌群结构无明显的相似性,说明遗传并非影响菌群的重要因素;Hp感染可显著影响胃内菌群结构,在影响胃内菌群的因素中,Hp感染大于遗传因素。

另有研究纳入31例接受胃镜检查的病人,研究从胃炎→肠化→胃癌的发生过程中胃内菌群结构的变化。物种组成和聚类分析均显示18例Hp阳性者中胃癌组胃内微生态明显不同于慢性胃炎组,而异型增生组介于两者之间。研究者提出如下观点:Hp对于胃癌的发生与其说是直接的诱发因素,不如说是Hp引起胃内微环境改变使胃癌更易发生,Hp可能是触发者。来自我国山西太原一项针对胃贲门癌病人胃内菌群结构的研究发现,有胃癌家族史病人胃内Hp丰度明显增加且α多样性减少,肿瘤分期高的病人胃内Hp丰度明显增加,α多样性减少,β多样性异常改变,且5条KEGG相关功能信号通路表达异常。提示胃内菌群特征可能与胃癌发生风险和预后密切相关。

动物模型研究同样提示 Hp 感染可影响小鼠胃内微生物组成，且 Hp 感染的 SPF 级小鼠较无菌小鼠发生高级别上皮内瘤变的比例明显升高，提示 Hp 可与胃内微生物相互作用并进一步影响其致病性。那么，Hp 感染是如何与胃内的菌群协同促进胃癌的发生呢？目前研究认为，其可能致病机制包括：Hp 感染后胃酸分泌减少，可引起来自口腔、上呼吸道和肠道细菌的过度增殖，将饮食中的硝酸盐还原为亚硝胺等致癌物，释放活性氧和活性氮损伤 DNA 从而致癌；另一方面 Hp 感染后某些胃内细菌的变化可加重炎症反应，诱导激素异常分泌；此外某些胃内菌群可反过来增强 Hp 的致病性。但具体哪些胃内菌群发挥关键作用及其确切的致病机制有待进一步研究。

中国香港学者在胃癌高发区福建长乐进行了一项根除 Hp 预防胃癌的随机对照研究，随访时间长达 7.5 年。一组为根除 Hp 组，一组为安慰剂组，随访 7.5 年后共有 18 人发生胃癌，其中 Hp 根除组（7 人）和安慰剂组（11 人）无明显统计学差异（$P=0.33$）。进一步比较，无胃癌前病变亚组中 Hp 根除组无胃癌发生，安慰剂组有 6 人发生胃癌（$P=0.02$）。说明无胃癌前病变的 Hp 携带者根除 Hp 可明显降低胃癌发生风险。北大在山东临朐做的现场调查研究，随访 15 年，同样发现根除 Hp 后胃癌发生率明显降低。

第三，Hp 感染会不会引起肠道菌群的改变？一项研究应用 Hp 感染动物模型观察体内胃肠道菌群结构改变，结果显示 Hp 感染 6 个月后诱发小鼠慢性非萎缩性胃炎的同时其胃肠道菌群结构明显不同于未感染组。提示 Hp 感染不仅可影响胃内局部菌群组成，其远端肠道菌群结构也受到 Hp 感染的影响，3 种菌科明显增加，已知这 3 种菌科可能与宿主免疫应答密切相关。Hp 感染还可能影响小鼠的体重和能量代谢，一项研究发现，Hp 感染后可引起无菌小鼠生长发育延缓，提示 Hp 感染可能与肠道菌群相互作用调节生长发育过程。

我们课题组研究也发现 Hp 感染小鼠后，胃内菌群和肠道菌群都发生了变化。Hp 与肠道菌群的相互作用可能参与 Hp 感染相关的胃肠外疾病的发生。我们发现，Hp 感染可以加重高脂饮食诱导小鼠的胰岛素抵抗，与此同时其肠道菌群结构发生了明显改变，表现为拟杆菌门/厚壁菌门比值下降，且在属水平有益菌阿克曼菌减少而条件致病菌脱硫弧菌丰度增加，与既往报道的肥胖和胰岛素抵抗小鼠表型一致，提示 Hp 感染联合高脂饮食可能通过诱导肠道菌群失衡从而加重小鼠胰岛素抵抗。

第四，根除 Hp 对肠道菌群是否有影响，影响究竟有多大？任何事物都有正反两面，根除 Hp 有利也有弊，但利大于弊。作为"口—口"传播的感染性疾病，根除可减少传染源。当然同时也会带来一些负面影响，如有研究认为根除 Hp 可引起胃食管反流病、肥胖和哮喘的发生增加，以及菌群紊乱。但是，事实真的如此吗？来自马来西亚的一项研究探讨了根除 Hp 对肠道菌群的影响，该研究纳入了 15 例

Hp 阳性年轻病人，用标准三联 7 天方案，根除后随访 6 个月、12 个月、18 个月，发现根除 Hp 后，肠道菌群发生了改变。但是，这种改变到底是抗生素和质子泵抑制剂（PPI）治疗后引起的副反应，还是 Hp 根除本身引起了肠道菌群的异常，目前不得而知。

另外，来自中国香港的一项研究收集了 60 例胃黏膜标本包括慢性胃炎、肠化和胃癌病人，发现胃癌病人胃内菌群明显不同于胃炎和肠化，其多样性更低。对 11 例 Hp 阳性病人进行 7 天根除治疗，结果显示根除 8 周后胃内菌群多样性明显增加，更接近于未感染的正常人。提示 Hp 是一个致病菌，根除后可恢复胃内菌群的稳态。

我们怎么看根除 Hp 对胃肠道微生态的影响呢？Hp 感染诱发胃黏膜炎症，胃酸的改变导致了胃内微生态的失衡，使整个稳态被打破，因此我们说它是致病菌。Hp 感染导致慢性胃炎和萎缩肠化，使胃酸分泌减少，黏膜屏障减弱，根除后可使酸分泌增加，增强了酸这道屏障，同时恢复胃内微生态的平衡，所以根除 Hp 是有利的。虽然根除 Hp 在短期内会致菌群紊乱，但这种紊乱会恢复，对老年人或者儿童也许会造成长期后果，所以老年人和儿童的根除要持慎重态度。

回顾文献，可以归纳如下：①Hp 是胃内微生态致病菌的一部分，并非是构成微生态稳态的组成部分；② Hp 感染使胃内菌群多样性下降，且 Hp 与胃内菌群的相互作用可能在胃疾病包括胃癌的发生发展中发挥一定的作用；③Hp 感染可引起肠道菌群结构改变，可能导致胃肠外疾病的发生；④根除 Hp 可以恢复胃肠道菌群结构失调，所以利大于弊。

我国是胃癌高发，世界上新发病例的 42.6% 在中国，62.5% 的死亡发生在中国，由于 Hp 导致的癌症占 45%，所以"Maastricht-5 共识"强调，根除 Hp 是预防胃癌的重要措施，遗传因素不可控，但 Hp 可以治疗，可以预防，正如不良生活饮食可以预防，所以我们应该积极对待 Hp 感染与消化道疾病的关系。

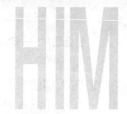

从整合医学角度看肠菌制备的
风险管理与实践

◎任建林

微生物组学已经成为当前研究的热门领域，可谓如火如荼。随着对肠道微生态研究的深入，肠道微生物群落的结构、功能，以及与人类疾病的关系逐渐浮出水面。宿主遗传、环境和微生物群在人类免疫反应形成中相互作用，且肠道微生物组学特征与免疫应答中的个体间变异密切相关。此外，越来越多的研究显示，肠道微生态在"脑—肠轴"中扮演重要角色，并可能成为打开"脑—肠"对话机制的"金钥匙"。

与此同时，人类对肠道菌群的探索从来没有驻足于理论研究领域，肠道菌群移植技术很早就被应用于治疗人类疾病。而随着近年来基础与临床研究领域的深入，特别是在治疗难辨梭状杆菌感染等疾病中取得的成就，极大地促进了人们对肠菌移植（IMT；或称粪菌移植，FMT）技术在其他疾病领域应用研究的探索，如炎症性肠病、肥胖、肝病等。

同日新月异的基础研究相关技术，如新一代测序技术、转录组学、代谢组学等尖端技术等相比，肠菌移植技术的研发与应用相对滞后。直到近几年，与肠菌移植相关的菌群分离设备和制备技术、供体筛选和肠菌移植标准操作规范等体系的建设才逐步进入正规。近期公布了《2017粪菌移植欧洲共识》，我国也有少数学会组织对此进行了讨论，形成了初步共识，而且从医学伦理学的角度也进行了深入探讨。显然，我们在肠菌移植的临床应用与研究领域还有很长的路要走。因此，我想借"2017中国整合医学大会"这个国内外学者共同瞩目的学术平台，对我们正在从事的"肠菌制备的风险管理与实践"进行简要论述。以下将从"肠道微生态与人体健康""肠菌制备技术的发展""肠菌移植的临床应用"和"肠菌制备及临床应用的思考"四个方面展开。

一、肠道微生态与人体健康

人体肠道内的微生物超过1000种，总数高达100万亿，是人体细胞数量的10倍。肠道内的微生物与人体相互依存共生，构成了肠道微生态系统，简称肠道微生态。人体胃肠道不同部位的微生态有着不同的构成和功能，同时受到多种因素如年龄、性别、种族和饮食结构等影响。宿主肠道微生态的平衡对于机体代谢、能量平衡以及免疫调节等均发挥重要作用，目前认为肠道微生态的改变与多种疾病的发生有关。肠道微生物与机体之间的平衡一旦被打破，菌群将通过能量吸收、内毒素血症、短链脂肪酸、胆汁酸代谢和"脑—肠轴"等多种途径影响宿主的健康。目前已有大量研究证明呼吸系统、循环系统、泌尿系统、内分泌与代谢系统等的多种疾病均与肠道微生态关系密切。母婴生殖系统和肿瘤与肠道微生态的相关研究也是日新月异；而在消化系统疾病领域的研究更是走在了前面，尤其是在复杂情况下的难辨梭状杆菌感染、炎症性肠病、病毒性肝炎等方向开展的肠菌移植治疗已经部分得到了临床验证，其中对难辨梭状杆菌的治疗更是写进了美国食品药品监督管理局（FDA）的指南。近期在眼科疾病、中医中药，以及精神神经疾病如孤独症和抑郁症等领域也做了很多有价值的探索。我认为，肠道微生态或者说人体微生态研究将成为继人类基因组计划之后打开人类疾病的另一把"金钥匙"，而通过干预肠道微生态将逐渐成为科学、可控和有效的重要疾病治疗手段。而这也正是肠道微生态在"整合医学观"中扮演的本来角色。

二、肠菌制备技术的发展

肠道菌群移植的名称和定义，目前在国内外专家中仍存在一定分歧。综合目前各个领域对肠道微生态研究的成果和命名原则，我们认为"肠菌移植"这个名称是比较合适的，其概念是指把健康人粪便中的功能菌群有效分离并成功移植到供体胃肠道内，重建具有正常功能的肠道菌群，实现肠道及肠道外疾病的治疗。

对于肠菌移植治疗疾病的起源，目前比较公认的是始于中国东晋时期的医学家葛洪的《肘后备急方》。在福建泉州至今还保留有传统的"金汁"治病的传统药方。这些"金汁"使用的是男童的粪便，加上好井水搅拌匀浆、过滤后装入瓦罐深埋，年久愈佳，取上清液入药即为"金汁"，汁呈微黄，无毒无味，治疗暑热湿毒有奇效。而现代肠菌移植概念和技术的复兴则始于西方，1958年开始了首例肠菌移植治疗，2012年用于治疗难辨梭状芽孢杆菌肠炎（CDI），2013年被首次写入美国复发性 CDI 的治疗指南，并被《科学》和《时代》杂志评为 2013 年生物医学的十大突破之一。2014 年我国的张发明教授等研发出第一代智能肠菌分离系统（GenFMTer），2016 年以后数家"概念版"的肠菌移植研发企业上市。可见肠菌移植正与人类微生态研究并驾齐驱、蓬勃发展，相信突破性的科技成果指日可待，最终会使更广大的病人受益。

肠菌制备是肠菌移植技术中最重要的环节。目前国内开展肠菌移植的医院已经很多，有的医院做得非常好，像南方医科大学第二医院、南京军区总医院、解放军总医院等。但总体而言，在肠菌制备方面，还有不少医院仍采用传统的手工制备，其流程繁琐、缺乏规范、耗时长，而且医生的依从性也很差，多数都是研究生在从事这项工作。张发明教授团队研发的第一代 GenFMTer 系统对粪菌制备流程标准化做出了重要贡献。正如上面提到的，GenFMTer 的出现第一次真正实现了自动化粪菌分离，从而使肠菌移植更加规范化、标准化，样本的参数也更加可控，从而使可比性更强。当然，第一代 GenFMTer 仍有许多需要改进的地方，包括如何最大化地保留固体杂质之外的肠道微生物及其代谢产物，如何有效控制分离过程中的厌氧条件，以及如何实现成分菌的分离等。不可否认，随着基础研究的深入，微生态与人类生理、病理机制的揭示，未来的菌群制备设备和移植要求将会不断革新。正因如此，已有不少资本和公司嗅到了肠道微生态领域即将带来的巨大商机，开始致力于提升肠菌制备系统的科学化、智能化和自动化水平，高保真度是目前追求的目标之一，而未来可能实现按需纯化分离以及功能菌群混合培养制备。与此相对应的，目前肠菌移植相关专利的申请数量也在与日俱增，呈现你追我赶的态势。我们在菌群制备方面也有一些思考，并正在与相关单位一起研发新型的全自动化肠菌制备仪器，初步目标是能最大化地获取肠内微生物（包括细菌、真菌、古细菌、噬菌体、寄生虫等）及代谢产物并保持活性。

除了肠菌制备的仪器外，科学规范的肠菌制备至少应包括以下 3 个方面：①合格供体的筛选；②规范的肠菌制备流程；③科学的菌液低温冻存技术。

新近，欧洲肠菌移植共识会议对供体筛选做出的规范包括：①排查是否患有感染性疾病、消化道疾病及代谢和神经相关疾病；②排查是否服用可能影响肠道菌群的药物；③排查近期和供体当日所有可能影响供体肠菌质量的因素或医学事件。以上三个方面已是业内共识，但不同地域和医院的具体做法可能存在差异。我们在供体筛选方面也做了深入探索，初步总结出了自己的一套供体筛查体系，包括筛选项目的登记（基本信息、个人史、生活史、家族史、其他因素），供体选择标准，供体排除标准，供体粪便、尿液和血清学等样本的实验室筛查项目等，其中各个亚项目还有具体的标准操作规程及量化表格。例如，供体基本的信息登记表，包括饮食习惯、作息习惯、家族史和遗传病史等，其他因素还包括人格测试分析、情商测试分析、智商测试分析、气质测试分析、皮肤测试分析等。对供体的选择标准，我们从9个方面进行：无现症感染及任何已知的传染病史；无免疫系统病史及服用免疫调节剂史；无恶性肿瘤病史及任何抗肿瘤相关药物的使用和其他治疗史；无胃肠道肿瘤、溃疡、息肉、炎症性肠病等消化系器质性疾病史；无慢性便秘和肠易激综合征等功能性胃肠病史；最近6个月内未到地方流行性腹泻地区旅行；最近3个月内未使用抗菌药物、泻药、减肥药、非甾体类抗炎药、H_2受体阻滞剂、质子泵抑制剂、影响消化道动力的药物以及其他导致肠道微生态紊乱的药物；当前无消化系统症状，包括腹胀、腹痛、便秘、腹泻、黄疸等；无其他相关危险因素，如静脉内药物滥用（吸毒）、高危性行为、文身和犯罪史等。供体排除标准主要包括：糖尿病和代谢综合征、特异反应性疾病、神经精神性疾病、慢性疲劳综合征、消化系统手术史、自身免疫性疾病。

在血液、尿液和粪便标本检测方面，包括基本的血液学检查如血常规、生化、血沉、主要病原体（包括肝炎病毒、HIV、EB病毒、梅毒螺旋体等）的抗体/抗原检测等，尿液常规和粪便常规检测，以及粪便病原微生物检测。我们的筛查标准，除了涵盖目前文献中已经报道的检测指标，还研发定制了专门的芯片用于拓展病原微生物的检测以及生化代谢指标的测定。肠菌移植操作包括整个制备过程、肠菌的收集、肠菌的稀释和初步过滤等。

规范的肠菌制备流程也是一份合格的供体菌液必不可少的。现代IMT方案中肠菌的制备过程主要包括粪便的采集、分离和纯化等步骤，制备过程中需严格遵守无菌原则。采用GenFMTer自动化肠菌分离系统时，上述流程主要分解为：①粪便的收集；②粪便稀释；③初步过滤；④逐级过滤或多次过滤；⑤离心、悬浮；⑥-80℃存放。目前各个单位的具体操作规范不一样，对肠菌制备所涉及的空间设置、分离设备、配套设施、人员培训、消毒管理等方面都没有统一规范。理想化的肠菌制备应参考GMP车间管理，但在临床实际中很难实现，也必将限制IMT技术的临床应用。同时，一次合格的IMT过程涉及众多环节，严格的肠菌制备流程有利于降低潜在的移植风险和并发症。因此，制订出科学、规范、可行的IMT肠菌制备和流程管理规范势在必行。

三、肠菌移植的临床应用

迄今为止，世界范围内已有大量关于IMT应用的临床研究报道。此外，从www.clinicaltrials.gov官方网站还可以检索到尚处于临床试验阶段的IMT应用研究百余项，而且IMT的适应证范围也不仅仅局限于CDI和炎症性肠病，脂肪肝、糖尿病、孤独症等代谢性和精神性疾病也逐渐受到临床学者的重视。虽然 IMT 的临床应用适应证在不多增加，但目前仍仅限于临床研究阶段。我们率先开展了 IMT 治疗乙型病毒性肝炎的临床研究，并在肥胖合并酒精性脂肪肝和孤独症方面做了一些临床探索。但不论开展何种临床研究，都必须要有充分的理论基础并经过伦理委员会批准，在此前提下，配合规范的供体筛选、肠菌制备和移植流程方可开展相关工作。

肠菌移植的临床治疗流程大致分为 4 个阶段：筛选 IMT 适应证病人，移植前准备，经消化道实施 IMT，移植后的随访。如上所述，选择合适的 IMT 适应证病人是 IMT 应用中最重要的部分，无科学依据任意扩大 IMT 适应证不但不会使这部分病人受益，而且可能会导致伦理问题和严重的并发症风险。受体肠菌移植前的准备主要包括：肠菌移植途径的确定、适当的肠道准备、停用抗生素以及签署知情同意书等。肠菌移植途径的确定，决定了移植操作的设备、器材、肠道准备及辅助用药的选择。目前主流的操作包括经中消化道（经胃镜至十二指肠水平段以下或鼻空肠管等）和下消化道（经结肠镜和保留灌肠），此外肠溶性胶囊也是经常被采用的方法之一。每种移植途径决定了不同的操作步骤和注意事项，如经胃镜的中消化道肠菌移植要点包括头高脚低位，治疗床倾斜 20°左右，胃镜头端到达十二指肠水平段以下，注射肠菌液的时间不宜过快或过慢（控制在 3~5 分钟），注射完毕后退镜观察是否有菌液反流，移植完毕病人保持移植体位直至完全苏醒等。规范的 IMT 术后受体院外管理非常重要，包括合理的饮食指导，症状、体征、病情变化和重要病情监测指标的复查评估，整体生活质量的评估，不良事件的电话或现场随访登记，以及相关标本的留取和监测指标复查，下次 IMT 时间预约等。这些工作也是 IMT 临床应用研究中非常重要的环节和组成部分。

以下我将以临床实例对 IMT 的临床应用做简要介绍。一名 75 岁男性，因支气管哮喘伴高热住院，先后使用哌拉西林、头孢哌酮、万古霉素、氟康唑等抗菌药长达 30 余天，肺部感染逐渐控制、发热消退，但使用抗菌药后出现水样腹泻，持续近 1 个月；该病人既往有慢性乙肝病毒感染 3 年。入我科后查粪便常规细菌培养阴性，PCR 检测难辨梭状芽孢杆菌 A 和 B 毒素呈阳性，粪便难辨梭状芽孢杆菌培养阳性。肝功能检查提示 ALT 548.1U/L，AST 309.3 U/L，TB 14.5μmol/L，IB 10.3μmol/L；乙肝五项：HBsAg、HBeAg、HBcAb 阳性，HBsAb、HBeAb 阴性，HBV-DNA 1.68×10^7 U/ml。显然这个病人存在难辨梭状芽孢杆菌感染合并 HBeAg 阳性慢性乙型肝炎，病毒复制活跃，肝功能受损严重。病人应用万古霉素治疗无效，有应用肠菌移植的适应证，移植到第 6 次时，整个肠道状态正常了，难辨梭状芽胞杆菌监测转为阴性。与此同时，在没有使用抗病毒药物的情况下病人的

HBeAg 也转为阴性，同时 HBsAg 抗原滴度和 HBV-DNA 值均明显下降，肝功能指标也有明显好转，提示肠菌移植可能通过重建肠道微生态而使宿主对乙肝病毒的免疫产生影响。接下来，我们通过检索文献，发现中国台湾有学者此前研究发现不同发育阶段的小鼠对 HBV 感染后呈现不同的免疫耐受途径，并且随着周龄增加及相应的肠道菌群成熟，小鼠肝脏的免疫应答能力和清除 HBV 能力也越强。因此，接下来，我们又对 18 例经过长期（≥3 年）规范口服抗病毒药物治疗失败的慢性乙型肝炎病人进行了研究，其中 5 例施行 IMT 干预，13 例作为对照，结果 IMT 组病人的 HBeAg 滴度较基线水平有显著下降，且没有不良反应，这个小样本的研究在《肝脏病学》（*Hepatology*）杂志发表。当然，IMT 对慢性乙型肝炎干预的临床效果还需要更大样本对照研究和长期随访观察，其调节 HBV 慢性感染状态下宿主免疫应答的机制研究也有待深入挖掘。

四、肠菌制备及临床应用的思考

肠菌移植的临床应用涉及肠菌供体来源的选择、肠菌制备规范化、肠菌制剂的优化、肠菌移植的适应证、个体化肠菌移植，以及肠菌移植相关的安全性和伦理问题等众多方面，以上这些问题都需要认真思考和对待，并应随着基础与临床研究的最新进展进行与时俱进的优化，从而实现科学、规范、安全、有效、可控的个体化肠菌移植。以下我将结合我们中心的实践经验做简要探讨。

目前各个中心 IMT 的供体来源主要是健康志愿者，因此健康志愿者的肠菌质量是关系到移植是否成功的一项重要因素。据我所知，除了常规的既往病史、个人生活史、家族病史筛查和病原体等筛查项目外，每个中心还有自己的特色筛查项目。当然，如何科学高效地筛查到合格的供体仍是一个挑战，尤其是当面对非传统性的 IMT 适应证的时候。我们中心的实际工作中除了做上述的常规筛查项目外，还进行了智商、情商、精神、心理、皮肤及性格气质特点的评估，建立信息更全的志愿者供体库是一个中心开展 IMT 临床应用研究的基础和可靠保障。我们中心的志愿者主要来源于厦门大学在校本科生和研究生这些优秀学生群体，即使如此，志愿者供体群的性生活史也是需要考虑的。此外，如果 IMT 受体对象是孤独症儿童，我们就需要到中小学生群体中筛选合格的志愿者供体。但一个筛选合格的供体并不代表就一定适合提供肠菌，供体在肠菌制备前仍旧会受到诸多因素的影响，其中供体的依从性和病原体感染状况是主要因素，因此在一个受体的治疗过程中保证全程符合供菌的要求也并不是一件轻而易举的事情。而且，学生群体是随时间不断变动的，可能随着本科或者研究生毕业，他们离校之后的供体来源就成了问题。或者这些优秀供体的依从性下降等都明显影响肠菌的供应。因此，如何保障长期稳定地获得和保存优秀供体菌群成了一个现实的问题。这时，混合菌发酵系统顺理成章地被提到议程上来。理论上，绝大多数的肠道微生物是可以培养的，富营养培养可培养95%以上的肠道菌群，目前拟合度最好的混合菌培养能达到与原菌群操作分类单位（OUT）约76%的相似度。我们通过文献学习发现，现在全世界主要有5种类型的混合菌发酵系统，即批式发酵、连续发酵、多阶段连续培养、固定化连续培养以及自动化发酵。我们中心在厦门大学的大力支持下组建了医学院微生态研究院以推进肠道微生态的基础与临床应用研究。同时我们利用综合大学资源优势，努力整合相关学科共同为肠道微生态研究助力，比如厦门大学化学系有9位院士、23位"杰青"（指国家杰出青年科学基金获得者），我们正在与他们中的两个优秀团队一块研究混合菌群发酵系统。我们参考前人的模式，再结合我们自己的发酵系统，进行不断改良和优化，建立可以模拟生理状况下人体肠道发酵的多阶段连续发酵模型。我们在临床中还发现，做过IMT移植的病人，有一部分效果很好，有一部分效果一般，甚至完全没有效果。然而，根据现有的研究成果，我们在移植之前无法预测供体菌群移植到受体后是否能有效定植并发挥正常功能。因此，下一步我们还设想将发酵模型与肠道生理功能模型进行拟合，打造能模拟人体肠道生理及病理状态的、肠道菌群与宿主交互的，具有研究发酵、内分泌和免疫功能的整合仿生肠道模型。当然，这条路并不容易，任重道远。

在肠菌制备的规范化方面。国内外目前关于如何处理IMT粪便标本和粪便量的选择均未达成共识。临床上使用较多的是阿姆斯特丹方案，即取供者的粪便200～300g溶解于500ml等渗盐水中，经搅拌、离心、过滤后，形成均一溶液，再将新鲜菌液在6小时内注入病人肠道内。总体上讲，菌液制备完成到移植的时间间隔越短效果越好。而利用智能肠菌分离纯化系统可将时间控制在1小时内，这将是IMT制备的必然趋势。此外，为更方便地对病人进行IMT治疗，可将制备好的新鲜菌液置于-80℃形成冻存菌液，有效活性可保存8周左右。当然，现有的设备还无法实现将供体肠道微生态（包括细菌、病毒、真菌、寄生虫及其代谢产物等）最大化的纯化出来。研发更加科学高效的自动化智能肠菌分离纯化设备的同时，肠菌制备的流程规范化也是非常重要的，因为标准流程是可控的，短时间内可以通过制订科学规范的制备流程提高菌液制备质量和保存效果，从而提高IMT治疗和临床效果。与此同时，传统的IMT途径，不论经上消化道或者下消化道，都需要通过胃镜、肠镜或留置肠管的有创性操作实现，甚至需要在镇静或麻醉状态下实施，从而增加了IMT相关风险和不良事件。最新的荟萃分析显示，绝大多数IMT不良事件与菌液的投送途径相关。目前仅有少量的研究结果显示研制口服肠菌胶囊可以实现与传统路径IMT相同的临床效果，但仅限于少数科研院所能开展。而且，如何优化肠菌胶囊的理化参数以及与之相适应的菌群活性状态也是需要深入研究的问题。

IMT 临床应用的理想目标是个体化 IMT。目前已有不少研究机构开始探索个体化 IMT 的可能性，但因为所涉及的因素多且复杂，目前还没有提出可行的个体化 IMT 方案。生物信息学分析是解密肠道微生态与人类健康的重要环节，第三代高通量测序有望使肠道微生物信息学分析的成本降低、速度加快并丰富内涵。这方面工作临床医生鞭长莫及，因此厦门大学医学院微生态研究院招募有丰富生物信息学分析经验的优秀海归人才组建了自己的生信团队致力于这方面工作。此外，根据我们前期在 IMT 治疗慢性乙肝中的探索，发现菌群蛋白指纹图谱库技术可能有助于建立快速菌群匹配方案。蛋白质质谱分析技术具有以下特点：杰出的分辨率、优异的准确度和出色的灵敏度；检测范围宽，适用于小分子化合物、聚合物、蛋白质和多肽分析；台式 MALDI 仪器，标尺小；样品制备与测定在 2 小时内完成，价格低廉。因此，通过同时对菌群进行高通量测序和质谱鉴定，通过计算机智能学习建立拟合数据模型，实现相对于目前的测序更加价廉高效的菌群匹配方案。

IMT 的有效性在临床一些领域已经得到充分证明，近年来在内分泌与代谢、精神疾病、肿瘤性疾病、自身免疫性疾病等领域的应用探索不断加强，但绝不能将之视为"万金油"，这种担心并不多余。我们在临床实践中也经常遇到有特殊需求的病人甚至"健康人"。对于 IMT 相关的并发症和风险，以及与之伴随的伦理学问题需要始终给予高度重视。由于供体微生物存在变异性，因此有必要建立更好的供体筛选方法。而有些情况下，不良事件是由于肠菌移植操作本身造成的，而不是冻存菌液所使用的甘油制剂引发。为避免内镜方式移植所造成的器械损伤，可选择非侵入性的、病人可接受的移植途径用于 IMT 治疗。

综上所述，肠菌制备是 IMT 临床应用的重要环节，从整合医学角度出发理解和实践 IMT 肠菌制备，有助于我们有效统筹基础研究、设备研发、多学科合作、流程管理、安全质控、伦理问题与临床实践等环节，从而更好地实现科学、规范、安全、有效、可控的个体化 IMT 的目标。

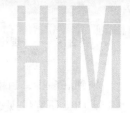

抗生素相关性腹泻诊治的
整合医学思考

◎邹多武

抗生素相关性腹泻，就是以往讲的伪膜性肠炎，即用抗生素后主要发生于结肠，有时累及小肠的急性黏膜坏死、纤维素渗出性炎症。人们很早就认识了该病，随着该病发病率的不断增加，近年来重新又受到重视。临床流行病学研究发现，难辨梭状芽孢杆菌感染的发作时间往往在使用抗生素7~14天后，有时甚至在使用抗生素8周后还会发生抗生素相关性腹泻，特别是在老年人、化疗病人，以及其他免疫力低下的病人中发生。抗生素相关性腹泻的发生主要是抗生素破坏了肠微生态的平衡，引起菌群失调导致肠道炎症。正常菌群被抗生素破坏后，难辨梭状芽孢从孢子变成活性细菌，中间会出现很多的代谢异常。同时，抗生素还会对肠道运动及免疫细胞的功能产生影响。抗生素把很多细菌杀灭，使肠道细菌减少，导致肠菌多样性降低，难辨梭状芽孢杆菌得以定植，产生毒素，诱发炎症，引发各种各样的症状。

正常人的肠菌具有多样性，数量非常多，当然也包括一些难辨梭状芽孢杆菌。使用抗生素后，肠菌多样性发生改变，使得难辨梭状芽孢杆菌的芽孢出芽，出芽后就发生定植。人体可以把它消灭，从而恢复肠菌的多样性。如果该菌生长旺盛，或影响肠菌多样性的因素持续不变，或机体免疫力低下时，就会发生难辨梭状芽孢杆菌的持续感染。

临床流行病学显示，过去20年难辨梭状芽孢杆菌的感染明显增加，以老人为主。儿童及社区获得性难辨梭状芽孢杆菌感染也在逐年增加，现在发现一些低风险人群也有发生。为什么会有这样的改变，值得进一步研究。中国已逐渐进入老龄化社会，随着老年病人的增加，疾病治疗手段在增加，医疗覆盖率也在增长，抗生素的使用也在明显增加。抗生素使用后发生的难辨梭状芽孢杆菌性肠炎患病率到底多少，目前还缺少大样本资料，实际上还不知道。在医院无症状的成年病人中，研究发现难辨梭状芽孢杆菌的定植率高达10%~43%。在医院内发生的腹泻中，该菌的感染率达30%~40%，以上是小样本研究结果，目前缺乏非常科学的或者设计非常严密的临床大样本研究。难辨梭状芽孢杆菌感染主要发生于年纪大的人、免疫功能低下的病人、住院时间比较长或出现某些并发症（比如恶性肿瘤并发某些疾病）的病人，以及长期使用免疫抑制剂或长期大量使用某些药物，包括影响肠道内环境药物的病人。此外，一个病人在院内发生难辨梭状芽孢杆菌感染，如果没有识别，可能会使另一个免疫功能低下的人发生同样感染，我们要关注这种现象。

广谱抗生素更易引起难辨梭状芽孢杆菌感染，特别是克林霉素、头孢菌素、大环内酯类、复方新诺明等。克林霉素、林可霉素通常用在皮肤表面，骨科感染也会用，如果年纪较大的人发生腹泻，要关注其是否用过这些抗生素。

还要关注某些病人的用药情况，质子泵抑制剂（PPI）治疗可增加肠道感染风险，可能是由于PPI改变了肠道的内环境，特别是长期使用PPI后，肠内的非结合胆红素会使难辨梭状芽孢杆菌出芽。使用抗生素的同时使用PPI时，对于免疫功能低下的病人，如果出现腹泻都要进行这方面的筛查，快速检测毒素A和B的情况，如有条件可进行肠镜检查。我曾经给一名90多岁的腹泻老人会诊，做肠镜后发现了典型的萎缩性肠炎，是难辨梭状芽孢杆菌感染。碰到这样的老人要考虑到这一疾病，治疗效果非常明显。临床表现有不成形大便，要分离细菌或者检测毒素，如果证实是抗生素相关性腹泻，只要停用抗生素，病人症状就会好转。对于轻症病人，很少会表现为血便，白细胞只有轻度升高，没有明显的腹部症状。重症者可有巨结肠，发生高热休克，对这样的病人救治非常重要，要了解病人的血清乳酸水平，一旦肠道发生局部症状，如果手术，病死率非常高；若考虑难辨梭状芽孢杆菌感染，积极的保守治疗和积极的营养支持可能最重要。

该病的一般治疗包括：立即停用不必要的抗生素，补液，调节水电解质平衡，避免使用引起肠麻痹的药物，回顾是否有PPI使用史。该病有一定传染性，要隔离、防护、消毒等，还要分层治疗。治疗方案非常多，大部分人经口服某些抗生素就能解决问题。还可用一些免疫疗法，增加机体的抵抗力。当以上治疗无效时可考虑粪菌移植，此时主要看病人是轻中度还是重症，是多次复发还是初发，能不能进行口服药物的治疗。多数病人口服甲硝唑完全可以解决。极早发现的病人，病情不是很重，非常容易控制。对于重症者，建议用万古霉素，粉剂冲水口服即可。对有严重并发症，如低血压、休克、肠梗阻等，要注意营养，需暂禁饮食。

维持肠内环境的稳定非常重要，经过首次治疗又复发者，仍可按前一次的方案，如果是轻中度，仍可使用甲硝唑，重度要考虑用万古霉素。还可用利福昔明，它虽然是一个抗生素，但不影响肠菌的多样性。口服万古霉素的重病人，还可用其他药物。《美国医学会杂志》发表大组回顾性分析，提出益生菌可以降低抗生素腹泻的发病率。

除了细菌制剂外，还有真菌剂制。1995年有一项研究报告显示，服用布拉酵母菌的病人，难辨梭状芽孢杆菌感染的比例明显减少。儿童用抗生素后，同时使用布拉酵母菌，对预防难辨梭状芽孢杆菌感染有非常明确的作用。

粪菌移植中，包括对供体的选择、粪菌的制备和输入的方式，以及病人的随访，都要进行全面准备，才能够开展这项工作。最早在2013年《新英格兰医学杂志》发表过一项随机对照研究，证明通过鼻空肠管注入粪菌可以治疗难辨梭状芽孢杆菌感染，在16例接受这样治疗的病人中有13例取得了非常好的效果。目前已有500例粪菌移植的报道，对于难辨梭状芽孢杆菌感染的疗效均非常好，但并非难辨梭状芽孢杆菌感染一经诊断就要马上做粪菌治疗。2013年的抗生素相关性腹泻的国际共识建议，复发3次以上者才考虑做粪菌移植。因为粪菌移植面临很多问题，不是所有医院都能做。对什么样的病人适合粪菌移植，还需要进一步研究。

结肠直肠癌的整合医学研究

◎王 新

整合医学是一种认识论和方法学。它是在临床实践中,运用整体观和系统论方法诊断和治疗疾病,用这样的简洁方式更容易表达。正如樊代明院士讲的,我们要有一个目标,有一个路径,有一个非常好的完整的车,还要有一个很好的驾驶员。其实每位临床医生在工作中都或多或少运用了整合医学的观点诊治疾病,只是数量的多少和质量的高低不同。一个临床医生诊断疾病的水平高,他往往是运用了整合医学观点。临床使用的很多药物,包括很多技术如内镜技术,甚至是机器人手术等,都只是诊治过程中的一个手段而已。怎样综合、适宜地运用好这些手段才是整合医学的精髓。整合医学对医生是头脑风暴,它在临床中可以帮助我们建立正确的思维方式,正确地诊断治疗疾病。我以结肠直肠癌为例,从其发生发展到全过程运用整合医学方法和大家一起开展讨论。

在中国,男性的结肠直肠癌死亡率和发病率都非常高,死亡率排在第五,发病率排第三。中国对结肠直肠癌预防的共识意见,分为四个部分。

第一部分关于散发性结肠直肠腺瘤的一级预防和二级预防,在散发性结肠直肠癌的一级预防中内科医生的作用非常大,基本靠内镜的筛查和内镜处理来预防。

第二部分谈结肠直肠癌可以预防,但在临床上我们做了多少真正预防的工作?欧美国家做了很多社区预防,虽然改变饮食习惯和生活方式都能预防结肠直肠癌,但其实大部分很难。在中国要推广预防,目前有一定难度,现在能够早期预防结肠直肠癌的是内镜下筛查,早期发现一些癌前疾病和病变,进行内镜干预来预防结肠直肠癌。结肠癌发生发展的自然病程,以及肿瘤体积倍增分别是多长时间呢?根据文献,从最早的腺瘤到发生癌变窗口期为 8~10 年,在这个时间段里,如果早期发现，进行了内镜下干预，有可能阻断结肠直肠癌的发生。

第三部分主要讲结肠直肠癌的早期发现及干预。临床上判断一个病人是否需要内镜干预，或者判断其预后，首先要知道病变的组织学类型，我们才能告诉病人隔多长时间来做检查。结肠直肠息肉容易发生癌变，它的组织学类型、腺瘤大小、不典型增生程度，以及整个内镜下的表现，都可以预测它发生癌变的风险，这是我们天天遇到，但又可能不太在意和关注的。畸变隐窝灶是最微小、最早期的结肠肿瘤病变，内镜下发现确实不容易。在内镜下，我们把腺瘤或者腺癌分成很多种，特别在日本，不同专家提出了不同内镜下早期息肉或者腺癌的内镜分型，根据窄带成像（NBI）特征分成3型，2型又分为2A和2B，细分依据是微血管是否可见、规则。根据微表面即内镜下和放大内镜下的微表面，可以初步判断是高级别瘤变还是低级别瘤变，或者是局部黏膜内癌。

大肠癌的自然病程，即从正常黏膜到癌的时间在10年以上，1cm腺瘤发展成癌需7年，发现早期癌并立即干预，结局是不一样的。通过筛查，治疗早期病变或早期癌，可以影响自然病程，可以降低结肠直肠癌的发病率和死亡率。过去的随访研究证实，可使结肠直肠癌的发生率下降76%～90%。2012年《新英格兰医学杂志》报道，结肠直肠息肉切除后结肠直肠癌的死亡率可明显降低，降低幅度达到53%以上。

在今年的《新英格兰医学杂志》上，又有关于结肠直肠癌腺瘤筛查对临床预后的讨论，内镜下筛查对治疗决策或者预测病人是否患结肠癌是一个关键因素。如何筛查，什么样的病人用什么样的方法，什么方法必须在多长时间做一次检查，粪便潜血试验（FOBT）和粪便免疫化学检测（FIT）等，都是考虑的因素。通过筛查可以降低32%的人群的结肠直肠癌死亡率。内镜查结肠癌是目前最好的办法之一。但没有哪一种方法是绝对最好的，要看最适合哪一个人群，粪便潜血试验也不失为筛查的好方法。用免疫学方法检测粪便潜血或做粪便DNA检测，如果阳性，但结肠镜检查并没有发现息肉和病变，且没有家族史和遗传病史，那么这个病人可以10年做一次内镜检查，这是基于临床实践的结果。

如果没能及时预防，病人进展到了结肠癌，一期结肠癌可在内镜下切除，侵及黏膜下深层则需要外科手术切除。临床上，除需要做外科手术的部分外，可做内镜下黏膜剥离术（ESD）。

第四部分是关于局部进展至二、三期结肠直肠癌病人的治疗。这些病人过去只要去了外科，好像就与内镜医生没关系了。但其实有关系，我们可以给他很好的建议，我们知道哪些病人应该去什么地方做治疗，对于结肠直肠癌，结肠和直肠是不一样的，治疗措施和策略有区别。对于二、三期结肠直肠癌，什么是外科规范的手术？我经常和肿瘤内科和肿瘤外科讨论，经常看外科医生如何做手术。结肠癌标准根治术后，二期病人选择观察、化疗或者参与临床试验，5年的总生存率（OS）绝对值提升5%；如果是三期结肠癌术后，5年生存概率可提高26～30个百分点，术后一般都要做化疗，因为其获益的空间大。但要因人而异。对直肠癌二、三期病人，很多肿瘤内科医生和外科医生，不了解目前为什么术后要做规范放化疗。直肠癌病人做根治术后，做不做术后放化疗，结局是不一样的，做了可使局部复发率明显降低，局部的放化疗效果最好。术前是否需要辅助治疗，已有很多临床研究。术前放化疗和术后放化疗也有区别。直肠癌二、三期，术前放化疗+术后化疗，总的5年OS最高，达65.8%，5年生存概率、局部病理缓解率最高，这是目前国际的共识。

也有人说术前做不做放化疗好像与结局无关，直肠癌有其特点，目前手术局部的复发率高是一个难题，术前的同步放化疗和辅助化疗一定要考虑。宫颈癌可以通过放疗治愈，食管癌、鼻咽癌也可以，直肠癌依然有这样的结局，这样的试验在近两年报道后引起极大关注。直肠癌如果到二、三期，放化疗后可能有1/5的病人可以达到长期缓解，内镜下看不到直肠癌，一些老年人不见得非要手术。因此，目前有个观点，同步放化疗后，甚至单独化疗后，一部分病人得到长期缓解，单独放疗也得到长期缓解，到了二、三期不是马上手术，而是要准确评估，根据病人状况选择治疗时机，有不手术而治愈的病例。直肠癌术后复发有一定规律，在有经验的中心，腹腔镜的手术效果等同于外科开腹手术，甚至比外科手术更优，但前提是要在有经验的中心做。

晚期结肠直肠癌有无治愈的希望？一旦发生转移怎么去处理？回顾一下转移性结肠直肠癌、晚期结肠直肠癌的治疗历史，晚期结肠直肠癌如不治疗，自然病程不到1年，1年生存率仅在5%，经过现在的治疗方法，有些晚期结肠直肠癌病人可以生存到5年以上，在我们病房里这类病人比较多。很多消化内科医生都愿意开展晚期胃癌和肠癌的工作，目前的化疗药物都用上，对这些病人是有意义的。目前能用的治疗方案中，单药氟尿嘧啶类化疗方案对晚期结肠直肠癌的有效率为20%～25%，含铂类或伊立替康的两药化疗方案有效率达到40%～45%。但化疗药物累积越多，毒副作用越大。这几年，消化道领域特别在结肠直肠癌领域开展的临床试验进展最快。

对于四期的转移性结肠直肠癌，我们同样可以将其分类治疗。结肠直肠癌出现了肝转移、肺转移，我们也可以治愈，即使出现肝转移，对不同情况还可分门别类。结肠直肠癌肝转移，如果不做外科手术，5年生存概率为3%；在过去大量的结肠直肠癌肝转移后做了手术，5年生存概率大约为40%；10年生存概率大约为20%，未来通过多学科的协作，10年生存概率甚至可达到50%。

对于结肠直肠癌广泛转移，只要有手术机会就手术，局部消融、毁损的方法也可以做。胃和小肠不一样，小肠和结肠不一样，左半结肠和右半结肠不一样，来源不一样，在解剖结构上有差别，在功能上也有差别，分子分型上也有差别。现在晚期结肠直肠癌的结局差异很大，免疫治疗在晚期结肠直肠癌中有重大突破，在5%的林奇综合征病人中，有效率达到50%以上，还有95%不是林奇综合征的病人怎么办呢？现在通过放疗、化疗，导致肿瘤坏死，增强免疫原性，可以加强免疫治疗的疗效。

阿司匹林可用于预防结肠直肠癌，包括结肠直肠癌的术后复发。本文从一个断面上展示结肠直肠癌的全貌，这也是一种整合的观念。筛查并切除结直肠息肉，最大限度发现早期肠癌，是目前降低死亡率最有效的手段。规范治疗二、三期结肠直肠癌病人，提高治愈率和降低复发率，综合运用各种有效手段，包括基于分子分型的靶向治疗，延长病人生存。结肠直肠癌的治疗靠整合，可根据基因序列异常来预测。

整合肿瘤学

肿瘤防治与精准医学

◎ 郝希山

毫无疑问,肿瘤学是整合医学一个很重要的部分。本文将结合我国肿瘤的流行病学趋势,谈谈肿瘤学发展的进程及肿瘤的精准防治。在过去半个世纪,特别是近30年肿瘤增长很快。肿瘤算是"古老"的疾病了,1000多年前,东西方就都有了肿瘤的记载。近30年来肿瘤发病率明显升高,引起了广泛关注。根据世界卫生组织(WHO)发布的肿瘤发病率和死亡率数据,2012年全世界诊断的新发肿瘤病人有1400多万例,其中300多万例在中国,占到21%;2012年全球共有800多万例肿瘤死亡,中国达300多万例,占到近37%。发病数占21%,但死亡数却占了37%,好像不太公平。而发达国家呢?他们2012年新发肿瘤的发病数占12%,但死亡数只占8%。可见发达国家和发展中国家的差别很大。目前,发达国家肿瘤的5年生存率达到60%~70%,我国的发达地区还达不到50%,总体上仅超过30%,这是一个很大的差距。

按照WHO的数据,进入2000年后,肿瘤成了人类第一死因,接下来才是心血管病。从20世纪70年代到2000年,我国的心脑血管病死亡占第一位,到2004年,恶性肿瘤便成了第一位。心血管和脑血管病在国外是分开计算的,我国是把心脑血管疾病算在一起,因此是第一位。根据我国最新统计的癌症发病趋势,在男性中,肝癌、食管癌、胃癌排在前面;进入2000年后肺癌在男性女性之间持平。肺癌的死亡率还是排在第一位,乳腺癌是女性的首位肿瘤死因。进入2000年后,甲状腺癌的发病率在女性较高,从原来的第10位上升到第5位。

中国抗癌协会于2010年在深圳举办了世界肿瘤大会,这是世界肿瘤大会第一次在中国举办，亚洲的日本和印度曾经举办过。本次大会结合发展中国家，包括中国的肿瘤防控提出了三个口号：预防可防疾病，治疗可治病人，通过系统付诸实践。首先防能预防的肿瘤，或者将发病率降低，实现病因预防，或者是提高早期诊断率和治愈率。二是用最优秀的治疗方案治疗。三是系统，不仅是医疗系统，还有医疗报销系统、政府系统、国家工作系统等要发挥作用。我们要缩小我国和发达国家肿瘤诊治的差距，特别是防治，大家要看到 5 年生存率和死亡率的巨大差距，我们和美国等发达国家有 GDP 的差距，这是用钱来计算的；我们和他们在肿瘤防治上的差距是用人的命来追的，这对我们是一个重大挑战。

大约从 2005 年开始，全球对肿瘤医学的研究进行了大量投入，并逐渐形成了精准医学的概念。医学有数千年的历史，可能有 1000 年以上是经验医学，中医讲望闻问切，西医讲视触叩听，都是医生通过诊治疾病得出的经验。后来这些经验应用到肿瘤和其他疾病的诊断中，促进了疾病包括肿瘤学的发展。继之通过影像，不但要发现肿瘤的位置，肿瘤和其他组织的关系，比如周围淋巴结的情况；还要通过显微镜下诊断肿瘤，要观察肿瘤的组织结构、细胞排列，以及细胞核的情况。近百年来，由于检查技术的不断提高，大量数据的不断涌现，肿瘤医学逐渐进入循证医学的分析和研究中，循证医学是医学上一个非常大的进步。但是，肿瘤的治疗，特别是化疗，是"二战"以后形成的治疗方法，在肿瘤治疗中不可或缺，对于有的肿瘤，化疗是唯一的治疗方法。但是，化疗只对部分病人有效，对其他病人不仅无效，反而是有害的。后来，在人类基因组测序完成后，我们可以从分子肿瘤学角度来观察肿瘤，可以进一步从分子水平找寻理解肿瘤和防治肿瘤的依据。肿瘤是与遗传、基因突变密切相关的疾病，基因技术给我们提供了进入数字化医学、基因检测，特别是分子学检测，找出治疗靶标和相关分子来进行预防的机会。由此，我们实现精准的个体化诊治成为一种可能。

2013 年，国家科技部和卫生计生委选择了天津医科大学肿瘤医院作为国家肿瘤临床医学研究中心。我们建了 3 个平台，一个是肿瘤生物样本库，现存 500 万个标本，包括血液，有临床随访的结果；一个是肿瘤药敏和临床检验平台；还有一个是肿瘤检测平台。按照临床转化、发病风险预测、早期诊断、治疗药物筛选，现在开展了近 20 种分子生物学检测。目前我们正在开展 3 个项目的研究，期待获得成果用于肿瘤病人的诊治，为病人带来福音。

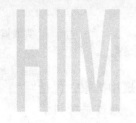

食管癌基因组改变的整合研究

◎林东昕

我国食管癌发病率高,在男性和女性的死亡率中都排到第四位,主要是鳞状细胞癌。相信只有通过基础研究与临床研究的相互融合才能解决食管癌的问题。

肿瘤是一种复杂的疾病,它的发生可能是基因和环境的相互作用所致。对食管癌的研究也是延续这样的思路。老一辈的医学家做了很多流行病学和生态学的研究,试图阐明食管癌的病因,结果发现食管癌有显著的地区分布差异。在太行山一带及一些沿海地区,食管癌发病率比较高;像北京这样的大城市,食管癌的发生率不高;而某些地区食管癌发病率非常高。环境因素在肿瘤的发生中非常重要,但除了环境因素,基因也是非常重要的。

食管癌的病因有环境因素,比如经常饮酒,这一点有很多证据支持。很多人说热饮或吃过热的食物会造成食管损伤,诱发食管癌,但科学证据不多,证据不充分。还有吸烟、膳食不平衡导致某些微量元素缺乏,可能会导致某些基因的表达出问题,再比如食物不洁净等,但基因肯定在食管癌发生中起重要作用,因为在一个相似的环境下,并非所有人而只有小部分人患食管癌。基因组里有高外显的家族性基因突变,这显然跟很多家族性肿瘤有关。

但截至目前,在食管癌中并没发现有高外显的种系基因突变,没有明显的家族性。还有另外一种是家族遗传变异,例如单核苷酸多态性。我们开展了食管癌基因组的整合性研究。基因的变异有两种,一种是种系变异,另外一种是正常细胞变成癌细胞后,它的整个基因组发生了改变。我们要全面了解食管癌的基因组,首先要看发生食管癌的这些个体,他们基因组的种系变异是不是与对照组不一样。发生食管癌后,到底哪些基因发生了变化。我们再把它们整合起来深入分析。世界上研究种系变异的科学家可能更关注种系变异，很少有人把这两个方面整合起来。整合研究种系变异和体细胞突变，确实有很重要的意义。

食管癌的外科手术治疗已基本到了瓶颈状态，很难再提高疗效；一些生物药也很少对食管癌有效，其中一个重要的原因，就是我们对食管癌发生发展的基因组改变不是很了解，没有找到很好的靶标，所以药物治疗一直是个短板。我们的工作分两部分：一部分是了解基因组的种系变化，寻找与食管癌发生发展相关的种系变异，寻找与食管癌发生关联的环境基因交互作用，用于鉴别易感个体和风险预测。在国家"863"重大项目的支持下，近几年做了一项比较大的研究，就是食管癌的关联研究，我们在华北、华中、华东和华南四个代表性地区募集了 10 万多例食管癌病人和相似数量的对照人群，采集外周血 DNA，进行全基因组变异检测。通过对 2000 多例病人和 2000 多例对照者的筛查，以及 6000 多例病人和 6000 多例对照者的多阶段验证，发现在 12 个染色体区域，有 14 个位点变异与食管癌发生有相关性。相关结果已经发表。举例说明。我们发现食管癌易感性与两个基因变异有关，一个叫 *ADH1B*，另一个叫 *ALDH2*。这两个基因都是代谢酒精的基因。许多经典的流行病学研究都发现饮酒与食管癌发生有关。*ALDH2* 基因变异，在中国人中是 A 等位基因占了近 30%；但在西方白种人，几乎没有这两个基因突变；但亚洲人，特别中国人，这两个基因的遗传变异很常见。它们与食管癌的风险有关是因为饮酒。饮酒是上消化道肿瘤发生的危险因素，乙醇进入细胞后主要通过两个酶代谢，其中间产物乙醛是致癌物。我们假设，如果乙醇代谢成乙醛很快，而乙醛代谢解毒成乙酸很慢，这样的人过度饮酒后就会造成乙醛蓄积而增加患癌的风险。我们的结果显示，经常饮酒的人发生食管癌的风险，要比不饮酒的人高 3 倍。如果不饮酒，即使基因变异了也不要紧。如果基因有变异又经常喝酒或被强迫喝酒，那是很危险的。根据研究结果我们得出这样一个结论，虽然有易感基因，但携带者不过度饮酒的话，可以有效预防食管癌。这个研究结果可以指导大众预防饮酒引起的食管癌。当然饮酒只是可以引起食管癌的一个因素，可能还有其他因素与食管癌有关，需要开展类似的研究。

我们的文章发表后，2015 年有一个日本学者做了个实验，他们把小鼠的 *Aldh2* 基因敲除后，让它们喝酒（含 10% 的酒精），结果食管上皮 DNA 损伤比不喝酒者有非常显著的增加，这进一步验证了我们的结果。

我们运用全基因组测序的方法检测食管癌基因组的体细胞突变，运用 RNA 测序的方法检测表达组的改变。到目前为止，还没有大样本量食管癌全基因组和表达组测序的数据。我们检测了 94 例食管癌组织标本，发现有很多突变，包括 60 余万单核苷酸突变、5 万多个插入缺失，还有很多的拷贝数改变，非常复杂。从正常细胞变成食管癌细胞后，基因组发生非常大的改变。由于样本量比较小，我们把6个已经发表的文献中的数据进行合并分析，以期找到更多的驱动突变。此外，我们还做了一些特征性突变的分析，可以看到有些突变和已经报道的特征性突变相似，例如 $E4$ 和 $E5$，它们是食管癌的特殊突变。我们把基因突变与病人的饮酒资料整合分析，发现特征性 $E1$、$E2$ 和 $E3$ 与饮酒无关，但 $E4$ 和 $E5$ 在饮酒者和非饮酒者中有显著差异，提示这两个特征性突变中有些突变是饮酒引起的。ALDH2 和 ADH1B 这两个酒精代谢酶，它们的基因型有个体差异，我们把不同的病人按基因型来分组，发现携带变异基因型的饮酒的病人基因突变更多。我们进一步分析了日本人发表的资料，发现和我们的结果相似，说明食管癌中的一些基因突变和饮酒有关。联合分析还发现了目前尚无报道的两个新的食管癌驱动基因突变。

总之，我们的全基因组关联研究揭示多个与食管癌易感性相关的种系基因变异，其中酒精代谢基因变异与饮酒交互作用是食管癌的重要致病因素。全基因组测序及 RNA 测序结果显示食管癌细胞存在复杂的基因组突变和结构改变，其中有些突变是饮酒引起的。这些整合分析结果在基因组层面为食管癌的个体化防治和研发药物靶点提供了重要基础。

肿瘤转移治疗的整合医学思考

◎沈 琳

从临床实际看，结肠直肠癌的整合医学治疗在大医院应该每天已在用，但在基层可能还没有真正意识到把整合医学概念用于临床中。关于整合，我有两个体会：一是大整合，包含了医学、社会、人文、哲学；而实际上我们更多用的是小整合，小整合依赖于循证医学证据。人是一个整体，整合要从微观回到宏观。下面我将结合临床病例谈谈对整合医学的体会。

在我国，高发肿瘤排前五位的，除肺癌外，其余都是消化道肿瘤，且发病率至今没有下降。郝希山院士说得非常正确，治不好我们就防，比如乙肝病毒感染引起的肝癌，明显是可以预防的。但有些肿瘤不太好预防，或者已经知道了预防措施，但很难去干预，比如吸烟、饮酒、饮食，一个人已经形成的生活方式很难改变。现阶段，我们只能去关注二级预防，即早诊早治。已经发生肿瘤后怎么预防？对于结肠直肠癌，简单的结肠直肠癌病例还好办，但临床上遇到的很多是非常复杂的病例，比如中下段直肠癌，同时伴肝转移、肺转移，不同年资的医生看法不一样，其中涉及手术时机、靶向治疗、治疗目标等问题，我觉得关键是要整合信息，多学科参与。现在学科分得越来越细，太细可以解决局部但解决不了病人全局的问题。

要想把病人的全部信息整合到医生头脑里，并不是容易的事，其中涉及很多问题，可分成两大类：一类是可切除的肿瘤，一类是不可切除的肿瘤，实际上在可切除和不可切除二者间，也是仁者见仁、智者见智，不同的医生、不同的团队对同一病例的判断和处理都不一样。怎么办？需要整合。通过会诊等形式加强临床方式方法和治疗理念的沟通。比如手术时机，到底先切除还是先化疗？做了化疗何时做手术，是3个周期还是5个周期后？化疗后肿瘤大了还是小了，要小到什么程度？在初始阶段不可切除的肿瘤，该用什么手段，是靶向药物还是其他化疗药物？这些都需要讨论。此外，我们要特别注意特殊类型的结肠直肠癌。

我们要采用规范化治疗，多学科本身就是一种整合，但多学科这个整合对于我们今天的整合医学概念来讲还有点小。现在对于结肠直肠癌的治疗，初始阶段的决策非常重要，决策的正确与否直接决定这个病人的生与死。结肠直肠癌现在的整合治疗水平正在飞速发展，治疗水平远比消化道其他肿瘤高，手段很多，这些手段需要整合，不是都用，也不是都一样用，虽然我们有很多规范和指南，但我认为指南只是一个很初级的、基础的规则。

拿指南看病对部分病人可以，但对有些病人不行，指南里面的选项不能满足每个病人的需求。举一个病例，一名中年女性病人，本人就是一名医生，体检时发现癌胚抗原（CEA）升高，后发现直肠上段有一个非常局限的肿瘤，同时有多发的两个部位的肝转移。其实她除了肝转移，还有肺转移，但肺转移是非常小的结节。对结节病灶的综合分析后我们还是考虑转移病灶。在多学科讨论时发现，她在短时间内 CEA 翻了 1 倍，因为她的转移是多部位的，当时我们就考虑新辅助化疗，治疗了 2 个周期（1 个月），它的抗原就正常了，肿瘤也明显缩小。这时再来看肺，当初肺的转移不能确定，即便如此，我们还是给她做了手术治疗。实际上手术治疗在决策前还是有很多争议的，该病人的术前加术后化疗时间一共半年。在后面的动态观察中，发现肺的病灶又逐渐出来了，对于肺的病灶到底是用手术治疗、药物治疗还是放射治疗？手术医生并没有坚持手术切除，给病人用卡培他滨维持治疗。后经反复讨论，并和病人商量，先切除了右肺的 2 个病灶，证实是转移；1 个月后，又把左肺一个部位的 3 个病灶切了，实际上是 3 个小病灶连在一起的。前后观察了 2 年，没有其他变化。这个病人到现在已经随访 6 年，还是无瘤生存状态。那时大家对肝转移已经了解得非常多，但对肺转移还不知道怎么处理。我们查了很多文献，说肺上的结节不影响生存期，如果把肺部结节去除，病人的生存期比肝转移要好。到底哪些肺转移可以做手术，哪些肺转移不能做，这就要整合多学科的经验和信息，这一点非常重要。我有另一个病例，典型的原发肿瘤，病人经济上比较困难，没有能力做基因检测，采用 3 个化疗药物联用，同样可以做到同时切除。

一个外科医生让病人付出非常小的代价，却能把大量肿瘤细胞杀灭，我认为这是完全可行的，特别是现代微创外科的发展，给我们带来了很多便利条件，有些晚期病人，可以尝试一些姑息治疗。整合信息能给病人带来更多便利，我们要考量病人的经济承受能力、身体状况、对化疗的耐受性，以及外科手术的可行性和可能性。再看另一个病例，中年男性病人，2013 年确诊为结肠直肠癌做了手术，术后很快出现肺转移，当时做了术后辅助治疗，并把肺的转移病灶切掉（左右肺都有），考虑到其原来做过辅助治疗，所以未再做辅助治疗。但病人自己服用了药物，后面发现右肺复发了，我们给他再次切除，切除后左侧也复发了。这实际上跟肿瘤的行为有关，我们后来把所有切除的 6 个病灶都拿来做了基因检测，其中发现2个病灶，一个有 *ROS*1 基因突变，一个有 *MET* 突变。当时就给病人用了克唑替尼，但他不像非小细胞肺癌病人那么幸运，前后控制了5个月，后来换了抑制剂，但还是控制不了。后面就使用免疫治疗，效果也不好。在这期间做了很多尝试，效果都不好，病人憋气状态比较明显。所以，我们当时想，是不是什么更特殊的类型？查阅了很多文献提示，应关注如何调节免疫状况，所以我们就找了CCR5抑制剂，它实际上是抗艾滋病的药。病人使用CCR5抑制剂1个月后，癌胚抗原即出现显著下降。有学者已经开展了相关试验，虽然疗效有限，但它对整个肿瘤微环境有所改变。它改变了原来肿瘤所处的微环境后，会使原来产生耐药的环境变成再敏感的环境。我觉得这样的应用研究具有很好的前景，因为这部分药物的安全性要比抗肿瘤药物好得多，我觉得这也是一种整合。不管怎么样，对于免疫环境，对于肿瘤环境的再认识，未来可能会使肿瘤的治疗发生革命性的变化。这种改变，和我们原来那种让肿瘤缩小、破坏肿瘤的理念是不一样的。如果病人一般状况很好，就可以把肿瘤看成是一个寄生物。

在结肠直肠癌领域，我认为非常迫切需要临床与基础的整合，并最终实现整合医学提出的目标。

自噬现象与药物研发

◎ 胡卓伟

我的题目也可以叫"炎症–蛋白质质量控制",因为我长期关心的问题是炎症与疾病发生发展机制的关系。现在大家已经知道,各种慢性病都与炎症有关系。这是过去 10~20 年生命科学领域一个非常重大的进展。炎症涉及方方面面,非常复杂,但概括起来,最重要的一点,我认为就是炎症的性质,特别是急性炎症和慢性炎症的性质,有很大的区别。无论是参与炎症反应的炎性细胞,分泌的免疫细胞因子,涉及的模式识别受体还是其他受体,都有炎症性质的差别。理解炎症的性质对我们理解慢性炎性疾病的发生发展和转归有很多益处。感染以后,通过所谓的病原相关分子模式分子(PAMPs)与模式识别受体相互作用引起炎症反应;炎症一方面清除炎症的诱导物 PAMPs,另一方面参与受损组织的修复,逐渐使炎症转归并修复受损组织,恢复组织功能。然而,为什么很多慢性炎症难以治愈?原因可能在于这个炎症诱导物的变化。炎症诱导物可变为损伤相关分子模式分子(DAMPs),DAMPs 源自我们体内。外源性病原是比较清楚的,但是我们一直搞不清楚内源性致病原是什么物质,它们怎样参与疾病的发生发展。直到 20 世纪末这方面的研究才有了突破。的确,以前很难理解慢性炎性疾病的发病机制是因为许多慢性病发病过程中找不到炎症的起源。我们现在知道,体内多种组织受到伤害,甚至于精神活动,都能产生 DAMPs,并通过激活不同的模式识别受体,诱导低度的炎症。DAMPs 就是驱动慢性病发生发展最重要的内源性致病原。这个诱导低度炎症的 DAMPs 是不能被抗生素清除的。如果不了解这一点,我们都用抗炎药去把炎症给压住,但并没有将引起炎症反应的物质从受损组织清除,那后果就是这些慢性病都治不好。正是基于以上考虑,我们开始研究慢性病的发病机制。我当时的思考归纳如下：炎症是慢性病一个最重要的功能改变，那么慢性病的结构改变是什么呢？就是纤维化！慢性炎症驱动受损组织纤维化，纤维化的组织又成为慢性炎症的重要来源。这是12年前我回国时的思索。

2014年，《新英格兰医学杂志》发表了一篇综述文章指出，包括眼、皮肤、心脏、肝脏、肺、脾、胰腺、肾脏等主要大器官的慢性病，没有一个没有纤维化的问题。为什么纤维化突然热起来了？因为有希望！如果组织纤维化这个器质性的问题能解决，那么很多慢性病都有治愈的希望了。说明研究热度的一个指标就是过去三四年，国家自然科学基金委资助了几十项有关器官组织纤维化的重大或重点研究项目。在这个基础上，我还想往前走一步。除了用过去压制炎症、阻断炎症的方式来治疗慢性病，能不能有别的方法？我当时选定从自噬入手，很快发现它是可以清除炎症的。自噬就是免疫吞噬作用，以后又逐步扩大到了泛素-蛋白酶体系统（UPS），后来又发现所谓的分子伴侣也参与其中。这三个主要的系统，构成了我们细胞内的蛋白质质量控制（PQC）系统。2015年《生物化学年鉴》发表了一篇文章指出，理解PQC的发生不仅会让我们对很多慢性炎性疾病的发病机制有更深入的理解，而且会带来新的潜在治疗学可能。比如，神经系统的三大退行性疾病——阿尔茨海默病、帕金森病和亨廷顿病，临床医生可能还是使用常规的抗炎药治疗，虽然能够减轻炎症反应和病人症状，但对炎症反应的诱导物如错误折叠蛋白则无法清除。老年人随着年龄的增长，UPS系统会发生很多退行性改变，改善这一系统，应该可以延长寿命。所以早期用抑制UPS的物质做抗癌药，就是找它各种各样的抑制剂，但现在方向转变了，不能随便把它抑制掉，完全抑制会带来严重后果。随着年龄的增加，UPS的装置成分都可能会表达降低、功能降低。同时，免疫系统功能降低，也是UPS功能降低的重要原因。那么这可能就是产生与年龄相关的慢性炎性疾病的原因，因为它带来的后果是组织细胞内的慢性炎症诱导物不能被清除。

刚才提到的3种神经退行性疾病，其发病背后的炎症源就是堆积在神经细胞里面的蛋白质聚集体，还有其他如脂肪和细胞碎片等大分子堆积物。这些堆积物不断地诱导氧化应激-炎症反应。如果没有一个清除系统，如何清除这些炎症诱导物，怎么能治好这些慢性病？根本没有可能。这就是许多慢性病长期无法治愈的原因。这就是我年轻学医时，在读完一本《内科学》后，曾发誓不做内科医生的原因，因为一本《内科学》中，好像除大叶性肺炎外，都治不好。2016年至今，至少有超过10篇发表在顶级杂志的文章，报道在高等动物上自噬对延长寿命的重要作用。所以中国古人过去的哲学，其实是非常时髦和先进的，我们中国人的观察能力非常强，很早就晓得"饭吃七分饱"这个养生保健的道理。现代生物学研究告诉我们，饥饿是自噬活化的强大信号，可以激活组织细胞的自噬；活化的自噬可以把肝脏、肠道等器官组织细胞里面的堆积物及时降解清除，人就很少会有慢性炎症和慢性病的发生。一般而言，女性的寿命更长。女同志晚上一般都不吃饭，吃点蔬菜水果；而男同志则是"管它呢，吃夜宵去"。就凭这一条就可能少活几年。我们实验室过去发表了一系列文章，发现 Th1、Th2、Th17 等不同性质的免疫因子能正向或负向调节细胞自噬活性。当使用大量抗炎药，特别是激素一类的药物，把 Th1 免疫反应完全抑制时，自噬活性也被完全抑制了，驱动炎症反应的物质不能从受损组织中清除，这个慢性病几乎没有可能被治好。由于产生的免疫反应性质不同，肿瘤生长因子（TGF）-β1 对自噬的调节取决于不同组织，它对炎症的清除和维护发挥不一样的作用。这是生物系统复杂性的一个反映。自噬与炎症的关系远远不止这些，2016 年《自然》杂志发表了一篇综述，文章就是由发现 Toll 样受体（TLR）而获得诺贝尔医学或生理学奖的得主撰写的。在这篇文章中他主要提出这一观点——活化自噬是清除机体炎症的重要机制。由于自噬是免疫系统的效应器，这就意味着加强人体组织器官的免疫力，能维持比正常条件下更强的自噬活性。活化自噬可以清除 DNA 病毒、RNA 病毒、各种细菌及细胞内的病原微生物。这说明我们过去讲的"要增强免疫力"的确是可以清除慢性炎症和治疗慢性病的关键机制。为什么中药多年来一直受到怀疑，但又总是在治疗慢性病方面显示出非常好的效果呢？它的科学道理就在这里，中药如黄芪、党参、当归和其他大量真菌，都有非常肯定的增强免疫力的作用。10 年前很多人嘲笑那些支持使用真菌核糖核酸作为保健品的学者，说核糖核酸没有任何治疗作用。当时，人们很难讲出道理来反驳。现在知道，经消化道吸收的很短片段的核糖核酸也可以激活模式识别受体，增强免疫力。因此，激活这类非特异性免疫力既可以提高我们人体对抗各种应激反应的能力，有点像口服疫苗的作用，也可以清除炎症反应的诱导物，尤其是慢性炎症，达到防病治病的目的。慢性病不能光用抑制炎症的方法来治疗，也要使用增强免疫的方法来治疗。这是非常重要的。

2012 年，《新英格兰医学杂志》发表了美国的一项肺纤维化治疗的双盲对照多中心临床研究，该研究的背景是，按照美国肺病学会治疗指南提出的由强抗炎药加免疫抑制剂加抗氧化应激药三联体（强的松＋硫唑嘌呤＋N－乙酰半胱氨酸）治疗特发性肺纤维化的方案已经在美国的各大医院进行了三四年，作者的研究目的是要确定这个治疗方案到底有没有效、能不能降低特发性肺纤维化病人的死亡率。三联用药组共 77 例病人，安慰剂对照组有 78 例病人。临床研究原定的追踪时间为 2 年，但研究刚刚进行到大约 6 个月，发现治疗组已经死亡了 8 例，安慰剂对照组，也就是不治疗组仅死亡 1 例；治疗组因病情加重需住院治疗的有 23 例，不治疗组仅有7例。结论是这个三联体方案治疗特发性肺纤维化不仅无效，而且加重病人的病情发展。据我了解，我国的医院里面还在普遍使用这个方案治疗特发性肺纤维化病人。这样的治疗，病人只有死路一条。对照组病死率大大低于治疗组说明，这个强烈抑制免疫-炎症反应的三联体治疗方案完全治反了，免疫力被抑制了，自噬活性被抑制了，病变组织恢复功能也不可能了。事实就这么简单。我们现在很多的慢性病就是这样过度治疗治死的，这种现象在恶性肿瘤治疗过程中也特别常见。我们曾经尝试从中药中去寻找免疫增强剂来治疗肺纤维化，实验筛选了五六十种天然产物。应用了两个非常重要的树突状细胞成熟的标志物 MHC-Ⅱ和 CD11c 作为筛选标准。不能只是按照中医的一般经验，必须要有循证医学的证据。后来我们找到了一个中药复方制剂并获得了良好的抗肺纤维化效果。简单地说，这个复合物能够促进肺组织 Th1 型免疫反应，同时抑制 Th2 型免疫反应，后者的过度增强是促进肺纤维化发展的主要机制。我们治疗的一个病人，来自浙江大学附属医院呼吸科，因大剂量激素引起了急性肺纤维化。治疗后3个月显示了明显的效果，后来完全康复。笔者几年前也因为到河南出差先是感染甲型流感病毒，后又被细菌感染引起肺炎。发病5天后因严重的双重感染和肺纤维化被送到北京协和医院抢救。我知道，这种病毒加细菌引起的双重感染常常导致显著的免疫低下。于是我使用了这个中药，一天就吃9粒胶囊，连续吃了9天后，康复出院。但连续治疗了2年才让气短的症状消失。和我一同住院的4个病人，我送药给他们，他们一看这个不是药，不吃。依靠这个中药复方制剂，我们已经治疗了数万例类似上面提到的急性肺纤维化病人。我当时还发表了一组文章，试图证明其作用机制。概括起来，实际上就是发现它调节 TLR2 受体和 TLR4 受体的能力存在区别。我们的研究证明，TLR4 受体是不能随便抑制的。TLR4 受体主要介导 Th1 型免疫反应，是决定许多器官组织免疫力的关键；而 TLR2 发挥比较平衡的作用，既介导 Th1 免疫反应，也引起 Th2 型反应，是一个非常有意思的受体。在此基础上，我们做了一些转化工作，结果发现：① TLR4 是免疫力的关键分子；② TLR2 是介导组织抑制性免疫反应的关键开关；③通过适度活化 TLR4、抑制 TLR2，成功地开发了增加免疫力、促自噬活化、抑制多种器官组织纤维化发生发展的中药复方制剂。美国科学家2010年在《科学》杂志上发表了一篇文章，他们发现卡马西平——一种精神性用药——能促进细胞自噬活化，他们使用这个药来治疗因 α1-抗胰蛋白酶 Z 突变引起的肝硬化，从而使堆积在肝组织内突变的 α1-抗胰蛋白酶 Z 被活化的自噬清除。这个因突变 α1-抗胰蛋白酶 Z 引起的肝硬化在此之前是没有治疗药的，完全是死路一条。我们中国人患此病较少。《科学》杂志的报道不仅给出一个清除引起该疾病病因的案例，同时通过这个研究打通了治疗类似疾病的研究方向。

2016 年，《自然》杂志发表了一篇综述文章，将自噬与促进肿瘤的炎症和抑制肿瘤的免疫力联系起来。总结起来，它告诉我们：第一，可以明确的是，单纯抑制免疫-炎症在肿瘤中会产生不好的结局，促进肿瘤进展，所以需要从宏观上全面了解这个治疗策略；第二，与前面提到的纤维化研究结果类似，介导免疫力的 TLR4 是不能阻断的，而 TLR2 是可以阻断的。但是很遗憾，我们实验室做了很多年的努力，虽然我们发表了一系列的文章，但就是得不到非常好的抗 TLR2 抗体或者小分子拮抗剂。发现 TLR2 的作用是多年基础研究的结果，以这个受体做药靶是没有问题的，但我们也遇到了困难，做不出来。然后，我们选择 IL-17A 细胞因子作为新药研究的药靶。我们是全球第一个发现 IL-17A 可通过 TGF-β1 发挥促组织纤维化作用的课题组。另外，我们发现它可以抑制自噬。这个课题我们也是通过一系列的文章证明，长期的慢性炎症得不到清除，那么受损组织中的蛋白质、大分子和其他组织碎片还有其他一些有害的代谢产物就会大量堆积，并导致纤维化的组织无法恢复正常功能。我们课题组前后在几名五年制博士研究生的努力下，用 10 年时间完成了一个抗全人 IL-17A 单克隆抗体药物的研发，目前已经取得阶段性进展。诺华公司开发的抗 IL-17A 单抗药已于 2015 年上市，主要适应证是银屑病，一年多时间，销售了几亿美元。临床研究结果显示，经过半年的治疗，可以使银屑病病人的皮肤几乎完全恢复正常，但是对组织纤维化有没有这么好的效果，我们拭目以待。围绕我们在自噬领域的研究，前一段时间，我们发现 TRIB3 这个应激反应蛋白可以把引起糖尿病发病的一些关键信号分子跟恶性肿瘤的发生发展联系起来，通过对其机制的深入研究，我们开发出了一个多肽先导化合物，它主要可使肿瘤细胞内受到抑制的细胞自噬流恢复，加快许多促肿瘤因子的降解，抑制了肿瘤的发展和转移。经过一系列优化改造后，该多肽在老鼠的半衰期由原型肽的 30 分钟达到了 700 分钟，在灵长类动物体内的半衰期可能达到 6 天，所以 1 周用 1 次药就可以了，这是动物实验的结果。

另一方面，我也要强调指出，自噬的过度活化也会产生问题。我们使用糖尿病动物模型发现，糖尿病动物发病早期，心脏很快就会发生肥厚。随后，心肌细胞由于不能很好地利用葡萄糖，细胞内能量匮乏，导致自噬被过度激活，最重要的标志是细胞内所有自噬受体被降解了；过度激活的自噬也会将维持心肌细胞生长动态平衡的关键分子表皮生长因子受体（EGFR）和它的亚型全部降解掉。这些作用导致心肌细胞死亡，出现心力衰竭。用什么药物能够逆转这种改变呢？我们所的于德泉院士几年前告诉我，说他很喜爱由两味中药组方的千金方，虽简单，但古人一直使用这个方子治疗糖尿病。他已经陆续研究了近 20 年，但一直没能把药做出来。老先生希望我们一块合作开发这个中医古方。我们还真是不负老先生重望，将其中的两个活性分子分离出来优化配伍后，使之能够治疗糖尿病引起的心肌病和心力衰竭，使动物因心力衰竭的死亡率降为零，而不治疗组则有近50%的动物死亡。这个复方对糖尿病心力衰竭时的心肌细胞能量代谢和心肌纤维化等都有很好的拮抗效果。该项目今年已经纳入了我们协和的重大新药开发计划。

下面简单介绍一下我们课题组在 UPS 方面的工作。我们刚刚在《癌细胞》（*Cancer Cell*）上发表了一篇文章。我们发现，应激反应蛋白 TRIB3 可以通过与癌基因蛋白 PML‐RARα 相互作用，抑制 UPS 对癌基因蛋白 PML‐RARα 的降解，介导急性早幼粒白血病（APL）的发病和治疗耐受。通过仔细解析其作用机制，我们开发了一个可以打断这两个蛋白相互作用的多肽药物，能够促进 PML‐RARα 的降解，治疗 APL，其疗效可以与三氧化二砷媲美，并且没有那么多副作用。该多肽能够促使与 TRIB3 结合在一起的 PML‐RARα 大量降解，恢复抑癌基因 $p53$ 的功能，促进 APL 细胞分化，抑制白血病干细胞，最终阻断 APL 的发病进程。在 APL 动物上，该多肽的治疗作用超过单纯的维甲酸或（和）三氧化二砷；与维甲酸或三氧化二砷合用，效果更好。这项研究成果也是我们目前在蛋白质相互作用和蛋白质质量控制研究方面取得的一个比较欣喜的进展。

从整合医学角度看结肠直肠癌的精准治疗

◎王锡山

随着科学技术的进步,人类对于肿瘤的理解也愈加深入,对于癌症未知领域的发现与探索的兴趣也愈加浓厚。回顾历史,尤其是现代医学诞生后,人类先后战胜了许多曾严重威胁生命健康的疾病,如传染病、地方病等。在与疾病的长久抗争过程中,医学模式也经历了多次转变,从最初的经验医学发展至"生物—心理—社会"模式。总结过去的经验,我们发现每一次医学的变革都是在科技生产力获得巨大进步的前提下,受困于疾病诊治的瓶颈,使得我们不得不进行思维转变才找到新的方向,思路决定出路,在经历痛苦历程后,每一次医学的进步都使得我们对医学的认知更加深入。

医学的发展大体经历了"大而全"的全科化到如今的"细而精"的专科化历程。随着医学发展的亚专科化,尽管专业知识、技能愈加精深,但整体观的缺失使得当前医疗呈现出"片面的深刻"的特征。医学思维属于典型的复杂系统思维,应该重视研究对象的复杂性、整体性、相关性、联系性和互动性,应该从系统全局的角度认识和把握问题,应该避免过分注重细节与局部的认识局限,简单地概括,医学思维的核心应该是整体观。当前医学治疗的问题往往是忽视部分与整体的关系,常常导致注重专科疾病而忽略了生病的人的现象,于外科最为典型的是"成功的手术,失败的治疗"。

医学同时也是一门复杂的社会心理学科,是介于自然科学与社会科学之间的一门交叉学科,具有自然科学性质,也有社会科学性质。影响其前进的不仅是知识与科学技术进步,文化、政府监管与导向等因素都与其息息相关。在强调医学工作者应具备整体观的同时,在对就医者的医学科学知识普及和宣教过程中亦应当灌输整体观的理念。例如,在肿瘤预防过程中,既往我们可能过分强调某种营养元素的防癌作用，而忽略了膳食平衡整体原则的普及。在自媒体时代，信息传播的速度难以度量，如何科学、客观地引导医学科普也是一项任重道远的工作，在既往的宣传中，往往强调技术设备的先进，夸大其作用，忽略甚至漠视了医学从业人员专业知识的价值，从而产生"病人挑选治疗方案、头痛医头、脚痛医脚"的荒诞怪相。医学不属于基础科学，它的发展依赖于国家科学技术的整体发展。过去囿于知识所限，人类在应用药物抗争疾病的过程中有很多失败的教训，比如沙利度胺与海豹儿、四环素牙等。回顾人类历史，在应用药物的问题上，我们自身就是"实验室的小白鼠"，所以医学不会永远正确，会走弯路，关键在于，在整体观的思维理念下，基于现有的医学证据，给出科学合理的治疗方案，尽管可能在某日回首发现这可能是限于所处时代的"错误"治疗。

以微创手术为例，微创广义是理念，狭义上是手术路径的选择。内部脏器切除范围相同，只是手术入路有所不同，虽然只是切口的问题，但是从生理、社会、心理、人类情绪与美容等角度来看，这是个极具意义的复杂问题。我们提出经自然腔道取标本手术（NOSES）的概念，就是整合疼痛学、卫生经济学、美容、功能外科等观点。既往胃肠道手术，切除病灶及区域淋巴结，提高生存率；后来为了进一步追求疗效，手术范围越来越大，但疗效不再提高，副作用却愈加严重、频发，从而促使我们提出功能外科理念，最大限度根除病灶，同时最大限度保留器官功能。我们团队完成了NOSES 10种术式的创新，这个手术并不是适合所有人，有着严格的适应证，对比传统的微创手术，NOSES有很多优点。在肿瘤的治疗过程中，决策占75%，技巧只占25%，在确定方向后，技巧对结局的决定作用就变成百分之百。我们强调的整合不是表面的整合，也不是表面的合，合是形式、是结果，贵在整，即怎么干，如何干，干出什么样的结果，达到什么样的目标，这是我们需要考虑的。

2016年度我们获批国家精准医学重大专项课题，整合基于中国医学科学院肿瘤医院前期积淀的研究成果，通过开展多中心临床试验优化、研制结肠直肠癌预防、诊断、治疗标准和精准方案。奥巴马提出精准医学，标志着随着新一代测序等科学技术的积淀、发展，一个新的医学时代来临，其实它早已初见端倪，在人们对基因这个名词还不是那么熟悉的时候，某些药物的应用就要检测基因表型了。这个时代的到来不可抗拒。这个时代我们要做些指导医学前行的事情，通过此课题希望抛出橄榄枝，与同道合作，快速全面获取病人遗传信息，更好地了解结肠直肠癌的复杂病因，更准确地找出有效治疗方案。课题研究涉及结肠直肠癌精准化防诊治模式的探索和优化：通过筛选可靠的结肠直肠癌高危发病风险的生物标志物，评估个体发病风险，对高危人群进行早期干预，能够控制结肠直肠癌的总体发病率，降低人群疾病诊断和治疗的总体投入成本，使肿瘤防治战略前移；优化个体化治疗方案的选择，避免过度治疗或者治疗不足、治疗无效等情况的发生，整体上提高医疗资源的利用率。精准医学提出，不但要根据传统的症状和体征对疾病进行分类，还要根据疾病的分子基础来进行分类，并在分子层面找到最适合的药物或治疗手段。其可带来三方面的获益：①进一步提高治疗的有效性；②进一步降低不必要的药物的副作用；③进一步节约医疗的费用。笔者认为尽管在项目攻关过程中存在很多困难，但研究取得的任何点滴成果，对于当前基于形态病理学的医学模式都是有益的补充，更可全面获取病人个体化信息作为结肠直肠癌诊疗决策的依据，从而能够在恰当时机给合适的病人以精准的治疗，最终向攻克肠癌目标迈进一步。

精准医学为整合医学提供了新的视角和新的思路，整合医学为精准医学指明方向，精准医学的出现使结肠直肠癌的预防、诊断、治疗与科学研究协同一致，深入分子水平，加速向临床转化，标志着一个崭新时代的来临。汲取既往经验，人体作为整体具有非加和性，部分不能等同于整体，精准医学的整合之路才刚刚开始，未来的路还很长。医学和建筑学一样，是不完美的学科，更是严重依赖其他学科发展的学科。作为医者，我们能做的、须做的就是看清方向、砥砺前行。

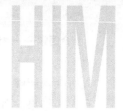

胃肠肿瘤诊疗中的整合医学思考

◎张 俊

我是一个做过外科的内科医生,在这里我想讨论三个问题。

第一,怎么认识一个肿瘤?当我们看到一个肿瘤时,我们会从影像学、功能影像学、细胞学、分子甚至全基因组来研究,可以说包括了DNA中心法则下的所有东西,但用之解决临床实践,转化到临床应用的究竟有多少?

以胃癌为例,不同的胃癌代表的是不同的疾病,还是代表同一个疾病的不同表现?即所谓的异质性问题。分子分型有很多,转化到临床有用的有多少?相关论文非常多,但临床能够借以作为关键的参考或者指标的有多少?关于肿瘤微环境的问题,原先认为肿瘤微环境是一个"温柔乡",现在认为肿瘤微环境对肿瘤细胞不仅起滋养作用,更重要的是起筛选作用,严苛的微环境包括缺氧、酸中毒、永久的血供减少,对肿瘤实际上是筛选,适者生存。关于抗肿瘤血管生成,血管生成过程不是一成不变的,这可以解释有的抗血管生成药放在肿瘤的一线治疗没有用,到二线、三线才有用;也可以解释为什么带瘤的病人有用,辅助的病人没用。我们讲的异质性不仅涉及肿瘤本身的异质性,还关系到血供的异质性和微环境的异质性。原来总认为,对微环境的改造就是所谓的降解机制,抑制血管。现在大家知道所谓对微环境的改造,不仅是全面对着一个方向来杀,更关键是怎么更加有利于我们对相关肿瘤的抑制。

关于肿瘤的免疫系统,2016年报道了一个结肠的免疫系统评分,通过免疫组化来评估,以了解肿瘤局部的免疫微环境。肿瘤评估体系包含三个方面:肿瘤本身、肿瘤微环境、肿瘤免疫,三个方面都细化到了分子水平,但这一系列细化的分子网络,究竟转化到临床有多少用,还不得而知。

第二,临床怎么决策?现在指南满天飞,指南遵循的还是群体数据。循证医学告诉我们的是大量的病人,随机分两组进行比较,人海战术能够带给我们什么?

人海战术能够带来临床证据，能够解决异质性的问题，但也有可能产生脱离实际和人为结果的危险。比如一个药在某个肿瘤中有效，换到另一个肿瘤是否还有效；或者用这个药单药有效，但不满意，还要看两个药联用有没有效，三个药联用有没有效。

现在绝大多数的临床研究，都局限在某一个点对点、头对头的比较，但肿瘤治疗是一个全程的理念，有可能一线治疗会影响到二线治疗，二线治疗有效有时是一线治疗诱导的。所以我们希望临床研究要从点对点、头对头的比较，逐渐过渡到全程管理和合理布局。

我们做过一个小样本临床研究，故事讲起来蛮有意思。我们用一个对肠癌非常有效的靶向药治疗胃癌，早期非常乐观，肿瘤缩得非常明显，但很不幸，治疗组20多名病人，中位生存时间仅10个月，远不如单纯化疗的11.2个月的总成绩。这给我们一个很大的教训——肿瘤缩小不一定能使临床获益。

大家不要认为手术就好，肿瘤切了就好。有不少病人手术后2个月内呈报复性狂长，连接受后续治疗的机会都没有了，上述事实提醒我们治疗肿瘤最大的悲哀是"瘤子小了人没了"。我们要考虑治疗目标能否更加明确一些，疗法用的人如果不对，效果将适得其反；如果疗法用的药不对，效果同样会适得其反。要确定人和药都用对的问题事实上很难，基因那么多，谁能成为真正的靶点，而且这些都是移动靶，不同时间点在变动。检测到的靶点是否只是结构上的，其实没有功能。这给临床造成一定的困惑。这就需要整合，整合各种信息形成经验。

我们习惯了用线性思维或逻辑思维考虑问题，有关肿瘤的现有发现，绝大多数都是基于线性的结果，不能反映真实世界尤其是多个分子靶向治疗的整合，包括胞内加胞外，上游加下游，A通路加B通路，所有这些均基于线性，线性代数逻辑的设计有时并不一定能反映临床真实问题。阻断一个通路后，肿瘤会通过另一个通路实现补偿性效应，这就是为什么有些靶向药开始无效后来有效，或者是开始有效后来无效的原因，这叫肿瘤的适应效应。所以靶向治疗总体的思路，不仅是从一个点，更关键是通过全局的观念来分析和设计。

第三，临床研究设计和统计学问题。长期以来，循证医学概念告诉我们的是人海战术，根据治疗设定的目标来确定样本量，在样本量里，A组和B组的样本量是一成不变的。其实在整个治疗的动态过程中，通过相关的分析，有可能A组获益的人会多，这其中涉及自适应的随机化临床研究分组，更加有利于把潜在有效的对象分在潜在有效的人群。就是在与肿瘤博弈的过程中，尤其是晚期肿瘤，我们追求的究竟是斩草除根，还是和平共处。

在这个过程中怎么掌握一个度。可以把《黄帝内经》中治疗孕妇妊娠病的概念移植到肿瘤治疗中去，因为二者在临床上非常贴近，都是抗血管生成治疗。过去抗肿瘤总想把血管阻断，把肿瘤"饿死"，效果不佳。现在转为抗血管生成治疗，不只是单纯的截断过程，而是使血管正常化就像大禹治水，开始一味地堵，一味地杀，结果带来肿瘤反复性或报复性的生长。如果把血管正常化了，更加有利于药物输送，更加有利于降低渗透压，可能会更好地顺应带瘤生存的大方向和大目标。

我们做过的一个临床前研究，采用一种改良的化疗模式。常规化疗模式是大剂量冲击，或者中剂量间隔给药。我们用的是小剂量高频次给药，叫节拍化疗。通过体内和体外研究，发现这种小剂量高频次给药方法，不仅能抑制肿瘤生成，关键是也能抑制肿瘤血管生长。我们目前正在开展两项临床研究：一个是诱导治疗，收到了很好疗效，连续两次影像学复查，证实病情稳定，接着用单药靶向治疗；另一个是前期诱导治疗有效，对肿瘤应答非常好的病人，在维持治疗阶段，一组用经典维持，另一组用节拍化疗，核心是在整个肿瘤过程中怎么做到合理布局，一张一弛才能做到有强有弱。常规理念总想一直把肿瘤打到"趴下"，或者打到病人出现不可耐受的不良反应，事实证明这不是好办法。改良成我们的全程管理理念，在一定程度上能提高疗效。

抗血管生成和改善其他微环境之间的关系，包括与免疫系统之间的关系，也包括肿瘤与肿瘤免疫之间的关系。关于疗效监测体系，也就是前述的三大体系，即肿瘤评估体系、临床决策体系和判效体系。怎么判识治疗有效？从宏观上，可以看瘤块的大小，从微观上可以测基因。也可以选择其他替代的标志物，标志物的改变能够帮我们尽早检测，不仅可用于早期筛选，还可用于防治。

在浩瀚的信息海洋中，如果要确保获取的信息精准、真实，需做到以下几点。第一，不能捕风捉影。第二，不能指鹿为马。第三，要关注镜像效应和互补效应。第四，要注意循环肿瘤细胞聚集的异质性问题，这里涉及为什么在临床上需要重复检测或多次检测。从整合观看基础与临床研究的热点，我认为有几个问题需要关注：①怎么解决改良我们做现行研究的惯性思路？②怎样做好决策时间点的全景观与整合观？③除了常规审视肿瘤外，还有没有其他替代标志物？④怎么做到数据库的完善？⑤临床经济学的考量。

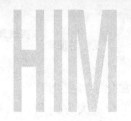

整合肝病学

干细胞移植在晚期肝病治疗中的整合医学实践

◎王福生

本文主要谈以下3个方面内容：①干细胞治疗的相关背景；②间充质干细胞治疗肝硬化和肝衰竭的临床状况；③如何把这项工作开展好。

《科学》杂志在1999年和2000年连续两年将干细胞技术评为世界十大科学成就之一。随着胚胎干细胞的发现和其他成体干细胞研究的进展，干细胞基础研究为临床应用奠定了很好的基础。我国也把干细胞研究列为国家的重点研发项目。2017年3月，笔者和第四军医大学（现空军军医大学）的韩英教授、浙江大学的项春生教授、四川大学的邓洪新共同申报并获得了国家干细胞治疗肝病的重点研发项目，这为我们进一步开展此方面的工作奠定了基础。

目前应用于临床研究最多的干细胞是间充质干细胞，已用于各种疾病的治疗。为什么这种细胞应用得相对普遍呢？第一，间充质干细胞能分泌很多调节免疫或促进炎症消退、组织损伤修复相关的细胞因子，并能诱导调节性T细胞的产生，这些因子或调节性T细胞通过免疫调节作用，使炎症细胞活性降低，从而减轻炎症反应。第二，间充质干细胞能分泌很多生长因子，比如肝细胞生长因子，促进肝细胞的生长；还有其他一些生长因子，能促进神经细胞、胰岛细胞、血管内皮细胞的增殖分化，促进组织再生。美国、欧洲以及我们周边的一些国家都已经批准了干细胞尤其是间充质干细胞作为细胞类治疗药物的应用。为什么可以用干细胞治疗疾病，比如治疗肝脏疾病呢？有多种病因可引起肝脏疾病，常见的有乙肝和丙肝病毒感染、长期饮酒、药物诱发等,可导致急性肝炎、慢性肝炎或者肝硬化,最终导致肝衰竭或肝癌。在这个病理过程中,如果能早期发现并及时治疗,疾病可能不发生进展,也不需要干细胞治疗;但一旦到了失代偿期肝硬化,则没有很好的药物用于治疗,会发展到肝衰竭或肝癌。在没有特效药物治疗的情况下,在常规保守治疗的基础上,利用干细胞特有的特性,把干细胞治疗技术整合进疑难危重肝病的治疗,能收到很好的效果,这就是整合医学在难治性肝脏疾病治疗中应用的具体体现。

2014年年底,笔者与几位专家应邀共同为《肝脏病学》(*Hepatology*)杂志撰写了一篇综述,题目叫《中国肝病的负担及其对全球的影响》。我国是一个肝病大国,乙肝和丙肝约占全球发病率的1/4,酒精性脂肪肝及自身免疫性肝病也很多,我们这一辈,甚至下一辈的肝病工作者,都有很多事情要做。肝病进展到肝硬化或者肝衰竭时病死率很高,没有很好的治疗方法。为此,应用整合医学的理念,我们将传统治疗方法与干细胞技术进行整合,以期通过不同的方式,减轻肝脏炎症,促进肝细胞再生,部分恢复肝脏功能,抑制疾病的进展。2008年,我国台湾的研究人员应用人的间充质干细胞治疗小鼠暴发性肝衰竭模型取得成功,直接应用间充质干细胞比应用间充质干细胞经体外诱导成肝细胞样细胞的治疗效果更好,而且经静脉输注比经脾内输注效果好,这给我们一个很大的启示:干细胞治疗不一定需要在体外将干细胞诱导分化成组织样细胞。而要彻底阐明这种机制还需一系列相关研究。比如在小鼠模型中,可以看到间充质干细胞不仅可促进肝脏本身细胞的增生,同时也能增加肝细胞抵抗有毒物质侵害的能力。我们觉得更值得关注的是,2012年我国科研人员利用大动物如猪的肝衰竭模型,用人的间充质干细胞治疗后,血清转氨酶和胆红素水平都有明显的改善,发生肝衰竭的猪70%能存活,说明间充质干细胞对肝衰竭有明显的治疗作用。其主要机制是间充质干细胞通过分泌大量的细胞因子,诱导调节性T细胞的产生,减少免疫细胞的激活,改善肝脏微环境,减轻肝脏炎症。由于肝脏微环境的改善,还可以促进肝脏自身细胞的增殖,促进肝内间充质干细胞向肝细胞的转化,从而促进肝功能的改善。

以上都是动物实验,那么在临床中的应用效果如何呢?有作者观察了长期的临床效果,发现间充质干细胞治疗的长期效果不明显,这很遗憾,其中涉及很多机制。韩英教授用间充质干细胞做了很多工作,还获得了军队医疗科技成果一等奖。用间充质干细胞治疗,不仅可改善肝脏炎症环境,而且减少肝脏纤维化的发生,可以看到治疗后肝脏组织学的改善。用自体骨髓来源的间充质干细胞,可以使一半病人获得组织学改善,与治疗前相比,治疗后肝脏整个纤维化程度会降低,这种降低一方面是由于肝脏某些胶原物质的产生减少,另一方面还可以促进已经纤维化的组织降解,对肝硬化发挥整体治疗作用。治疗一两次,就可以看到肝脏胶原的产生减少,同时也可以看到肝脏组织学的改善。关于间充质干细胞治疗的安全性问题,目前尚无治疗组织明显坏死的报道,两年以上随访也没有发现肿瘤发生明显增多。

我们的临床研究发现，间充质干细胞治疗可以明显提高早中期肝衰竭病人的生存率，但对晚期病人生存率改善不明显。对失代偿期肝硬化病人，间充质干细胞治疗对改善腹水有明显作用。相关机制可能很多，其中之一是可以看到治疗组病人血清中肝细胞生长因子水平明显增高。我们之前对260多例失代偿期肝硬化病人做了近7年的随访分析，发现间充质干细胞治疗组和对照组相比生存率明显升高。同时我们还观察了两组肿瘤的发生情况，发现两组肿瘤的发生率无明显差别。在治疗组，经病人同意，我们做了组织学分析，发现肿瘤的发生与间充质干细胞治疗无关。我们还将间充质干细胞用于治疗原发性硬化性胆管炎（以前叫原发性胆汁性肝硬化），发现治疗后碱性磷酸酶水平明显改善，把握好治疗时机可以提高病人的生存率。2013年我们撰写了一篇有关干细胞治疗肝病的文章，在文章中我们阐述了无论是什么原因造成的肝脏损害几乎都与免疫因素有关，是免疫因素造成肝细胞的破坏，最终发展成肝硬化、肝衰竭。尤其对于肝衰竭肝细胞的坏死，在早期或者中期如果用间充质干细胞治疗，结合其他常规的治疗方法，可以减轻肝脏炎症，促进肝脏细胞的再生，从而改善肝脏功能。当然在临床上还需要更多的病例进行总结。

干细胞治疗肝病，如果从整合医学的角度来看可能只是迈出了一小步，干细胞的临床研究目前正逐渐走向正规。2016年3月国家成立了干细胞研究专家委员会，第一批批准备案的31家干细胞临床研究机构已经对外宣布。对于批准备案的干细胞临床研究机构应有相应的平台、临床研究的规范化方案和从事干细胞基础和临床研究的团队，还有相应的药品生产质量管理规范（GMP）要求。专家委员会要求每年评两次，目前评估的通常只有一项细胞治疗的内容，未来可能会有更多的单位可以开展干细胞治疗多种疾病的临床研究。干细胞临床研究怎么发展？有人说应作为一种临床技术，在相应的临床研究机构开展研究。还有人认为，应把它作为一种新药，作为细胞类的药物用于临床治疗，国家药监总局做过一些相关的规范，遗憾的是药监总局没有专职的团队、专职的专家去做这方面的工作。

在国家层面，在政策、法规、行业标准、技术规范等方面还有很多工作需要去做，需要大家共同努力，承担相关的研究，解决一些技术方面的问题，同时需要国家药监总局有相关专家受理。整合医学不仅需要在学术方面的整合，还需要在社会管理和协作方面的整合。通过整合医学的研究，可以形成规范化的标准，跟国际接轨甚至要优于国际或引领国际。总之，干细胞治疗要为肝脏病人的健康做出贡献，没有整合医学的指导不行。

从眼科看整合医学发展

◎王宁利

《黄帝内经》记载,"肝开窍于目"。眼病与肝病密切相关,作为肝病专家,从眼睛能看到的第一个诊断就是黄疸。我做住院医师时,对于皮肤黄疸,有些实验室指标还没有出来,我们已经看到黄疸了,这就是一个典型的例子。

本文讲四个方面的问题,首先讲学科整体。苏格兰有一个童谣,讲述说原来宫廷里的孩子玩的都是瓷娃娃,瓷娃娃打碎以后,把碎片全部捡起来,粘贴成了一个完整的瓷娃娃,但实际上粘贴好以后已经不是原来的瓷娃娃了。这就是亚学科和整体学科之间的关系。还有一个很有意思的例子,在欣赏一首交响乐时,听众被感动得流泪,摄像头记录了80%的听众流泪的乐段,得出结论是这一段音乐打动了所有的观众。但后来把这一乐段截取下来单独播放,没有一个人感动得落泪,为什么?虽然表面上看是这一段音乐令人感动,但是没有前后乐章的连续,不是一个整体,没有前面的铺垫就没有中间的高潮。我想这个例子能准确表达整合医学的概念。在人类基因测序完成后,单个得到的基因功能和整体的基因功能是完全不一样的,所以对基因学的翻译解决不了人类所有的问题。

眼科分成了13个亚科。我曾听说,有医生到乡下给老百姓做白内障手术时,老百姓问,治疗视网膜色素变性有好方法吗?医生说:"对不起,我是白内障医生,我不知道。"还有,有人打玻尿酸隆鼻,术后失明了。打玻尿酸为什么会引起眼睛疾病?做鉴定时问医生,有医生说"可能有一些人打玻尿酸的血管和眼周的血管有反应",竟然给出这样荒谬的解释。我们认识世界的过程肯定是由粗到细,从细再到整合,但我们从细到再整合这个阶段做得不够。我们摸大象不可能一下把大象全摸了,肯定需要一点儿一点儿地摸,但到最后目的是要摸全。

眼科作为二级学科,从大医学里分出来已经有上千年的历史了,我们眼科医生继续这样可能就把自己孤立起来了。我们的智商高不高,眼睛的贡献量是90%,

所以中国人很智慧地用"聪明"两个字表达。如果耳朵听不到、眼睛看不到，智商肯定下降了。继肿瘤和心脑血管病后，危害人类最大的健康问题是视觉损害。世界卫生组织说，除了丧失生命，没有比丧失视觉更可怕的事。这就是眼科的重要性。现在有的医生往往孤立地看问题，举一个例子。我们做过一个研究，在青藏高原等高海拔地区测量眼压，结果眼压值比较低，为什么？青光眼其实就像高血压，眼压越高损害越大，但高原地区人群的眼压很低，眼科医生说是气压问题导致了眼压问题。其实原因是和呼吸有关，缺氧造成二氧化碳分压增高，导致呼吸性酸中毒，抑制了房水的产生，导致眼压降低。这一发现回答了上述问题，把一个眼科问题放在大医学中去思考，便得出了整合医学的答案。

再举一个例子，我们有个病人在最近的两三年内视力迅速下降，曾被其他医院诊断为"视网膜色素变性"。在同仁医院进行了多学科会诊，会诊结果让我们恍然大悟，并为之惋惜。病人被诊断为胸腺肿瘤，胸腺肿瘤引起了副瘤综合征加速了视网膜的病变。胸腺肿瘤分泌的抗原与视网膜色素细胞分泌抗原相似，免疫反应消灭了视网膜色素细胞，加速了疾病的进展。把肿瘤切除视力下降就会停止。如果能够更早进行治疗，病人的视力会比现在好很多。

注重学科交叉还有一个实例，就是老百姓常说的"眼皮跳"，眼皮跳得太频繁了肯定要去看眼科。以前治疗使用谷维素，现在打肉毒素，把神经末梢阻断使眼皮不跳，但病人会出现表情呆滞。眼科发展了上千年，没有一个结论，总说这些人是因为压力大休息不好。其实，神经外科早已开展了治疗，面神经和血管走行区域中有一个责任血管，这个血管和面神经贴得太近了，在这个解剖基础上，当血压高时血管波动使眼皮跳，做一个隔垫手术就能解决，但是眼科医生不知道。整合医学发展到眼科，应该把长期细分的眼科疾病的发病机制、治疗放在系统中，从整体上考察和研究分析并根据社会、环境、心理现实进行调整，让它更加符合疾病本身的真实情况，从而达到最好的治疗效果。

我们习惯线性思维和一元思维，对非线性和多元问题，再用一元和线性思维会经常出错。举一个例子，原来普遍认为青光眼眼压高，视神经受压造成视神经损害。但我们经过流行病学调查发现，有80%的病人眼压并不高，视神经依旧损害，这是为什么？从解剖学上看，视神经从眼球后部延伸出来经过一段脑脊液，视神经同时受到眼内压和球后脑脊液压力的影响。有些人是不是因为颅内压低，造成了相对的眼内压力增高，从而导致一系列疾病呢？后来我们做了动物实验，把猴子的颅内压降低，结果60%的猴子发生了青光眼，看到了很直接的因果关系。这对将来改变临床实践很有价值，现在还在继续研究。

在研究中，应通过中西医结合跨越式的思考，中医给予了我们启示：眼压正常为什么会得青光眼呢？其实我们老祖宗800年前就知道了，这叫气虚下陷症。由此，我们联想到，是否视神经后的压力不足与正常眼压青光眼有关？与中医的"气虚"理论相似。我们和中医合作，除西医治疗外，还给予这些病人补中气治疗，目前研究正在进行中。关于这项研究，我们在2017年的亚太眼科学大会上进行报告，国外专家对中医非常感兴趣。现在我们走的路就是中西医结合的路。我们现在跟工程力学的专家也在合作，做工程力学的研究，做压力对神经元损害的研究。学科的交叉，关键是要有整合的思想。要走新路，才能创新，否则没有创新。

整合眼科学在各个分科中是最早开展的。如果能建立整合眼科学的学科或者整合眼科医院，绝对是有利于眼科学发展的。因为眼科脱离了综合学科的支撑，它的发展之路走得越快，其实可能离医学的本质就越远。我相信同仁医院的眼科有一定的大综合医学科的支持，应该比别人做得好，但我们还得继续努力。

（本文作者为整合肝病学论坛邀请的专家，故其发言放在整合肝病学。后文中还有类似情况，特此说明）

消化、呼吸共有疾病诊治的整合医学思考

◎ 翟振国

2016年，我会诊了山西的一个病人，他做了白内障手术，手术很成功。1个月后病人突发严重的胸闷，当时的主管医生给我打电话，说这个病人做的是眼科手术，怎么会出现胸闷呢？我说赶快做检查，结果发现是肺栓塞。眼科手术同样也会引起肺栓塞。现在的医生越来越专，知识面越来越窄，这值得我们深思。我以前经常和心血管科交流，因为心和肺都在胸腔里，相互关系非常密切，呼吸病最后导致心脏病，心脏病最后导致呼吸病。那我们和消化是什么关系呢？一个在上边，一个在下边，我们也是邻居。中医说"肺与大肠相表里"，最近研究发现，肺和大肠经络确实是相关的。免疫学理论发现相关的淋巴组织是一个相对独立的系统，这是对古典含义的现代解释。有个36岁的女性病人，一直咳嗽，后来咳嗽变成哮喘，检查发现肺部有个阴影，但后来由于不咳嗽了也就没管它，可是不久又开始咳嗽，检查发现肺部阴影有增大趋势，有很大一个阴影病人为什么没有一点症状呢？病人做了一系列检查，没有任何问题。病人拿着资料找我，我一看就发现很多问题，当时病人黄疸非常厉害，有明显的胆管堵塞，1个月前在当地安放胆管支架。我想这个病人肺没有问题，但同时出现很多疾病，是不是一回事呢？我们给病人做了一系列检查，发现免疫球蛋白出现了明显变化。做PET-CT后发现肝、胆道、胰腺都有病变，现在这个疾病没有完全确定（很可能是IgG4相关性自身免疫性胰腺炎）。尽管病人的肺部没有多大问题，但我还是希望用整合医学方法进行讨论。

我还有一个女性病人，76岁，呼吸困难1个月，伴发热。检查发现肺部没有问题，但血中两个指标——CEA 和 CA199——升高，可以看到低氧血症肺栓塞。给予治疗量的抗凝，却引起了消化道出血。我们给病人做了胃镜，发现幽门完全堵住了，最终确诊为胃窦部低分化腺癌。很多疾病不是单一的，而是相互关联。胃食管反流、肝硬化门脉高压、肝肺综合征、炎症性肠病、胃肠道恶性肿瘤，这些都是很常见的疾病。很多咳嗽的病人就诊查一圈，片子正常、血常规正常、肺功能正常，我们一定要追问一句有没有反酸，有没有消化道症状，说不定咳嗽是胃食管反流导致的。一个呼吸科医生在诊断慢性咳嗽时如果把胃食管反流漏掉的话，就不是一个合格的医生。很多机制都可导致炎症，也很容易发生血栓，这些病人的血小板功能常常有问题，凝血功能也有问题，可以导致血栓形成，这类病人发生血栓，并无纤溶异常和免疫异常，文献经常报道，临床上也经常遇到这样的情况。

　　肝病和肺有很多关联。比如门脉高压，门脉高压病人很容易发展成肺动脉高压。因此，所有的肺动脉高压病人来就诊，我们要常规查肝有没有问题，再查一个肺部 B 超，看看是不是由肝病导致的肺动脉高压；但并不是说门脉高压越重、肝硬化越重就会引起肺动脉高压，发病机制有时与压力不相关，而是肝硬化产生的一些介质引起的。门脉高压相关的肺动脉高压生存率比一般的肺动脉高压要低，因为它有特殊性。这种病人伴有严重的低氧血症，如果找不到原因要考虑肝肺综合征的可能。在临床中怎样治疗肝肺综合征呢？把肝的问题解决了肺的问题就解决了。有很多病人来就诊时胸痛很明显，尤其是右上肺痛很明显，我们经常发现右下肺有栓塞。有一个病人因为消瘦就诊，查了 1 年没查出来原因，后来发现有腹水，肺动脉高压导致进食少才诊断清楚。门脉高压、肝硬化和相应的慢性肝病都可能合并肝肺综合征和肺动脉高压问题，而很多肺病都合并血栓栓塞的问题，有些病人吃饭不好，易反流就会误吸，继之继发感染。这些都是我们应该一并考虑的问题，临床实践中整合医学的思维真的非常重要。我记得有个食管癌病人，术前常规做 CT 看有没有转移，有转移就做放疗、化疗，结果没发现转移，但有一个血栓，是肺栓塞，下肢做检查后发现也有栓塞。这个病人真幸运，如果当时直接做手术，那肯定下不了手术台。医生做手术之前一定要评估风险，对病人有好处，对医生也有好处，这是一个重要的概念。

　　现在越来越多的临床涉及多学科问题，我举的例子都和血栓栓塞和肺循环密切相关，大家想想医院里有哪个科室和血栓、肺动脉高压没有关系？都有！这是临床的实际情况，一定要注意血栓问题。中日友好医院每年有 100 多例的肺栓塞，在呼吸科的不到 1/2，一半以上的病人分布在医院其他科室，消化科就有很多病人，消化道出血了，肺却栓塞了，为什么？消化道出血是因为阿司匹林和波立维吃多了，过量了，暂停以后血栓风险还存在，这是临床存在的情况。我们调查过 125 例肺动脉高压，有一半以上分布在呼吸科以外的其他科室，只有不到一半分布在呼吸科。呼吸、心血管、消化、风湿免疫、影像、超声，一年时间诊断了 200 个疑难病人，这些疑难病人是从各个学科转过来的，只有多学科才能解决问题。多学科解决问题有两种方式：一种是请进来，一起来解决疑难问题；另一种是走出去，我们这个团队走到医院各个科室进行交流，大家坐在一起就能解决很多疑难问题。消化疾病会合并很多呼吸疾病，呼吸疾病会合并很多消化疾病，我们要有团队意识，好的医生应该知道自己会什么，不会什么；一个更好的医生应该知道自己不会什么，推荐给谁去做；一个更高级的医生是把很多专家聚在一起，一起为病人诊治。医生交流的过程就是互相学习的过程，集思广益，"三个臭皮匠"合成一个"诸葛亮"，那"三个诸葛亮"呢？这就是我理解的整合医学。

糖尿病与肝病的整合医学研究

◎ 贾伟平

消化系统的重要器官与内分泌代谢密切相关，其中最典型的就是胰腺，散布胰腺的胰岛分泌调节三大代谢最重要的激素——胰岛素，胰腺是人体内分泌与外分泌水乳交融的典范。很多消化道疾病，比如代谢性肝病和肝性糖尿病等也是消化与内分泌疾病谱的交集。另外肠道激素和肠道菌群对全身各个系统的功能尤其是糖脂代谢也有广泛的调节作用。下面聚焦肝脏，简述肝脏疾病与糖尿病的关系。

一、肝脏与糖尿病

肝脏是维系血葡萄糖水平稳定的关键器官，肝脏就像糖代谢的水库，进食后由消化道吸收而增高的血糖1/3在肝脏储存；当体内血糖较低时，比如空腹或非进餐后，就靠肝糖输出保证血糖水平。糖代谢受多种激素的调控，其中胰岛分泌的胰岛素和胰高血糖素是最重要的两个激素，而胰岛素通过门脉进入肝脏作用后，大多数会被灭活。内分泌系统在很多情况下涉及能量平衡，肝脏作为能量储存的器官之一在能量代谢中发挥枢纽作用。

慢性肝病和糖尿病的关系非常密切，国内外的资料均表明：2型糖尿病病人的乙肝、丙肝、肝硬化和肝细胞癌的患病率高达3%～4%，2型糖尿病病人肝细胞癌患病率增加2～2.4倍，死于肝癌的风险增加1.9倍。2型糖尿病病人几乎所有肿瘤的发生率都增高，唯独前列腺癌的患病率降低，笔者猜测可能2型糖尿病时雄激素水平减少，导致前列腺癌发病迟缓，而其他器官因为存在胰岛素抵抗，肿瘤发生率均增高。

一项包括7148人随访5年的研究发现，和普通人相比，2型糖尿病病人慢性肝病和肝硬化的死亡率增加2.5倍，有非常显著的差异。肝脏出现问题时，可能会导致肝源性糖尿病，也可能因为终末期肝病肝功能失代偿而导致低血糖。肝硬化伴糖尿病时死亡率显著增加，原因在于糖、脂及蛋白质的分解代谢亢进并伴发显著营养不良，因此肝硬化合并糖尿病，除绝对忌酒外，饮食不宜过于严格限制，但仍需控制血糖，因为高血糖影响病人的预后。实验研究显示，血糖高时，糖毒性对肝脏的肿瘤细胞有促进作用。

肝硬化合并糖尿病时治疗首选胰岛素，这些病人尽管肝功能相对正常，但用胰岛素可以减少其他药物对肝脏的负荷，是比较好的治疗方式。特别强调肝功能失代偿者，要避免使用双胍类和磺脲类药物。α糖苷酶抑制剂可以应用，甚至在用药期间可发现血氨水平显著下降。

二、乙型肝炎与2型糖尿病

关于乙肝与糖尿病，我们做过一个横断面的研究，对1365例2型糖尿病病人、381例成年起病的自身免疫性糖尿病病人和1365名正常对照者进行乙肝病毒感染的检测，发现2型糖尿病病人乙肝的患病率较对照人群显著增高，在校正了年龄、性别、体重指数和肝功能等多重因素后，2型糖尿病病人感染乙肝的风险依然增高1.5倍。而成人发病的自身免疫性糖尿病病人与对照人群相比乙肝的患病率无统计学差异。以上研究揭示，2型糖尿病慢性乙肝的感染率高于成年自身免疫性糖尿病。以往研究认为，糖尿病病人易患乙肝可能与共用胰岛素注射笔和频繁血糖监测相关，然而这些因素并不能解释成年自身免疫性糖尿病病人中与正常人群相似的乙肝患病率，因为这些自身免疫性糖尿病病人无论注射胰岛素亦或监测血糖都远较2型糖尿病更加频繁，所以2型糖尿病乙肝感染率增高的原因尚待进一步的研究。

三、丙型肝炎与2型糖尿病

大多数（75%~85%）丙肝急性感染者易向慢性转变，其中20%会进一步发展至肝硬化，少部分（3%~4%）最后成为肝癌。在丙肝病毒（HCV）感染者中糖尿病患病率明显高于非HCV感染者，HCV感染者中糖尿病可在肝病进程早期出现，可见于无肝硬化者；HCV感染肝硬化者糖尿病患病率更高，可达19.6%~50%，不过这主要是因为肝硬化影响糖代谢，因为HCV肝硬化与非HCV肝硬化者糖尿病患病率无显著差异。

HCV感染者肝移植后的糖尿病患病率达到40%~64%，明显高于非HCV感染者，抗病毒治疗效果非常好的HCV感染者糖尿病患病率比较低，与之相对，伴糖尿病的HCV感染者抗病毒治疗效果不佳。其他病因引起的慢性肝病（胆汁淤积性肝病、慢性乙肝、酒精性肝病等）者的糖尿病患病率均不及HCV感染的肝病病人。HCV之所以会导致糖尿病，原因在于胰岛素抵抗明显增加，但具体机制尚不清楚。肝脏是胰岛素抵抗的一个重要器官，但应用胰岛素/C肽比值估测肝脏胰岛素清除情况未见明显变化。HCV对胰岛β细胞功能影响的研究结果也不尽相同，

尚无胰岛 β 细胞受 HCV 直接侵袭或通过免疫炎症致胰岛炎或损伤的证据。

四、器官移植后糖尿病

随着器官移植越来越普遍，各种移植后药物的使用，发生糖代谢紊乱的情况越来越多，其治疗值得关注。这里首先介绍两个概念：①器官移植后糖尿病（PTDM），指既往没有糖尿病的个体接受实体器官移植后，出现持续性高血糖，血糖值达到了美国糖尿病学会/世界卫生组织的糖尿病诊断标准；②移植相关性高血糖，指器官移植前没有明确糖尿病史，而在移植后出现血糖增高的状况。

PTDM 发病率各家报道不一，主要因为影响因素众多，如随访队列的样本量、所采用的糖尿病诊断标准、移植后血糖筛查的间隔时间、随访年限、所采用的抗排异治疗方案的差异等。一般认为肝移植糖尿病的发病率是 10% ~ 30%。导致高发病率的部分原因在移植前就已存在，比如年龄增大，60 岁以前男性高发，60 岁以后女性糖尿病患病率可能更高；还有种族，东亚人糖尿病患病风险高于高加索人；另外糖尿病家族史、肥胖、体力活动减少、HCV 感染等均有影响。移植后一些因素也能增加糖尿病的风险，比如移植器官的胰岛素代谢、体重增加、免疫制剂和其他抑制剂如钙调磷酸酶抑制剂等。

PTDM 通常分为早发和晚发两种类型。早发型 PTDM 指移植后 3 ~ 6 个月起病，又因为病理生理的不同而分为两个亚型。①以胰岛素抵抗为特征的早发型 PTDM。主要由应用大剂量糖皮质激素导致胰岛素抵抗，仅少数病人需用降糖药物治疗，糖皮质激素减量后多数病人糖耐量可以恢复正常，不过以后发生 PTDM 的风险仍然较高。②以胰岛素抵抗和胰岛素分泌不足为特征的早发型 PTDM。这些病人多数需用胰岛素或口服降糖药治疗，即使免疫抑制剂减量后糖耐量仍无改善。晚发型 PTDM 指移植 6 个月后发病，尽管此阶段仅采用小剂量免疫抑制剂维持，仍可发生 PTDM。此类病人大多伴有 2 型糖尿病的常见危险因素，如体重增加、糖尿病家族史及移植前存在糖调节异常等，其胰岛素抵抗及分泌缺陷的程度各不相同，常常需要降糖药物治疗。

PTDM 的治疗在围移植期以胰岛素为主，以后采取饮食调节、适当运动及药物治疗等综合措施。药物治疗应尽量减少免疫抑制剂及类固醇激素的用量。降糖药物的选择仍以胰岛素为主，必要时可酌情加用口服降糖药或胰高血糖素样多肽类似物，同时需兼顾调脂治疗。目前缺乏采用口服降糖药物联合治疗 PTDM 的临床试验结果，但有报道应用阻断肾素 - 血管紧张素系统的药物可能减少 PTDM 的不良后果。

细胞治疗中的整合医学思考

◎张 斌

本文是关于细胞治疗中的一些整合医学思考。如果我们把人类神经元的图和星空宇宙爆炸的模拟图相比,一个细胞蕴含的信息量及复杂程度和宇宙复杂程度基本是一样的。人们对人体细胞的研究有两百多年的历史,细胞治疗现在受到越来越多的重视;但有一些问题,包括不同类型细胞的基础研究,细胞治疗的安全性和有效性还需更多研究获得证据等。这些问题都解决好了,才能满足健康的需要。我是做造血干细胞研究的,造血干细胞移植作为白血病的治疗手段,已成为临床常规的治疗技术。选择合适的供者,对白血病病人预处理,然后把供者造血干细胞输到受者体内就可以治愈某些白血病。现在越来越多的用脐带血,将来可能会用造血干细胞移植。截至 2017 年 3 月底,中华骨髓库库容已达 2 361 427 人例。如果幸运,造血干细胞进入受者体内,到骨髓的微环境里安顿下来,可以恢复受者体内的造血、重建免疫,同时也可分化成免疫细胞,从造血干细胞里分化出来的免疫细胞,可以解决体内残存的白细胞问题。人类从最初的一个受精卵,经过不断发育,最后发育成整体,然后出生、成长直到衰老,在整个生命过程中,所有的组织再生都靠干细胞。

人体可用的细胞基本上分两大类,一类是胚胎干细胞,一类是成体干细胞。美国的公司已在用胚胎干细胞治疗脊髓病,成体干细胞也已有产品上市。这些上市的产品已用于相关干细胞领域的临床研究,包括肝脏疾病、糖尿病、神经系统疾病,以及组织缺损等,在很多领域都得到了广泛应用。

关于干细胞在肿瘤研究中的应用,突变细胞最初是可以被免疫系统识别的,免疫系统激活,突变细胞就被清除了。如果有逃脱免疫打击的细胞,它们会跟免疫系统达成共识,就是你好、我好,相互平衡。第一个细胞性药物是美国 FDA 批准的治疗前列腺癌的药物,是一种疫苗,可以孵化 T 细胞,T 细胞具有识别前列腺癌细胞的能力，该药物使病人3年的生存率提高了8.7个百分点，这是第一个抗肿瘤的疫苗类的细胞药物。免疫系统不仅参与日常对机体内环境的监控，还负责整个内环境的平衡，和很多疾病的发生发展密切相关。这些免疫细胞为什么在肿瘤时失去了作用？从儿童到四五十岁这段时间为何肿瘤相对高发？对于体内免疫系统不作为的问题，普遍认为是免疫系统在肿瘤攻击时受到了抑制。经过多年的研究，有些解除这种抑制的药物已成功上市，有些药物在临床上获得了较好的疗效。

下面谈一下嵌合抗原受体T细胞（CART）治疗，有一个团队最先在血液领域取得了成功。他们治疗了一名慢性淋巴细胞白血病的病人。T细胞内装有慢病毒载体，装载量在3周左右有一个相对上升期，最有意思的是输进去的T细胞在体内可以存活长达半年之久，甚至更长时间。这个团队取得成功后，有一些风险投资给该项目投了很多资金。到2013年又为两名急性淋巴细胞白血病病人做了治疗。这两名病人情况比较复杂，第一个病人治疗效果很好，第二个在治疗后复发，当时选择抗原的那些肿瘤细胞没有了，但是CD19阴性细胞又长起来。这种疗法在国外媒体上曾成为轰动事件。还有一个女孩，5岁时患白血病，所有方法都无效，后来接受了CART治疗，5年过去了效果很好。细胞疗法有无可能对未来的疾病治疗带来一些颠覆性变化，最大可能就是干细胞和免疫细胞治疗。细胞是我们体内最小的功能单位，操作起来非常麻烦。首先是监管的问题，虽然投入了很多钱，但国家没有政策。"魏泽西事件"后，国家叫停了CART治疗。其次，所有的新技术项目用于临床之前都要获得伦理批准，伦理实际上要平衡技术风险与获益。再者，做细胞研究要有大规模设备，CART治疗非常复杂，不仅要取人体细胞，还要经病毒感染、体外培养。现在没有一个像化疗或生物制剂那样好的评估体系，将来怎么解决？现在临床研究有一些大数据，依赖大数据平台可能会提供一些新的解决方法。还有安全性的问题，因为CART治疗需要通过一种慢病毒，而基因修饰的安全性也需要关注。另外怎么把细胞做成一个功能单位，造血干细胞移植相对比较简单。但对肝脏就比较复杂，不仅涉及细胞，还要有肝的功能单元才能发挥作用。此外，要被更多人接受，让更多老百姓获益，价格也是非常重要的一个因素，我国的细胞治疗一个疗程在3万元左右。最后是发展方向，现在讲精准治疗，CART用在肿瘤上效果很好，但问题是血液性肿瘤相对来说抗原不容易变化，但实体瘤的抗原非常复杂，这就需要一个整合医学的模式，整合到现有的治疗方案中。

从整合医学角度看脑血管病的内科药物防治

◎马建军

近20年来全球卒中的负担不断加重,最近9年,无论是死亡率、致残率都在增加。中国是全球卒中死亡的重灾区,无论男性还是女性,脑血管病都已成为首位死亡原因,心脏病已经降到第2位。1990—2013年的数据显示,卒中的死亡率升高到28.8%,这一数据很惊人。我们要注重二级预防,其任重道远。为什么要注重二级预防?因为中国的卒中发病率高、复发率高,有近1/3的病人会复发,复发后的死亡率显著增高,复发卒中在3天内的死亡率高达20%~30%。使用包括阿司匹林在内的综合防治策略可减少80%以上的卒中复发。

《柳叶刀》发表过一篇文章显示,早期使用阿司匹林可以降低致残或致死性卒中复发风险达74%,在疾病早期,服用阿司匹林不仅可以降低卒中复发的严重程度,病情也会得到改善。2014年美国两大学会新版的卒中指南做了更新,过去对二级预防和急性期笼统对待,新版对二级预防和急性期分别做了要求。强化他汀治疗干预动脉斑块,可以显著减少颈动脉微栓子,显著改善预后。强化他汀治疗可以降低低密度脂蛋白胆固醇(LDL-C),是缺血性卒中/短暂性脑缺血发作(TIA)防治不容忽视的重要环节。2014年中国的卒中学会也推荐他汀类药物。2015年美国一项研究显示,他汀类药物可以大幅度降低卒中的死亡和复发风险,他汀治疗可以使风险降低23%,使致死性卒中减少40%。因此,二级预防迫在眉睫。如何选择药物呢?一类推荐是阿司匹林,还有氯吡格雷。迄今为止,卒中长期抗栓治疗的结局,替格瑞洛不优于阿司匹林。2009年的一项分析显示,阿司匹林可以降低卒中发生率达22%。目前没有证据证实氯吡格雷优于其他药物。对于重度的脑动脉狭窄导致的卒中进行双抗治疗,发病在30天以内伴症状性颅内动脉粥样硬化性狭窄(ICAS)的缺血性卒中或TIA病人需要双抗治疗。有良好药物依从性的缺血性脑卒中或 TIA 临床预后更好。但是，选择哪一个他汀药物更合适呢？美国 FDA 网站公布的数据提示，目前最常用的两个他汀药物，一个是瑞舒伐他汀，一个是阿托伐他汀。关于血管内治疗，支架类型有 Wingspan 自膨式支架，还有颅内球囊扩张支架。治疗后的不良事件，30 天内支架组为 14.7%，药物组 5.8%，说明药物组优于支架组。1 年后事件发生率支架组是 20%，药物组 12.2%，说明无论 1 月内还是 1 年后都有不少病人是不需要放支架的。这些数据出来后，美国、德国的很多支架生产商都提出要做新的研究证实。卒中类型和侧支循环与卒中风险明显相关，急性分水岭梗死的 ICAS 病人卒中复发风险更高，再发梗死和不全的侧支循环有密切关系。受此启示，中国开展了研究，入组的病人特征跟美国的一样，共纳入症状性 ICAS 病人 300 例，采用球囊扩张支架或球囊自膨式支架，药物治疗是双联抗血小板，结果显示围术期死亡率远远低于国外水平。

我国还开展了一项多中心随机对照平行研究，重点观察 30 天内的卒中和死亡，以及 12 个月内症状性 ICAS 导致的卒中和死亡。入组标准除磁共振筛选外，还根据脑卒中的类型，并加做 CT 灌注。治疗分为两组：一个是强化药物治疗组，一个是在强化药物治疗的基础上加上血管内支架治疗，到 2018 年才能完成数据随访，目前大概做了 100 例，病人 30 天围术期卒中发生率 2%，远远低于国外水平，死亡率为 0，说明血管内支架治疗症状性 ICAS 相对安全。但介入治疗仅仅关注狭窄是不够的，对血液动力学的关注同样重要，如果灌注成像提示灌注相当好，就没有必要进行血管内干预。

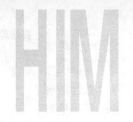

内脏痛机制的整合医学研究

◎李云庆

从总体上来说,人体的感觉包括躯体感觉和内脏感觉。一般躯体感觉是指由分布于体表和黏膜等浅表部位以及关节囊、韧带、肌肉等深部组织内的躯体感受器所感受到的躯体刺激信息,它们分别属于深感觉和浅感觉。一般内脏感觉是指由分布于内脏、体腔膜、血管等处的内脏感受器感受到的内脏刺激信息。内脏感觉一般不产生意识感觉,仅在传入冲动比较强烈时才引起意识感觉,如饥渴、饱胀、窒息、疲劳、恶心、疼痛等。内脏感觉的特点是定位模糊、诱因多、神经传递途径复杂、对牵拉敏感但对高温和切割不敏感,常常伴有牵涉痛和比较强烈的负性情绪反应等。

"痛"是指对机体有威胁的伤害性刺激引起的不愉快感觉。现代医学中所谓的"疼痛",是一种复杂的生理心理活动,痛觉可作为机体受到伤害的一种警告,引起机体一系列防御性保护反应。从 20 世纪 30 年代起,人们开始逐渐对疼痛有了新的认识,认为它可作为继体温、脉搏、呼吸、血压四大生命体征之后的第五大生命体征,日益受到重视。疼痛分为急性痛和慢性痛。急性痛是身体遭受伤害或器官出现问题的报警先兆,不仅能提示人们及时躲避伤害,还能够帮助医生据此判断病因所在,因此,被称作"好痛"。慢性痛通常指在急性组织损伤消退后持续 1 个月以上的疼痛,或反复发作 3 个月以上的疼痛。慢性痛的发病原因和发病机制错综复杂,而且丧失了报警的价值,只是给机体带来痛苦和折磨,因此又被称作"坏痛"。在全世界人口中,约 30% 的人患有慢性痛。据 2007 年的《新华日报》报道,中国有 1 亿以上的慢性痛病人,目前这个数据应该已经翻倍,数量还在逐年增加。痛症也已经被中国卫生部(现卫生计生委)列为中医急症攻关项目之一。

按照感觉特征可以把内脏器官分为三类:第一类是包括肝、肾、肺等无任何感觉特性的实质性器官;第二类是包括心血管、呼吸道、胃、小肠、胆道系统、内生殖器等疼痛是唯一可诱发感觉的器官；第三类包括食管、结肠、直肠、膀胱等对痛和非痛（如膨胀、充盈）刺激兼可产生感受的器官。对内脏产生有效痛刺激的常见刺激源包括机械刺激（牵拉、膨胀、充盈、痉挛等）、化学刺激（多种有机和无机化学物质、脏器穿孔等引起外分泌液、食物、饮料漏入腹膜腔等）、电刺激及缺血刺激，这些刺激引起的内脏痛在临床中都是非常常见的。由此可见，与躯体痛相比，内脏痛的发生机制、变化过程、器官特点都更加复杂，但其中的未解之谜仍然甚多，非常值得开展深入研究。

为了研究内脏痛，我们在研究中常常需要根据不同内脏器官的刺激感受特点制作一些实验动物模型，比如向腹膜腔内注射化学刺激物，就能制成局灶性致痛因素引起的炎性痛模型；将气囊塞入空腔脏器再加压就可制成机械刺激引起的扩张性内脏痛模型；完全或部分堵塞血管可以制成缺血性内脏痛模型；用具有刺激性化学物质的液体灌洗肠腔或灌入胰管可以制成肠易激综合征和慢性胰腺炎等引起内脏痛的模型。这些模型都是我们在内脏痛研究工作中常用的模型。

牵涉痛是内脏疾病时引起远隔体表部位发生疼痛或痛敏的现象，比如肝胆疾病时在右肩部感受到的疼痛，心绞痛时在胸前或者前臂内侧感受到的疼痛等都属于牵涉痛。牵涉痛不仅是内脏痛的一个特点，而且常常具有一定的解剖学基础。机体很多脏器发生病变时都可在体表的一些相关（牵涉）部位找到固定的疼痛或痛敏代表区，即内脏痛时特定皮肤表面的痛点。根据这种特点，我们在内脏痛实验研究中可以通过对特定体表区内皮肤表面对机械刺激阈值（痛阈）或（和）单位时间内动物对机械刺激反应次数的变化等指标，对内脏痛模型动物的制作是否成功和对模型动物内脏痛反应的程度及其变化规律进行检查。

牵涉痛与机体对内脏疾患所引起的内脏痛刺激信息传递的神经通路和局部神经环路密切相关。机体内向中枢神经系统传递内脏感觉信息（包括内脏痛信息）的通路和调控内脏感觉信息传递的神经环路及其机制，远比传递和调控躯体感觉信息的通路和机制要复杂得多，尤其是还可能包括神经系统以外的其他影响因素，比如大家都熟悉的12条传统的经络。在临床实际工作中可以用循经取穴的方式治疗病人，有谚语为证，像"肚腹三里留，腰背委中求，头顶寻列缺，面口合谷收"。实践证明通过循经取穴采用针刺（包括电针刺激）治疗内脏疾病（含内脏痛）是一种有效的治疗措施。

来自内脏器官，尤其是位于盆腔的内脏器官的痛信息传递和调控通路尚未阐明，祖国传统医学宝库中通过针灸、按摩体表穴位等手段治疗内脏疾病的科学机制也尚待揭示。第四军医大学（现空军军医大学）梁鎵琚脑研究中心长期致力于痛与镇痛机制的研究，我们中心通过建立以膀胱、直肠为代表的盆腔器官内脏痛模型，研究盆腔内脏痛信息的传导径路，寻找传递躯体感觉信息和内脏感觉信息神经纤维的共同终止位置，观察两者之间的相互影响，积极地为盆腔脏器内脏痛信息的传递和调控、牵涉痛、中医的"内病外治"、针刺镇痛等提供科学的实验依据。

我们中心近30年的研究工作结果揭示，位于脊髓骶段中央管背侧的灰质区域是内脏信息和躯体信息的汇聚中枢，故特别地将该区域命名为"骶髓后连合核"（SDCN）。将福尔马林注入直肠腔内，可以造成直肠黏膜组织肿胀、细胞脱落、黏膜溃疡，从而可以制成化学刺激导致急性内脏痛的动物模型，动物出现典型的急性内脏痛行为表现，SDCN内也有大量对这种内脏痛刺激产生反应并表达FOS蛋白的神经元。

我们常说的足三里穴位在小腿前外侧，膝关节下方，距胫骨前缘一横指，它是"足阳明胃经"的主要穴位之一，传统中医认为它是一个强壮身心的大穴，按摩和针灸该穴具有包括镇痛在内的多种复杂功能和作用，这个穴位刚好位于行向下肢的神经支配的范围。

牵涉痛的发生机制有四个著名的假说。第一个假说是外周轴突反射机制，即外周神经的同一根神经纤维（轴突）在行进途中分支分别到达躯体和内脏部位；第二个假说是投射汇聚机制，即分别来自躯体和内脏的外周感觉神经纤维汇聚终止到脊髓后角的同一个神经元；第三个假说是增强汇聚机制，即脊髓后角的同一个神经元既直接接受来自躯体的外周纤维传入，又间接接受来自内脏的外周纤维传入，后者的传入信息对前者有增强效应；第四个是心理因素机制，即分别来自躯体和内脏的外周感觉信息通过不同的途径传递并终止到大脑皮层的相同神经元或相同区域，两者在皮层汇聚，产生相互作用和相互影响。从形态学上来说，第一和第二假说比较容易证实，而第三和第四假说则很难找到直接的形态学证据。鉴于此种情况，我们重点对第二种假说进行了研究和探索，以期揭示其效应和机制。

支配盆腔脏器、会阴部和下肢的神经主要来自腰骶髓节段的脊神经丛，其中阴部神经含有大量来自会阴区域的躯体感觉神经纤维，是典型的以躯体感觉神经纤维为主的代表性躯体神经；盆神经含有支配盆腔内脏器官运动的节前纤维和传递盆腔内脏器官感觉信息的内脏运动和感觉神经纤维，是典型的内脏混合神经的代表性神经；坐骨神经含有大量来自下肢区域的躯体感觉神经纤维和支配下肢运动的躯体运动纤维，是全身最大的躯体混合神经。我们将两种传统的神经纤维示踪剂分别注射到阴部神经和坐骨神经或盆神经，可以在SDCN内看到两种示踪剂分别标记的神经纤维及其终末，说明来自躯体和内脏的感觉信息均可传递到SDCN内；我们进一步使用三重标记技术观察到分别来自阴部神经和坐骨神经或盆神经的躯体和内脏感觉纤维均与SDCN内向臂旁核投射的神经元形成突触联系，说明来自躯体和内脏的感觉信息均可通过SDCN内的上行投射神经元传递到臂旁核，再由此向更高级中枢传递。我们还用电生理记录技术在离体但带有后根和外周神经的脊髓水平切标本上对SDCN内的神经元是否接受躯体和内脏感觉信息（包括内脏痛信息）进行了观察。在插入记录电极的SDCN神经元中，当对阴部神经和盆神经分别进行刺激时，记录的 SDCN 神经元可以对盆神经的刺激和阴部神经的刺激均产生反应，说明在 SDCN 内记录的神经元可以从盆神经和阴部神经分别接受感觉信息的传入。上述结果分别从形态学和机能学上验证了牵涉痛发生假说中的第二种假说——投射汇集机制。

这种汇聚形式在治疗内脏痛方面可能发挥什么作用呢？这是我们最想知道的答案。接下来我们在内脏痛模型动物上通过对足三里穴位进行电针刺激观察了投射汇集机制在治疗内脏痛方面可能发挥的作用。将福尔马林注入或将气囊塞入直肠腔内，可以分别制成化学刺激或机械刺激引起急性内脏痛的两种动物模型。人有足三里，老鼠也有相当的部位。给两种急性内脏痛的大鼠的足三里部位进行电针刺激，能够明显提高两种模型动物对内脏痛反应的阈值，减轻两种模型动物对化学刺激或机械刺激引起急性内脏痛的反应，说明电针刺激大鼠的足三里区域对两种模型动物的内脏痛反应具有明显的镇痛效果。P 物质是传递外周躯体和内脏痛信息的重要神经活性物质，电针刺激大鼠的足三里区域也可使来自传递病变区域直肠的盆神经的内脏痛感觉纤维在 SDCN 内减少释放 P 物质，这可能是电针刺激足三里区域激活躯体传入纤维，该类纤维的激活能够通过投射汇聚的机制达到减少 P 物质的释放，从而对内脏痛信息的传递发挥抑制效应的物质基础。

尽管我们对内脏痛的研究已有很长时间了，但目前仍有很多问题没有完全阐明。由于内脏痛是临床常见病，对其开展研究的价值很大，所以我们的研究还要坚持下去。总结以往的经验，我们深刻地认识到单一的研究方法是行不通的，光在动物身上进行研究也不行，只做基础研究更不行！应该靠什么呢？我们要靠整合医学的研究方法，走基础与临床结合的路子，才有可能尽快实现突破和加速研究结果的转化。

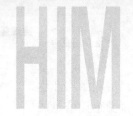

妊娠乙肝治疗的整合医学思维

◎韩国荣

我是一名妇产科医生,但和肝病学的整合已有很长时间了,因为我们妇产科的主攻方向是妊娠期肝脏疾病。2000年对慢性乙肝病毒(HBV)感染的孕妇及其婴儿建立了长期系统的管理和随诊系统,对他们进行风险因素评估、分层管理、个体化精准治疗及长期随诊,降低了母婴并发症,婴儿感染率降至1%以下。肝病科的医生都知道,世界卫生组织(WHO)有两个目标:一个是2030年新发乙肝和乙肝母婴传播发生较目前下降90%,另一个宏伟的目标是2050年消灭乙肝母婴传播。中国是一个慢性乙肝感染大国,实现乙肝母婴零传播也是我们的"中国梦"。母婴传播途径特殊,慢性化率高,后期肝硬化、肝癌的发生率高,育龄慢性感染者成为潜在的传染源是公共卫生问题。这一疾病的干预效果非常明显,在没有乙肝疫苗的时代,HBV阳性的母亲分娩的婴儿有90%成为慢性感染者,有了规范的联合免疫干预后,婴儿出生后仅有5%~10%的免疫失败率,抗病毒时代婴儿感染率希望可以接近零,这是我们的一个目标。

乙肝传播途径有4种:血液、母婴和性传播,以及通过破损的皮肤、黏膜的传播。母婴传播是非常重要的途径,在我国达50%以上,有些专家认为实际情况比这个还高。婴儿的慢性感染导致成人慢性乙肝和乙肝相关疾病。出生婴儿乙肝免疫球蛋白加乙肝疫苗联合免疫后,对阻断母婴传播非常重要。我国每年有乙肝孕妇约115万,但经联合免疫后仍然有部分儿童免疫失败发生感染,又成了新的感染源。这关乎两代人、两个家庭,而且不止是身体的疾病,还有心理的问题。所以关注生殖健康和妊娠期疾病十分重要,加之现在放开"二孩",如果一个肝病病人再次妊娠,必须要认真评估其风险,除了肝病外,还有妊娠的高危因素,包括是否合并其他系统疾病等。人体疾病不是按照系统来生，也不是按器官来生，管理病人要从整体出发、整合出发，"二孩"放开，产科医生压力最大，但还涉及社会、人文、心理问题。因此，除了多学科的整合，还有与人文的整合、社会管理的整合。整合的团队中需要整合病人，我经常教育病人做自己最好的医生，没有把病人整合进来的医学是不全面的。对妊娠期肝脏疾病而言，首先要了解认识肝脏、认识疾病、认识妊娠，特别要了解它们相互间的影响，母婴都要一起考虑。

下面，我从几个方面谈谈妊娠乙肝治疗的问题。乙肝是一个长期的慢性过程，大概分4个阶段，这是人为划分的，并不是所有的人都按照这个过程走。妊娠过程可以改变乙肝自然史，孕期和产后可发生免疫激活而发病。对乙肝孕妇的管理很复杂，首先要筛查出这样的孕妇，对所生的新生儿进行规范及时的联合免疫，降低传播；但是总有一定的失败率，至少是5%～10%。我国目前慢性乙肝病人基本在肝病科处理，他们发生肝炎、肝硬化、肝癌的比例很高。我国20岁以上人群中有9300万是慢性乙肝感染者，约占7.18%。随着疫苗接种，15岁以下儿童感染率明显下降。现在育龄妇女和生二孩孕妇感染率依旧较高，她们容易发病。但对妊娠期的慢性乙肝治疗绝对不是照搬内科的方法，要考虑HBV感染状况、相关疾病因素、对母婴的影响和安全性，以及家庭因素和个人意愿进行综合评估和选择。

2000年我院率先建立了HBV感染孕妇管理、母婴传播的规范治疗和婴幼儿长期随诊系统。从2000年起对这些孕妇进行孕前、孕期、产后管理和长期治疗，并对其婴儿进行免疫效果的随诊评价。2006年我们对高风险的孕妇进行抗病毒治疗，包括风险因素评估以及治疗时机和疗程的制订。2010年我们的成果在美国肝病年会上做大会主题报告，介绍了高病毒载量肝炎孕妇的抗病毒治疗。2012年欧洲肝病研究学会（EASL）、亚太肝病研究学会（APASL）指南，把我们的研究作为重要的循证医学证据写进了妊娠乙肝防治的指南。2012年及2014年我们在亚太肝病年会上做了关于乙肝孕妇管理，抗病毒治疗疗程、治疗时机的专题报告，2015年在《病毒性肝炎杂志》（*JVH*）上发表。2015年我国肝炎防治指南及美国肝脏病研究学会（AASLD）指南，均把我们的研究作为主要的循证证据写入妊娠乙肝防治的指南中。2016年中国肝炎基金会建立了全国妊娠乙肝示范基地，我们作为首批五家全国妊娠乙肝防治示范基地之一，在全国100家医院推广规范的乙肝孕妇及婴儿的管理和治疗，参加编写全国乙肝母婴阻断临床管理流程。我们的孕妇抗病毒治疗数据报告给美国的抗逆转录酶药妊娠登记处（APR），2017年获得美国APR的杰出贡献奖。抗病毒治疗婴儿5年长期安全性和阻断效果研究发表在2017年的*JVH*。

我们对育龄期乙肝妇女的管理和治疗，包括生育前的咨询评估和制订生育计划、孕期的监管、孕妇产后随诊、婴儿的动态管理和随访、心理关怀等。对这样的人群不只是疾病的治疗，还要关注心理的问题。在妇产科领域，存在很多心理因素的影响，比如不孕不育症病人，很多人有较重的心理问题。如何评估呢？应了解其疾病状况，包括目前肝功能、HBV-DNA 的滴度、两对半定量、HBsAg（＋）时间、既往有无肝炎活动、既往治疗情况、家族史、有无合并其他感染、配偶和第一个小孩是否感染等。评估其能否妊娠及对妊娠的承受能力和母婴传播风险。制订孕期方案，原则是保护肝脏、维持妊娠、防止婴儿感染。最终是婴儿清除病毒，产生保护性抗体，母亲安全度过孕期。不同病人的治疗和随诊方案如下。

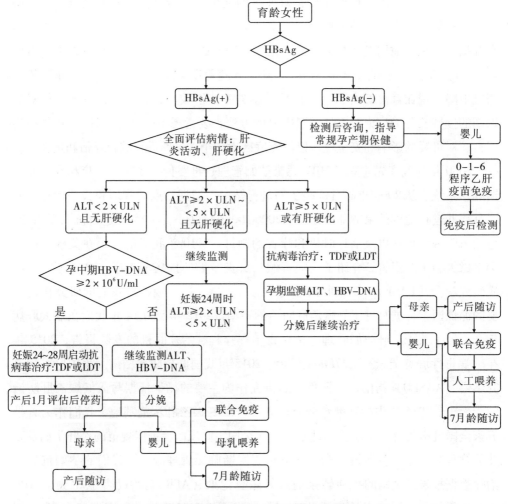

慢性 HBV 感染育龄女性孕前筛查和评估

ULN＝正常值上限。ALT＝谷丙转氨酶。TDF＝替诺福韦。LDT＝替比夫定

一、高病毒载量免疫耐受的病人

孕妇的 HBV-DNA 水平越高，围生期传播发生率越高，当 HBV-DNA > 10^7 copies/ml 孕妇的新生儿经联合免疫后仍有 10%～15% 的失败率，对这组高病毒载量肝功能正常的孕妇，用药指征是为了阻断母婴传播、减少婴儿慢性感染，尤其是家族史阳性或曾有小孩感染者，同时可防止孕期肝功能波动。HBV-DNA > 10^7 copies/ml，或既往有 HBV（＋）婴儿生产史且 HBV-DNA > 10^6 copies/ml 者，在 28 周给予口服核苷类抗病毒治疗，持续服药至产后 1 月，进行病情评估决定是否停药或继续治疗；停药后 1、3、6 月监测肝功能、HBV-DNA，观察随访至产后 1 年。否则，可不予抗病毒治疗。我们开展了一项前瞻对照研究，135 例 HBV-DNA > 10^7 copies/ml 的孕妇，妊娠 20～32 周口服替比夫定，同时纳入 94 例孕妇作为对照。新生儿给予及时的联合免疫，7 个月检测婴儿 HBV-DNA 及 HBsAg，婴儿感染率为 0，对照组感染率为 8%。我国学者报道，对 HBV-DNA > 10^6 copies/ml 孕妇，妊娠晚期用抗病毒治疗（替比夫定 252 例、拉米夫定 51 例），对照组 345 例；1 岁时婴儿感染率分别为 1.9%、3.7%、7.6%，具有统计学差异，且抗病毒治疗有较好的母婴安全性。

所有 HBsAg（＋）的孕妇均应在产后 1、3、6 月监测其 ALT 和 HBV-DNA，如果出现肝炎活动，应根据乙肝防治指南进行适当的治疗，并观察产妇是否出现 HBeAg 血清学清除和转换、HBeAb 阳性。所有新生儿出生后均应规范行主 - 被动联合免疫，并于出生和 7 月龄时抽血查婴儿 HBV 标记物（HBV-M）和 HBV-DNA。

二、孕期发生慢性乙肝活动

对于孕期发生慢性乙肝活动的孕妇，如果基线 HBV-DNA 水平较高 >（10^5～10^6）copies/ml，ALT > 2×ULN（正常值上限）或有明显肝纤维化，系统 B 超筛查后，建议于妊娠二、三期进行抗病毒治疗，原则上妊娠早期不建议抗病毒治疗，同时妊娠期间及产后进行监测，产后 1 月进行疗效评估，按治疗路线图确定继续治疗方案。若基线 HBV-DNA 水平 < 10^5 copies/ml，肝功能轻度异常，则严格行孕期监测。孕期肝炎活动孕妇抗病毒治疗可使 ALT 复常，防止疾病进展加重，减少母婴并发症，同时有效降低婴儿感染发生。Pan 等对 53 例 HBV-DNA > 10^6 copies/ml 孕期慢性乙肝活动病人行替比夫定治疗，对照组 35 例，两组分娩前肝功能复常率分别为 92% 和 71%，7 月时婴儿感染率分别为 0 和 8.6%。

三、慢性乙肝病人的妊娠

对慢性乙肝女性应做到计划妊娠，妊娠前进行基线评估，包括 HBsAg、

HBeAg、HBeAb、HBV-DNA，肝病严重程度，是否合并其他病毒感染等情况；还需评估其对妊娠的承受能力及母婴传播的风险，同时进行生殖功能的检查及评估。

妊娠合并慢性乙肝的治疗目标是：母体妊娠期间肝功能稳定，新生儿不感染HBV。母体妊娠期间需要全程定期监测肝功能、HBV-DNA 水平，评估母体是否有肝病进展，是否需要抗病毒治疗等。具体包括三点。①如果基线 HBV-DNA 水平较低（指 HBeAg 阳性者 HBV-DNA $< 10^6$ copies/ml，HBeAg 阴性者 HBV-DNA $< 10^5$ copies/ml），且没有明显纤维化者，暂不进行抗病毒治疗，妊娠期间进行监测；如妊娠后期重复检测 HBV-DNA > ($10^5 \sim 10^6$) copies/ml，持续肝功能异常，则应给予抗病毒治疗。②如果基线 HBV-DNA 水平较高，ALT > 2 × ULN 或有明显肝纤维化，建议进行抗病毒治疗，妊娠期间进行监测。③如果妊娠前已有肝硬化，对失代偿性肝硬化应在专科医院充分评估，一般不适宜妊娠。代偿性肝硬化建议妊娠前先进行抗病毒治疗，选用替比夫定、替诺福韦或拉米夫定，病情稳定后即妊娠，在妊娠期间继续给予上述药物抗病毒治疗，且妊娠期间全程进行监测。产后继续治疗，按内科肝病指南进行管理。

四、慢性乙肝病人抗病毒治疗中妊娠

抗乙肝病毒治疗过程中要求怀孕的妇女，需针对具体情况个体化处理。一是准备妊娠，评估是否达到停药指征，如达到可停药，全程监测 HBV-DNA 和 ALT 水平，妊娠后再根据具体情况决定是否抗病毒治疗。二是抗乙肝病毒治疗过程中意外怀孕的妇女，有三种选择：一种是妊娠 B 级药物抗病毒治疗过程中妊娠，可告知相关风险，继续妊娠；另一种是其他核苷类抗病毒药物治疗过程中妊娠，可以选择立即改为妊娠 B 级药物继续妊娠或者终止妊娠；再一种是干扰素治疗过程中妊娠，建议终止妊娠，干扰素停药半年后再考虑妊娠。在抗病毒治疗过程中应进行耐药性监测，尤其是有长期抗病毒治疗史的病人。

五、药物的选择建议

中国、美国、欧洲及亚太地区的各大肝炎防治指南均推荐对高危乙肝孕妇的抗病毒治疗。美国 FDA 认定的妊娠 B 级的两个抗 HBV 药物为替比夫定和替诺福韦，最近美国国立卫生院将拉米夫定也升级为妊娠 B 级用药。降病毒的效率替比夫定和替诺福韦优于拉米夫定，替比夫定对降低血清 HBeAg 含量及 HBeAg 血清学转换具有优势，并有肾脏保护作用，在我国替比夫定应用已有 10 年，有较好的大样本临床疗效和长期安全性的循证医学证据。替诺福韦在中国上市较晚，一项国

内多中心、前瞻性、随机对照的替诺福韦阻断乙肝孕妇母婴传播研究获得了零感染的效果，但其安全性数据主要来自艾滋病病毒感染孕妇。耐药发生率拉米夫定＞替比夫定＞替诺福韦。对于既往没有核苷类药物治疗史的HBeAg阳性、病毒载量高的慢性乙肝孕妇可选替比夫定、替诺福韦；如有核苷类药物治疗史，需评估有无病毒变异和发生耐药的风险，根据情况选择替诺福韦、替比夫定、拉米夫定。替诺福韦被认为是妊娠期替比夫定、拉米夫定耐药的最佳选择。

不仅治疗要有疗效，还有安全性问题。关于HBV的治疗和妊娠，育龄妇女抗病毒治疗考虑的因素包括妊娠哺乳的安全性和有效性、治疗时间和耐药、治疗原因、阻断母婴传播和降低疾病发生率等。每个病人都是独一无二的个体，医生要用所有的知识和智慧，并以整体观的视角将其整合起来，制订出适合每个病人的方案。

综上所述，对慢性HBV感染育龄妇女针对每个病人进行个体化的评估治疗，可获得如下成果：①出生婴儿规范、全程、及时的联合免疫防止母婴传播，对高病毒载量妊娠期妇女新生儿的免疫预防及抗病毒治疗，进一步提高了婴儿联合免疫的阻断成功率；②管理慢性乙肝孕妇急性加剧和重度纤维化/肝硬化进展；③使肝炎及肝硬化病人获得妊娠。这些干预手段的成功实施将有助于实现全球根除HBV的终极目标，并降低母婴并发症，减少人群慢性乙肝、肝硬化、肝癌的发生率。

2017年2月，慢性乙肝抗病毒药物进入国家医保目录，替诺福韦和替比夫定在阻断母婴传播治疗的准入，是基于中国专家国际领先的研究结果，充分体现了中国真实世界医学研究在医疗卫生决策中的应用。这一政策一定能够惠及需要干预的乙肝高病毒载量和肝炎活动的孕产妇。这是令人鼓舞的民生工程和温暖的人文关怀！

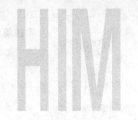

大数据助力整合医学研究

◎朱云平

整合医学,首先应该是信息整合,在信息整合基础上,进行手段、措施的整合。

进入21世纪,大数据是一个大趋势,全球的数据总量呈指数性增长,每18个月翻一番。其呈现的特征是:①从资本经济时代进入数据经济时代;②数据及其服务成为国家战略和经济的基础设施;③大数据的处理与利用能力,体现了一个国家的国力与科技能力,大数据加快了科技变迁、商业活动及科技发展的速度。跟不上这一趋势,一些企业或者产业很快就衰亡了。以前有三类科学研究范式——实验研究、理论研究、数字模拟,大数据的出现使科学研究出现了以数据密集型为特点的第四范式。

生物和医疗领域已经成为大数据领域。健康数据、组学数据和医学数据成为主要的来源。全球每年新增的组学数据量达到EB级。生物大数据已经成为欧美国家的发展策略,并正引导这一潮流。大数据科学与产业具有更强的领域相关性,生物大数据是美国大数据的重要组成部分。欧美主导的国际生物科学计划,产出数据和知识已经成为他们的国家资源。从20世纪90年代到现在,一系列的国际计划产出的数据进入了特定的数据库和数据平台,通过分析后已成为宝贵资源。美国已经建成了覆盖本土12个区域的电子病例数据中心、9个医疗知识中心,以及8个医学影像与生物信息数据中心。我国现在做得很不够,只有上海、广州、深圳几个地方在区域联合方面做得比较好。国际上,从人类基因组时代,日本基因数据库(DDBJ)、欧洲分子生物学实验室(EMBL)、基因银行(GenBank)形成了联合,相应的数据只有进入指定的数据平台后,才会考虑审稿和发表。在蛋白质组时代,国际上另一些大机构比如美国国立生物技术信息中心(NCBI)和英国的欧洲生物信息研究所(EBI),也形成了数据的整合,便于数据的管理。

高通量的生命组学研究产生的海量生物信息科学数据呈爆炸式涌现，离开这些数据支持，研究将寸步难行。这些数据日益多元化、复杂化，需要将散在的数据集中管理，提高数据利用效率。现在国际上生物信息数据高度集中，已被西方大国垄断。目前我国的数据利用已面临挑战。从20世纪90年代末，我国就提出要建立自己的国家数据中心或信息中心，由于种种原因一直没有建成。国家要实现生物大数据战略，满足生物数据汇聚管理与共享利用的重大需求，一定要建成体系。建立生物大数据中心的框架图，要汇集已有的可以公开拿到的数据，在一个地方进行物理集中，而后通过这种数据的汇集管理，开展研发，同时通过各种界面对外提供服务。

我们的数据库是中英双语、单点登陆、高可用的服务，兼有高速数据传输。不仅进行原数据的收集和标准化，使数据表述完整和标准化，而且对原数据添加关系，进行可视化，使数据之间的关系一目了然。

数据库由各分系统组成。首先是精准的原始数据系统，精准的数据系统叫JSA，采用国际规范，与国际上的库兼容，可以直接服务中科院的先导项目。数据完全由我国自己产出。数据量达到了650TB，我们建立的蛋白质组学资源库，数据量达到100TB，其中30TB的数据是国家自产的；71TB数据完全开放共享，29TB申请授权共享。与疾病相关的主要有肝脏的数据和肝癌的数据。大家可以进行访问，数据完全开放，可以联系相应的信息，可以联系相应的研究团队，与之共同进行分析。

通过这一平台，研究人员已经在不同期刊发表了几十篇论文，这些期刊实际上已经接受了我们平台作为数据审稿、数据共享和发布平台。以后数据只要提供到这一平台，整个科学界的所有期刊就接受该平台作为数据发布和共享的平台，我们在国内就可以快速进行访问和数据提交，便于合作和论文的发表。比如元基因组的数据管理和共享平台，已经汇集了60TB数据，预计要超过100TB。数据还在大量产出，除了大量的组学数据外，还有大量的公共数据，公共数据量达450TB，年均下载量达11TB，这里有大量的公共数据资源。大家在做序列比对或者研究时经常会用到，同时还兼有各个数据之间的关联，我们在做多组学研究时，基因组、蛋白质组、转录组和其他学组之间充分保证了关联性。

除数据平台外，还有数据库和知识库的建设。我们建了一个LiverWiki，相当于一本肝脏的百科全书，但还需要广大的肝脏研究者支持，把相应的中文信息汇集起来形成中文数据库。国内有代表性的数据库、生物医学文献摘要和全文数据库也可以与我们合作，除提供文献信息外，实际上还可提供更多的定制服务。通过这个平台可以为用户提供不间断的服务，目前的用户有3个来源：首先是教育网，高校师生是最大群体；其次是科技网，中科院体系；还有公众网，为大众服务。

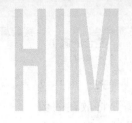

自身免疫性肝病与肠道菌群的整合医学研究

◎马 雄

自身免疫性肝病是一类比较罕见的疾病，可分为自身免疫性肝炎、原发性胆汁性胆管炎、原发性硬化性胆管炎、IGG4相关的硬化性胆管炎及重叠综合征。

原发性胆汁性胆管炎（PBC），是由免疫介导的肝内小叶间胆管损伤为主要特点的自身免疫性肝病，多见于中老年妇女，男女比例为1:9；熊去氧胆酸（UDCA）可以改善大部分病人的临床症状和生化指标，延缓疾病进展，提高生存质量。原发性硬化性胆管炎（PSC），是肝内外胆管炎症和纤维化导致的大胆管和中胆管原发性狭窄，PSC病人可合并炎症性肠病，男性多见，男女比例为2:1，尚未发现特异性自身抗体，目前无有效的治疗方案，尽管UDCA作为经验性药物使用，但并不能显著改善病人的生存率。近两年这两种疾病发病率正在逐渐上升。

自身免疫性肝病发病是遗传因素和环境因素共同作用的结果。近年来，全基因组关联分析发现了多个PSC风险基因。除HLA基因以外，涉及T细胞功能、免疫耐受相关的基因等。但这些研究结果多来自北美和欧洲人群，缺乏亚洲人群的相关研究可能是由于亚洲人包括中国人群PSC的发病率较低。早期PBC全基因组关联分析也都基于西方人群，2012年日本人群的全基因组关联分析研究发现两个新的PBC易感基因，但这项研究并未验证在西方人群中发现的PBC风险位点，表明PBC的遗传结构有明显的种族差异。最近，我们课题组与东南大学刘向东教授团队合作完成了基于中国人群的PBC全基因组关联分析，共发现14个基因与PBC相关，其中6个是新的PBC易感基因，表明中国人群PBC的遗传结构和欧洲与日本人群既有相似，也有不同之处。全基因组关联分析研究提高了人们对自身免疫性肝病遗传结构的认识，但已有发现仅能解释小部分发病原因。

近年来，肠道菌群作为一种重要环境因素参与疾病发生发展，备受关注。研究发现,人体肠道基因组有 300 多万个基因,大约是人自身基因组的 150 倍,细菌种类 1000 多种,细胞数量是人体自身细胞的 10 倍以上。经过漫长的进化过程,人体与其肠道内的菌群已经形成了紧密的共生关系,这些菌群已成为很多正常生理功能不可或缺的组成部分。因此,肠道微生物组被认为是人体的第二基因组。人类摄入的食物、服用的药物都会影响肠道菌群。研究发现,肠道菌群失衡与很多疾病相关,包括孤独症、糖尿病等。而菌群紊乱一般有三种表现:致病菌的过度生长、共生菌的丢失及菌群多样性降低。肠道菌群参与多种肠道和肠外自身免疫性疾病的发生发展,对肠外自身免疫性疾病影响的机制尚不明确,潜在的机制包括分子模拟、表位扩散效应和旁观者效应。对于肝病而言,肠道菌群可以通过"肠—肝轴"发挥作用。肝脏的解剖位置和生理功能与肠道密切联系,肝脏 70% 的血液来自肠道,易暴露于肠菌及其代谢产物。肝脏通过分泌胆汁酸等调节肠道菌群,肠道菌群调控胆汁酸合成与代谢,脂肪肝、肝硬化与肠道菌群密切相关。

  PSC 细菌移位假说认为,肠道炎症引起肠道黏膜通透性增加,导致细菌或细菌代谢产物透过黏膜层,进入门脉系统和肝脏,诱导炎症反应。从 PSC 病人胆管中分离的细菌数明显增加。在动物模型中,小肠中细菌过度生长可导致 PSC 某些特征性的肝脏炎症。2016 年一篇文章报道,无菌环境可以加重 PSC 小鼠模型相关表型,无菌环境下饲养的小鼠纤维化程度、胆管反应、胆管损伤程度均加重。这项研究没有涉及具体的机制,但推测可能是由于一些共生菌的丢失所致。

  目前,针对 PSC 病人肠道菌群已有多项报道。有两项基于欧洲人群的研究发现 PSC 病人肠道细菌的改变在挪威人和比利时人中并不相同。可见环境因素、饮食及遗传因素都会影响肠道菌群。我们以其中最新的一项研究为例,该研究纳入了 52 例 PSC,52 例肝硬化,13 例溃疡性结肠炎,30 例克罗恩病。PSC 病人的肠道菌群与健康对照组和炎症性肠病病人相比均有显著差别,无论是否合并炎症性肠病,PSC 的肠道菌群相似。PSC 合并溃疡性结肠炎的病人菌群多样性显著降低。菌属水平的分析发现,肠球菌属、链球菌属、乳杆菌属的比例在 PSC 病人中特异性上升,与病人是否合并炎症性肠病及服用 UDCA 无关;而梭菌属在 PSC 和炎症性肠病病人中都有显著上升。

  PBC 分子模拟假说认为,细菌和外源性物质可通过"分子模拟"机制诱发机体发生自身免疫。PBC 特异性抗原 PDC – E2 硫辛酸结合域在物种进化过程中高度保守。研究发现多种细菌中都存在和 PDC – E2 表位高度相似的序列,可诱发 PBC。其中,PBC 病人尿路感染,特别是大肠杆菌感染发病率高,而大肠杆菌的代谢物与 PBC 抗线粒体抗体有交叉反应。

  来自浙江大学的团队最早开展了针对 PBC 病人肠道菌群的研究,研究纳入 42 例早期 PBC 病人及 30 例健康对照,对每个个体分别做了 16S rRNA 基因测序,研究结果并没发现 PBC 病人菌群多样性发生改变,也未发现 PBC 整体菌群结构和健康对照有显著差异。但具体到种属分析,克雷伯菌、韦永球菌属等丰度显著改变。

最近我们课题组也对 PBC 肠道菌群进行了初步研究，我们收集了 79 例未经 UDCA 治疗的 PBC 病人和 114 例年龄、性别匹配的健康对照，比较两组的肠道菌群组成功能是否存在差异。我们对其中 37 例 PBC 病人 UDCA 治疗前后的肠道菌群进行了比较，探索 UDCA 治疗缓解 PBC 是否与肠道菌群相关。研究发现，PBC 病人肠道菌群多样性及组成和健康对照存在显著差异。未经 UDCA 治疗的 PBC 病人微生物群落多样性降低，菌群整体结构和健康对照有显著差别。与健康对照相比，PBC 病人总体菌群组成有明显偏移。接下来我们对属水平进行了分析，发现 PBC 病人中 12 种菌属丰度显著改变，其中，4 种菌属在 PBC 病人中显著降低，称为对照富集菌属；另外 8 种在 PBC 病人中相对升高，称为 PBC 富集菌属。基于这 12 种 PBC 相关菌属，我们用随机森林构建了 PBC 疾病预测模型。该模型在探索组数据集中的受试者操作特征（ROC）曲线下面积为 0.86，能有效区分 PBC 病人和健康对照。我们在一个独立的样本中证实了该模型的有效性，ROC 曲线下面积为 0.84。可见肠道菌群有望成为新的 PBC 诊断标记物。我们对 PBC 菌群之间的相关性进行分析。采用 Spearman 相关性分析，总体上 PBC 病人中富集的菌属与健康对照中的富集菌属呈负相关，提示这两类菌之间可能是互相排斥拮抗的。肠道菌群与不同临床指标之间的关联也是我们所关注的，经过 Spearman 相关性分析以及对年龄、性别和体重指数进行校正后，只有克雷伯菌和胆红素呈显著正相关。胆红素水平和 PBC 预后有关，因此，克雷伯菌在肠道细菌中的比例可作为 PBC 预后生物标记物。我们还发现柔嫩梭菌属的比例在 gp210（+）PBC 病人中显著低于 gp210（-）PBC 病人。研究提示，gp210（+）病人疾病严重程度更高，预后更差。在这项研究中，一个很重要的发现是 UDCA 治疗可以部分缓解 PBC 病人肠道菌群紊乱，我们对 37 例 PBC 病人 UDCA 治疗前后肠道菌群进行比较，发现 6 种 PBC 相关菌属在 UDCA 治疗后相对丰度发生了逆转，接近于健康对照的水平。最后，基于 16S rRNA 序列，我们用 Picrust 来预测细菌宏基因组并进行功能通路分析，结果发现氨基酸合成代谢、脂类代谢、辅因子合成代谢等通路在 PBC 病人中下调，感染性疾病相关通路则上升。总之，我们的研究发现了 PBC 病人中菌群组成及功能均发生紊乱，UDCA 治疗可以部分缓解 PBC 病人肠道菌群失衡。肠道菌群有望成为新的疾病诊断和预后的生物标记物。

自身免疫性肝病肠道菌群的研究还处于起步阶段，未来的研究策略，首先要关注试验设计和样本采集，这非常关键，因为采集样本标准可能直接影响最后结果；随后是生物信息学分析，用以鉴别疾病相关的细菌；找到候选细菌后需要在独立样本中进行验证，并结合代谢组学、宏蛋白组学等手段进行系统研究。

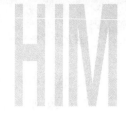

"痛心"机制的整合医学研究

◎马 恒

我的研究方向是心血管功能,但始终是探讨整合的概念。说到与衰老相关的心血管疾病,其实在衰老过程中涉及多器官的相互作用,必须在不同器官之间,特别是和心血管相关的系统之间,寻找与衰老相关共同的分子基础。

本文探讨的是痛和心,就是"痛心",也就是羰基应激与相关的细胞损伤。慢性痛对远隔器官的功能影响及其相关机制值得探讨。以往关于痛与心血管疾病的关系,往往落脚在心血管疾病本身,心绞痛会引起机体系统变化,激活免疫系统,进而加重心肌炎症,故心痛回到心。接着我们考虑另一个问题,除了心痛之外,那"痛心"呢?慢性疼痛状态对心肌会产生什么影响?继而会产生什么临床后果?除了痛对心本身的影响外,镇痛药物往往存在或多或少的心血管风险,比如非甾体类抗炎镇痛药。

我们前期的工作主要集中在一个酶——乙醛脱氢酶。醛在肝脏代谢中有备用系统,但在心肌中没有备用系统,但它在心肌中更加重要。以乙醛为起始,我们从酒精开始研究,后来跳出酒精代谢,发现内源性的醛也大量增加,并引起心肌损伤,我们把它简称为"伤心"。

接下来讨论"痛心",我们认为在细胞内存在一个活性羰基类物质,羰基可以供给蛋白质碳原子,这是广泛的内源性存在的方式。活性的羰基类药物是醛类药物,形成不可逆的羰基化过程。当羰基化的过程超过机体的应对能力时称之为羰基应激。在做组织固定时,我们常用甲醛使蛋白质变性和交连。我们想探讨慢性痛与心肌损伤之间有无联系,如果有联系,机制是什么;能不能针对该机制治疗,改善疼痛并保护心肌。我们希望发现"痛心"的机制,为疼痛及疼痛基础上的心血管疾病找到共病基础,这个共病基础可以防治"痛心"。首先采用比较经典的慢性痛模型,即慢性神经病理痛模型。我们压迫小鼠的椎孔,成功建立了慢性痛模型,这种小鼠的痛阈是显著减退的。我们发现 ALDH2 消除后小鼠对疼痛有明显的致敏或更加敏感,疼痛反应更加强烈。我们寻找了一个不同的时间窗观察心脏,最后找到了在疼痛 2~3 周,再给它一个心肌缺血的损伤,此时可以看到心肌损伤程度明显加重,也就是说在慢性痛状态下,在一定时间窗内,小鼠发生心肌缺血的后果非常严重,增加了心肌缺血的程度。与单纯心肌缺血后小鼠的生存率比,慢性痛加上心肌缺血使小鼠的生存率降低。结果提示在慢性痛带痛状态下,在一定时间窗内,心肌损伤显著加重,易损性显著增加。我们发现,在慢性痛带痛情况下,小鼠醛类循环水平一直增高,3 天后循环醛类物质增加,2 周达到峰值,可以维持 4 周以上。2 周时小鼠心肌总体羰基化蛋白的水平大大提升。我们发现 SIRT1 羰基化一旦失活,就不能有效去乙酰化,导致相互结合显著降低。关于内源性的羰基类物质增加,我们采用外源性补充来模拟,取得了跟内源性增加相一致的结果。在外周给小鼠外源性的 4-羟基壬烯酸(HNE)模拟疼痛状况,发现循环和心肌蛋白质的羰基水平和羰基内源性增加相一致。我们给予刺激后,把心肌拿出来,这样排除了神经的影响,可直接看到羰基暴露对心肌的影响。发现暴露后心脏损伤加重、功能恢复大大减退。我们尝试采用激动剂进行治疗,再建立模型,发现小鼠对疼痛的敏感性(对痛的反应)得到缓解。最显著的结果是激活 ALDH2 后,再诱发慢性疼痛,再使它缺血,在从心肌梗死到心肌功能恢复的过程中,发现心脏缺血易损得到明显改善,生存率也得到明显提升。

关于心痛和"痛心",涉及的机制异常复杂,我们只是观察了其中一个可能的机制,还有待今后证实。由于涉及的因素还很多,所以必须经过整合医学的思维去研究,才能得到满意结果。

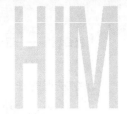

肝癌体细胞基因突变跨组学传承和丢失的整合医学研究证据

◎吴松峰

基因组体细胞突变的累积是导致癌症的重要因素，目前，对体细胞突变的检测是精准医疗靶向用药的重要依据。体细胞突变的检测是在基因组水平进行检测，但在生物体内真正起作用的是基因的表达产物，即通过 mRNA 转录后翻译成的蛋白质。突变在基因组发生后，可能会随着基因表达（即转录和翻译）的过程形成突变的 mRNA 和蛋白质。基因表达的过程受到了诸多转录、翻译和翻译后调控的作用，最终形成特定的转录组和蛋白质组。基因组中发生的体细胞突变，在整个表达调控的过程中可能也会受到特定的调控。当前，转录组的研究发现，基因组中发生的体细胞突变有约 1/3 是无法转录成 mRNA 的，这主要是由于基因转录过程中的顺式和反式调控导致的。在从转录组翻译成蛋白质组的过程中，存在着翻译调控，以及翻译后对蛋白质的产物进行加工、修饰、定位、降解等，最后才成为蛋白质组中的蛋白的存在形式。体细胞突变是否会在翻译和翻译后调控过程中被进一步清除，这些突变在不同组学中的动态变化如何，都是值得我们深入探索的问题，对我们理解突变的功能和作用，以及在将来的精准医疗靶向用药中都会起到重要作用。

由于蛋白质组的检测覆盖率不足，一般癌症样品能被蛋白质组鉴定到的编码区体细胞突变不多，难以获得具有足够统计量的结论。因此我们以一个超级突变的肝癌病人（BJ22）为模型开展研究。根据基因组的测序得知，BJ22 这个病例的突变率是其他肝癌病人的 20~40 倍，这些突变的产生可能是因为该样品的 MSH2 蛋白第 10 个氨基酸发生无义突变。我们采集了这一肝癌个体的外周血和肝癌旁组织，开展多组学深度测序研究，包括基于全外显组测序的基因组，基于 RNA-seq 测序的转录组，以及基于串联质谱鉴定和无标定量的蛋白质组。全外显子组和转录组发现的基因突变被翻译成蛋白质，并和 RefSeq 数据库混合后进行蛋白质的鉴定。最终，全外显子测序鉴定到 20 382 个体细胞突变，RNA 水平鉴定到 13 294 个突变位于蛋白编码区，蛋白水平匹配 841 条含突变位点的肽段。

我们采用等位基因的比例（AF）进行突变表达的衡量，即突变体占该位点突变和非突变体总和的比例。对基因组、转录组和蛋白质组这三个层次不同突变位点的 AF 值的聚类得到 4 种模式：①AF 值在三个组学大约都为 0.5（即突变体和野生型含量相似，突变信息在多组学中完整传递）；②AF 值在基因组和转录组中约为 0.5，在蛋白质组中趋近于 0（突变信息可以从基因组传递到转录组，但蛋白质组中未检测到这些突变信息）；③ AF 值在基因组中约为 0.5，在转录组和蛋白质组中倾向于 0（突变信息在转录组和蛋白质组中均未检测到）；④ AF 值在基因组中很低，在转录组和蛋白质组中近乎为 0（这些突变只在所检测的癌症组织块中的部分细胞中存在）。

在排除蛋白质组技术性原因的情况下，我们发现，基因组中发生的突变，在转录组中只有约 68% 能表达，在蛋白质组中只有约 29% 能表达。这些结果说明，体细胞突变也受到转录、翻译及翻译后调控，使得有近 2/3 的突变不会在最终的蛋白质中表达。

此外，为了衡量单纯翻译和翻译后调控对突变表达的影响，我们定义了一个新的指标 DPRE，即 Difference of normalized fold change of Protein and RNA Expression。该指标可以扣除转录调控的影响，只衡量翻译和翻译后调控的影响：DPRE = Protein（Normalized C）－ mRNA（Normalized FC），FC 为 fold change，即癌和非癌的表达量比值，NormalizedFC = FC － median（FC）/Q_3（FC）－ Q_1（FC）。Q_3（FC）和 Q_1（FC）是 FC 的上四分位数和下四分位数。因此，DPRE 高表示倾向于表达突变体蛋白质，DPRE 低则倾向于表达野生型蛋白质。结果发现，体细胞突变位点的 DPRE 要显著低于生殖细胞突变位点和无突变位点的 DPRE，说明体细胞突变后，翻译和翻译后调控倾向于表达野生型的等位基因。

因此，我们通过体细胞突变的跨组学传承和表达的研究发现，转录组和蛋白质组都是以基因组为模板的基因表达数据，具有一定的传承性。由于转录及翻译后调控等，基因组中发生的突变不一定能影响表达的蛋白质，在转录水平和翻译及翻译后水平中都倾向于清除体细胞突变的等位基因，编码野生型的蛋白质。

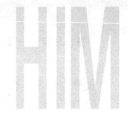

阻断乙肝母婴传播的整合医学研究

◎王翠敏

乙肝的传播途径主要有4种：血液制品的传播、母婴传播、性传播和通过破损皮肤和黏膜的传播。母婴传播是乙肝最主要的传播途径，我国50%以上的乙肝病毒（HBV）感染来自母婴传播。母婴传播的途径有宫内传播、产时传播、产后传播。持续的慢性HBV感染与感染的年龄呈负相关，感染的年龄越小，发展成慢性HBV感染的概率就会越大。在围产期感染HBV者中有90%将发展成慢性感染；婴幼儿时期感染者中，有25%~30%发展成慢性感染；而5岁以后感染者仅有5%~10%发展为慢性感染。所以阻断HBV围产期传播非常重要。

接种乙肝疫苗是预防母婴传播及人群间HBV水平传播的有效措施。乙肝疫苗的有效成分是表面抗原（HBsAg），它诱导人体主动产生表面抗体（HBsAb）而发生作用，接受第一针疫苗后，多数HBsAb仍为阴性或低于检测值下限，接种第2针后1周左右，抗体才转为阳性，接种第3针可使抗体水平明显升高，延长保护年限。新生儿全程接种乙肝疫苗后表面抗体阳转率高达95%~100%，保护期可达22年以上。人体主动产生抗体后，具有免疫记忆，即使HBsAb转阴，再次接触HBV，机体也能在短时间内产生HBsAb。1992年我国卫生部（现卫生计生委）将乙肝疫苗纳入计划免疫管理以来，HBsAg阳性率明显下降，取得了令世人瞩目的效果。但对于HBsAg阳性尤其是HBsAg和e抗原（HBeAg）双阳性或者HBV-DNA高载量的母亲所生的婴儿来说，单用乙肝疫苗，仍将有高达60%~70%的婴儿会成为慢性HBV感染者。

联合免疫阻断母婴传播的成功率进一步提高。对于HBsAg阳性母亲所生婴儿，采用乙肝免疫球蛋白加上乙肝疫苗联合免疫，失败率显著低于单用乙肝疫苗者。2014年的一项多中心前瞻性研究中，15个研究中心纳入1202对HBsAg阳性的母亲和她们所生的婴儿，其中有1014名新生儿采用乙肝免疫球蛋白和乙肝疫苗联合免疫，188 名新生儿单用乙肝疫苗免疫，8~12 个月龄时抽血检查，发现联合免疫的 1014 名新生儿中只有 29 名新生儿发生免疫失败（2.9%），而单用乙肝疫苗的 188 例新生儿中却有 11 例发生免疫失败（5.9%），二者有统计学差异（$P<0.05$）。进一步分析发现，发生免疫失败的新生儿的母亲均为 HBsAg 和 HBeAg 双阳性。研究队列中双阳性母亲的新生儿共 432 名，其中 367 名新生儿采用了联合免疫，29 名免疫失败，失败率为 7.9%；65 名新生儿单用乙肝疫苗免疫，11 名发生免疫失败，失败率为 16.9%，二者有统计学差异（$P<0.05$）。

对 HBsAg 阳性孕妇所生新生儿进行全程联合免疫后，7 月龄抽血检查，如果他们的 HBsAg 阴性，HBsAb 大于 100mU/ml，就说明免疫预防是成功的，如果这个值在 10~100mU/ml，说明预防成功，但是他对疫苗的反应比较弱，可加强一针乙肝疫苗。如果 HBsAg 阴性，HBsAb 阴性，说明他没有感染 HBV，但是没有保护作用，对于这部分人群我们应再次进行免疫注射，随访如果还没有 HBsAb 产生，这一部分人群就要密切监控随访，不排除有 HBV 隐性感染的可能。如果 HBsAg 阳性，HBsAb 阴性，就是免疫预防失败。

2012 年欧洲肝脏研究学会（EASL）指南指出，对 HBV 感染孕妇所生儿童，按规范及时注射免疫球蛋白，按照国家免疫程序接种乙肝疫苗。2015 年《中国慢性乙型肝炎防治指南》建议对 HBsAg 阳性母亲的新生儿应用乙肝免疫球蛋白和乙肝疫苗联合免疫。中国卫计委预防艾滋病、梅毒和乙肝母婴传播工作实施方案当中也指出 HBV 母婴传播主要发生在分娩时，一般通过乙肝免疫球蛋白和乙肝疫苗来进行主动和被动预防。

对于 HBsAg 阳性尤其是 HBsAg 和 HBeAg 双阳性或 HBV-DNA 高载量的母亲所生的婴儿来说，即使接受乙肝免疫球蛋白和乙肝疫苗的联合免疫，也会有 5%~10% 的婴儿将发生免疫失败，最终形成慢性 HBV 感染。母亲 HBV-DNA 载量越高，新生儿免疫失败的风险越高。2012 年的一项回顾性研究表明：HBV-DNA 在 $6\log_{10}$ U/ml 以下时，婴儿的免疫预防失败率是 0；HBV-DNA 在（6~6.99）$\log_{10}$ IU/ml 区段时，免疫预防失败率在 3.2%；HBV-DNA 在（7~7.99）$\log_{10}$ U/ml 区段时，免疫预防失败率在 6.7%；如果 HBV-DNA 在 $8\log_{10}$ U/ml 或更高时，免疫预防失败率在 7.6% 或以上。2015 年《中国慢性乙型肝炎防治指南》指出：HBV-DNA 水平是影响母婴传播最关键的因素。出生后给予联合免疫仍然出现免疫预防失败的这部分婴儿，究其原因是发生了子宫内感染或出生后免疫不及时或免疫剂量不足致使高载量的 HBV 病毒产时传播未能完全阻断所致，即胎儿在离开母体前已经感染了 HBV。

2015 年《中国慢性乙型肝炎防治指南》指出，对于可能发生 HBV 宫内传播和病毒载量高的这部分人群，可采用孕晚期抗病毒治疗来预防免疫失败的发生，推荐从妊娠第 28~32 周开始使用妊娠 B 级药物治疗。对于妊娠期间乙肝发作的病人，谷丙转氨酶（ALT）轻度升高可密切观察，肝脏病变较重者，在与病人充分沟通并权衡利弊后，可以使用替诺福韦或替比夫定抗病毒治疗。对于抗病毒治疗期间意外妊娠的病人，如应用干扰素治疗，建议终止妊娠。若应用的是妊娠 B 级药物（替比夫定或替诺福韦），可继续治疗；若应用的是恩替卡韦和阿德福韦酯等 C 级药物，需换用替比夫定或替诺福韦继续治疗，不建议终止妊娠。

我们和其他中心的研究均表明，妊娠中晚期使用替比夫定和替诺福韦抗病毒治疗均可显著降低母婴传播的发生风险，即显著降低免疫预防失败的发生风险。从单纯宫内传播阻断来讲，孕 28 周后抗病毒治疗已基本能完全阻断宫内传播，但若孕中期即出现反复肝功能异常或 B 超提示肝硬化倾向，可综合考虑提前予以抗病毒治疗。一般情况下，孕早期尽可能不推荐抗病毒治疗。目前研究的数据也表明，替比夫定及替诺福韦的孕期抗病毒治疗，母婴疗效和安全性良好。我们对应用替比夫定的孕妇所生的婴儿 5 年的随访研究也表明，婴儿的各项生长发育及智能指标良好，研究结果发表在 2017 年的《病毒性肝炎杂志》（*JVH*）上。

总之，接种乙肝疫苗是预防人群 HBV 感染最有效的措施。联合免疫（乙肝免疫球蛋白＋乙肝疫苗）是阻断母婴传播最有效的方案。妊娠后期采用妊娠 B 级核苷酸类似物抗病毒治疗可以降低母体 HBV 载量，阻断宫内传播，减少婴儿免疫失败的发生。其中以替比夫定证据最多，并已系统随访 5 年，在母婴阻断方面取得良好的效果。替诺福韦主要在艾滋病病毒感染孕妇母婴阻断应用时间长，在 HBV 孕妇目前已系统随访 1 年，对婴儿和儿童的骨质代谢影响需长期跟踪。

妊娠期间采用抗病毒治疗需充分评估母亲疾病状况、HBV-DNA 滴度、母婴安全性、耐药风险、母乳喂养等。权衡母婴获益及风险，做到个体化精准治疗。这些药物对儿童的长期安全性需行长期的随访研究。产后母乳喂养问题亦有待进一步研究。

我们的终极目标是提高阻断成功率，降低免疫失败率，提高免疫应答水平，降低无（或低）应答率，实现乙肝母婴零传播，进而提高全民健康素质，减轻国家及家庭经济负担，最终实现我国及世界卫生组织乙肝防治的总体目标。

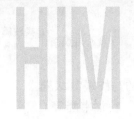

整合胃肠外科学

肝胆胰病整合医学的管理和实践

◎董家鸿

我们清华长庚医院是一个诞生仅两年多的新医院和小医院,面对国内名院名医名家,如何发展一直是我们思考的问题。我想关键还是要在医疗品质和特色方面形成优势,所以我们提出来创新整合,走差异化和特色化医院的发展道路。关于创新,清华大学有很多理工、人文学科,给医工整合带来了条件和平台。我们将清华大学几十个院系的工科、理科与医学相整合,对人工智能、大数据、外科、机器人等进行密切的医工整合研究,提升我们医疗服务的效能。整合是樊代明院士给我们指出的路,其实医工整合只是一个基本整合,另一个整合是在医院内多个学科间的整合诊疗。我们医院成立了一系列的整合中心,像肝胆、神经和消化,以器官系统为导向,以病人为中心形成实体化的整合医学中心,肝胆胰中心整合了肝脏内科、肝脏介入和肝脏肿瘤、肝脏外科、肝脏移植等,形成实体化的中心。实体化中心是统一的行政管理,对所有来到肝胆胰中心住院的肝胆胰病人,进行常态化的联合诊疗。我们还有神经医学中心,神经医学中心是把神经内科、神经外科、神经介入整合在一起。消化中心是把消化外科、消化内科和内镜整合在一起。这种模式是把各中心再整合形成新型的整合医学医院。

我们肝胆胰整合中心分6个亚专业,在肝胆内科有2个亚专业。肝胆外科最主要还是肝胆肿瘤,大概占肝胆胰腺病人总量的70%,所以在肝胆胰中心又特别成立了一个肝胆肿瘤的多学科诊疗团队,这个团队除有临床和各相关专科的医生、专家外,还有两个临床转化的研究团队和运营支持团队,一起形成三位一体的整合式团队。临床专家团队是我们的主体科室,以肝胆胰中心手术、介入、麻醉、护理为主，辅助科室的团队如营养、临床药理、胃肠、放射，还有一些平台治理科室，如影像、病理和检验。另外，我们还把清华大学一些科学家整合到团队里面，像医疗大数据、基因组学、肿瘤免疫学、肿瘤生物学、人工智能研发、靶向药物的专家。比如大家很熟悉的程京院士，他是基因组学的专家，对我们的临床科研工作给予指导；常智杰教授是清华大学肿瘤生物学家，在肿瘤的生物学行为，包括基因组、转录组、蛋白组等方面很有造诣；邢春晓教授是清华大学医学大数据与信息科技的专家；林英教授是做肿瘤治疗的，我们一起正在研发针对肝胆肿瘤的新型疗法；丁胜教授是药学院院长，在靶向药物治疗方面很有经验。我们还有一个行政运营支持团队，包括信息系统，对整个整合医学的流程和路径及有效实施和持续督导给予信息的全程支持。我们还有一个经营助理，对这个团队持续的运营进行绩效评估和良好的管理。我们还有个非常特别的岗位——个案管理师，这个角色非常重要，是我们长庚医院的经验。个案管理师在整个整合团队的运营过程中起协调、联络、整合的核心作用。我们的运营支持团队负责医疗资源的整合与协调，全流程的追踪与管理，及时组织多学科会诊，负责病人的就医随访、复诊的指导和督导，还有绩效的评价与管理，这个团队非常重要。我在解放军总医院（301）医院就组建过全国第一个肝癌的整合医学团队，团队有外科、内科、病理、介入、超声消融、放射科等，大家热情很高，工作非常主动，短短1年多时间就有1000多名病人进行过整合诊疗。可是好景不长，这个组织就办不下去了，参加会诊后，大家都希望得到自己的病例，但参加这个整合诊疗没有绩效，参加会诊完全是义诊，团队很难经营下去。所以，我觉得管理团队的管理运行机制是非常重要的。就是在肝胆肿瘤整合团队中也是两种模：一种是"联邦式"，就像肝脏外科、肝脏内科、肝胆介入科，这些主体科室实体化、常态化地在一起诊疗；另一种辅助学科呈"帮联式"，像消化、放射、病理、营养、临床药理，是一种松散的、功能式的整合。

我举几个实例，通过整合诊疗确实能够提升肝脏肿瘤整体治疗水平，也能提升我们的工作效率。有一个巨大肝癌的病人，通过评估，余留的肝脏体积不足标准肝脏体积的40%，这样的病人按常规是不能进行手术的，我们给他做了一个整合医学决策，先做肿瘤的降解治疗，用微波技术，由肝胆肿瘤介入科实施，目的主要是控制肿瘤，使肿瘤缩小，达到降解的目的。接着选择性将肿瘤一侧的静脉栓塞掉，目的是为了促进左肝的增生。当左肝增生体积超过标准的40%后，再做二期肿瘤手术切除，非常成功。术后肿瘤标志物迅速下降到正常。通过多学科的整合医学诊疗，使不能切除的肿瘤变成了可切除肿瘤，最后进行了整个切除。

另有一个Ⅳ型肝门胆管癌病人，肿瘤侵及两侧二级肝管，像这种肿瘤过去被认为是不可切除的。我们通过整合医学决策采用序贯治疗法，先做胆道介入，在左肝管和右肝管分别做引流，使黄疸减退，肝胆功能得到改善，同时内科进行相关的保肝治疗措施。余留的肝脏是左外叶，我们把右侧的门静脉基本栓塞掉，促进了左外叶增生，使左外叶体积达到和超过我们认为安全、必需的功能性肝体积后，再做二期微肝门加右肝管切除。最后使这个本来不可切除的肿瘤得到了切除。最后介绍一个病例，是一个类似肿瘤的巨大的肝泡型包虫病，这个包虫病侵及整个右肝，包括大部分的左叶，肝后下腔静脉全程被侵犯，从右肾静脉到下腔静脉开口的位置，一直侵犯到心包，左肝静脉、中肝静脉、右肝静脉的根部全受侵犯。像这样的病例是没办法切除的，我们也通过多学科整合医学策略给他做了体外肝切除，右肾部分切除，右下肺部分切除，肝后下腔静脉全程切除。在体外把病灶切除后，把剩下的血管进行肝上、下腔静脉的重建和自体肝脏再植，完成了一个专门治肝包虫病的复杂手术。这个病变极其复杂，手术也非常繁复，但术后病人恢复得非常顺利，没有任何并发症，术后2周就康复出院。

我们团队能维持良好运行，运行机制非常重要。首先，整个团队要以肝胆肿瘤的控制为决策依据，一切诊疗行为都要服从治疗规则。其次，按照规范化的临床路径和标准诊疗流程进行，这由个案管理师执行，管理师起督导作用。他在整个团队中起到重要的协调和整合作用。第三，信息系统全程的运行机制流程和管控，要对团队的工作进行回顾和评估，评估过去做的病例是不是符合诊疗原则和治疗规范。一个病人就医，如果确诊或者疑似肝胆肿瘤，就由个案管理师备案，纳入系统中进行相应检查、评估，包括影像学检查、营养评估等。然后由个案管理师组织多学科的整合诊断，集体决策后进入专科治疗，治疗的结果最终由个案管理师持续追踪，定期随访。

整合医学的诊疗模式有3种：①对于明确符合指南标准，没有肝硬化的肝脏肿瘤，可切除的直接进入专科治疗；②有边缘化的适应证，肿瘤既可以消融也可以切除，甚至还可以移植，就要进行整合医学线上会诊，由相关专科医生提出意见，大家形成共识后进入临床决策和治疗，如果线上会诊无法达成共识，就线下坐在一起进行讨论；③对疑难复杂的病例需要各个学科的专家坐在一起联合会诊，形成一个决策，然后进入专科治疗。

对明确符合标准的病例需不需要多学科会诊？从形式上讲多学科会诊更好，但病人太多忙不过来，医生精力也有限，然而这类病人事后要进行团队定期回顾会议，评价处理方案是不是符合专科诊疗指南，违反规范指南的给予批评，甚至一定的惩处。

个案管理师在整合医学中是非常重要的角色，这是学习我国台湾地区的经验。管理师起什么作用呢？第一，对病人持续的教育、支持和咨询。第二，医患的沟通协调，病人在诊疗过程中有什么问题，个案管理师联系医生，不主张病人直接联系医生，直接联系医生会给医生造成很多麻烦，影响医生的工作。第三，组织医生定期对病人群体团队进行教育，协助病人转诊，协调多学科团队的会诊，病人评估和各项检查进行完以后，由个案管理师启动多学科会诊，会诊可以是线上的，也可能是线下的，根据病人的复杂程度而定。第四，工作质量的评价，整个流程中是否按照指南的规范进行，指南的规范有没有问题，需要跟大家讨论修正。此外，个案管理师还负责住院指导、术后随访、建立管理档案、解释管理方案等。他的工作是非常全面的，也是整个过程中医生不能完成的。所以，个案管理师在整合医学过程中是不可或缺的重要角色。我们和深圳一家公司联合开发了整合医学线上信息系统的支持平台，不仅可以完成线上会诊作业，也可与线下病人和医院之间进行互动。我们定期开展团队会议，对所有诊疗过的病例进行回顾和分析，判定诊疗过程是否规范，诊疗规则要不要修正。我认为，清华长庚整合医学团队有如下几个特色：第一，多学科交叉整合，医联体跨界协同，可谓一个健康医疗联盟，我们不仅实施医疗服务，同时进行科技创新和健康产品的研发；第二，精准的治疗手段，以病人为中心，实施整合式医疗，追求预防、早诊、早治、康复全覆盖的健康目标，追求全球最佳的临床实践；第三，临床问题引领创新，强调以问题为导向，强调从 B2B（企业对企业）向 B2C（企业对消费者）转化，科研只有到了用户和市场才是真正有用的研究，否则价值要大打折扣。这是整合医学的最终目标。

从 NOSES 术思考整合医学

◎王锡山

院士经常论道,医生需要论术,道需要术去展现,术需要道来引领。

随着时代的发展和观念的转变,人们对手术的要求越来越高,创伤要越来越小,恢复要越来越快,做了手术甚至要像没做一样。但要做到这一点,单凭手术技巧是无法实现的,更需要具有一种整合医学的思想观念。本文以经自然腔道取标本手术(NOSES)为例,来详细探讨这一问题。

微创技术就其自身而言,其临床应用的目的在于以最小的创伤或侵袭性获得最佳的外科治疗效果。对任何外科手术而言,首先必须"显露",黄志强院士曾经说过,"显露是解决战斗的一半",要达到理想的显露,关键在于手术的入路。近年来,新术式、新器械和新理念层出不穷,手术入路从"常规切口"逐渐向"最小切口"甚至"无切口"方向演进。这时我们需要回答一个问题,何为微创?从广义上讲,微创是一种理念,包括术中的轻柔操作、组织器官功能的保护、加快术后康复等,都应包含在微创理念的范畴之中。就像整合医学,理念有了,更重要的是让理念落地。从狭义上讲,微创主要体现在手术入路和体表的切口,它也是微创的主要表现形式。对于病人来讲,腹部切口很重要,因为腹壁感觉由体神经支配,切口不仅会留下瘢痕,还会引起疼痛,更主要的是还会留下一段痛苦的记忆,因此切口的大小对病人的影响是很大的。

经自然腔道内镜手术(NOTES)的出现将微创手术推向了一个全新的高度,它也被认为是微创手术的最高境界。当然,NOTES 术也体现了整合理念。NOTES 要想真正地进行普及和推广,不仅要考虑到 NOTES 所表现出的微创优势,还要从整合的角度来考虑其他层面的影响因素。近年来,中国医生也做了很多 NOTES 手术,比如经胃做胆囊手术,这个"胃穿孔"的代价是什么?经胃做阑尾炎手术,这个"胃穿孔"的代价又是什么?经阴道做胆囊手术好像还可以理解,但阴道不重要吗？最后我们必须回答的问题，就是损伤-效益比，这一点极为重要。2010年我做了2例经阴道的直肠癌NOTES手术，这也是国际首例经阴道直肠癌NOTES术。手术的成功也极大地鼓舞了我的信心。然而这一技术并没有广泛开展下去，主要是由于NOTES术尚缺少临床证据的支持，而且高度依赖技术、设备的发展，还涉及安全和伦理等问题。

NOSES的诞生完全打破了NOTES无法推广的僵局，也为微创治疗寻找到了新的方向。NOSES的定义是使用腹腔镜器械或软质内镜等设备完成腹腔内手术操作，经自然腔道（阴道或直肠）取标本的腹壁无辅助切口手术，术后腹壁仅存留几处戳卡痕迹。该技术通过使用常规微创手术器械，结合独特的消化道重建方式，以及标本取出途径，既保证了肿瘤的根治性切除，同时也能达到最佳的微创效果。根据取标本的不同途径，NOSES术主要分为两大类，即经肛门取标本的NOSES术和经阴道取标本的NOSES术。这两种操作方式的选择主要是依据肿瘤的大小。前者主要适用于肿瘤较小、标本容易取出的病人，后者主要适用于标本较大、经肛门取出困难的女性病人。此外，根据取标本和消化道重建的不同方式，NOSES术又可分为3类，分别是标本外翻体外切除（外翻切除式）、标本拉出体外切除（拉出切除式）、标本体内切除拖出体外（切除拖出式）。不同的手术方式有其各自的操作特点和技巧，但在术式选择中起决定性因素的就是肿瘤的位置与大小。外翻切除式主要适用于低位直肠肿瘤，拉出切除式主要适用于中位直肠肿瘤，而切除拖出式的适应范围最为广泛，包括高位直肠、乙状结肠、左半结肠、右半结肠以及全结肠。目前，结肠直肠肿瘤NOSES手术共有10种术式，具体详见下图。

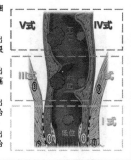

直肠NOSES术分类
一、腹部无辅助切口经肛门外翻切除标本的腹腔镜下低位直肠癌根治术（I式）
二、腹部无辅助切口经直肠拉出切除标本的腹腔镜中位直肠癌根治术（II式）
三、腹部无辅助切口经阴道拉出切除标本的腹腔镜下中位直肠癌根治术（III式）
四、腹部无辅助切口经直肠拖出标本的腹腔镜下高位直肠癌根治术（IV式）
五、腹部无辅助切口经阴道拖出标本的腹腔镜下高位直肠癌根治术（V式）

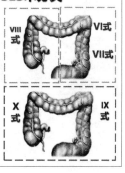

结肠NOSES术分类
六、腹部无辅助切口经直肠拖出标本的腹腔镜下左半结肠癌根治术（VI式）
七、腹部无辅助切口经阴道拖出标本的腹腔镜下左半结肠癌根治术（VII式）
八、腹部无辅助切口经阴道拖出标本的腹腔镜下右半结肠癌根治术（VIII式）
九、腹部无辅助切口经直肠拖出标本的腹腔镜下全结肠切除术（IX式）
十、腹部无辅助切口经阴道拖出标本的腹腔镜下全结肠切除术（X式）

虽然NOSES技术是外科手术技术的一个重要创新，但也不能完全将其优点归功于外科医生，这一技术能否成功实施还有赖于其他学科的密切配合，包括影像学、麻醉学、护理学、美容与整形学、营养学，甚至是心理学等各个不同领域，也体现出了NOSES技术实施的一种整合观。

从整合医学的角度出发，NOSES技术的优势也是十分明显的。对于病人来说，该技术减少了腹壁的辅助切口，因此可以最大限度地保留腹壁的功能，减轻了病人因腹壁切口带来的疼痛，加快了病人的术后恢复，缩短了住院时间，同时更具有良好的美容效果，因此该术式表现出了极大的微创优势。从快速康复的角度来讲，NOSES 手术也具有巨大优势，因该术式避免了腹部的取标本切口，病人术后疼痛明显减轻，这样可以减少术后镇痛药物的使用。术后病人下地活动早，排气排便的时间将明显缩短，因此加快了病人术后进食的时间。此外，术后褥疮、坠积性肺炎、下肢静脉血栓等术后护理相关并发症的发生率大大降低。同时，对于低位直肠癌病人，NOSES 术可以增加保肛手术的可能性，使很多低位直肠癌病人避免了结肠造口，从而大大减少了造口的术后护理工作。当然，外科医生更是 NOSES 技术的受益者，由于 NOSES 手术使用的是常规微创手术器械，这样可以缩短外科医生的学习曲线，大大提升外科医生对该手术的操控性和适应性，也更有利于外科医生对技术要领的学习和掌握。

诚然，NOSES 术目前仍处于发展阶段，但该技术明确表现出了学科间的整合优势，预示这一技术是充满活力和发展空间的。NOSES 更加符合外科的微创理念，具有无瘢痕的美容效果，可减少麻醉镇痛药物使用，便于病人术后护理，加快病人术后康复，减轻病人的心理压力。基于此，我们也有理由坚信，在这种整合理念的影响下，NOSES 术在微创领域中一定能占有一席之地，并且拥有更美好的前景。

在规范中创新，在创新中务实，在务实中求真，在求真中前行。外科的治疗要体现整合思想和整合理念。整合之路在何方？整合之路就在脚下。

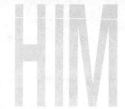

联网互动整合医学系统助力新疆地区医疗实践

◎温 浩

我们新疆地区的医院在整合医学上走得不算太远，但也不算太慢。在成立研究型医院学会整合医学专委会之前，我们想在研究型医院学会里组建远程医疗专委会，但樊代明院士说这个专委会涉及的面太窄，要做就做整合医学。我们自觉底气不足，于是樊院士主动提出任荣誉会长，所以我们在整合医学这个领域很早就跟着樊院士的团队做了一些理论和实践的探索。

我们医院成立刚好一个甲子，60年前这里还是一块戈壁滩，形状像鲤鱼，我们医院就盖在"鲤鱼山"旁边。那时中央领导在边疆建设中重点抓教育和医学，确实有战略高度，因此我们获得了成功。60年后的今天，医院发展到3个院区：本部、十二师分院和昌吉分院，编制床位达到4100张，应该说在医教研方面都有全面发展。但和内地比我们还有很多短板，比如人才特别缺乏，整合医学是一条走出困境的光明大道。

在整合医学提出之前，我们在做联网互动医学体系的建设，在樊代明院士整合医学理念的启发下，我们希望把自己这个简单的技术平台上升为一个体系。其间我们在跟霍普金斯医院、麻省总医院做远程疑难杂症的讨论中又得到一些启发，也做了一些理论探讨和实践，最终建成了联网互动整合医学体系。联网包括一个区域的联网，国内外知名院校的联网，我们疆内更多的是地、州、市、县、乡，甚至村镇远程联网模式，而且实践的更多是在线交互式互动模式。这种模式大部分还用在多学科诊疗（MDT）或某些特殊病例的研究上，互动当然需要在线互动。

从小的整合上升到跨界整合,我们体系的特点是合作方式多元化、互动交流简单化、资源共享立体化。我们的监管评价还是一个缺项或者弱项,所以还需要有一个考评体系和监管评价,才能使我们的体系更加充实。我们先后跟麻省总医院、霍普金斯医院、迈阿密创伤急救中心合作,有定期的(每2周或每月1次),也有临时预约的远程文献研讨和疑难病例讨论,对我们的学术发展帮助很大。我们这个体系上联国内外知名医院并辐射中亚,下联全疆各地、州、市、县,直至乡、村,对新疆,特别是地广人稀的南疆地区有很大帮助。

通过这几年的实践,形成了一个由小到大的数据库,从开始一年三四千例,到去年15 000万例,每天大约有100例的远程会诊,有疑难杂症病人要向内地转的,我们就与内地医院进行远程会诊。结果,这几年累计有90 000例病人在线会诊,上转率不到10%。我们跟地、市、县等联网医院的会诊有一个要求,上转必须说明原因,有会诊专家书面的会诊转诊意见单,否则不能上转。因为会诊是为了使病人低成本地治好,而不是盲目地把病人送到上级医院。最近我们举办了一个国家继续教育项目,邀请了解放军总医院和中日友好医院的专家来讲国家层面的体系和标准。我们发现一个规律,地、州、市、县发展越好的医院,跟我们远程会诊就越多,某家医院哪些专科发展越好,远程会诊就做得越好,因为疑难病症对远程会诊是有需求的。我们也要求本地区的医院转到内地前必须远程会诊,通过远程会诊要弄清楚本院已解决和待解决的问题,既要提升自己,还要体现属地诊疗,要把属地诊疗、远程医疗、远程会诊和双向转诊整合到一个体系中。我们把远程医疗作为一个抓手来提升新疆的诊疗服务能力,在疆内的实践证明是有效的,比如远程手术示范、技术指导,只要在关键点上点拨一下往往就能解决问题,上级医院的医生并不一定要到现场去。我们今年在一些重大的临床中心、微创中心都配备了高清远程设备,相当一部分操作只要远程指导一下,网络医院就可以完成诊疗操作,大大节省了人力成本,提高了属地诊疗的能力。通过远程会诊,特别是腹腔镜、宫腔镜诊疗,可能效果更好,急诊和重大创伤的处理也是如此。需要手术的病人3小时内进到手术室算合格病例,超过5小时就算不合格,3~5小时算勉强合格。运行了1年(其中准备时间为半年),效果很好。二线会诊是24小时,尤其是节假日,其实很多医患纠纷都发生在节假日,通过这个体系很好地解决了这个问题。保证所有检查和手术在3小时内完成。我们现在能够达到的时间是4小时左右,离3小时还有点距离,也就是说近期急诊入院的100台手术病例,平均4小时进入手术室。新的门诊楼即将启动,我们严格按入院3小时进手术室的标准,待3小时目标实现后再提出2小时目标。在心血管介入治疗上,从进门到球囊扩张或介入手术共需90分钟，联网互动医学体系一旦建立，90分钟完成这些操作是可以实现的。

用这个平台开展培训学习很重要。因为地、州、县医院从医生到护士都存在缺编的问题，让他们到乌鲁木齐来学习有一定难度，远程培训学习既经济又高效，已被很多医院接受。我院还有一个明确要求，学科带头人、学术带头人、学科骨干、优秀青年学者必须参加MDT研讨，并纳入综合绩效评估指标，这有助于这种模式的推动，也是助力医联体的有效模式。

新疆地广人稀，医联体基本上是紧密医联体，医联体中最重要的就是"联"，而且是有效的联。以往的做法是派人到协作医院或医联体单位去，短时间还可以，长期外派对每家医院来说都是非常有难度的，远程医疗自然就成为医联体的有机连接载体。目前我院医联体合作有6种模式，即集团管理模式、协作发展模式、重点帮扶模式、"321"模式、专科共建模式和其他业态模式，不管是哪种模式，合作的基础都要依托远程，依托我们的联网互动整合医学体系。我们在全疆构建医联体远程协作网络体系，以学科共建、人才培养为合作目标，通过双向选择、建立联系人制度、精准对接、年度管理会议的互动，以及民营工作室的建立等，显著降低了医联体合作双方的人力资源成本和其他成本。我们在社区也建了一个垂直医联体，跟初级社区共同开展全民健康体检，把社区变成全科医师的实践基地。这不仅帮扶了社区，使我们自己也有所提高。尽管我们身处乌鲁木齐，但通过远程在线也能很好地沟通。比如，和田地区墨玉县是我院对口帮扶的地区，我院以"访惠聚"工作组为契机，在墨玉县人民医院建立了名医工作室，将远程网络连接至大学和我院所在的4个驻村点，依托联网互动整合医学系统构建"地、市、县、乡、村"5级远程网络体系，实现"小病不出乡，大病不出县，疑难危重少出疆"的医改目标。截至2017年8月，与对口支援医院开展远程会诊总计8470例，年均909例，以前和田地区墨玉县外出就诊比例为全疆最高，属地社保负担很重，现在已经有明显下降，因此当地社保局要求，凡是转诊病人必须通过远程会诊，上级医院同意转诊方可予以报销。这种公益帮扶的组团援疆模式在新疆得到了广泛的好评。我们在墨玉县的公益帮扶做了10多年。最近我们医院与和田地区墨玉县医院及扎瓦镇卫生院，还有驻村点的村卫生室通过远程网络联了网，以探索依托联网互动整合医学系统的分级诊疗模式。我们新疆任何一个事业单位都有针对性地派医疗工作队驻到村上去，现在我们驻了两个村，驻村点的乡镇卫生院在联网互动整合医学系统的支撑下，把自己建成了健康大院，上升为区域中心，与墨玉县医院、和田地区医院形成分级诊疗模式。我想如果通过分级诊疗完成70%的工作，那么肯定可以做到"小病不出乡,大病不出县,疑难重病不出疆"这样一个分级诊疗的目标。组团援疆活动我们一直在做,而且指标明确,年年都有进步,最近我们又要从墨玉县搬到一个新区做医疗中心,按照三级医院的标准,能够更好地辐射它所覆盖的乡及乡下辖的村。

多数医院的合作集中体现在双方科室主任在技术和管理上的协作,医院只是搭个平台,每年帮双方组织两次会议。我们通过一个包虫病防治中心,连接了所有相关的体系,所以我们的包虫病诊疗防治中心在世界上是独一无二的,既有基础,又有转化,还有创新。这个团队形成了包括手术、药物、基础、麻醉、影像、介入的整合力量,提升了包虫病的整体诊治防水平。

总之,我们建立的联网互动整合医学系统可以做成桥头堡和核心区,不仅接受内地的传帮带,而且把自己的能力向新疆区域内延伸,更要借助"一带一路"的发展契机,跟内地的知名医院形成一个整合体,共同向中西亚、中东欧辐射。如果我们有这样一个体系和平台,我们就能对外辐射中西亚、中东欧,为"一带一路"沿线国家人民的健康服务。

顽固性便秘的整合医学治疗

◎李 宁

便秘是一种常见病、多发病，现在发病率越来越高。便秘如果治不好，会导致一些严重的并发症，比如巨结肠。现在几乎每天都有这样的病人，便秘被误诊为肠梗阻，有可能导致死亡。曾有一个病人，本人就是一名医生，出去参加学术会议时发生肠梗阻，当地医生要给他手术，他说自己有便秘，医生说他虽然便秘，但现在有肠梗阻，必须手术，后来手术失败，病人死亡。像这样的情况很多，便秘病人在手术台上开腹后结肠高度扩张，里面装满粪便，手术台上怎么处理是一个挑战。便秘手术做得不好会导致严重的营养不良，有一个病人，在其他院因便秘做手术效果不理想转到我院来，体重只有18.6kg。便秘主要有两类：一类是慢传输，一类是出口梗阻。慢传输排便时间延长，盆腔压力增高，盆底松弛，会转变为出口梗阻；病人开始是出口梗阻，由于粪便排出困难、排便时间延长，水被吸收粪便干结，特别是错误服用泻剂也会导致慢传输。这两型互为因果，引起恶性循环。顽固性便秘主要是混合型便秘。我们曾经做过一个研究，90.23%的混合型便秘采用传统的外科手术效果不佳，传统手术就是针对结肠慢传输的全切除或者是针对出口梗阻的多种手术，由于不能同时解决两个病因，很多便秘的病人经过多次手术仍然没有摆脱痛苦。便秘手术是一种功能性手术，病人对手术的要求很高，不像胃癌、结肠癌。我们过去有很多痛苦教训，所以现在便秘的外科治疗整体进入了低潮期。我们设计的金陵术，是一个大肠悬吊加升结肠和直肠吻合，这个思路来自儿童巨结肠手术，我曾经做过一段小儿外科，先天性巨结肠实际上是一种先天性出口梗阻，金陵术对此有很多优点。我发表过一篇文章，对金陵术的效果进行了长期随访，研究结果被2016年美国结肠直肠病协会制定的指南引用，也是中国唯一被引用的研究，因此金陵术已经得到国际公认，并被写入美国的外科指南。到目前为止，我们已经做了1800多例手术，外国同行好奇我们怎么找到这么多病人，我说中国有 13 亿人，便秘病人大概有 1 亿，其中很多人不能手术，因为不适合手术或是有手术禁忌。便秘的发病率为何越来越高？除了饮食生活因素外，还有一个就是滥用药物。很多病人说没有吃药，吃的是保健品。市场上有大量治疗便秘的药品，代表性的有 3 个：第 1 个是排毒养颜胶囊，排毒养颜；第 2 个是肠清茶，把泻药当茶来喝；第 3 个是香丹清，现在非常火，实际含有 3 味药，最重要的一味是芦荟，开始叫"芦荟胶囊"，卖得不好，于是改名"香丹清"，现在卖得非常好。这些药物不能长期服用。因为这些刺激性泻药（几乎都是中药），包括大黄、黄连、番泻叶、芦荟、芒硝等是通过刺激结肠直肠黏膜神经来促进肠蠕动，同时促进肠道分泌和排便，长期服用会导致肠频发性萎缩，我们叫它惰性直肠，甚至会导致黑变病。化学药品酚酞在美国是禁用的，这类刺激性药品偶尔吃一次可以，不能长期服用。2010 年我们科肠功能障碍治疗获得"国家科技进步奖"一等奖，下一步我们准备深入研究肠功能障碍的治疗。肠功能障碍有肠黏膜屏障障碍和肠的消化吸收功能障碍，还有一个就是肠动力障碍，顽固性便秘是肠动力障碍的一个典型疾病。除了神经肌肉的原因以外，现在越来越多的研究发现肠道微生态也起着重要作用。

很多人知道我是一个外科医生，现在怎么搞便秘了？怎么搞起抑郁症了？怎么搞起微生态了？我想把我的研究思路和大家分享一下。40 年前我们开始研究肠外动力，涉及营养支持、短肠综合征、小肠移植等，这也是我们获得"国家科技进步奖"一等奖研究的主要内容。在肠外动力治疗中发现，很多病人肠瘘的原因实际上是顽固性便秘，由于顽固性便秘的外科手术操作不当而产生了肠瘘，所以就在研究顽固性便秘的外科治疗中创建了金陵术。但金陵术本身有创伤、有并发症，不适合广大便秘病人使用，所以我就开始研究肠道微生态治疗。在肠道微生态治疗过程中我们研究菌群移植，益生菌、益生元等治疗方法把很多病人的便秘治好了，而且发现，有些抑郁症、糖尿病、过敏性皮炎也得到了意想不到的好转。一位著名的外科医生说，"一个好的外科医生知道怎么去手术，一个更好的外科医生知道什么时候去手术，一个最好的外科医生知道什么时候不去手术"。便秘的整合治疗应该按照阶梯性选择，首先是生活调理和膳食纤维，肠道微生态治疗应该放到后面。很多病人有便秘就找医生，医生一听就给开番泻叶。为什么现在研究肠道菌群这么热呢？因为肠道细菌的数量是人细胞数的 10 倍，肠道细菌基因的数量是人基因数量的 100 倍。目前明确的益生菌只有 16 种，其他都是共生菌。有关肠道微生态对人体发育代谢影响的研究非常多，也得到了很多认可。有篇文章说，绝大多数慢性病的进程与肠道微生物密切相关，慢性病发生因素复杂，我们不能贸然下结论说就是肠道菌群一个因素造成的，但是作为核心要素之一，肠道微生物在慢性病的预防、管理和治疗中的作用已被充分认识。现在已经发现高血压、糖尿病、抑郁症、便秘、过敏性皮炎、风湿病等慢性病或多或少都与肠道微生态有关系。由于抗生素的使用，生活习惯、饮食和卫生环境的改变，肠道菌群也发生了改变，从而产生了慢性炎症和代谢异常这两大类疾病。肠道菌群失衡有五大信号：对糖和深加工食品非常渴望，食物不耐受，抑郁、胀气、口臭、便秘等，以及痤疮。如果有这五大信号，那么就可能有菌群紊乱。在研究中发现，病人口臭得越厉害说明菌群紊乱越严重，治疗的效果就越好。肠道菌群紊乱的治疗方式有很多种，其中一个就是肠道微生态治疗。我们首先成立了一个肠道微生态治疗中心，除了常规操作外，我们用肠内营养维护肠黏膜来调整微生态，我们用益生菌和益生元增强肠道有益菌群的优势，用菌群移植重建肠道微生态。现在大家都在讲膳食纤维，膳食纤维除了大家都熟知的功能外，其中还有一个就是增加短链脂肪酸的产生，促进益生菌、益生元的生长。短链脂肪酸有什么作用？肠黏膜细胞是人体对能量需要最多的细胞之一，小肠黏膜细胞的能量主要来自多糖，结肠黏膜的主要能量来自短链脂肪酸，这方面研究已经很多。肠道共生菌的代谢产物，特别是短链脂肪酸可以防止结肠炎。菌群移植有很多适应证：动脉粥样硬化、血小板减少性紫癜、2型糖尿病、艰难梭状芽孢杆菌感染、肥胖、非酒精性脂肪性肝病、慢性疲劳综合征等。就像王锡山教授所讲的，微创外科是一个理念，腹腔镜手术是一种技术，我们可以用腹腔镜切胆囊、切子宫；同样微生态治疗是一个理念，菌群移植是一种技术，可以用它来治疗肥胖，也可以用它来治疗顽固性便秘。

菌群移植已显示出很好的前景，2014年《时代》周刊评选的当年医学的十大发明中就包括了粪便胶囊。《财富》杂志只关注财富，它在2015年的十大预言中有关医学的有两个：一个是3D打印机，一个是微生物。谷歌在2016年推选的最值得投资的8项知名技术中就包括了微生物组。克利夫兰诊所是美国2017年排名第二的医院，它连续10年每年要召集医生对来年的医疗创新进行信用评价。2016年年底100个专家选出了200个项目，经过讨论投票再投票，从中选出了2017年十大医疗科技创新，排在第一位的就是利用微生物组预防和诊治疾病。我国科技部在2017年年初刚刚公布的重大颠覆性技术，着眼国家未来发展的战略需求，在微生物组、人工智能、3D等领域创新组织模式和管理。当然菌群移植还有很多问题没有解决。我们做的菌液和菌群胶囊，供者是按照美国FDA的要求严格筛选的。

关于便秘的微生态治疗，我们把便秘病人粪便中的细菌打到小鼠肠子里，结果发现这个小鼠也出现便秘症状。我们把病人分成两组，一组是对照组，一组是菌群移植组。无论用哪一种统计学方法，对照组治愈率只有13.3%，治疗组达36%；临床改善率前者是20%，治疗组可达53%。菌群移植技术的疗效优于对照组。到2017年初我们已经做过1000多例了，现在病人越来越多，这1000多例病人中大部分因便秘就诊，我们的移植途径主要是鼻肠管。在菌群移植治疗中效果最好的还是复发性艰难梭状芽孢杆菌感染，有效率可达95.1%，便秘治疗有效率可达67.4%。病人在粪菌移植前每周排便1.4次，每周大便次数少于2次就是便秘，但其实最佳排便频次是平均每天1.5次，每天1~2次都是正常的。我们的菌群移植组到2年后随访时，每周排便可达4.3次，临床治愈率达42%，改善率

60%。大家可能说这个治愈率和改善率还是不理想，我们知道治疗便秘现在最好的化学药物是普芦卡必利，即第四代肠动力药。研究发现，普芦卡必利2mg和4mg组的治愈率（每周解大便超过3次即为治愈）分别只有23.5%和28.9%，改善率（每周解大便超过1次即为改善）分别只有46%和51%。普芦卡必利是一个强动力药，吃完就肚子痛，不能长期吃，连续应用最多不能超过4周，我个人认为最多不能超过2周。我有几个典型病例，其中一个病人是29岁的女性，便秘4年，加重1年，她分娩后19天没解大便，就诊时看上去很惊人。过去很难治疗，得开刀，但这个女孩不能开刀。另一名病人，也是女性，因为吃减肥药引起便秘，最初10天排大便1次，现在要30天才解1次大便。两名病人经过营养支持治疗后排出粪便，普芦卡必利使用量是半片，做了菌群移植，恢复得非常好。另一名男性便秘病人，实在不能放鼻肠管，我们就给他吃胶囊，他说胶囊没什么坏处，要吃双倍剂量，吃完胶囊后便秘缓解了，而且他非常高兴地发现，他用了1年多的胰岛素也不用打了。有一个17岁的孤独症病人，经过治疗后，他母亲说便秘好了，孤独症症状也有缓解，令她特别高兴的就是困扰了孩子12年的过敏性皮炎好了，他一共做了3次，过敏性皮炎完全好了。还有一名便秘病人，继发严重的抑郁症，有自杀倾向，曾完全靠静脉营养维持了6个月，后转到我们医院，经过治疗便秘好了，所有抗抑郁症的药全部停掉了。我们开发的菌群产品已经开始广泛用于治疗，获得了良好的效果，并即将推出新的产品。菌群移植未来的研究方向是受体与供体，靠肠道菌群和基因检测进行配对，从而实现精准化粪菌移植。当然，发现和明确治疗便秘的有效菌种也是我们努力的方向。

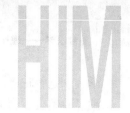

从整合医学角度看我国胃癌诊治现状

◎季加孚

讨论整合医学，应该看到环境、人和疾病这三者的关系，在疾病的治疗过程中，这三者之间相互影响、相互转换。过去一谈环境人们就会想到环境污染，实际上环境包括物理因素、化学因素、生物因素，也包括社会因素，疾病的产生一定跟这些因素有关。随着社会的进步，人们的生活方式、饮食结构，以及对疾病的认识发生了改变，过去不危害人类的微生物现在开始危害人。这跟我们的行为有关，如果不做插管、器官移植这些侵入性治疗，很多正常寄居的微生物对我们是无害的；食物，尤其是动物性食品的品种越来越多，一些发生于其他宿主的疾病开始在人类中流行。

我们对肿瘤的认识也在不断演进，肿瘤的定义从最初某一个部位的疾病到现在发展为具有复发转移特征的全身性侵袭性疾病，它是全身疾病的一个局部表现。它的发生、发展机制也在演进，在外界环境对人影响的表现中，肿瘤只是其中的一种表现形式，肿瘤也是一种很重要的慢性代谢性疾病。现代医学的一大特征就是学科细化，很多专家现在批判细化，其实学科的细分和专业化，是推动这个学科向上发展最核心的动力，是不可忽视的。过去外科大夫没有细致的分工，结果是什么手术都做，但最后什么也不精，而且因为什么都得顾，就没有更多精力去深入研究某一疾病。人得病往往不是某一个器官，或只是内科或外科的病变，大多数是全身性的。整合医学强调对于病人的治疗应该从全身来考虑，但专业细分和治疗细化的重要性也不言而喻。

分科过细，医务人员更关心疾病，而忽略了病人的全身情况，病人个人的意愿常被忽略。医生所关注的，每天所从事的所有诊疗都是医学诊疗，很少去评估病人的感受。整合医学提倡从病人的满意度、家属的满意度来衡量医生给病人所提供治疗的效果，整合医学越来越受到重视，临床实践中一定要衡量甚至量化医学理念是否正确。整合医学要求将临床各个专科最先进的理论知识和最有效的实践经验整合成新的医学知识体系。这个新的医学体系看得见、摸得着，特别要根据现在的社会环境、病人心理进行调整、修正。一个病人因皮炎和精神症状（抑郁症状）就诊，过去直接去皮肤科，我相信他一辈子也看不好；去精神科用抗抑郁症药物，估计病情会越来越重，其实他是肠道菌群失调。菌群失调的发生机制及其发病率不断升高的原因，是我们今后研究的方向，因此，整合医学不是未来的事情，不能只停留在理论和概念上，它是一个现实的问题。从1976年我国首次对胃癌防治开展系统调查后，我们很早就意识到整合对于医学，特别是肿瘤，是很重要的。比如胃癌的早诊、治疗效果、治疗规范等，各医院治疗水平很不均衡。全国现在能治胃癌的单位有3000多家，如何规范诊疗是我们一直在思考的一件事。胃癌的防治工作必须从三个层面进行整合。

中国的胃癌占全球的一半，每年新发病例达50万人，很早以前我们就开始重视防治并重的工作。在中国有几大胃癌工作现场，山东的临朐、辽宁的庄河和甘肃的武威。很大的人群共同暴露在有害因素下，为什么有的人得病，很多人不得病？最早开展的是观察性研究。最早有人发现，在山东临朐现场胃癌的发病率很高，这个县的人不吃葱和蒜，山东人不吃葱蒜很奇怪。临朐旁边有个县，胃癌发病率很低，他们吃葱和蒜。我们就去研究胃癌与食用葱蒜的相关性，从众多因素中发现，葱和蒜并不是最直接的因素，而是幽门螺杆菌。研究者在这个现场观察了30年30万人，保留的样本达60多万，从描述性整合医学、分析性整合医学，到实现整合医学，我们做了一系列研究。我们发现，如果根除幽门螺杆菌，能使胃癌的发病率降低39%。世界卫生组织胃癌防控指南引用了我们研究中心的证据。同时期，第四军医大学（现空军军医大学）樊代明院士带领他的团队，对胃癌的恶性表型及预防策略进行了系列研究，形成了"三级四步法"序贯防治策略，获得了"国家科技进步奖"一等奖。樊院士的团队和上海的一个企业合作做的MG7 CART研究，初步效果相当不错，这是从基础到临床，从多维度来认识和诊治胃癌，是整合医学研究的一个典范。

我国80%的胃癌病人是进展期胃癌，有效提高诊治效果，延长病人生存时间是中国胃癌防治的核心任务。医疗手段在日益更新，病人的要求也在不断提高。过去传统的诊疗模式难以适应现在的医疗需求。现在治疗疾病不像过去那样只用单一思维方式，随着国家经济水平的提高，病人对生命的关注和要求自然提高，医生传统的治病理念必须要改变。这些年常开展的多学科诊疗（MDT），是由一个团队开展工作，将各种治疗手段、化疗、放疗、手术有机整合，探索改善进展期胃癌治疗的新途径，MDT是现在临床上最典型的一种治疗模式，也是整合医学最基础、最初级的一种表现方式。现在大部分中心还是把MDT当作学术活动来做，没有真正落实到临床实践。MDT要有自身质量的控制，比如MDT由谁发起、时间地点、参加者、有无迟到早退、病例由谁来写、在过程中谁起核心作用等。对

MDT本身的质量控制，国际上已有相应研究。临床上，不少单位的MDT由于受参加成员、行政命令、时间地点，还有一些大牌专家随意表态等因素影响，导致最终难以成功。因此，对组织者、管理者、医务人员谁来主导和配合，国际上有明确的定义和模式。除了MDT活动自身要评价外，对拟接受治疗的病人的一般情况、诉求、反应也需评价，这是另一个评价体系，最重要的一点是要使病人的获益最大化，要使MDT真正成为以病人为中心的治疗模式。因此，MDT要给病人带来生存上的种种获益。对于获益的标准，大家达成了共识，比如花费降低、治疗时间缩短、治疗质量提高、副反应减少等。当然这四点有时又是相互矛盾的，MDT在各类肿瘤治疗的指南中受到推荐，在英国不仅推荐，而且还有法律保证。一个肿瘤病人进入医疗机构，对其诊断、转诊、治疗的时间都有明确要求，一个医生不能擅自决定一个病人的诊疗，否则这个医生的执照就会被吊销，或者整个团队的医疗执照都会被吊销。诊疗方案的确定主要依据MDT是否能给病人、家庭、国家带来益处，可以说这是强制性的整合医学。我们中心在多学科协作方面通过多年努力，已经形成了一个区域性示范平台，之后我们又将这个模式进行地区和全国范围的推广，成立了相应的专业组织，开展了百城巡讲学术交流推广。任何一个治疗病种模式的推广，都会使市、县一级医院的大量病人获益。更多基层人员的加入和规范的工作，将对中国肿瘤病人总体疗效的提高、满意度的提高和费用的下降起到至关重要的作用。一个好医生、一个好团队给病人带来的应该是好结果。我国通过这些年治疗模式的改善，已使进展期胃癌的根治切除率从1976年的23%提高到了2015年的98%，这对进展期胃癌生存期的提高起到了至关重要的作用。但是，MDT在执行过程中也的确出现了一些不如人意的问题，这在国内或国外都有报道。比如国内MDT中出现的专家一言堂、行政命令、组织者无动力、单纯的学习讨论，以及均是准备好的病例（不是现成真实的病例）等。为什么要用现成真实的病例呢？在整合治疗过程中，如果是现成真实病例，能够看到在现行诊治过程中我们有哪些缺陷、哪些经验，特别是哪些教训。因此，MDT一定要形成一个包括费用、时间和满意度的质量自觉评价体系，只有这样，才是在向整合医学迈进。我们在国内设立了5~6个中心进行手术演示，邀请了国内外很多年轻的专家参加，搞了一个培训课程，周边的一些国家，包括印度、巴基斯坦、俄罗斯、蒙古国等的专家都参加了，反应很好，而且建立了协作关系，把我国的整合医学推向了"一带一路"。因此胃癌诊治理念的整合，要把先进的医疗技术与病人的热切意愿相整合，制订病人获益最大化的诊治方案。医生要知道病人到了医院有什么诉求，其实病人只关注存活，而且要少花钱，医生得尊重他。有的专家只顾用所有用得上的技术去治病，不管病人花多少钱，认为花多少钱是医院的事，与自己没关系，由此造成病人与医生之间的沟通反复出问题。每一名病人都是一个独立的人，都有他的道理；每一个医生也是一个独立的人，在治病中也有他的见解。两种人、两种观念能否相通，怎样相通，这也是整合医学。在医院，病人和医生在进入手术室前都有一个很长的走廊，他们进入手术室都为同一个目的，但在长廊行进过程中两个人是不是都在想同一件事，能否想到一起，这就是整合医学。在这个通道上有一些鼓励病人的语言，包括合适的灯光、宁静的环境，有助于病人消除恐惧，树立战胜疾病的信心，这也是整合医学。

　　希望大家积极参与胃癌诊治中的整合医学探索。人类基因组计划完成后，并没有解决大问题。生命科学的研究不再局限于还原，微观的研究开始走向宏观的整合研究，这是一个很重要的思维。整合医学对研究方法的改革也起到重要作用，要将胃癌的各种研究技术加以整合，为目的服务，为病人服务。跨学科的整合医学研究，对于肿瘤防治会起到重要的作用。此外，大数据对我们帮助很大，合理的应用是最重要的。大数据不是数据大，关键是对一个一个数据的精选，精选后的数据还要有机整合、正确整合。整合医学是今后医学发展的必然方向，需要靠大家的努力使它精准落地、尽快落地。

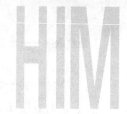

整合肝胆外科学

肝移植成功需要整合医学思维

◎ 王学浩

首先,衷心祝贺整合肝胆外科学委员会的成立,这是一个新的学术组织。希望我们能够在新的委员会领导下,为肝胆外科学的发展做出新的贡献。

本文主要探讨肝移植与移植免疫耐受。肝移植是 Starzl 博士划时代的成就,目前已成为一项成熟的技术。但肝移植经过半个世纪的努力并没有很好开展,首先是由于供肝缺乏,而不是技术问题;其次是移植后要长期服用免疫抑制剂。近几十年来免疫学家对移植的追求和梦想,是如何使病人减少或停用免疫抑制剂,这也是我们肝胆外科医生的追求和梦想。

关于供肝,主要有以下几种来源:①心脏死亡捐献器官(DCD)供肝肝移植;②活体肝移植;③边缘供肝新探索。三者需视情进行整合的考虑。

第一,关于DCD肝移植,目前发展不是十分理想。从2015年开始,国内肝移植用人体器官捐献的方法,全国各中心器官移植翻开了新的一页。用这种肝脏做肝移植,我们总共得到捐献185例,目前DCD完成肝移植158例,这个数字比较少,但这是今后器官移植的主要发展方向。在DCD供肝肝移植中,不论供体年龄大小(最大年龄87岁,最小5岁),都取得了很好的效果,大于70岁或者小于70岁的供肝移植结果没有统计学差异。目前各地DCD的发展并不平衡,存在各种问题,这是发展过程中遇到的一些问题,主要还是国内观念的问题。这件事任重道远,需要卫生主管部门的大力支持,更重要的是需要有关人员有力推进做好这项工作。

第二，关于如何拓展供肝来源，我个人认为是活体肝移植。活体肝移植尤其适于东南亚国家和我国，要两条腿走路，光靠DCD不够。1995年我们完成了首例，随后的移植都取得了很好的效果，继之向全国推广，使中国活体肝移植取得了长足发展。2016年年底我们举办了一次活体肝移植的"肝友会"，这些"肝友"手术后确实取得了很好的效果。到目前为止我们开展各种术式肝移植1100余例，活体肝移植约占20%，总体生存率在国内和国际都处于领先，目前存活10年以上者有50余例，结婚生子30余例，肝癌肝移植后最长存活了17年。

第三，关于边缘供肝的新探索。我认为这项工作很有意义。我们在2012年11月首次把肝血管瘤切除标本作为供肝移植，目前该病人已存活4年多，取得了很好效果。我们初步探索做了16例，包括肝脏良性病变切除的标本。这个资料会引起一些争议，我个人认为世界上没有其他人做过，在临床实际意义上，如果我们严格找到适应证，这是一个非常好的办法。当然，这不能成为促进供肝来源的主流，但至少解决了小部分晚期肿瘤病人的问题，我们已经取得了初步疗效，有待进一步的临床总结和病例拓展。关于手术技术方面我们也做了一些研究，切除方法不是在手术台上做，切下来的标本在台下做，用人造血管把肝静脉、下腔静脉做好，用时不到1小时。我们现在做这个手术真正在手术台上的时间很短。

关于其他肝源，实验研究很多，但用到临床上还有很长的路要走，现在只是处在实验室阶段。有人提出用猪的肝，我觉得真正要用到临床这条路还很长。

移植后的免疫排斥是肝移植涉及的第二个大问题。近10年我的临床工作相对少一些，主要致力于免疫排斥的研究，在如何逐步减少免疫抑制剂的应用方面做了一些基础研究和临床观察。

免疫抑制剂需终身服用，它一定会带来很多问题，比如糖尿病、高血压、病变的复发及慢性气管炎等一系列问题。我们做了近10年的研究，寻找生物机体的"自我耐受"机制。近年来研究的热点是调节性T细胞，20世纪末发现了调节性T细胞亚群，到2011年国外报道应用于骨髓移植。我们在实验研究的基础上开展了如何将T细胞用到移植后去，如何保持体内的稳定性，如何扩增，如何减少手术后的反应，包括调节性T细胞的分布情况等的研究。临床应用做了13例，有5例病人已经停用免疫抑制剂，有4例病人明显减少了免疫抑制剂的应用（从理论上讲是停用，但病人始终不放心），有1例放弃治疗，依从性差；另3例基本没有效果。这是我们初步的临床探索，移植后做了一些肝功能检查、影像学诊断和病理学诊断，取得了很好的效果。用调节性T细胞治疗，如何产生自我免疫的耐受，我们对此的认识还是很肤浅的，这是一个非常复杂的问题，也是非常复杂的过程，还有很长的路要走。

  总之，肝移植取得了长足的发展，目前主要的问题仍然是供肝来源匮乏。人体器官捐献是今后主要的发展方向，但仍存在诸多问题，任重道远，需要全世界的关注。活体肝移植有其优势和特点，仍是拓宽供肝来源的主要手段，值得提倡。拓展边缘性供肝的探索，使得原本摒弃的肝切除标本变废为宝，成功实施成人肝移植，为拓展肝源提供了新思路。关于移植免疫排斥的研究，抗原特异性调节T细胞是当今研究的热点，临床应用有望获得重要突破。

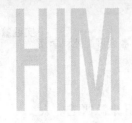

肝癌肝移植的整合医学实践

◎周 俭

我国肝移植中肿瘤占比较高，达44%；而在欧美地区只有9%～14%。我国有大量超"米兰标准"的肝癌病人，所以我国肝癌的5年生存率仅50%，而欧美可达70%以上。术后肝癌复发，特别肝细胞肝癌复发，包括胆管细胞癌的复发也是肝移植面临的主要问题。据资料统计，我国肝癌的5年复发率高达35.8%。

伦敦肝移植大会报道的500多例肝细胞肝癌复发率是15%左右。临床常见的影响复发的因素包括肿瘤大小、数量、肿瘤病灶微血管侵犯，以及有某些特殊的肿瘤特异性标志物等。除受体因素以外，与复发相关的供体因素在国外也有报道，有一项包含9724例病人的报道显示，供体年龄偏大、有糖尿病、体重指数和体表面积的比例，以及供体的温缺血时间、供体器官质量等都可能影响受体的免疫功能。另外，T细胞功能也会产生影响。这些都是我们要研究的课题。

移植术后肝细胞肝癌复发相关的其他因素，包括甲胎蛋白大于1000μg/L、等待时间长于4个月、移植前淋巴细胞减少、移植前肿瘤对介入等治疗的反应状态等。我们在2011年报道，术前循环肿瘤DNA和单核苷酸多态性（SNP）位点和预后明显相关，根据SNP位点预测，如果是低危组就不会复发，高危组则有高达30%的复发率。除了肝癌本身，癌症免疫微环境也和肝癌预后相关，比如记忆性T细胞与衰老T细胞的比例，跟肝移植术后复发相关。

我们在樊代明院士的领导下，在国内首次研究了肝癌循环肿瘤细胞（CTC），发现如果肝移植病人术前循环中有肿瘤细胞，其复发率较高。肝癌组织坏死后血液里容易有CTC，相对来说符合"米兰标准"和"复旦标准"的病人CTC比较少，但有少部分符合米兰标准和复旦标准的病人，也是CTC阳性，这种病人预后比较差，提示我们术后要加强抗肿瘤治疗，肝功能恢复后3周便可开始用FOLFOX（奥沙利铂、亚叶酸钙、氟尿嘧啶）和依维莫司治疗。

关于中山医院开展肝移植的体会，首先是移植前的评估和治疗，术前治疗包括经动脉化疗栓塞（TACE）、射频消融，以及手术切除。可使部分不符合标准的病人变为符合移植条件，而且剔除了移植术后高复发转移风险的病人。在等待过程中，有高复发转移风险的病人就自动被淘汰了，所以前期治疗有等待观察的意义。另外，符合肝癌肝移植标准的病人在等待肝移植时进行辅助治疗，在一定程度上虽可降低复发，但移植还是最终手段。射频可以获得较高的完全坏死率，但病肝标本拿出来后，即使射频，也有很多病人还是有存活的癌组织残留，TACE残留率更高，仅有22%～29%的完全坏死率。

关于肝癌肝移植适应证的标准，从1996年提出的"米兰标准"，到2001年"加利福尼亚大学旧金山分校（UCSF）标准"，到2006年樊嘉院士提出的≤9cm的"上海复旦标准"，以及2007年"京都标准"，2008年"杭州标准"，2009年"Up-to-seven标准"（最大肿瘤直径与肿瘤数目之和不超过7）等。这些标准不断发展，每个中心都有自己的经验。上海复旦标准包括了中国肝移植注册中心（CTLR）的相应标准，我们按扩大了的标准包括复旦标准和杭州标准进行移植，5年生存率可超过65%，接近了米兰标准的结果。

活体供肝是私人馈赠，不涉及公共供肝分配。活体肝移植治疗肝癌适应证可以适当扩大。王学浩院士是中国活体肝移植之父，紧跟王院士，2002年我们做了第一例成人活体肝移植，病人是多发小肝癌，其54岁的父亲为供体，病人现在还非常健康地存活。

国内外报道活体肝移植治疗肝癌术后复发率可能升高，生存率没有明显优势，但是也没有劣势，无显著差异。总体来说，活体肝移植治疗肝癌没有明显劣势，但它有一个最大的好处是可以及时地得到供肝。活体肝移植也要注意，由于等待时间缩短，会纳入更多肿瘤恶性程度高的病人，需要进行一些前期治疗。有的病人本来要等两三个月甚至半年，恶性程度很高的在等待过程中复发了或者转移到肺了，供肝来了也不能做，但这样的病人有活体肝移植就可以。这就是为什么肝癌肝移植要检查肿瘤的分子生物学特性，而不仅仅是和肿瘤的大小有关。

很多人问能否使用乙肝表面抗原（HBsAg）阳性活体供肝，我们用了一些乙肝病毒（HBV）阳性的供肝，效果也很好，没有发生过肝炎暴发。用两种抗病毒药，不如用乙肝抗体，有时反而省钱了，因为抗体比抗病毒药更便宜。我们已做了几十例，没有一例发生了乙肝活跃和乙肝暴发。

利用废弃肝作为供体我们是看到王学浩的院士报道后开始做的。我有一个病人是全尾状叶的巨大局灶性结节增生，手术需要把左叶切除。拿下来的左外叶给一个儿童病人做了供体，效果非常好。病人术后2周就出院了。这对于扩大供肝来源特别是儿童受体供肝来源有重大意义，中山医院每年有4000例的手术，20%是良性病变的病人，确实有潜在的可以作为供肝，只要我们外科医生积极争取，实际上会有很多儿童受益，这是对我们的启示。

下面谈一下移植后的全面管理，我们不仅要关注癌，还要关注整体，甚至神经内分泌、免疫、代谢，包括微环境等都要关注。肝癌肝移植后抗免疫抑制药要保持平衡，用得少有排斥，用得多免疫太低，容易复发转移。我们在2011年发表了一篇文章，测量T细胞的ATP值，如果在175~300μg/L是比较安全的，如果小于175μg/L免疫抑制剂可以大幅减量，小于100μg/L可以不用，一般不会发生排斥，对肝癌肝移植的病人比较安全。大于300μg/L说明免疫比较强，可以多吃一点抗排异的药。

常规检测CYP3A5基因多态性，可以指导FK506（他克莫司）的用药，FK506及激素等都和肝癌肝移植术后复发相关。早期撤离激素和无激素方案有利于减少复发，肝癌肝移植病人出院之前停用所有激素已成为常规。

国外大量报道，在肝移植病人中用肾癌靶向治疗药物雷帕霉素（最多5~10mg），不仅具有抗肿瘤作用，而且同时还有免疫抑制剂的作用，可以抗排斥，一举两得。国外雷帕霉素已经用于肝癌肝移植的病人，2008年在国际上首次报道了雷帕霉素可以延长肝癌肝移植病人的生存期。现在有了雷帕霉素的升级版，可以更好地应用，国内外都有相似的报道。

我们在国内率先提出了肝癌肝移植术后抗转移复发的方案——雷帕霉素+索拉非尼，在动物实验中得到了验证，联合用药可抑制肿瘤；在肝癌病人，特别是转移复发病人身上也做了尝试。

我有一例男性病人，2006年做的移植，术后42个月肝内复发，手术切除，加射频、介入等，开展整合治疗，内科、外科治疗后加索拉非尼和雷帕霉素，虽然再次发生复发，但现在依旧存活，已经有11年了。肝癌肝移植后，以前一旦发现复发转移病人一般一两年就死亡了，现在通过积极治疗可以长期生存。我有一个病人术后31个月发生颈部和肺转移，选择Tomo放疗，最多打了12个弹头，12个地方同时放疗，所有发现的肿瘤都一起打，再加药物治疗，这个病人发生颈部、肺部转移后活了4年，接着又发生脑部转移。这个病人最后还是死于肿瘤复发。但从第一次复发到死亡整整活了6年多。

新的肝脏植入后没有肝硬化，对于化疗、靶向治疗耐受性更好。以前我们认为化疗对肝癌没效，实际上是因为大部分病人有肝硬化，对化疗不能耐受。但新移植的肝脏对化疗是可以耐受的，对于高转移风险的病人可以用化疗药，而且可以同时加用靶向治疗。但是PD-1、PT-L1抗体大家千万要注意，因为我们有一例病人肝移植后复发使用该类药物发生了严重排斥反应而死亡，是不是和PD-1、PT-L1有关尚不确定，但有这么一例死亡后，不敢再用了，大家要慎用。

总之，肝癌肝移植成功不是最终目标，最终目标是移植后病人要活得长，活得长只考虑单因素是不够的，需要的是整合思考、整合治疗，这就是我们要提倡的整合医学。

整合医学中的人文关怀

◎蔡建强

我对整合医学并不陌生,但对它的内涵理解还不够深刻。尽管没有很深刻的理论基础,但就日常工作中的所见所闻,如何把握好医患之间的良好关系,也就是说医学人文如何体现在疾病的诊治之中,它的渗透又会给诊治结果带来什么样的影响?就此说说我个人的想法,也许这些应该符合樊代明院士倡导的整合医学理念。

我们现在讲的整合医学,从历史上看,1969 年诺贝尔奖获得者 Luria 就讲过,"医学在本质上具有两重性,它既是一门科学,也是一门人文学,需要人文精神滋养",我觉得这和我们今天提的整合医学很接近。

国外的整合医学是 1983 年由两名美国医生提出来的。樊院士倡导的整体整合医学(简称整合医学)与国外提出的有所不同,它是将医学各领域先进的知识和理论,与临床专科最有效的经验分别加以整合,整合的前提加了整体,整合过程加了一个有机,整合后还要根据社会、环境、心理等进行修正、调整,使之成为更加符合、更加适合人体健康和疾病治疗的新医学体系。

马斯洛需求是全球公认的人类激励理论,我们的需求是什么?我们是不是需要整合?在和病人沟通时,除了手术、化疗、放疗的知识,如何才能把人最基本的需要、尊重和自我纳入进来,能够把我们整合的理念灌输给病人,使病人和医生共同拥有良好的心态,这也是现在大家的需求。

对医生来说,病人在治疗过程中,疾病引发的生理痛苦、治疗带来的经济压力,还有生活造成的心理负担,都需要得到医生的解释和帮助。正如特鲁多所说:"偶尔去治愈,常常去帮助,总是去安慰。"其实一次良好的疾病诊治过程,是和病人、社会、医生三个主体分不开的。但是能够真正把三者结合在一起,并且能有机地发挥好各自的作用为社会和病人服务,是离不开医生良好的人文素质的。

我们的人文关怀究竟应该包括什么？这涉及护理、美学、伦理、哲学、心理学、精神医学，这些都需要纳入医务工作者的头脑里，只有把这些真正融进我们的思想里面，我们才能驾驭疾病，才能让病人得到最佳的治疗，才能把人文关怀呈现给病人及家属。肝癌在目前还是严重影响病人生命安全的重大疾病，而且肝癌具有发现晚、发展快、治疗效果差等特点，给病人带来了极为恐惧的心理压力。对这样特殊的病人，我们在诊治过程中，如何才能消除他们的恐惧心态，同时又能让他们充满信心，和医生一道战胜疾病呢？下面我举两个例子，看看是否在践行整合医学的理念？

有个老年病人在 2001 年发现肝脏长了一个包块，因为生长缓慢，儿子又是一名外科医生，当时考虑为局灶增生。他是国内非常著名的歌唱家，也很忙。儿子说这个包块没什么问题，长不了多大。但到 2005 年时包块已达 11cm，到我院来检查后发现是原发性肝癌。他想自己年龄挺大的，做这样的大手术行吗？他下不了决心，而且做完手术能不能唱歌？他还想唱，他非常热爱自己的事业。针对这些问题，在我们充分做好了术前准备的前提下，和他进行了沟通，让他坚定信念，相信我们，我们是值得信赖的。这个手术尽管创伤比较大，但一定会恢复好，一定会让他唱歌。年龄也不是大问题，根据各种检查指标，完全能够耐受手术。他非常乐观积极地接受了治疗，做了左外叶切除，病理是肝细胞肝癌，周边没有见到明显肝硬化。这位老人现在已经 84 岁，2017 年 3 月在电视台做了一个节目，请我们参加他的演唱会，时隔 12 年以后在电视台还在唱《莫斯科郊外的晚上》。我们之间一直用微信交流，包括电子邮件。所有病人在随访过程中，如果医生主动和他们接触，他们是非常愿意接受的，而且非常愉快。他和记者说："这样朋友方式的沟通，对他提升免疫力很有帮助。"

还有一个病例，19 岁男孩，就诊是 2014 年。他的甲胎蛋白达 16 000μg/L，母亲患肝炎，是垂直传播。他的肿瘤非常巨大，直径 14cm，侵犯了整个肝脏右叶，因家庭经济条件非常差，过多的治疗会带来很大的压力，因此我们反复研究治疗方案后，决定先手术切除肿瘤。给他做了右半肝切除，术后病检为肝细胞肝癌（13cm×11cm×9cm），侵犯血管壁。术后 4 个月，肺出现结节，诊断双肺转移，我们将他纳入了索拉非尼的临床试验，病人没有钱，我们募捐了近 7 万元，帮他解决了部分药费问题。索拉非尼全免费非常难。我们和拜耳公司申请后，公司同意为他免费提供药物。2015 年出现肾上腺、右肾周围转移灶，进行了放疗。2016 年 5 月发现左前额有骨转移，我们请神经外科行局部切除，并加了安罗替尼治疗，也全部免费。这样给孩子很多支持，也最大限度地减轻了他思想上的负担。后来我们又把他纳入 PD-1 的临床试验，直到 2017 年 2 月复查时，情况还很好。他的病情很重，年龄很小，家庭经济条件差，医生怎样对待这样的病人，人文关怀怎样体现？我们帮他募捐资金，所有检查费用尽最大可能免除，我们为他开展的所有会诊分文不取。病人目前的精神非常好，特别乐观。我们跟他交流，让他充满信心，让他不断地积累经验抗击疾病。尽管只是个案，但从中我们体会到战胜疾病必须是医患携手并肩，才能达到最佳治疗效果。

斯坦福大学神经外科的住院医师，发现自己得了肺癌。他写了一本书，里面有两句话，我觉得非常好，"医生其实是非法侵入病人领域的，病人患病时把最恐惧、最脆弱、最私人的一面，统统展示在医生面前，不管他愿不愿意"。外科技艺的精湛远远不够，很多医生致力于治愈疾病，我想那只是医生工作的一小部分。这并不是因为他得了晚期肺癌才有了这些想法，这完全是一个外科医生在他对疾病和病人（包括他本人）整个诊治过程中对人文医学的理解和感悟。如果我们每个外科医生都这样想，手术只是诊治疾病过程中的一小部分，大部分工作应该放到人文关怀上来。是不是就理解了整合医学，是不是就践行了"医者仁心"了呢？

医生需要"医术"与"人文"这两只翅膀。作为一名医生，我们期望每一名病人就像一个活泼可爱的孩子，期待有我们的助力他们就会充满梦想，快乐成长；就像一个充满朝气的青年，期待有我们的助力他们就会充满激情，斗志昂扬；就像一个和蔼可亲的老人，期待有我们的助力他们就会充满慰藉，心态不老。同时，我们也要时刻保护好我们的健康，只有我们具备良好的体魄，才能更好地为病人服务。最后，作为整合医学中的人文关怀，更重要的是我们要热爱生活，懂得慷慨，传播善良，这样就会更健康。

活体肝移植供体和受体合理处置的整合医学思考

◎夏 强

亚洲地区活体肝移植比例比较高,主要在韩国、日本等国家,以及中国台湾和香港等地区做得比较多。中国大陆早年做得比较少。2011年的数据显示活体肝移植比例还比较低,只占到约7%,大部分是尸体肝移植,儿童肝移植更低,大部分是成人肝移植。

2007—2009年,大家开始做活体肝移植,主要是成人活体肝移植。2010年国家开始对活体肝移植进行严格管理,所以做的病例很少。其后又开始增加,2015—2016年达到250例左右,这时大部分活体肝移植从成人肝移植变成了儿童肝移植。

我们医院从2006年才开始做肝移植,数量很少,到2011年后每年数量在增加,主要是活体肝移植,尤其是2015年,活体肝移植占到我院肝移植的45.7%。到2015年已完成500多例,截至2017年4月已有700多例。

下面介绍两个罕见病例。第一个病人45岁,是名重症肝炎病人,总胆红素超过700μmol/L,当时没有供肝。他有一个哥哥和一个妹妹,我们想在他们当中选一个做活体供肝的肝移植,哥哥右肝非常大,做供肝肯定够,非常遗憾左叶太小。他妹妹的情况也是如此,他们家人右肝都大,左肝很小,两个人都不适合,如果两个人都取左肝加起来也不够移植。我们把供者进行了分类分析,哥哥的门静脉是三型,右肝管是D型,右后叶动脉从肝实质外分出,右后叶大概占到46.8%。如果把右后叶加上妹妹的左外叶有可能获得一个足够的肝脏。2014年7月25日获得哥哥的右后叶加上妹妹的左外叶，手术很顺利，病人很快恢复了。

　　第二个病人是一个4岁的小孩，患胆汁淤积性肝硬化，他妈妈27岁。病人的解剖类型比较正常。如果给他左右侧叶肝不够，如果用右叶显然太大，对妈妈来说损伤也太多。我们给他设计了一个左半肝加尾状叶方案。肝切开后，发现左肝静脉有一个比较大的尾状叶回流。我们重建尾状叶肝静脉，做了回流重建。这样保证了尾状叶回流非常好。1周后肝脏增大了近1倍，我们用一个相对小的肝脏给这个病人做了最大的利用，供者损失也比较小。

依靠整合思维实现精准治疗

◎卢实春

整合医学涉及医学人文和医学技术,我认为,对病人最大的人文关怀就是用我们精湛的医疗服务治疗疾病,帮助病人健康生活,这也是医学的核心目标之一。因此,本文主要还是讲技术问题,讲肝胆外科的发展问题。

回顾历史,任何一个学科的发展,尤其是外科学的发展,一定是由重大的理念和技术进步推动的。从18世纪到20世纪初,人体解剖学的进展、止血和输血技术、麻醉的应用和感染的控制等,成就了我们的普通外科。20世纪中期随着重症监护的发展、体外循环的建立、微创外科技术的出现、移植技术的开启,以及我们对病人安全的更高要求,产生了外科专科,包括心血管外科、神经外科及肝胆外科等。

21世纪的肝胆外科处于重大的历史发展时期,我们有五大技术、五大支柱支撑着肝胆外科。五大技术包括基因技术、基因工程技术、微创技术、数字信息化技术、定向技术,五大支柱包括外科、介入、放疗、化疗、免疫治疗。尤其现在的精准医学理念,正在推动肝胆外科向前发展。回顾过去,展望未来,肝胆外科还能做些什么?

数字医学时代的肝胆外科,我们讲精准肝胆外科,从有外科开始,外科大夫终身都在追求精准。所以,没有精准肝胆外科,只有精准医学时代的肝胆外科。精准医学时代的肝胆外科首先就是整合现代外科的新理念、新技术,将肝胆外科的治疗水平从器官组织水平深入细胞分子水平;其次是手术视角,从传统的肉眼视角迈向机器视角;再者是技术手段已经从单纯的一把手术刀,进化到利用生物化学的力量。手术的目的从病灶切除或重建,到恢复健康。

我尝试把精准医学时代的肝胆外科根据上述特征分为3个阶段或4个阶段,这种版本的划分初步反映了肝胆外科的发展水平、学科的发展阶段,以及未来学科人才发展的目标。

第一，精准医学时代肝胆外科的1.0版，就是现有的活体肝移植、腹腔镜技术、机器人技术，以及常规精准肝切除等。它们是基于肉眼所见的手术，再加上近期的三维可视化、术前手术规划等。

第二，精准医学时代肝胆外科的2.0版，机器视角与外科精准切除。今后的外科很多将在肉眼之外操作，借助机器显示出来，这个机器视角又分一般的机器视角和多模态机器视角。现在是分子细胞显像，某一天也许能把基因都显示出来，可以用量子技术、纳米技术把这些在术中显示出来，达到精准地切除靶组织。

第三，精准医学时代肝胆外科的3.0版，包括现在对肿瘤的精准治疗和精准免疫治疗、个体化组织器官的定制。这就是修复的内涵，不仅是修复组织，还修复功能，达到完全的健康。这是我们努力的目标。

这些版本之间可以跳跃式发展，也可以协同发展或弯道超车。

我们简单回顾一下三维可视化。目前已经成为肝胆外科的常备工具，包括巨大的血管瘤切除、术前精准计划到保留哪一根血管等。问题是在电脑上做出来，没有在手术台上直接显示，要靠人脑转化，所以我们认为是1.0版。还有解剖性肝脏切除，这是精准延伸和早期的精准探索，是传统意义上的精准。

我们看一下传统延伸的精准解剖性肝切除。近期我们自己的随访资料显示，非常标准的解剖性肝切除和非解剖性肝切除在总生存率和无瘤生存率上均有差异，这就是精准的结果。我们得出结论：乙肝病毒感染后导致的原发性肝细胞肝癌，外科治疗的基石一定是解剖性肝段切除，包块切除和局部切除不符合肿瘤治疗的原则，解剖性肝切除目前是一个相对符合肿瘤学的肝切除。

在精准医学时代肝胆外科的1.0版里面还有数字化的信息传输，它提供了传播的便捷性。微创和腹腔镜机器人属于这个范畴。关于开腹肝切除和腹腔镜肝切除，两者无瘤生存率和总生存率的随访资料显示，腹腔镜虽然不优于常规开腹的结果，但随着经验的增加，我们可能会得到一个相反的结论。

2.0版是机器视角和肝脏外科的精准切除，术中腹腔镜下的肿瘤染色可以明确肿瘤的部位，虽然有很多缺点，但可以了解有无肝内转移灶。要进行完整的肝段切除，需要使用这种机器视角，肉眼是看不见的，通过机器视角可使切除更精准。长期使用的术中超声也是机器视角，术中超声是我们的第三只眼，让我们手术更精准。规范的解剖性肝段切除有三个支柱：术前的规划、术中的精准定位和机器视角。通过这种方式做射频，结果同样也显示出5年生存率的差别。精准外科2.0版虚拟现实、增强现实也必将进入我们的2.0版肝胆外科。

3.0版也可称之为4.0版。早期外科是基于解剖学的界限，近代是组织学、细胞学、肿瘤学界线，到2.0版是分子学界线。3.0版有3个内涵：精准医疗、3D生物打印，以及基于基因工程的组织器官定制。我们或多或少走上了3.0版的长征之路了。

对肝癌肝移植的病例，可用遗传学研究来预测复发和治疗用药。我们进行了磷酸化蛋白质组和磷酸化信号通路分析检测，发现西罗莫司、依维莫司可共用，非常敏感，是可有效抑制肿瘤的靶向药物。还有上调或者下调磷酸化激酶的药物，都可以成为肝癌肝移植术后，除了免疫抑制剂外使用的抗癌药物。我们不能等病人出现脑转移了才发现他有复发，在影像学表现之前就要发现。我们使用循环肿瘤DNA（ctDNA）的监测，每3个月复查一次，分析它的分布，如果前面有多个基因突变，治疗后这些基因分布是增加还是减少了，有哪些基因发生突变了，这些突变和治疗或靶向药敏感性是否相关等，这是我们的早期探索。

最近我们发表一篇文章，基于外显测序再加ctDNA监测有助于预报肝癌治疗后的复发，这是3.0版本的典型例子。我们还有临床使用的免疫治疗，包括PD-L1和嵌合抗原受体T细胞（CART）这两种技术手段，其必将改变肝癌治疗方案，可能某一天肝癌治疗像结肠癌一样，先做基因分析，然后再决定是切除还是先化疗再切除，它将改变整个肝癌治疗的方案，这就是3.0时代给我们带来的变化。

最后是器官定制。以后遇到的问题可能更多的是究竟选人的还是选猪的器官，哪些人该选人的器官，哪些人该选猪的器官，这种选择不是技术的问题，而是更多涉及伦理及社会层面的问题。绝对不能出现这样的情况，即有能力的人等捐献，没有能力的人用猪的器官。

现在的3D打印，已经打印出血管了，下一步能不能打印相应组织呢？完全可以！现在能够做到诱导分化出肝的肝细胞、胆管上面的肝细胞和血管上面的肝细胞，制造和打印组织工程化的所有要件都有了，难道不可以制造一个肝脏组织吗？完全制造一个肝脏是困难的，但制造肝脏组织是可以的，至少在实验室已经完成部分任务了。

总之，精准医学时代的肝胆外科有无限的前景、广阔的空间，肝胆外科医生应为其终身奉献、终身努力！

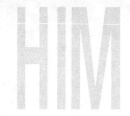

外科新技术研用过程中的整合医学思考

◎孙 鑫

外科医疗技术不仅仅是手术本身，还应包括整个外科医疗过程，如手术、器械、流程和现在说得比较多的多学科诊疗（MDT）等内容。

不管是外科专家还是内科专家，大家都关注一个问题，就是做了某些干预后，结果到底怎么样，安全性怎么样。尤其在外科方面比较复杂。过去10来年外科领域开展的临床研究呈现快速增长，包括临床试验和观察性研究的快速增长。

但外科的临床评价在有些方面还需进一步提高。在七八年前，全球外科相关的专家以及相关杂志的主编形成了共识，觉得应该推动外科医疗技术的临床评价和临床研究。从2009年开始陆续发表了一系列文章，专门讨论在外科领域的临床研究应该怎么做，应该形成什么样的方法学。基于此，2009年牛津大学牵头建立了"全球外科临床研究协作网"，主要工作是建立相关的方法促进外科临床研究发展。主要工作有三个方面：一是建立外科领域临床研究的方法学体系和框架；二是在这个框架基础上，如何用关键技术解决在每个阶段碰到的问题；三是当做出来结果后，如何通过正确的方法、恰当的传播，让外科把研究证据用起来。

医疗技术从提出想法到最后使用不是一步完成的，不是今天想明天就可以用的，它总会有一个从想法转化到使用的过程，这个过程其实是个链条。如何形成这个链条？需要通过研究证实它是一个创新的医疗技术，不管是手术还是器械，继而把最初期的想法转化到临床使用，这需要五个步骤——创新想法，初期开发，早期验证，最终验证，长期监测。这是由五者整合形成的一个思想框架。

内外科技术整合治疗肝外胆管结石的体会

◎ 刘连新

20世纪50年代,胆管结石和胆道感染是我国主要的胆道疾病。1958年黄志强院士提出采用肝叶切除治疗肝内胆管结石,在北方很少碰到肝内胆管结石,绝大多数是肝外胆管结石。20世纪60年代用中药治疗,直到80年代外科学技术提高才使胆管结石进入了科学诊治的轨道。1983年,第一次胆道外科会议在重庆召开,这算是一个里程碑事件,会上成立了中华医学会胆道外科学组,继而确立了什么叫胆囊管结石,包括定义、命名、诊断标准和治疗标准。

胆道外科学组出台了肝胆管结石的分型,包括肝外和肝内胆管结石及其治疗原则,我国学者重温黄院士的方针,总结为20个字"去除病灶、取尽结石、矫正狭窄、通畅引流、防治复发"。治疗肝胆管结石的原则不仅外科有,内科也有。现在治疗肝胆管结石的有3个科:一是肝胆外科,我们做得很好,都在腔镜下一期缝合,可以避免"T"管技术,也可以在腔镜下放"T"管;二是消化内科,胆囊里面的石头不需要做手术也会取,可以做内镜下鼻胆管引流术(ENBD),有肝管狭窄的可做支架;三是介入科,他们能通过经皮肝穿刺胆道引流(PTCD)来取,能把所有肝内、肝外结石都取出来。我们可以把三个不同的方法整合到一起,互相借鉴和学习。

外科大夫追求恢复快,经逆行胰胆管造影(ERCP)可以直接拿出来,做完手术切完胆囊,两三天病人就可以出院了。关于胆道内支架,病人一吃饭就感染,很容易复发。经胆囊管取石,我们做过一些,但成功的很少,因为胆囊管太细了;我们采用过冲击波碎石,后来又做胆总管一期缝合,一期缝合大多数可行,但的确容易出现漏。这是不是因为十二指肠狭窄了?这时候该怎么办?单靠外科医生能不能解决所有问题呢?

其实，很多内镜下十二指肠乳头括约肌切开术（EST）是消化科医生做的，但消化科医生如果没有做好，往往需要肝胆外科医生去修补。对 EST 的争论很多，做 EST 后容易得胰腺炎，远端切开会造成再狭窄。至于在腹腔镜胆道探查术中应用胆囊管汇入部的微切开，最早我们医院的韩冰教授做得非常多。它有一定的适应证，把胆囊揪起来，要保证胆囊管足够长、足够宽，肝总管在小角度下转不下去，也很难取出来。但这是一个好办法，一期就可以做，不需要胆道切开，只需要掌握胆道镜技术就行。也有很多情况不能这样做，胆囊管细的不行，胆囊管结石太多一下子取不出来。我们跟放射科大夫也合作过，看着他们做 PTCD 很害怕，因为不是一次能扩张成的。还有一次在广东，用硬镜来取，我觉得很可怕，我们软镜进去取都不尽如人意，毕竟距离较远，一般都从右胆管进去，一直到胆总管取，时间比较长。

我看过内科医生做 ERCP，放支架前先放一个导丝，然后放一个双节管。我们能不能把内科医生的招数借过来？我们探索做了 100 多例，效果不错，有一种方法是用腹腔镜做胆囊管切开，放一个内支架，这样可以避免长时间放置"T"管，可以一期缝合。用这种方法基本没有出现过胆漏，近期也未见狭窄。术后留置管有时候会自己出来，有时需内镜拽出来。它的适应证比较广泛，小于 1cm 基本都没有问题，过去我们认为在腹腔镜下做胆囊管的切开要大于 1cm，现在认为小于 1cm 也没有问题，可以放支架。如果狭窄，可以伸到十二肠里面，如果有水肿可以扩张一下再放进去。

总之，肝外胆管结石发病很少，解决狭窄通常引流是关键，内科可以放支架，外科不再做"T"管，免"T"管技术更安全，这是最好的方法。这需要内外科整合的技术完成，预防复发是最终的目标，需要多学科合作共创共赢，这就是我们内外科开展整合医学治疗肝外胆管结石的体会。

用整合医学思维实现肝癌的个体化外科治疗

◎夏 勇

本文主要讨论肝癌的个体化外科治疗,分三个部分:第一,用列线图预测肝癌病人的预后,选择合适的手术对象;第二,采用微血管侵犯(MVI)标志指导外科手术和术后抗复发治疗;第三,以肝内胆管癌为重点,提高肝癌的整体治疗水平。

第一,通过肝癌病人的预后来预测特异性基因突变、基因标签和信号通路等,从而实现精准防治。我们称之为预测模型,中文又叫列线图,主要对肝癌个体的预后复发进行预测。基于术前资料建立的列线图可以精准指导治疗方法的选择;而基于术后资料建立的列线图可精准指导术后监测、抗复发措施选择和临床试验对象选择。目前,我们针对不同的肝癌病人建立了不同的列线图:包括早期肝癌、巨大肝癌、多发性肝癌、复发性肝癌和老年肝癌,同时还建立了一个网站。对预测为复发高危的病人,可考虑放弃手术,而接受其他治疗,从源头上减少复发。以MVI、CD34、肿瘤直径、数目、包膜为主要参数的预测模型,可用于甄别肝癌肺转移高风险人群,对于这部分人群可采用术后系统性化疗或者靶向药物。还有基于克隆起源的预测,用于指导多发性肝癌肝切除指征,目前国际上有10余种多发性肝癌肝切除指征,疗效迥异、分歧明显,但全部基于传统肿瘤分期。而我们通过影像学判断多发性肝癌的克隆起源,提出新的手术指征:肿瘤间体积差异大的多发性肝癌,其单克隆可能性大,对于这类病人不推荐手术;肿瘤间体积差异小的多发性肝癌,其多克隆可能性大,这类病人推荐手术治疗。目前我们正在开展前瞻性的分子验证,主要目的是基于克隆起源来指导多发性肝癌的肝切除指征。

第二,以MVI为标志来改善外科治疗。MVI的定义是仅在显微镜下可见的肿瘤细胞黏附在门静脉、肝静脉或较大的血管周围的内皮细胞上。目前的肝癌切除标本中 MVI 的阳性率是 21%～57%。前期研究表明 MVI 可影响肝癌病人的预后：MVI（+）是早期肝癌病人术后生存的独立危险因素，并增加术后远处转移风险；肝癌内 CD133+/CD44+ 细胞增加促进血路转移形成 MVI；STK33 可能是肝癌 MVI 形成的重要信号分子；肝癌细胞谷胺酰羟化酶高表达预示 MVI（+）。我们还在输血对肝癌肝切除预后的影响研究中发现，输血只在 MVI（+）下影响远期生存。根据病理 MVI 指导抗复发治疗，随机对照研究证实，对 MVI（+）且肝硬化较轻、肝功能较好的病人术后给予卡培他滨辅助治疗是安全有效的。对于肝癌病人术后给予辅助性经导管动脉化学栓塞（TACE）治疗，可以改善 MVI（+）病人的预后。术前 MVI 预测可以指导外科手术以降低肿瘤复发。术前预测的方法较多，例如基因、分子预测等，很多方法由于其局限性并没有运用到临床。我们的前期研究建立了一个包含 7 个预测因素在内的预测早期肝癌发生 MVI 的列线图，每一名病人在列线图上可以找到自己发生 MVI 的风险，我们同时为肝癌病人建立了一个网站，病人把自己的数据上传便可得出自己发生 MVI 的预测值，体现出个体化的思想。此列线图对于肝切除术前预测 MVI 具有高度的准确性，对于术前预测达到 MVI 高风险的病人就需行外科治疗，首先是解剖性肝切除。通过多中心的管理研究发现，对于低分化或 MVI（+）的病人，解剖性肝切除可以降低早期复发；对于高分化或 MVI（-）的病人，非解剖性切除不增加复发风险。此外，通过上千例的病例研究观察，发现宽切缘能够改善 MVI（+）病人的总体预后，对于预测 MVI 高危的病人，即使有肝硬化，在保证手术安全的前提下，1cm 的切缘也有助于减少肿瘤复发。

预测 MVI 的高危和低危，对于术前和术后辅助治疗有什么影响？既往随机对照研究显示，术前 ^{125}I 粒子植入可显著延长术后无瘤生存期和总生存期，同时其副作用轻微，近距离的放疗和适当化疗可有效改善愈后，对术前新辅助治疗有指导意义。根据术前的预测，我们可以确定 MVI（+）的高危者。Mazzaferro 认为 MVI（+）者不应该做肝移植。研究显示 MVI（+）对肝移植预后影响更大，而肿瘤直径、数目对肝切除预后影响更大；同时对 MVI（+）病人行肝移植和肝切除，其术后 5 年的总体生存并无差异，因此我们建议对于术前预测 MVI 的高危病人，首选肝切除治疗。

第三，关于肝内胆管癌（ICC）的外科疗效。肝切除是目前确立的唯一根治性治疗，但切除率远低于其他肝脏恶性肿瘤。ICC 病人对于肝移植的疗效比较差，无有效的放化疗等治疗，也无证实有效的靶向药物。前期和约翰·霍普金斯大学合作研究提示，影响 ICC 病人肝切除的危险因素包括肿瘤数目、肝硬化、淋巴结转移、血管侵犯。术后长期随访显示有 10% 的 ICC 病人可经肝切除治愈，我们对 ICC 病人超过 10 年的随访结果显示，如果没有更多的危险因素，肝切除可使 ICC 病人达到长期生存。不同致病因素导致的 ICC 病人接受肝切除治疗后的预后存在差异。根据病因对国内 ICC 进行分类，主要是肝内胆管结石相关 ICC、寄生虫感染相关

ICC、乙肝感染相关 ICC。对于不同病因 ICC，我们建立了一个列线图，以选择适合手术的病人。这项工作外部认证的效果非常好，首先是东西方合作研究证实列线图标准的准确性，此外美国肝胆胰学会前任主席、纪念斯隆-凯特琳癌症中心的 Jarnagin 教授比较了所有 ICC 的分期标准，连续撰文认为列线图对 ICC 术后生存具有最好的预测作用，并且同样适合于西方人群；西奈山医院的报道也认为我们的列线图模型优于西方几个主要的分期系统。我们的一项国际多中心研究证明，体积≥7cm 或者多灶性（≥2）的 ICC，肝切除安全有效；与肿瘤小或数目少的 ICC 相比，手术并发症和死亡率无差别。对复发性 ICC 做多模式的治疗探讨，发现相比化疗和支持治疗，再切除可更有效地延长生存期，再切除加消融，单独消融和 TACE 可以改善复发 ICC 病人的生存。对于复发时间超过 1 年的 ICC 病人也可以进行再切除，可以明显延长生存期。关于术后辅助 TACE 治疗，文献观点并不一致，我们认为通过列线图可将 ICC 病人分为高危、中危、低危 3 组，对列线图预测预后好和中等的病人，辅助性 TACE 不能降低复发，不能延长生存期；列线图预测预后差的病人，辅助性 TACE 有效。因此列线图可作为个体临床决策的工具。对晚期无法手术切除的 ICC 病人的治疗，可选用索拉非尼。前期研究表明，索拉非尼在体外可以抑制 ICC 细胞系的增殖，诱导凋亡，而且在动物实验中，索拉非尼表现出很强的抗肿瘤活性，显著延长实验组小鼠的生存时间。索拉非尼治疗晚期 ICC 的前瞻性研究结果显示索拉非尼的治疗效果非常好，疾病控制率较高。

总之，以列线图为代表的个体化预测模型，可指导外科治疗方法的个体化选择，明确复发预防重点对象，从而提高防治效率。MVI 是肝癌的重要病理标志，对肝切除和肝移植对象的选择和改善外科措施具有指导意义。提高 ICC 外科治疗水平有助于改善总体疗效。以上是我用整合医学思维对肝癌包括 ICC 综合治疗的认识。

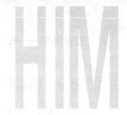

试论肝癌手术治疗中的整合医学

◎张必翔

2015年的数据显示，中国的肝癌人数占全球的55%，年新发病例达46.6万人，死亡达42.2万人。近5年的肝癌5年存活率处于一个瓶颈状态，仍在10%左右徘徊。和其他国家相比，我国肝癌主要以肝硬化、中晚期病人为主。影响我国肝癌疗效的因素包括：诊断不及时，疗法选择不当，并发症死亡率高，不重视或不合理的综合治疗。

肝癌的早期诊断很难，百分之六七十的病例甲胎蛋白阴性，我们期待有更多早期病例被确诊，以利于早期治疗。最流行和最有希望的方法可能是液体活检，比较简单，没有什么创伤，还可以进行复发转移监测。但有一个很大的问题，如果得到海量数据，我们怎样去分析？如何把有效数据用在临床上验证，这也是一个问题。获得的肿瘤信息能不能反映肿瘤不同阶段的状态，我们也不得而知。之前认为甲胎蛋白可以诊断早癌，现在看来不行；纳米技术、超声造影、MRI有时也不能诊断小肝癌。据说有学者把几个方法联合起来，用纳米技术标记显影剂，学界正在期待结果。

在治疗方面，目前国际上用得比较多的是巴塞罗那临床肝癌分期（BCLC）标准，国内也有，但我们没有遵循国内的标准，很多人跟风用BCLC标准，结果只在极早期相同，但到B期和C期情况就不一样了，产生了很大的矛盾。我们医院原来发表过巨大肝癌切除可获很好存活率的研究，1996年以后明显比之前的存活率高，当然这其中很多病人是用微创技术做的。合并肝硬化的病人，切脾后既可改善肝功能，又能减少肝癌术后的转移。关于门静脉癌栓，我们的经验是能够切除的分支和一级门静脉分支都可以切除，可以得到很好的治愈，但用于门静脉阻断的癌栓效果非常差。前几年我们对 BCLC 分期中 B 期和 C 期病人做了回顾分析，得出结论：在中期和进展期，BCLC 治疗策略是不适合中国人群的。

肝癌微创技术目前是最流行的，以前要开腹，有一个大切口；但问题是，这种微创技术是不是等于微创外科？这种微创只是在腹壁上，腹腔里面所有的操作和开腹是一样的。不同器官对于创伤所产生的生理效应有个体差异。一个 75 岁的人做左外叶切除，术后发生心力衰竭；一个 78 岁的严重肝硬化病人，做左外叶局部切除，术后发生肝衰竭，后来均治愈了。在微创技术开展时，虽然没有听说腔镜肝切除有很大的并发症，但我估计实际上是有的。

同样，在微创外科机器人下怎么定位？开刀下去不一定定位很准确，所以 B 超是必备的，尤其对于比较深部的、小的病变。我自己做过 110 例机器人肝手术，主要根据体表看重要的管道方向在哪里，确定切除平面。再一个是所谓的导航，不是切下去就能切了，可能完全切偏了，会损伤胆管、血管等。早期切下来的肝脏被切破了，甚至瘤子根本不在里面，因为在操控机器人时医生没有对病变的触觉，这会发生错误。我的 110 个病人里面发生率就很高，有 11 例发生意外病灶，所以一定要有准确的定位和术前的评价。

很多人认为手术做得漂亮，病人的生存期就一定长，这是一个古老的话题，但到现在为止并没有任何循证医学的数据。哪个病人的生存期是由手术做得漂亮决定的？决定肿瘤预后的是肿瘤的生物学特性，而不是手术。结构性肝切除可以做得更好，但小的病变，把主瘤切除后可以疯长。我有一个病例，手术做得很漂亮，但 1 个月后复查，发现满肝都有转移。当然有的手术本身会造成转移，但很多大创伤后病情可以在短期内发生大的变化。

以前认为只要能手术就手术，但是不是每个手术都是必要的呢？有些手术打击可以促进转移，甚至造成内环境的紊乱。现在有多学科诊疗，可由外科医生牵头，但其他多学科医生的地位也是平等的，绝不是哪个比哪个强。每个人同等地制订方案。有可能在不久的将来，外科医生的地位会动摇，其实现在已经开始动摇了。

2001 年提出由肝胆外科医生牵头成立整合治疗团队，把多学科整合到一起，要考虑个体化的综合治疗，实际上是全身治疗或者整体治疗。治疗前提是要以病人为主，而不是以医生先入为主，治疗方法可选择序贯治疗、同步治疗和交替治疗，这样才能提高肿瘤治疗效果。外科医生要善于用手上的资源和其他学科整合起来为病人服务。

有一些医生喜欢宣扬个案，说某个病人已经到很严重的地步了还可以治好。

但我们的治疗不能用单个经验和个例，要有一定的数据作为基础。考虑晚期肝癌对人肝脏的影响时，要考虑到肝癌释放的炎症因子对全身重要器官的影响。很多人呼吸、循环衰竭，病人本身循环不好，如果还要过度治疗那是有害的。我们要以人为本，有时还要兼顾社会需求，我们要做的是减轻痛苦、改善症状、节省花费。

　　循证医学与寻因医学到底哪个错、哪个对？循证医学的最大缺陷就是未加考虑不同个体的肿瘤生物学特性，而后者是决定肿瘤治疗效果的关键所在。但我们不要排斥循证医学，而是在遵循循证医学的治疗中改变观念，由循证医学向寻因医学转变。不同个体，按照不同病因、不同病情，采取不同的治疗方案，这也是未来医学研究的方向之一。从临床到实验室，再到临床为病人服务。

简化多器官移植的整合医学思考

◎巫林伟

回顾多器官移植的历史,首例是由肝移植之父Starzl于1988年实施的,在器官移植发展史上具有里程碑意义。因为多器官移植操作非常复杂,而疗效又不尽如人意,长期以来处于停滞状态。

2004年,在院领导带领下,我们团队开始进行多器官移植的探索,文献检索发现全球仅开展了53例。传统多器官移植切除范围包括肝、胰、胃、十二指肠,还有部分大网膜、脾脏等,多用来治疗上腹部无法常规切除的恶性肿瘤。我们实施的第1例传统多器官移植,是1例胰腺肿瘤合并肝转移的病人。

传统的多器官移植手术规模比较大,很复杂,术后并发症非常多,围术期死亡率比较高,多用于治疗恶性肿瘤,远期疗效不佳,临床上有争议,其技术发展非常缓慢。

我们在开始阶段做了5例传统多器官移植,手术都比较成功,但远期疗效都不好。于是我们将该手术从恶性肿瘤向良性终末期疾病转变,主要治疗终末期肝病合并胰岛素依赖的糖尿病病人。因为终末期肝病病人,也就是肝移植受者中合并糖尿病的发病率非常高,我国是乙肝大国,有3000万病人患有终末期肝病。糖尿病病人也非常多,2013年我国糖尿病病人已接近1亿。20%肝硬化病人确诊后5年都可能出现糖尿病,并且有一部分病人需要使用大量的胰岛素治疗。合并糖尿病的病人如果仅仅接受肝移植,并不能解决因为糖代谢异常引起的相关损伤。不少病人最终出现糖尿病引起的终末期并发症,比如失明等。而且,术前糖尿病是影响肝移植后长期生存的危险因素。术后使用免疫抑制剂会进一步加重术后糖尿病。因此术前合并糖尿病的病人远期疗效远远比不合并糖尿病的病人差,5年生存率降低30%左右。

我们能否将该手术从恶性肿瘤向良性终末期疾病转变,前提条件是降低手术死亡率和并发症，使多器官移植变成真正安全的手术。与传统手术相比，我们开展的简化多器官移植只要切除病人的病肝，和传统肝移植类似，传统多器官移植切除范围包括上腹部比较重要的器官，包括肝脏、胃、胰腺等。

在实施简化多器官移植中碰到的第二个难题是动脉重建的方式。传统多器官移植在实施动脉重建时，往往需要阻断腹主动脉，这样会造成重要脏器缺血，合并糖尿病的病人动脉条件比较差，尤其年老的病人腹主动脉存在比较严重的硬化，操作时有可能出血甚至死亡。因此，我们首创不阻断腹主动脉的动脉重建术，将危险复杂的动脉成形放在体外完成，这样可以大大缩短动脉重建的时间，避免重要脏器的损伤。门脉重建也是移植成功的核心之一，传统方式是将供、受体的肠系膜上静脉进行端侧吻合，这样的方式吻合口比较小，容易造成移植物供血不足，甚至造成门静脉血栓。我们首创汇入式门静脉重建术，将受体门静脉直接与供体门静脉后壁端侧吻合，受体胰腺不用切除。

除了手术方式的创新，我们对术后免疫抗排斥治疗做了一些探索，王学浩院士提出了调节性 T 细胞（Tregs）在移植病人术后耐受中的作用。基于 Tregs 的研究，我们发现传统概念认为移植器官数量越多，术后排斥反应越严重，往往给多器官移植病人使用高强度的免疫抑制剂，包括一线免疫抑制治疗，也包括糖皮质激素，甚至更强的 ATG、OKT3，这样的病人肠瘘发生率非常高。我们的方案基于一些前期基础实验结果，认为低强度的免疫抑制剂治疗方案在多器官移植病人术后同样是安全有效的。因此，我们把一线用药浓度降一半，大大减少了其他种类免疫抑制剂的使用，总体来说药物的种类减少了一半，用量也减少了一半，这样就避免了严重的感染，降低了术后肠瘘发生率。

还有一种手术方式是肝胰联合移植，也可以同时治疗合并糖尿病的终末期肝病。我们把简化多器官移植和肝胰联合移植相比，在手术操作和胰腺生理、引流方面有优势，简化多器官移植操作更简便，更符合解剖及生理要求。

我们实施的简化多器官移植例数全球最多，疗效可与匹兹堡大学的结果媲美。到 2017 年年初为止，我们共实施简化多器官移植 30 多例。术后的恢复基本等同于普通肝移植病人，多数术后 2 周可停用胰岛素，有一部分病人糖尿病相关的并发症明显好转。常见外科并发症不比肝移植多，但有 1 例术后发生了移植物抗宿主病（GVHD）。费用不比单纯肝移植多，胰腺的供体来源在目前相对有保障。除此之外，我们还做过全球首例心脏死亡供体来源的多器官移植手术，还有最高龄的多器官移植手术。相信随着手术的简化和疗效的提高，简化多器官移植可能为晚期肝病病人和合并糖尿病病人提供新的治疗手段。

用整合医学思维开展机器人胰十二指肠术的体会

◎赵国栋

我来自解放军总医院（301医院）肝胆外二科（肝胆胰肿瘤外科），师从我国腹腔镜和机器人肝胆胰手术的先行者刘荣教授10余年，也恰好经历了腹腔镜到机器人外科手术方式转变的10年，积累了一些经验和体会与大家分享。

众所周知，达·芬奇手术机器人系统是全球垄断产品，美国现已装机2000多台，我国装机63台（数据未包括港澳台地区），301医院目前有6台（含海南分院1台）。达·芬奇机器人手术发展潜力巨大，目前在泌尿外科、妇产科和胃肠外科部分术式中已成为首选术式和金标准术式，手术量逐年递增，当前达·芬奇机器人手术每年大概完成70万例，开始逐渐取代开腹手术和腹腔镜手术。

胰十二指肠切除术是腹部外科最为复杂和凶险的手术，机器人胰十二指肠切除手术发展相对落后，在国际上仅有数个大的医学中心可常规开展，国内我院和瑞金医院常规开展。2017年最新综述提示，文献报道最多的是匹兹堡大学医院，完成了200例，可能实际数据要多一些。Giulianotti教授是世界临床外科机器人协会的创始主席，中国第一例机器人胰十二指肠切除术是在我们医院由他帮助完成的。

机器人胰十二指肠手术复杂，文献报道手术时间为300～718分钟，最快也要5小时，出血量155～500ml。国内现在速度已经非常快了，机器人胰十二指肠切除术在我们科平均需要3.5小时左右完成，恶性疾病快的2.5小时，良性疾病快的2小时左右就可以完成。

机器人胰十二指肠切除术后的主要并发症是胰瘘，且同样存在围术期死亡，但数量较少，比例较低。

据悉，美国匹兹堡大学的Zureikat教授团队是目前国际上完成机器人胰十二指肠切除最早的团队，2008年至今已逾400例，他牵头主持的大样本量多中心对比研究提示，经过学习曲线后机器人胰十二指肠切除可以达到开腹手术同样的疗效，但恶性肿瘤病人远期预后的问题还需进一步研究。

笔者所在团队机器人胰十二指肠切除术开展较晚，我们医院2006年装机，团队2011年10月获得相应手术资质，11月开始机器人肝胆胰手术，截至2017年2月9日共完成1000例。官方统计提示2006年至2017年3月31日，我国肝胆外科专业完成了4727例机器人手术（数据未包括港澳台地区），301医院完成1234例，占26.1%。2017年初至今，团队机器人肝胆胰手术完成量占全国的41%。团队领头人刘荣教授个人手术量居国内第一（涵盖所有专科），4个月完成199例。

我们自2012年开始机器人胰十二指肠手术临床探索性研究，那时没有成熟规范的经验借鉴，整个手术时间很长，术者助手疲惫，病人短期预后欠佳，实施7例后觉得对比开腹完全没有优势，停了2年未再开展，随后我们积累了250例的机器人肝胆胰手术经验，熟悉和提升了操作技巧，尤其是缝合技巧，形成了足够的团队默契，此后于2015年8月26日再次开始机器人胰十二指肠切除术，2015年完成22例，2016年完成了170例，2017年前4个月已完成了100余例，目前团队平均每个月完成20~30例，预计2017年机器人十二指肠手术量可以达到300例。目前，科室内机器人在胰腺疾病治疗中应用得非常深入和广泛，总体比例可达80%~90%，机器人胰十二指肠切除术比例可达70%~80%，目前开腹手术和腹腔镜手术越来越少。

我们的病例中良性和恶性病例接近，恶性稍多一点，手术时间现在平均是3.5小时左右，中位出血量过去是700ml左右，经过学习曲线后很快降至100ml，之后是50ml，现在机器人胰十二指肠手术，我们的护理和麻醉更多的时候只记20ml，因为手术中基本没有显性出血。至于术后并发症，胰瘘是术后最常见的并发症，学习曲线内术后B级以上的胰瘘发生多一些，现阶段，生化瘘（BL）都很少，因此同手术时间一样，并发症的减少也需要一个较长的学习过程。全组病例中90天内死亡3例，也全部发生在早期应用时。

机器人微创优势明确，入路创伤少，对术中脏器的干扰小。在恶性肿瘤的远期预后方面，目前暂无相关研究。从我们的经验看，机器人手术具有创伤小、术后病人恢复快、机体免疫力受损轻、术中无过多肿瘤挤压、可做到淋巴结整块扩大清扫等优势，使机器人手术远期预后理论上优于开腹。

在临床应用阶段，我们也在不断对机器人胰十二指肠切除术进行优化，目的是希望推广这一手术，而不是反复强调手术难度和风险，我们更希望在保证安全和肿瘤根治的前提下，将这一手术简单化、高效化，因此我们在布孔、可切除性评估、切除步骤、血管处理、钩突显露与离断、解剖层次及淋巴结廓清、胰肠吻合方法等方面，均进行了改进。例如，目前我们的胃肠吻合全部通过结肠系膜L孔完成，位于结肠后，胃肠吻合顺应性比较好，在简化手术操作的同时胃排空延迟发生率显著下降。

关于手术布孔，我们的方法适用于所有机器人胰腺手术，其中有很多小技巧和细节需要注意，例如我们习惯采用 Trocar in trocar 技术，机器人镜头的位置放在肚脐右下方，这样视野更好，助手孔的位置与镜头孔对称，适当靠内一些在断钩突时帮助更大。

机器人下可切除性评估主要是判断肠系膜上静脉前方和肠系膜上动脉后方，分离方法类似水平"Y"形，因此也叫水平"Y"形可切除性评估。我们改进过很多次血管处理，以前图省事用动脉夹，但钳夹力量无法选择，过粗的动脉容易造成内膜断裂形成动脉瘤。现在多采用打结或缝扎的方法，打结时注意不能打得太狠，打得太狠动脉会断裂。超声刀离断血管时要注意原位、无张力，否则还有血管残端出血隐患。

关于解剖层次变迁，我们以前走的是间隙，现在走的是血管，鞘内分离法。淋巴结清扫我们现在采用的是整块扩大清扫，淋巴结不单独切取。胰肠吻合方法采用的是"1+2"胰肠吻合法，简单可靠，用两层胰腺对空肠浆肌层缝合，完成和加固简化的胰管对黏膜吻合。此外，术中结肠系膜 L 孔和 R 孔应用也对手术效率的提升和安全性的提高有所帮助，选择性 R 孔可改善钩突显露，常规 L 孔法用于结肠后胃肠吻合术，提高胃肠吻合口顺应性，术中不翻动结肠，简化操作。

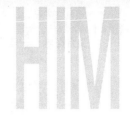

整合肝胆外科学的发展思路

◎陶开山

肝胆外科的发展，离不开相关的工程技术。现在正处在肝胆外科快速发展上升阶段，可以看作是一个分水岭。过去解剖学、生理学、麻醉是传统的支柱，在以后很长一段时间，分子生物学、基因工程、机器人，以及非常精细的影像技术和计算机系统可能是未来肝胆外科学发展的"生力军"。将它们整合也许是未来肝胆外科学的"出息"所在和出路所在。

肝胆外科医生面临很大的转变，从巨创到微创，从肉眼到虚拟，从二维到三维，从模拟到数字。肝胆外科医生将不再只是做手术的外科医生。外科医生最早从理发师学起，刚开始用的工具都是理发工具，现在的外科医生，特别是外科大家一定要是掌握很多先进技术的外科学家，这些先进技术是什么呢？

第一是数字工程技术。医生首先要看清肝脏内部状况，才能很好地做决策。三维可视化是很好的基石，方驰华教授是国内做三维可视化最优秀的专家，是中华医学会的主委。现在通过三维计算机辅助数据建立个体化的肝脏解剖，用虚拟技术进行肝脏切除，不仅可以保证安全，还可以提高治疗的精准度和疗效。多控性断层计算机系统，能够帮助建立三维模型，可以快速测量肝脏体积和肿瘤体积，还能明确肝脏的管道、胆管、动脉、静脉，确定肝段、切割的方法，测算残肝体积，从而保证肝脏整体手术切除的安全性。因此，数字化医学对于肝胆外科很重要。

第二是影像技术。这是外科医生的第三只眼，我们要充分利用。现在大医院都在用普美显（一种肝细胞特异性摄取的MRI造影剂），肝细胞摄取率达到50%左右，大部分通过胆道排出，可以很好地显示肝脏状况，了解胆道的变化。普美显可以提高MRI对肝细胞肝癌的检出率。我们的43个病人的59个病灶中普美显检出率达到86%，明显高于常规的造影剂，只有8.6%的病人需要通过其他方法协助诊断，这远远优于其他方法，如增强 CT 和常规 MRI 等。由于造影剂通过胆道排泄，可以很好地了解胆道病灶的状态及整个胆道状况。常规检查的肝功能并不能代表每时每刻的肝功状态，用这个方法可帮我们考虑切除或者保留肝脏。

第三是微创技术。微创是未来外科发展的主旋律，就像以前的腔镜一样，现在腔镜成常规了，以后的机器人肯定可以做很多，包括肝脏机器人手术，将是非常常用的技术。下面简单介绍一下纳米刀技术。纳米刀的工作原理主要是通过对细胞膜脂质双层的作用，在微秒级的时间里发出 1500~3000V 的电压，对细胞膜进行破坏，产生一个不可逆伤口，然后坏死。动物实验发现，损伤数天后可很好恢复。它有一个优势，对血管、胆管、神经管没有什么破坏。我们也做了一些病人，包括肝脏。曾有病人在其他医院开腹后发现侵犯了血管，转到我们这来做手术，目前已存活 16 个月，效果非常好。

肝胆外科和生物工程技术整合可以强力推进移植学的发展，肝移植是普通外科最复杂的手术之一，但供肝严重缺乏显著制约了该技术的发展。因为各种原因导致心脏死亡器官捐献（DCD）匮乏，无论是数量还是质量都远远满足不了需求。异种移植从长远来说是一个方向，但中间有很多问题需要解决。异种移植要解决超急性排斥反应、凝血障碍和交叉感染等问题。通过基因敲除基本可解决超急性排斥反应，急性排斥反应通过转入人的相应分子可使之降低。对病毒感染可通过基因编辑技术——CRISPR Cas9 技术——敲除相关的基因来解决。哈佛大学在国际上组建了大规模的基因编辑组，其中一个目标就是让猪最终成为供体的器官来源，让供体的免疫系统人源化，彻底解决排斥反应和交叉感染的问题。目前基因敲除猪作为供体，肝脏可维持 25 天，心脏可维持超过 900 天，肾脏超过 300 天，肝脏相对来说效果比较差。

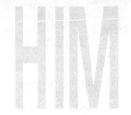

整合感染病学

整合感染病学之我见

◎高 福

　　整合医学需要大家关注，需要大家用宏观整合的角度去看待临床医学。防控传染病不是一个疫苗、一个诊断或几个临床医生可以解决的，它是一个整合的系统工程。

　　说到整合医学，我们要整合什么？现在大家都在谈"一带一路"，我觉得"一带一路"公共卫生必须先行。一些人去沿线国家发生食品中毒了，喝水出问题了，更重要的是传染病问题，例如埃博拉，而2016年全球出现的200多例黄热病病人只在非洲。所以，在"一带一路"倡议下，我们要做好公共卫生工作。我国公共卫生队伍的建设做得不足，我呼吁，公共卫生领域的人要了解非洲，了解"一带一路"沿线国家的疾病状况，沿线的流水、林鸟、环境等各方面。黄热病已进入中国，也需要大家关注。2014年埃博拉疫情最严重时，我去了一趟非洲，在那儿写了点东西，发表了文章，英文名字叫 *On the ground in Sierra Leone*，就是呼吁全球要关注塞拉利昂地区，要关注西非，关注埃博拉疫区。到那儿你会发现，如果不整合治疗，埃博拉疫情是控制不了的。整合不仅是医学，还有社会学和经济学，是非常复杂的一件事，不像我们想象的那么简单。我们讲整合医学，讲整合预防医学，不仅是从医学的角度讲，还要从哲学角度讲。我们经常把技术和科学、把创新和创造混为一谈。对整合医学、整合预防医学，大家一定要有针对性的整合思考，一定要进行非常开放的大整合。大部分人对"整合"两个字的理解比较局限，要真正能够从整体观的角度去思考。

　　目前为什么会出现这么多传染病？传染病的共同特点是生态出了问题。一系列的结果显示，从严重急性呼吸综合征（SARS）到禽流感，到中东呼吸综合征（MERS），到埃博拉，再到寨卡，都是动物源性的，现在动物源性病毒的感染大概占到75%~80%。为何出现这种现象？首先是生态环境变化，很多病毒的自然宿主是蝙蝠，过去人类离蝙蝠那么远，当然没事，现在离蝙蝠太近了，现在和动物关系很密切，把生态环境破坏了，造成了人类疾病的增加。其次是人类的行为，例如我今天才到西安，一会儿又要回北京，明天就要去玉树，很多人都是这样，如此频繁的迁移传染病能不多吗？总的来讲，生态环境、气候变化、人类行为变化，导致出现了更多疾病。

人类在变化，环境在变化，病毒也在变化。病毒适应了人类，有的病毒可以消灭掉，有的不能消除。非洲有一种病，把它消灭了，但下一个更"厉害"的病毒又会出现。病毒在维持自己稳定性的情况下，也在适应我们的变化。禽流感本来是禽流感，为什么感染人呢？它也在适应。

下一个疾病是什么不好预测，有各种可能性。现在我们把病毒分为两类：一类是以流感病毒、艾滋病病毒为代表的囊膜病毒，另一类是无囊膜病毒。两类病毒都在变，人类变，它也变，这叫适应。我是研究埃博拉病毒的，埃博拉病毒上有一个小蛋白，通过这个小蛋白，病毒首先要找到一个新的活的宿主，它找到一个安全的地方，能够让它进去，这叫受体，病毒要想进去，就要跨过细胞表面这座"山"，跨过去就进到细胞里了。病毒有表面蛋白，比如艾滋病病毒的叫GP160，它要把这个蛋白送给细胞切掉，细胞只有把这个蛋白切掉，病毒才能进去，切不好它进不去。病毒侵入有如下几类：第一类是艾滋病病毒，受体与病毒相互作用结合后进入；第二类是疱疹病毒，有多个蛋白，与多个受体结合后进入；第三类是流感病毒，与细胞表面受体结合后进入。还有一些其他病毒也可进入细胞，目前没有发现特异性。

刚才提到病毒的表面蛋白首先要被切掉，像流感病毒的HA1、HA2，可进行有效切割。又如GP160，可切成GP120、GP41；冠状病毒的S蛋白切成可S1、S2。有效的切割对感染非常重要。流感病毒有A、B、C、D型，D型流感病毒最近刚刚发现，D型流感病毒，我个人认为也有人被感染，因为人有受体。在临床有一些不明原因的胃炎，有可能是病毒侵入，要关注这类病毒在人类的感染。像流感病毒，禽类的受体和人类的受体不一样，30多年前就把结构搞清了，通过结构生物学发现切点很重要。切好就进去了，切不好就进不去。切开了，是低致病性禽流感感染，现在开始变为高致病性禽流感感染，是因为病毒的某个部位放大了，禽类受体和人类受体是有差别的，不同的受体只是稍稍有一点变化。总的结论是以人类为受体的季节性流感，H1、H2、H3都可以感染，在人的肺段里有禽类受体和流感受体。H1N1偶尔会感染。H7N9是既结合禽类受体，又结合流感受体，有一些蛋白结合人受体。还有一个是结合"坑"，A型的"坑"比较大，B型的"坑"比较小，A型更普遍。

2013—2017 年，H7N9 病毒发生变异，插入了 4 个以碱性氨基酸为主的氨基酸序列，包括 RKRT、GKRI、GKRT，导致一个酶的效率提高了，所以原来鸡不致病，现在鸡致病。过去是低致病性禽流感 H7N9 感染，现在既有低致病性，也有高致病性。高致病性也好，低致病性也好，指的是对鸡等家禽的致病率。过去鸡没事，很正常，称低致病性禽流感，现在鸡要死亡。据说农业部已给鸡用上了疫苗，使用疫苗后病毒又有另一个变化，到底用疫苗是好事坏事？对农业是保护，但对人会不会出现新的疾病？传播速度加快？还难以预测。MERS 和 SARS，从蝙蝠到骆驼，然后到人，可能就是这个原因。蛋白被切割后，找到受体就结合。SARS 受体与 SARS 蛋白结合，MERS 受体结合 MERS 蛋白，相互作用，共生共存，共存共生。

埃博拉病毒是在西非发现的。它侵犯宿主的第一步是黏附，即埃博拉病毒吸附在宿主细胞表面；随后病毒被吞到细胞中形成内吞体，并在内吞体中找到了受体。内吞体中埃博拉病毒的表面 GP 蛋白有一个激活过程，通过细胞中的酶切后，变成 GP1 等与受体结合。埃博拉病毒表面有个"坑"，受体插进去，针对这个地方可以设计药物。达菲就是在流感病毒表面找到了这个"坑"后研发的。

总之，研究病毒和病毒性疾病，既要涉及环境变化、人类行为变化，还要涉及病毒本身的演化，我们只有用整合的思维才能把握全局，全面思考才能发现患病的本质，才能有效防止感染性疾病。

人兽共患病防治的整合医学思考

◎金宁一

人兽共患病是全世界都在关注的问题。共患传染病不是前天、昨天、今天的事情,从19世纪开始人们就非常关注共患病。过去认为它只是一个病,现在认为它们是一类传染性疾病。分类方法很多,涉及生物学属性、储存宿主、生活史、发生地域等,过去称其为自然疫源性疾病。目前存在的传染病,70%~80%来自动物,已经有1412种人兽共患病原体,预测我国仅脊椎动物就可能有37万多种病毒。

关于病原体与宿主患病间的演变关系。人和动物,本身有先天免疫保护,往往都不生病。当病原体进入人体后,如果病毒载量不多,就会造成病毒株的演化。今天的很多病原变成了多途径感染,还有城市化人口聚集问题。有的学者认为气候变暖是个重大问题,有人预测温度提高1℃大概有1亿人会发生和传染病有关的疾病。关于饲养模式,集约化生产造成短时间内大量的病原。病毒的危害不仅是感染真核生物,还感染细菌,包括古细菌,所以病毒在我们身边不是一两年。这十几年来,SARS也好,H1N1也好,埃博拉也好,H7N9也好,我们只看到了表象。大家比较关注的是四大系统的传染病,第一是呼吸系统,第二是神经系统,第三是循环系统,第四是消化系统。

第一,呼吸系统人兽共患病。呼吸系统病原通常是正黏病毒、副黏病毒、冠状病毒病等。流感病毒实际是人类和动物的生态群落,流感病毒常常载量很高。目前从H1到H18,N1到N10,在蝙蝠中又发现了两种病毒。禽群和人群感染的病毒,通常是不一样的。人接触H1N1、H9N2,以及H7N9后也可感染。流感病毒分为4型,感染人和动物的主要是A型,也就是甲型流感病毒。广泛感染的,B型是人,C型是人和动物共患,还有近年来发现的D型流感病毒。流感疫苗主要包括H1N1、H3N2和B型流感病毒,世界卫生组织(WHO)每年都会提供参考毒株,免费发放供疫苗企业使用。

回顾H5N1的进化，感染禽的是H5N2、H5N5，对人有威胁的是H5N6到H5N8，感染进化不仅是禽源的和人源的双结合特性，猪也有这两个受体，猪常在其中起关键的作用。我国产生了很多H5N1、H9N2，以及H10N8、H7H7、H7N9、H9N2，作为内部基因的供体，在形成新出现的不同亚型流感病毒中起重要作用。新型H7N9流感病毒中，H7供体是鸭源的ZJ12（H7N3），N9的供体是鸡源JS（H10N9）类病毒，两者6个内部基因高度同源，重配发生在长三角地区的家禽，不是野禽。WHO最近对H7N9的最新评估分析，认为大多数人病例，接触感染家禽或污染的环境，预期仍会出现新的人类病例，尚无区域性散发病例，尚没有获得人间持续转化能力，致人间流行的可能性很低。

动物群落里，冠状病毒时刻都在，如轻型的猪腹泻、肠炎，牛的腹泻，还有鸡的传染性支气管炎。SARS的宿主是蝙蝠，MERS的宿主也是蝙蝠。SARS的冠状病毒和MERS的冠状病毒，它们的临床情况是一样的，特别是β病毒，到底进到人群后会不会像SARS一样尚不清楚。一说到副黏病毒，麻疹病毒有局域性流行及区域性流行的趋势，已有9个基因组的突变，我国应该重视。麻疹病毒引起动物致病，呼吸道症状在前、脑炎在后，现在出现的埃博拉病毒感染是脑炎在前、呼吸道症状在后。1994年澳大利亚出现的亨德拉病毒，马和人共感染，症状一样。亨德拉病毒和埃博拉病毒不一样，它的基因组差别很大。它是人和马的共患疾病。1998年开始尼帕病毒出现在马来西亚，潜伏期很短，表现为低热、脑炎及神经症状，感染的猪表现为呼吸症状在前、神经症状在后。近年的情况很不乐观，在猪群的症状越来越常见，造成躯体麻痹，对人来讲，死亡率更高，可达70%以上。尚无证据证明人和人的传播能力。蝙蝠是第二大哺乳动物类群，原来蝙蝠是没有病毒的。果蝠目前携带的副黏病毒比较多，在它的活动区域要警惕。

第二，循环系统人兽共患病。一说循环系统我们就会想到出血热，我国目前有拉沙病毒。其他的如胡宁病毒、马丘波病毒，以及沙比亚病毒现在还停留在南美洲地区，但传播到我国是迟早的事。目前出血热在南美地区，特别是沙粒病毒造成的出血热在向我国靠近。拉沙病毒的宿主是老鼠，像埃博拉一样迅速传播。非洲有一个习俗，人去世后，为了表示对人的尊敬和真诚，一定要接触一下，不管是老人或病人的遗体，所以造成了病毒的传播。一说出血热，总想到布尼亚病毒，我国从海南到东北地区都能看到出血热。2011年我国发现了新布尼亚病毒，通过大量研究，怀疑主要是鼠类和蜱类传播。在蜱类、家畜和家养动物中，到底感染后循环链是怎么形成的还不清楚。烈谷热病毒感染后，人会大出血、失明、头疼，动物患病主要是绵羊、山羊、牛和骆驼，这个病来了后，我国的防控措施比较简单，一般用灭活疫苗。

第三，神经系统人兽共患病。神经系统共患病的病原有沙粒病毒和布尼亚病毒等。寨卡病毒可以破坏4道天然免疫屏障，到目前为止，很多人认为寨卡病毒是宿主性入侵，但我国某地区已经看到了疑似它的基因组的病毒。乙型脑炎今后有可能还在我国发生、泛滥，这个病毒感染后马和猪最敏感，我们监测发现，这种病毒逐渐有反复趋势。说到生物防护和国家安全，都会想到东方马脑炎、西方马脑炎、委内瑞拉马脑炎，我国新疆地区已经看到了东方和西方马脑炎。西尼罗河病毒已经进入我国新疆地区，还有其他的如罗斯河病毒、辛德毕斯病毒、基孔肯雅病毒也在云南省发现了踪迹。

第四，消化系统人兽共患病。很多人认为动物肝炎病毒与人的肝炎没有关系，动物有7种肝炎病毒，只有乙型肝炎是人类病毒。但是，甲型肝炎和戊型肝炎已经威胁到养殖业及养殖场。还有一些病毒与消化系统有关。我们监测发现，从小鼠到养殖动物全部都有戊型肝炎病毒，戊肝病毒一旦污染水源后很难处理。感染这个病毒，不仅会影响饮食安全，还会引发肠道疾病，造成各种肝炎、肝损伤。小RNA病毒与肠道有关，目前有200种以上的病毒正在我们身边。肠道病毒有13个种、300多种血清型，肠道病毒造成的问题大家都很清楚。肠道病毒以外还有轮状病毒，是婴幼儿腹泻的主要病原体，为什么它会源源不断地出现呢？因为它感染所有动物。近年来国内外开始关注诺瓦克病毒，它可以传染人、猪、鸡、牛，人得了诺瓦克病毒后，也可感染猪、鸡、牛。

关于共患病，目前我国存在的问题比较多：首先，全球应急群体性免疫技术与产品不足，没有很好的技术、产品、抗体，在免疫策略上更没有疫苗储备；其次，媒介病原体是全球隐患，目前对媒介的研究远远不够，而且检测体系不完善；再者，应急评估、处置方案和规范不到位，评估程序规范有待完善，应急处置方案与规范研究起步较晚，规范不统一，与国际不接轨，法律法规不配套，衔接不协调；最后，研发策略与协调机制存在大问题。怎么办？唯一的办法是整合。我们要协同作战、联防联控、学科交叉、一体化构思，在这种基础上进行整合与共享。一个病来了，主要是控制传染源、切断传染途径、保护易感动物，三个当中应该重在预防，也要重视国际交流与合作。

近年来，人类病原体越来越多，动物病原体自然存在，环境微生物的感染更多。我倡导"同一个世界，同一种健康"，一定要在整合医学的指导下，对人类、动物、生态的和谐进行全面的研究。人类的安全需要动物的健康，动物的健康就是人类的安全。

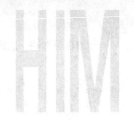

从人感染 H7N9 禽流感等新发突发感染病防治看整合医学

◎李兰娟

人类健康和医学的发展史是一部与各种感染性疾病斗争的历史。世界卫生组织（WHO）报告，感染性疾病导致的死亡占全部死因的 25% 以上，仍然是人类头号杀手，严重影响世界经济发展和社会和谐。每一次新发感染性疾病的出现，都导致了严重的社会恐慌和经济损失。1918 年西班牙暴发 H1N1 流感，导致约 4000 万人死亡；1957 年亚洲暴发 H2N2 流感，死亡人数约 200 万；1968 年中国香港暴发 H3N2 流感，死亡人数约 3.4 万；2009 年墨西哥暴发新 H1N1 流感，迅速蔓延全球，死亡病人 6260 例。进入 21 世纪以来，严重急性呼吸综合征（SARS）、H5N1 和 H7N9 等新发突发感染性疾病对我国人民生命健康、社会安定和经济发展造成了巨大冲击，仅 SARS 就使我国当年 GDP 损失 1% ~ 2%（2000 亿~4000 亿元）。开展感染性疾病防治研究对保障人类健康、促进社会经济发展、打击生物恐怖袭击、维持社会稳定等都至关重要。

感染性疾病的发生必须具备病原体、传播途径和易感人群三大基本要素，而感染性疾病又具有病原复杂多变、存在跨地域和跨种属传播、流行环节众多、诊断治疗涉及多学科等特点，因此需要多学科整合协同研究，以明确感染病原、确立发病机制、掌握并切断传播途径，开发有效治疗药物与疫苗。只有相关高等院校、医疗机构、科研院所及疾病控制部门的紧密协作，整合优势力量，开展基础与临床相结合、治疗与预防相结合的研究，才能在最短的时间内控制传染病的暴发流行，并将其危害降到最低。2003 年春季 SARS 暴发时，匆忙上阵的非协同整合防治模式导致疫情蔓延，损失惨重；相反，针对 2009 年初墨西哥暴发的 H1N1 甲流世界大流行，我国政府及时实行举国体制，开展了多学科集成的大整合协同攻关研究，在监测、诊断、疫苗和救治等方面取得了国际领先的重大科技集成创新和突破，减少约 2.5 亿人发病和 7 万病人住院，对全球和我国流感大流行的防控做出了重大贡献。

人感染 H7N9 禽流感是由 H7N9 禽流感病毒引起的急性呼吸道感染性疾病，于 2013 年 3 月底在上海和安徽两地发现。病死率超过 50%，来势凶猛。病人病情发展迅速，多在 5~7 天出现重症肺炎，可快速进展为急性呼吸窘迫综合征（ARDS）、脓毒症、感染性休克，甚至多器官功能障碍（MODS），对我国人民生命健康、社会安定和经济发展造成了严重威胁。H7N9 禽流感病毒的来源如何？致病机制是什么？是如何进行传播的？为什么病死率如此之高？怎样制订有效的治疗方案才能有效降低病死率呢？

围绕一系列科学问题，浙江大学传染病诊治国家重点实验室联合中国疾病预防控制中心、香港大学等全国多家单位，在发现新病原、确认感染源、明确发病机制、开展临床救治、研发新型疫苗和诊断技术等方面的研究取得了显著成果。

创立了新发突发传染病预测预警技术体系和防控模式。首次阐明该疫情的流行病学特征和规律，发现活禽市场是 H7N9 禽流感感染的源头，关闭活禽市场，迅速控制疫情，实现了精准防控，避免了向全国播散的灾难，大幅度减少了经济损失。

创立了从蛋白结构到哺乳动物模型，精确解析新发突发传染病感染和发病机制研究新体系。发现了 H7N9 病毒禽传人的关键突变位点，揭示了"细胞因子风暴"等免疫病理反应是导致重症和死亡的关键因素，为临床救治提供了科学依据，创新了新发突发传染病发病机制理论。

创立了以深度测序和高通量数据分析技术为核心的传染病病原早期快速识别技术体系。应用该体系 5 天内迅速发现并确认了此次突发疫情病原是一种全新的 H7N9 禽流感病毒，第一时间向全世界公布了该病毒全基因组序列，阐明其分子特征、起源和进化机制，使我国新发突发病原发现能力达到世界领先水平。

创建了引领世界的新发突发传染病危重症病人救治的"中国技术"。课题组发现 H7N9 禽流感病人体内存在显著的"细胞因子风暴"现象，当时国际上还没有针对"细胞因子风暴"的有效治疗手段。在病人逐渐增加、病死率居高不下且临床救治相对"束手无策"的情况下，临床团队尝试运用李氏人工肝技术救治危重症 H7N9 禽流感病人，取得了显著效果。病人的病情得到迅速控制，不仅病人体内的"细胞因子风暴"得到了消除，而且在应用李氏人工肝的过程中，病人的水电解质失衡、脏器功能损伤及休克也得到了纠正。此外，微生态研究团队发现 H7N9 禽流感病人体内存在严重的微生态失衡，而微生态失衡也是部分继发感染的原因，通过微生态干预措施，减少了继发感染的发生。当年浙江省的人感染 H7N9 禽流感的病死率远低于当时全国的平均水平。团队系统揭示了 H7N9 病人临床特征，创建"四抗二平衡"治疗新策略，创造性运用"李氏人工肝"技术消除"细胞因子风暴"，显著降低病死率，为全球提供了重症传染病救治新技术。得到了国家领导人的高度肯定，称赞我们为全国医疗系统抗击H7N9禽流感提供了许多值得学习的经验。

创建了我国流感疫苗快速研发新技术体系。成功研制我国首个H7N9病毒疫苗种子株，打破了我国流感疫苗株必须依赖世界卫生组织提供的历史，提升了我国流感疫苗研发能力和水平，为应对重大新发突发传染病提供了快速研发疫苗新技术平台。

创建了我国新发突发传染病诊断试剂高效快速研发平台。病原发现后2天内成功研发H7N9禽流感病毒快速检测试剂，被世界卫生组织推荐，向全球推广，标志着我国该领域技术已达国际水平。

H7N9禽流感的流行传播涉及众多因素，如生物因素（不同生物物种的个体携带并传播病毒）、环境因素（气候、候鸟迁徙、家禽养殖场聚集等）、社会因素（活禽市场交易、公共卫生状况等）及心理因素（社会群体对该疾病的认知程度及行为）等。同时H7N9禽流感的发生机制、发展与治疗需要整合感染病学、呼吸病学、重症医学、免疫学、检验医学、病毒学、影像学、流行病学等多学科的力量共同应对。

应对H7N9疫情，诊断与病原的鉴别、疾病的流行病学与溯源、致病与免疫机制、治疗与预防，无论是哪方面的研究，都体现了资源、人才与信息的共享，发挥了多学科整合的优势。可以说，人感染H7N9禽流感等新发突发感染性疾病的预防、发生发展、治疗及控制传播等各方面均需要应用整合医学的理念，将各个领域的理论技术统一起来，统筹防治。

深入开展以新型流感为代表的新发突发感染性疾病的研究，加强医院、疾病控制机构、科研部门、医药企业之间的整合协同创新，强化预警意识，做好技术储备，完善疫情预报预警系统和快速反应机制，提高病原体早期识别和诊断能力，深入研究救治方法与应对策略，对控制疫情的发生与蔓延具有十分重要的科学与社会价值。

树立整合医学观念，着眼未来，实施整合防控战略，拓展学科领域，打造"感染病学"新学科集群；注重学科交叉与融合，建立完善的整合型医疗卫生服务体系，健全新发突发感染病监测和防控体系，使现代信息化为医防整合提供技术支撑，才能快速提升防控水平，才能战胜新发突发传染病。

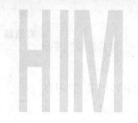

替诺福韦治疗慢性乙肝的整合医学评估

◎连建奇

乙肝药物的选择是实现治疗目标的关键所在,目前全球各大指南都推荐了强有力的抗病毒药物,包括替诺福韦和恩替卡韦,最新指南强力推荐恩替卡韦和替诺福韦作为一线的主要选择。作为强有力的抗病毒药物,必须具有3个特征:抗病毒疗效好,长期的安全性,价格便宜。目前,我院的替诺福韦每盒卖490元,从药物角度看,它是最合理、最有效的。替诺福韦对于初治病人具有强、快、稳的抗病毒效果,能够很快抑制病毒复制。替诺福韦是目前抗病毒最有效的药物,恩替卡韦排第二位。从病毒学应答看,它可能更快一些,替诺福韦组和恩替卡韦组比较,替诺福韦组在6个月就可收到很好疗效,而且替诺福韦的疗效稳定、持续。至今临床研究及实践治疗均未发现替诺福韦的耐药,目前的数据可能已经超过了8年,无论是拉米夫定、阿德福韦,还是恩替卡韦的耐药病人,应用替诺福韦都没有出现耐药,单药治疗和联合治疗的疗效是相当的。但是我们一定要想到替诺福韦毕竟是一个核苷类药,仍然要小心出现耐药。尽管目前没有发现耐药,但我们复习了替诺福韦最新的文献,发现部分病人由于逆转录酶78位点突变,替诺福韦的疗效仍然受到抑制,不能把病毒完全抑制在一个检测不到的水平,仍然有低密度复制。因此对于曾经出现的拉米夫定耐药或恩替卡韦耐药的病人,或者是两药联用的病人,如拉米夫定和阿德福韦联用、替比夫定和阿德福韦联用、替比夫定和阿德福韦联用、恩替卡韦和阿德福韦联用等,我们如果要转换成单一的替诺福韦,仍然应该小心,要注意突变的可能。

用替诺福韦长期抗病毒治疗可以逆转肝硬化,降低肝癌发生率,对于基线相似的肝硬化病人,经5年替诺福韦治疗,可以实现74%的肝硬化逆转。对于基线肝硬化病人,经过5年替诺福韦治疗,58%的病人评分下降大于3分。在替诺福韦的综述中，2013年得出结论：5年替诺福韦治疗，可以逆转肝硬化。长期使用核苷类似物包括替诺福韦，能够降低病人发生肝癌的风险，应用替诺福韦可以减少肝癌发生率达56%。过去使用替诺福韦担心安全性问题，包括肾功能、骨质疏松等，前一段时间发表的大宗报告，使用替诺福韦目前是安全的。但新的欧洲指南指出，应用替诺福韦仍然要检测表皮生长因子α（EGFα），同时要监测凝血功能，评估肾功能。替诺福韦对治疗阿德福韦经治病人、老年病人及基线功能不全的病人，肾功能是稳定的。但是，无论服用哪一种核苷类似物，都要观察肾功能、凝血功能和肌酐水平，要注意核苷类似物的副作用。我国替诺福韦在降价，有些药店还卖500多元，但有些医院已降到490元，替诺福韦应该优于其他药物，单药治疗能使病人临床获益更多。降价后替诺福韦更符合药物经济学原则。因此，替诺福韦是强效的抗病毒药物，安全性良好，同时又符合经济原则。

从整合医学角度看我国
传染病防治现状

◎王福生

2015年我国报告的法定传染病整体上有600多万例，但死亡率非常低（约1/10万）。在我国，一提传染病主要就是乙型肝炎、艾滋病还有结核病。对乙肝病人的数量说法不一，有相当一部分病人（200万~300万）在接受抗病毒治疗，这可以减少肝纤维化、肝硬化或者肝癌的发生。丙型肝炎也是一个大问题，需要进行有效的抗病毒治疗。艾滋病一直受各方关注，到2015年底，已发现存活感染者57.7万例，死亡接近20万例，有人说发现的和最后没被发现的人数要比这个高得多，估计我国可能有几百万艾滋病病人。丙肝病毒（HCV）、艾滋病病毒（HIV）共感染的病人大概有4万人，这些病人的情况我们掌握得比较清楚。有的共感染病人自己买药治，效果非常不错，副作用比较少。

直到2016年，性传播途径仍是艾滋病主要的感染途径，包括异性的、同性的，男男同性恋占大部分。男性多于女性，以25岁左右的青壮年为主，也有60岁以上退休的老年人，这的确是一个趋势。在校大学生感染率比较高，有一部分是男男同性恋，所以大学新生入学一定要进行教育。CD4细胞计数在$50/\mu l$以下的是极晚期的病人，这部分病人的死亡占总死亡的80%，其中有经过治疗的病人。艾滋病下降90%是我们的目标，90%被发现，90%的病人进行治疗，90%的人非常有效。治疗的效果有好有坏，我们最近统计了上万人在医院的临床数据，发现CD4细胞计数在$50/\mu l$以下的，经10年的抗病毒治疗CD4细胞计数可以逐渐恢复，但存活者中CD4细胞计数都恢复不到正常值。这说明早期抗病毒治疗非常重要。对于晚期病人，一旦CD4细胞计数小于$200/\mu l$，并发症都非常明显了。2013年的数据显示，艾滋病4期病人超过2.4万，CD4细胞计数小于$70/\mu l$的晚期病人，最少有1万人。现在临床发现的住院病人，几乎都是CD4细胞计数小于$50/\mu l$的。艾滋病的治疗有了很大进步,我国2004年治疗的标准是CD4细胞计数小于200/μl,2008年是小于350/μl,2014年是小于500/μl,到2016年国家卫计委提倡发现即治疗。我觉得发现即治疗意义非常大,正是因为抗病毒治疗的进步,现在的病死率逐渐下降,治疗的比例逐渐升高。在北京、上海、广州、深圳,发现率和治疗率几乎达到98%和99%,不治疗是很少的。早治疗好还是晚治疗好,在国内艾滋病领域有争论;国际上发现,立即治疗死亡率非常低,艾滋病的死亡事件和非艾滋病相关死亡事件都低,晚治疗的死亡率都很高。对男男同性恋,抗病毒治疗有很大进步。我国传染病专项的实施,在成人、儿童抗病毒治疗上取得了巨大进展。

近年来我们整合免疫学、血液学、遗传学技术,建立了一个方法,叫异体过继细胞治疗(AACT),就是找一个供体做配型,适应证是既往疾病和免疫失败的病人。我们一共做了17例,除异地病人意外死亡外,其他都恢复得非常好。有个病人花了十七八万元抗感染,最后没办法了,我们给他治疗了近1.5年时间,疗效非常好。我发现一个现象,大概不到1年,病人的CD4细胞计数就回到了400/μl,1.5年中,前半年CD4细胞计数始终没有超过400/μl,但后一年出乎意料,开始我没想到他的细胞长得那么快,后半年没想到他在平台上又继续长,这些细胞进入人体后,控制了难治性感染,抑制了持续发烧、炎症反应,还有肺部的一些症状。艾滋病治疗叫"123":第一,抗病毒治疗;第二,抗感染治疗;第三,营养支持、心理治疗、抗肿瘤等。我们再加一个免疫治疗,这三个治疗是艾滋病治疗非常重要的部分。尤其是免疫治疗,适应证是极晚期病人或免疫重建失败者,以及免疫重建炎症综合征病人。

艾滋病早治疗的益处包括:减少病毒量增多,减少一系列并发症,减少经济负担,有利于病人的功能性治愈。我们发现,如果CD4细胞计数在500/μl以上,早治疗可减少传播、并发症、死亡率、药物副作用,降低经济负担,可能有利于治愈。也有专家不同意我的观点。CD4细胞计数大于500/μl的早治疗,病就好了。问题是病人没有好的医生给他治疗,治疗需要病人的依从性。我想,如果把这个告诉病人,病人会依从,这是医生和病人如何沟通的问题。

我国的突发传染病每年都有,像2015年出现的中东呼吸综合征(MERS),当时发现是输入性病例,造成很大恐慌。应该说这些年,我国传染病的整体防治能力增强了,医生的预防、诊断、治疗和研究水平都有很大提高。2016年3月11日,北京报告了黄热病,至4月9日,我国共报告10例输入性黄热病确诊病例,其中1人死亡,均为我国赴安哥拉从事商务或务工的人员,在安哥拉首都罗安达市发病后回国诊治。入境口岸在北京6例、上海4例,均为乘飞机入境,其中1例死亡,后来的病例因及时诊断均成功救治。大家可能不重视发热伴血小板减少综合征,其实这个病的死亡率达2%~15%。我国裂谷热的疫情,也主要以输入为主。2014年9月发现埃博拉出血热后,我们医院是第三批到利比里亚和塞拉利昂去的。有一个规律,新突发传染病80%以上都是病毒性疾病,我国这些年技术储备非常好，由于政府重视，国家疾控中心做了很好的工作。将来影响我国新发突发传染病防控的可能是省市地方的防控部门。病原发现、临床研究、相关大数据挖掘、预警分析等，需要地方上积累丰富的经验，学习成熟的做法，需要一大批人才。关于慢性乙肝的治疗，侯金林教授做了很好工作，提高了临床效果、优化了临床方案，被写进了指南。我想了一副对联："他山之石可以攻玉，免疫疗法正本清源"，横批是"治愈慢性乙肝"。我国有自己的临床平台、研究基础、人才团队、合作团队，中国人在这方面做出了杰出的贡献。

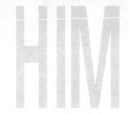

用整合医学理念建立慢性乙肝临床研究网络

◎侯金林

中国对于慢性乙肝的贡献在哪里，仁者见仁，智者见智。我们的医生想建立一个临床研究网络，即乙肝临床研究协作网络，怎么建？我们想源于中国、团结亚洲、协调全球。临床研究网络建立统筹的管理，包括临床研究的人才培养，可以产出很多重要的成果。全球将来要消灭病毒性肝炎，这是非常热门的话题。现在追求治愈，有人觉得是梦想，至少现在觉得是一个空想。还要实现母婴零传播。消灭病毒性肝炎这一理念是2015年在旧金山一个全球乙肝峰会上，第一次在临床医生领域提出的。2016年在欧洲肝病年会上，四大肝病学会联合签署了一个"消除或根除病毒性肝炎"的声明，发表在官方杂志上。欧洲肝病年会2016年5月将该声明提交给世界卫生组织，世界卫生组织特别希望中国有更多行动，希望中国不仅治病，而且要拿出有关肝炎的防控计划，希望中国加快药物的研发。关于如何消灭病毒性肝炎，世界卫生组织在很多环节上提出了很多工作要点和目标，其中有两个非常重要，和临床医生有关：希望到2030年把母婴传播减少90%以上，到2030年80%的病人获得治愈（现在全世界还不到1%）。最近有一个计划，即要把90%的乙肝病人找出来，治疗率达95%，治愈率达95%。经过一段时间的工作，大家的体会是，即使有很好的条件，包括药物等，要实现这个目标也是十分困难的。中国从2008年开始，最早是随机对照试验，然后做临床实践，其中主要有两个研究：一个是SEARCH-B研究，入组6000多名病人；另一个是REALM研究，从2006年开始入组了5300多名病人，全世界共入组12 000名病人，200家中心，中国有50家中心。全球的研究报告在2017年6月完成，包括相关安全性、肝癌发生率、非肝癌发生率等结果。关于母婴传播，还要启动乙肝注册登记系统，现在已纳入12万病人，这是一个非常大的数字。国际上怎么认识治愈？现有的药物治疗 2~5 年，乙肝表面抗原（HBsAg）转阴率最高仅 11%。实际上转阴率很低，也就是说现代治疗转阴率很难再升高。专家们有很多联合治疗的设计，比如序贯疗法，我们叫"前赴后继"；还有初治联合，联合强攻；还有套式里应外合，套式干扰素或干扰素套式核苷类药物，总体看 HBsAg 总体转阴率大概仅 10%。

根据现有策略，很难实现令人满意的 HBsAg 清除率，还要进一步探索序贯治疗或联合治疗对亚组人群的潜在价值。欧洲指南中已没有联合治疗，包括核苷类药物，基本疗程一看阴性了只用干扰素，但欧洲治疗也引入了国内最近的一些研究结果。总体看已到了饱和程度，很难再提升 HBsAg 转阴率。SEARCH-B 和 REALM 有很多不一样的地方，我们更关注 REALM 研究，到现在为止已有 3400 个病人治疗超过 8 年，我们主要想看长期治疗 HBsAg 的变化，想和 SEARCH-B 并到一起讨论。很多人参与了 REALM 研究，中国有 5333 个病人，治疗超过 8 年，本来要治疗 10 年，后来终止了。到现在为止，录了 3400 多个病人。分两组，一组是恩替卡韦，一组是其他的核苷类药物。5 年死亡的病人两组差异不明显。恩替卡韦组发生肝癌的是 38 个病人，另一组是 36 个病人。曾有医生跟我讨论，说他有一个病人吃恩替卡韦，怀疑自己的甲状腺癌是恩替卡韦引起的，实际上恩替卡韦和非恩替卡韦，至少目前看在肝癌的发生和非肝癌的发生上没有差异。我们要进一步拿出大数据来深入分析。

关于延长治疗的设计，我们希望把观察点再延长 4~5 年，总的治疗时间达 13~15 年。血清乙肝 RNA 水平可预测核苷类药物停药后的肝炎复发，国内有课题组发现，RNA 可以预测治疗效果。我们后来用 EFFORT 研究的 124 个病人，也可以看到 RNA 确实有预测价值。另外核心抗原、核心抗体水平，也能预测治疗结果。有人曾经报道过 IL-21 与 HBsAg 血清学转换有关，还能促进乙肝病毒清除和促进 B 细胞产生乙肝表面抗体。

关于母婴零传播。2016 年国际肝病年会关于母婴传播的认识和过去的、和中国现有的 2015 年版不一样，把治疗肝炎的时间提前到孕 27~28 周，再一个是出生后有 12 周的用药。这是新指南中关于母婴传播干预的变化，其中有重大影响的是替诺福韦。我们现在有 1000 多个病人的结果，阳性病人大概有 67% 在用抗病毒药物，阴性的是 15%，病毒载量大于 10^6/ml 者有 62% 的病人在用抗病毒药物，小于 10^6/ml 者是 30%。替比夫定是母婴传播用得最多的，大概占 15%，拉米夫定已经很少用了。

总之，我们希望搭建一个整合的临床研究网络，其中还有很多规则需要明确。目的是进一步提高临床治愈、减少肝癌发生、实现母婴零传播。

"短肽"不能小看

◎成 军

短肽（SEPs）编码基因是一个重要概念，其重要性分几个方面。首先人类基因组染色体是23对、46条，有2万~2.5万个基因，编码基因占全部基因的1%左右，那么其他那么多干什么去了？樊代明院士曾讲了一个非常好的概念叫暗物质，我觉得短肽起码到现在还是一个暗物质。以前大家都关注1%的编码基因序列，对其他关注得很少，最近关注逐渐多起来。对其余99%的基因序列来说，短肽概念的提出就是原来没有看到的暗物质。这个概念是指由mRNA或非编码RNA上的上游开放阅读框（ORF）编码生成的短肽，与生物医学非常密切。人体到底有多少这种短肽呢？远比已知编码基因生成的多得多——10^6或10^7，甚至更大的数量。做生物医学，特别是做分子生物学的人，对美国的GenBank崇拜得不得了。如果这个网站上不去，很多工作就无法做。但要知道那里只收录了人类的一点点数据，不是分子生物学的全部。欧洲、日本还有很多其他国家已经在建立小的上游ORF编码短肽的数据库。很多人认为短肽研究只是一个新概念，但其实，短肽和疾病的关系非常密切。可以这样说，如果已知的1%的编码基因序列是过去几十年研究的重点，那么以后，生物医学的暗物质，将是未来研究另一个快速升温的热点。人们最早在大肠杆菌中发现了首个短肽，首先发现的是由43个氨基酸组成的一个小段，那时认为43个氨基酸太短了，会不会是假的，但后来得到了验证，也发现了相应的ORF，它的起始编码组不是AUG，而是GUG或CUG，当时受到非常严峻的挑战。后来发现了多个短肽，所以，越来越多的人开始关注短肽及其生物学价值。在人类细胞可以开展一个非常理想的研究，就是用转染细胞，把那些阻断的东西筛出来。由此发现的这个结构跟神经内科的疾病有关，它通过蛋白和蛋白之间的相互作用发挥作用。从那以后，生物医学就特别关注小的短肽了。现在要想发现新的小短肽，可以采用遗传学技术、蛋白基因组技术，还有很多其他技术，我们目前有一个研究小短肽的重要技术。这些小多肽分布非常广泛，有的在细胞质，有的在细胞间质，可以说生物医学里很多现象都与这些小短肽有关。

现在发现，编码这个生物活性小短肽的基因，不仅位于 ORF 上的某一点，也有可能位于别的地方，也有可能是在不同的地方剪切出来的一些小肽，用以决定生物学的一些功能。它的特点是比较小，编码的起始密码锁不一定是 AUG，可以说大部分小短肽的起始密码锁不是 AUG，而以前我们所知的起始密码组都是 AUG。另外，它的分布是细胞质和细胞间质都存在。这些小短肽跟以前所述的蛋白质有什么差别呢？首先是大小，以前我往美国 OSS 库寄基因，小于 100 个碱基的他们都不愿意要，现在小于 100 个的就非常重要了。另外，要确定一个小的编码功能性短肽的 ORF，一定要在不同物质里呈现高度保守性，这是一个非常突出的特点。如果发现一个短肽，它的编码基因在人和低等生物是不保守的，这就非常危险。

小短肽的分布非常广泛，它的功能几乎涉及目前生物学里的所有领域，比如代谢、发育、细胞死亡，以及免疫、细胞转导等，都有小短肽的身影，所以非常重要。机制是什么呢？包括无义介导的 mRNA 降解、核糖体支路，还有蛋白和蛋白之间的相互作用，再有一个就是转录。小短肽受到非常严格的调控，这么重要的小分子蛋白不受调控会发生很多问题。其中有一个非常重要的作用机制就是蛋白跟蛋白之间的相互作用。这些小短肽的表达，对下游、上游或远端的经典蛋白 ORF 的转录和翻译都非常重要。这个过程中的细胞转导，特别是在转录细胞转导，更是相互调节，短肽和经典的蛋白之间有非常严格的调控策略。关于起始因子调控的某些机制，最典型的就是 ATF4，它是所有哺乳动物细胞里负责转录的一个非常重要的起始因子。这个因子对小短肽的调控可以当作一个典型。

关于短肽与肝病的关系，最先是 2005 年在乙肝病毒基因组的编码蛋白中发现了短肽，对乙肝病毒有调控作用。丙肝病毒的结构含有非常大的 ORF，即5 - UTR、3 - UTR，关于这些小短肽的研究非常多。脂类的代谢也受到小短肽的调控，脂肪肝跟小短肽的调控密切相关。Eif 6 在很多能量代谢调控中是一个非常重要的调控分子，也受到小短肽的调控。小短肽对脂肪肝——脂肪泡直径的大小及表现的类型——都有非常重要的调控作用。在代谢综合征、胰岛素抵抗、胰岛素的敏感性中，小短肽也参与了其中非常重要的调控。

在药物性肝病中，药物的代谢酶也受到短肽的调控。遗传性疾病，如肝细胞铁过载引起的一些肝病，小短肽的调控在其中有非常重要的价值。在肝纤维化中也是如此。ASNSD1 是我们在丙肝病毒 IS3 蛋白上发现的一个蛋白，这个蛋白进入小的 ORF，对肝纤维化非常重要，这个基因也可用于治疗。我们筛选到一个药，针对该靶点做动物实验，能够在持续状态下用药干预，结果有非常显著的改善。

这种改善对肝纤维化的治疗非常重要，因为全世界目前还没有治疗肝纤维化特别好的药。小短肽跟肿瘤也有关系，小短肽的调控作用，有时是正向的，有时是反向的，小短肽对癌基因的激活和抗癌基因的失活有非常重要的影响。

小于 100 个氨基酸层级的短肽，以往不被重视，现在已达 10^7 以上数量级，比平常认识的基因组中的编码基因要多得多，它们之间有密切的调控，而且跟生物医学关系密切，与乙肝、丙肝、丁肝，脂肪肝、肝硬化、肝癌都关系密切。希望有更多的人去研究这些小短肽。对小短肽的认识，会为我们打开一扇新窗或是一扇新门。

感染病的防控赢在整合管理

◎ 贾战生

目前的传染病有些能治,有些好治,但对重大传染病的防控和管理依然要高度重视。过去的10~20年,以经济为导向,传染病不受重视。如果没有SARS(严重急性呼吸综合征),没有应对这类事件,传染病更不被重视。从经济效益看,传染科可能比不上其他科室,很多医院连传染科都没有,为什么?这的确有疾病本身的问题。随着人类社会的发展,其他疾病多了,传染病少了,这是个好事;但传染病防控依然重要,因为它的危害极大。举两个简单例子。2014年9月26日,我们院领导接到任务,到北京执行任务。27日晚,领导到我们科紧急开会,让我们制订埃博拉出血热防控方案,包括前接后送、人员培训等。中央要求不能让出去的人员感染埃博拉出血热,输入进来的埃博拉感染者不能放在北京,就定在我们西安唐都医院了。那一年的国庆节我们是在北京过的,上面有任务我们要无条件地服从。2016年10月,西安北郊一个部队训练,整个连发热收住我们科,这件事情惊动了中央军委和国家卫计委。实际上在1周之前,我们就发现了问题,但个别领导没有认识到这个问题的严重性。发病前1周,我们发现一下子有8个发烧的士兵,检查后诊断像是感染,决定收住院。但是因管理、认识不到位,我们告知他们要住院,但部队的领导说回去。1周后,发烧的有上百人,这下他们紧张了。这个事最后得到了学校领导的肯定,我们现在不仅是传染科和军队重大疾病传染科的问题,陕西省只要有危重情况都放到我们这里,所以我们肩负两个任务。

这两件事情告诉我们,传染病的防控,尤其是重大公共卫生事件的疫情防控,不能只靠干部和医生来解决,需要多方面合作,需要管理人员和行政人员等各方面的配合。感染病的防控不像对其他疾病，一对一，发现治好就完了，它要有严格的防控措施。整合医学是感染病的一个起源，在最早阶段靠朴素的临床医学知识，而后才有微生物学的发现，包括流行病学、公共卫生应对手段等。古老的医学更接近于整体考虑，而现在学科越分越细，但应对传染病的措施，包括各种免疫学的技术，都需要整合。因此，感染病学的发展成于整合。

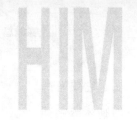

整合内分泌学

从整合药学角度看二甲双胍的治疗作用

◎姬秋和

二甲双胍是一线降糖药物，其降糖作用明确。研究显示，二甲双胍在发挥降糖作用的过程中具有心血管保护作用。UKPDS研究显示，使用二甲双胍的肥胖2型糖尿病病人全因死亡风险下降36%，心肌梗死风险下降39%，其10年随访研究仍见二甲双胍组大血管并发症及死亡风险的获益，即获益具有延续效应，且降低死亡和心肌梗死的作用显著优于磺脲类和胰岛素。HOME研究显示，相较单用胰岛素组，二甲双胍联合胰岛素可使大血管事件相对风险降低40%。REACH研究显示，二甲双胍治疗组治疗2年后，全因死亡相对风险较其他降糖药物组下降24%。中国的SPREAD研究显示，与格列吡嗪组相比，二甲双胍组的心血管事件发生风险下降46%。一项涉及9项队列研究的荟萃分析提示，二甲双胍可以减少2型糖尿病合并心力衰竭病人的死亡。还有一项全美退伍军人数据库中的心力衰竭与糖尿病急诊队列，6185例糖尿病合并心力衰竭的病人中，1561例使用二甲双胍治疗的病人，随访2年死亡率显著低于其他降糖药物组。二甲双胍降糖之外的心血管保护机制可能有以下几个方面。肥胖肯定是心脑血管的危险因素，降糖药物对体重有不同的影响，胰岛素促泌剂和噻唑烷二酮类会增加体重，但二甲双胍有明显的减轻体重作用。在现有的降糖药物对心血管保护的研究中，最重要的特点就是减轻体重。二甲双胍可减轻2型糖尿病病人的胰岛素抵抗，胰岛素抵抗与多因素有关，包括肥胖和脂代谢。血脂的改善与胰岛素抵抗有关，二甲双胍确实可起到这方面作用。血压高是确定的心血管危险因素，韩国的回顾性分析显示，在老年人群中使用二甲双胍，可使 2 型糖尿病病人的收缩压和舒张压都有显著下降。在糖尿病治疗中，低血糖事件可能是心血管事件的诱因，包括卒中、心肌梗死等。在多个研究中看到，二甲双胍的低血糖发生率显著低于其他几种降糖药物，特别是低于胰岛素。二甲双胍的心血管保护机制还包括改善内皮功能和炎症反应，减缓动脉粥样硬化进展，改善心脏功能。

多项流行病学资料的荟萃分析显示，2 型糖尿病病人肿瘤发病风险增加。2016 年有关糖尿病和胰腺癌生存率的一项荟萃分析涉及 18 项研究中的 16 181 名病人，结果显示，2 型糖尿病发生胰腺癌的病人生存率显著低于非糖尿病发生胰腺癌者。既然糖尿病和肿瘤有关系，那么血糖控制得好，能否改变肿瘤的发生和发展呢？ADVANCE 研究的事后分析显示，强化降糖治疗并没有改善 2 型糖尿病病人肿瘤的发生风险；另有荟萃分析选取符合入选标准的 17 项研究，各部位肿瘤 37 632 病人，评估 2 型糖尿病治疗中二甲双胍与磺脲类使用与肿瘤风险的关系，结果显示二甲双胍使用显著降低了所有肿瘤的发生风险。还有一项 2013 年的荟萃分析，包括 5 项病例对照研究、3 项队列研究，以及 2 项随机对照研究，涉及 33 万多例 2 型糖尿病病人，结果显示使用二甲双胍与其他降糖药相比，其肝细胞癌的发生风险最低。韩国的回顾性队列研究也发现，二甲双胍使用后胃癌累计发生率低于未使用二甲双胍者，特别在不使用胰岛素的这一组更加明显。我国台湾地区 6 年的随访研究也证明二甲双胍可能降低癌症发生风险，且二甲双胍与肿瘤发生还存在"量－效"关系，二甲双胍单药使用时，随着剂量增加，上述效果越好。

二甲双胍尚有其他非降糖作用机制。链脲霉素可用于制造糖尿病模型。在链脲霉素造模过程中，如果加上二甲双胍，可显著减少胰岛炎的发生，提示其对细胞有一定保护作用。在大鼠的肝硬化模型中，早期使用二甲双胍可通过其对肝祖细胞活性的抑制预防肝细胞癌变。

总之，二甲双胍的降糖作用是非常明确的，也是临床使用的一个老药。很多 2 型糖尿病的指南均推荐它为一线首选，实际上它还具有心血管保护的证据，在基础和临床研究中发现二甲双胍能够改善动脉粥样硬化的进展，改善内皮细胞功能和炎症反应，改善心功能。另一方面，回顾性研究发现糖尿病病人用二甲双胍治疗后，肿瘤风险明显降低。还有文献报道其还有其他降糖之外的作用，需要更多临床研究和观察来证实。

代谢性炎症对代谢性疾病的作用

◎ 胡仁明

代谢性炎症和代谢性疾病实质上是一个共同的概念。参与炎症的细胞主要是巨噬细胞，还包括β细胞、滋养细胞等，现代研究表明炎症与遗传也相关。能量代谢涉及多个复杂的网络，且网络之间相互串联，并非管控好一个网络就可以解决所有问题。也就是说，仅通过抗炎解决不了代谢紊乱的全部问题。炎症的发生归根结底是巨噬细胞的作用，巨噬细胞是天然的免疫细胞，巨噬细胞一方面会产生炎症，另一方面又是抗炎因子，正常人应保持平衡状态，不平衡就可以产生疾病。肥胖是一个重要的危险因素，与许多疾病有关。肥胖是病理性炎症的基础，脂肪首先由巨噬细胞内吞，会产生一定程度的胰岛素抵抗，造成胰岛功能代偿。糖尿病病人的胰岛内存在大量的巨噬细胞，破坏了胰岛功能，因此2型糖尿病实际上也是巨噬细胞的表达及其功能失调导致的。

2016年的研究结果显示，全球大约有70%的死亡和动脉粥样硬化有关。以前我们只关注糖尿病大血管病变，心血管专家只关心冠心病，神经外科只关心脑动脉，实际上动脉粥样硬化是全身性的。动脉粥样硬化是怎么形成的呢？单核细胞受到血液中某些物质影响，进入血管内膜层，变成巨噬细胞，巨噬细胞吞噬过多的胆固醇，平滑肌细胞随之参与，形成一个纤维架构，并形成凸入血管腔的斑块，这是导致人类死亡的最主要原因。在动脉粥样硬化的形成和发展中，巨噬细胞发挥了重要作用。所以，控制好巨噬细胞，不让它极化，使其保持相对平衡，这非常重要。

最近的研究发现，癌症和动脉粥样硬化有一个共同的危险因素——炎症，比如多发性骨髓瘤和动脉粥样硬化，它们本身都有过度的炎症反应。我们和华山医院血液科做了一个联合研究，让他们在治疗多发性骨髓病的同时，观察对病人动脉粥样硬化的影响。从理论上讲，两者的信号通道是一样的，既然用于多发性骨髓瘤的治疗是抗炎，那应该对动脉粥样硬化也有益处；如果病人是糖尿病，还可以观察对血糖的影响。

内分泌有两个大的代谢综合征：一个叫多发性内分泌腺功能低下综合征，通常有2个或2个以上内分泌器官受累，主要是因为抗体损伤了多个内分泌器官；第二个叫多发性内分泌肿瘤综合征，全身的内分泌腺体只要有2个腺体发生肿瘤，就称为多发性内分泌肿瘤综合征，主要是由于基因突变、蛋白质功能失调引发多个内分泌腺体产生肿瘤。2型糖尿病、肥胖、脂肪肝及动脉粥样硬化，实际上是一种生活病，现在已基本形成共识，这些疾病60%归因于不良的生活习惯，当然也与环境和基因因素有关。我们认为，不良的生活习惯导致了慢性炎症，主要表现是巨噬细胞的过度激活，损伤组织器官，形成了2个以上的代谢性疾病，这一概念就把这类疾病整合起来，成为一个综合征。国际上前不久发表的一项研究，把一组疾病牵到一根线上，包括肝脏、血管、脂肪代谢、神经，还有β细胞；但问题是这一组疾病的界定和准确划分要符合客观规律。我们在全国至少观察了1万多例住院病人，调查2型糖尿病合并其他疾病的情况，比如合并动脉粥样硬化的达64%，合并高血压的达15%~19%，合并肥胖或超重的为18%。结果很明显，糖尿病合并动脉粥样硬化的情况最多，然后是高血压、肥胖，这4种疾病非常常见，我们把这4种疾病相联系，它们都是因为巨噬细胞过度激活，极化的巨噬细胞慢慢损伤血管。这4种疾病都与不良生活习惯密切相关，它们都以慢性的结构变化来损伤器官，所以我们认为应该是一根"藤"上连着的几个"瓜"。

因此，我们要异病同防、异病同治。要去创制理想药物，不仅能降糖，还能降体重、改善脂肪肝、减少心血管疾病发生的危险，对这样的药，我们要大力推荐，临床上要指导应用，达到一箭双雕、"三雕"或"四雕"的作用，这种整合可让病人得到更多实惠，使治疗效率提高。此外，以前各个疾病是分开来预防，今后应该是对不同的疾病，找出规律后用相同的方法进行预防，提高效率。比如糖尿病、高血压、肥胖、动脉粥样硬化，本身是一个"藤"上的4个"瓜"，要用一个适当方法把这4种疾病一块预防。

几年前我和中华医学会糖尿病分会制订代谢综合征诊断流程的相关教授进行过讨论，我认为代谢综合征的概念有点问题，按照代谢综合征的概念，一是有中性肥胖，超重或肥胖；二是有高血压、高血脂或高血糖，三个里面有两个就可以诊断。但有很多疾病，同时有高血压、高血脂、高血糖，这些病人一定是代谢综合征吗？不一定。比如原发性甲状腺功能减退，由于甲状激素少了，脂代谢紊乱了，所以出现高血脂、肥胖、高血压，那它算是代谢综合征吗？不是！虽然症状上相似，但实际上不是。这说明代谢综合征的概念和标准并不准确，且会对临床诊治起到不好的作用。虽然代谢综合征的概念当时大家（包括我们在内）都认为很好，但现在看来不对，应该叫代谢性炎症综合征，我们应该要完善代谢的重要概念。

针对代谢性炎症综合征，什么药物抗炎后能达到治疗目的呢？二甲双胍。它不仅能降糖，还能减缓动脉粥样硬化进展、改善内皮细胞功能，减轻炎症反应，一种药把4种疾病都能管上。磺脲类药物通过作用于ATP敏感的钾通道来促进胰岛素分泌，它还可以刺激NF-κB，所以磺脲类药物能直接抗炎，实际上临床已用这些知识来指导治疗。除了这些经典的降糖药物具有抗炎作用外，现在还在不断涌现出新的特殊的抗炎药物，比如白介素、针对某种受体的抗体等，在临床上也有一定效果。譬如白介素1抗体能够产生抗炎作用，可以改善β细胞功能，降低糖化血红蛋白，但不能改善胰岛素的敏感性，这些抗炎药物能改善胰岛功能，但不能改善胰岛素的敏感性。为什么β细胞能够受益，胰岛素分泌明显增强？因为白介素在细胞中的表达比较少，但在β细胞表达峰值最高，所以抗体打进人体后，首先保护β细胞，让β细胞得到恢复，胰岛功能恢复，胰岛素分泌增加，血糖下降，但在其他地方表达不是很高，所以起的作用不是很大，所以我认为这些抗炎的物质往往有组织特异性，不能指望一个抗炎物质把全身的炎症都解决了。再比如PS341，目前主要用于治疗多发性骨髓瘤，但也能使动物的血压、体重都有降低，糖尿病有改善，更重要的是胰岛素敏感性明显增加，口服竟然效果更好。目前世界上是用静脉注射，我们认为治疗代谢性炎症的疾病，口服肯定比较好，所以可以成为口服药物。

在糖尿病诊断、治疗和预防的整个领域中有很多误导我们的东西，我们必须要头脑清醒，要纠正一系列错误，形成新的整合糖尿病学。2016年10月20日，我们在东莞正式启动了整合糖尿病并发症、合并症调查及管理项目，现在有14家医院加入，所用仪器都是统一的。我们强调管理，要全程管理。例如，糖尿病病人指标达标率比较低，这和生活干预不到位有关，因此我们鼓励病人多走路，但走路可能会使脚受伤，因此我们用3D照相、3D打印，制作出一个模型，然后到制鞋公司制造出特殊的鞋，给每人发一双，并给每人戴一个计步器。每个人都要有明确的数据，包括走了多少路，有氧运动步数是多少等。然后看看走路能否改善糖尿病病人的用药状况和达标率。2型糖尿病是否需要终身用药也没有达成共识。在社区卫生中心某些医生做糖尿病教育时，还会提到2型糖尿病是终身用药，包括有些大专家也是持"终身论"，这值得我们进一步深入思考。总之，要控制好糖尿病，不仅是用药把血糖、血压、血脂控制好，重要的是要把产生的原因控制好，也就是说不要总在地上擦漏水，却忘记关上水龙头。

从系统生物学到整合医学研究

◎ 韩泽广

胡仁明老师提出了与代谢性炎症相关的一些疾病,实际上这个概念就是多方面整合的结果。现在做基础研究的人往往向微观靠近,胡老师用这根纽带把我们重新拉回到整合医学相关研究。我们搞基础研究的人如何看临床工作,用什么工具,用什么策略方法进行研究,是当前面临的挑战。

当前,我们应该把生物学逐渐从实验科学向信息科学靠拢。基因是一种信息,已知人类基因是 24 000 左右,组成一个信息网络。信息包括不同层次,最低层次即所有生命的创造都是由基因组控制,然后是转录组,通过相互作用,形成模块、网络、细胞系统,以及生物和生物群落、生态环境等几个大方面。每个细胞都代表一个生命形式,细胞之间可以连成网络。构成组织、器官,然后组成个体。个体属于群体中的一个个体,所有生命发生都是这样一个过程。

生物学需要信息科学。信息的系统结构代表着基因及其相互作用和生化代谢。代谢越来越受重视,代谢的作用实际上是有条件的,在特定条件下系统如何变化,它的敏感性和动力学变化、稳态性怎么样、系统反馈怎么样,都有其内在的系统动力学控制,我们要了解其控制方法。系统内部控制有很多种,DNA 复制可作为内部控制,控制得很精密和精准,一个小错误,就会导致控制失衡。控制难免出错,可以人工设计,减少错误,当然也可以修正,修正即治疗。设计有很多策略,具体说,首先解析全部的内在元件,包括 DNA、RNA、蛋白质及基因组、转录组、蛋白质组、代谢组等组学信息,另外要了解其动态过程。过去比较关注静态,现在越来越强调动态性,尤其是整个系统网络的动态性。因此我们研究时要有时空观念,空间研究比较多,对时间即对发病过程或发育过程了解较少,而且二者还要整合。我们要把所有数据整合起来,从而全面描述这一系统。我们可在研究过程中控制研究对象,但在临床上很难做到,因为有个体的差异,这需要借助大数据的帮助，当然用计算来推演生物学会有问题，因为数据需要解读，需要假设性的科学推动。最好有物理学中的系统动力学和热动力学参与解读数据。深入解读数据需要整合，我们现在学的是西方医学，其基础是还原论。现在不仅要求在分子水平解析，甚至要解析至原子水平，涉及每个氨基酸的变化。现在的治疗方法多数是基于还原论的研究方法开发出来的。我们目前到了一个新阶段，有很多大数据，可以有意识地把数据整合起来。整合可以只是特征描述分析，也可以是基于整合论的分析，整合论非常符合东方人的观点。现在我们要把整合论和信息论有机结合起来，在两个层次上整合。一个是有机整体上的生理病理的整合，有利于医生从临床实践角度出发进行诊断和治疗，但作为研究来说，可以从细胞水平上整合，在细胞这个层次至少有三个系统，即遗传或表观遗传学信息调控网络系统、分子信号调控网络系统，以及代谢调控网络系统。大家越来越强调代谢调控网络的问题。代谢紊乱可以促进炎症，炎症反过来也可以调节代谢。但系统有它的一些特征，我们提出了一个新概念，称为系统生物医学。我们更多关注"从上往下"的研究方法；而系统生物学是基于还原论进行研究，"由下而上"，不断做实验，从基础信息看相应的作用网络和细胞状态，我们很容易把系统生物学与医学整合起来。我们的系统生物医学研究院成立已10年了，一直面临一个挑战，即怎样完善系统生物医学这一科学概念。我们现在有了基本概念，以临床重大医学问题为切入点，把人体看成一个完整的体系。刚才讲"从上到下"或者"从下而上"，一个是整体论，一个是还原论，二者要有机结合起来。

另外，要整合现代的研究手段，利用高通量技术获取各层次的生物信息，来揭示重大疾病的发生发展规律并建立疾病的预防方法。我们研究院一直想推动相关研究和临床医学整合，在临床实践中落地，但这很不容易。系统生物医学是一个前沿学科，在上海交通大学和上海第二医科大学合并时建立，希望医理工整合创造出一个新型学科。我们有一个大思路，我们搞基础研究的要与临床医学整合，同时，还要把社会经济等环境因素、心理因素、生活方式加以整合，这些因素或多或少都与医学有关。另外两个重要因素是性别和年龄，随着年龄的增高，这两个因素将成为很大的背景因素。我们一直在想"亚健康"这个概念和我们基础研究是否有关，"亚健康"者在出现临床症状之前，实际上有两个阶段：一个是遗传学和表观遗传学的调控或结构异常阶段；另一个是生物学表型有异常阶段，比如局部的肝脏有炎症，但还没有出现症状，这一段就是"亚健康"状态，临床状态一旦出现就不是亚健康了。胡老师讲四种疾病有共同之处，它们有共同的医学基础。如何保健，如何一级预防，如何个体化医学预防，如何个体化治疗等问题需要我们进行转化医学研究。

我们最近成立了一个转化医学中心，研究的疾病有三大类型：肿瘤/白血病、代谢相关疾病，以及心脑血管疾病。这也是依据瑞金医院特色进行的，希望与胡老师和其他医生合作。我们上海交通大学有很多学理工的，我们希望把他们都整合起来，当然临床的整合更加重要，这是一个大理念。

我们必须要有工具，尤其是做基础医学研究。现在的研究工具有很多，我们有 DNA 测序技术，二代、三代 DNA 测序仪都有；还有相关的基因芯片、蛋白质组检测手段；现在做结构生物学研究技术手段非常先进，有最先进的质谱等技术；此外，做研究时用 RNA 干扰，包括大规模的 RNA 干扰技术；基因编辑技术，包括大规模基因编辑筛选技术；单细胞分析技术为研究细胞状态转变，包括肿瘤微环境的转变，提供了很有力的工具，可以做细胞识别，可以观察细胞内和细胞间的动态演变；还可以做基因多态性和基因突变分析；代谢组学可以用先进的质谱仪器等，可以做小分子分析和定量分析。我们可以把各种组学信息整合分析，我们将来要发展的是虚拟细胞技术，虚拟细胞和细胞网络等离不开实验和信息学间相互整合。当然临床上越来越重视大数据，但一定要注意相互的结合，拿到生物信息，包括基因组、转录组、蛋白质组、代谢组及结构生物学，可以通过计算分析，包括用物理学理论来计算。

如何把先进技术应用到临床研究中去，这是医生们关注的一个重点。首先要有一个概念，比如胡老师讲代谢性炎症相关机制在各种疾病中的关键作用，这个概念如何用于大规模研究疾病或者生理，这是非常重要的。我们和胡老师的合作比较早，在 2000 年就发表了一篇论文，是关于人类"下丘脑－垂体－肾上腺轴"基因表达的分析。我们那时用比较原始的手段，把三个器官的组织拿来做成 cDNA，进行表达基因标签分析，那时人类基因组并没有解析，从基因表达谱可以看到三个组织器官的功能密切相关，我们还有一些新的发现，包括整体的发现。我们还克隆了 200 个基因，从这 200 个基因中可以看到某些具有重要功能，我们挑选了一个，即人类胰岛素受体酪氨酸激酶的底物基因，用遗传学方法观察，剔除这个基因后小鼠表现出胰岛素抵抗，正常饮食小鼠血糖也高，糖耐受实验和胰岛素耐受实验结果也有明显改变，之后又在实验室做了糖夹实验，证明这个基因的作用是调控血糖。

我曾经研究过血吸虫，过去我国血吸虫病病人非常多，病原是日本血吸虫。它有一个非常显著的特征，即攻击人的皮肤后，慢慢在人体内成熟，到肝脏后导致肝脏的肉芽肿，其中一个特点就是依赖宿主内分泌系统，如果这个病人甲状腺功能不好，它也长不好。它的遗传进化有一些特征，存在与人类内分泌一些类似的受体信号系统，实际上血吸虫没有真正的内分泌细胞，只有一些类似的细胞，合成不了内在的激素，包括蛋白分子、多肽小分子，但能接受宿主的一些激素信号，促进其自身生长发育和成熟，这也是血吸虫为什么要依赖宿主的原因之一。

单细胞分析可能对代谢性炎症相关疾病提供更重要的依据，过去我们做的数据都是算出来的平均数，现在我们要用单细胞分析。实际上每个细胞都不一样，它们还有亚型，还存在罕见的细胞种类，这些都可以做单细胞分析。现在可以对几万个细胞同时做单细胞分析，可以发现一些新现象，这将促进系统生物医学和整合医学的发展。

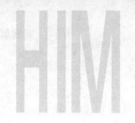

糖尿病神经病变诊治的整合医学思考

◎鹿 斌

2010年，我们在上海市宝山区调查了一批自然人群，给入组者行糖耐量检查，从而区分出正常糖耐量、糖尿病前期、已诊断的糖尿病和新诊断糖尿病。研究结果显示已诊断糖尿病者神经病变患病率为13.1%，诊断标准依据问卷和体检。2003年我们曾在上海市静安区进行了糖尿病慢性并发症流行病学调查，结果显示神经病变患病率高达61.8%，这项研究中神经病变诊断标准采用定量振动阈值检查和10g单纤维尼龙丝检查。我特别困惑，两项研究显示已诊断糖尿病者的神经病变患病率差别为何如此巨大，二者无法进行统计学分析比较，但我还是观察了一下两个研究人群的各项指标特别是代谢指标等的差别，结果初步显示年龄、病程、血糖、血压、血脂等差异不大，由此看来诊断标准可能影响最大。

接下来谈谈糖尿病神经病变的诊断标准，《中国2型糖尿病防治指南》建议：第一，糖尿病诊断时或诊断后发现神经病变，症状和体征符合神经病变，无须将肌电图作为必需的诊断标准，但是其常在鉴别诊断中提供重要信息；第二，诊断糖尿病的神经病变，一定要排除其他神经病变的病因，这非常重要。有糖尿病合并神经损伤不一定就是糖尿病神经病变，有4种逻辑关系：①因果，由糖尿病引起的神经病变；②易化，就像慢性炎性脱髓鞘性多发性神经根神经病（CIDP）、腕管综合征等，糖尿病的病人更易发生这种损伤；③伴发，糖尿病和神经损伤无关；④共同病因同时引起糖尿病和神经损伤。排除诊断需要内分泌医生懂一些神经科知识，要了解一些神经科背景。

有一个病例是37岁男性，糖尿病病史5年，四肢麻木伴间歇性下蹲困难3个月，入院检查发现糖尿病症状明显，十分消瘦。虽然出现"三多一少"症状5年，但2年前才确诊糖尿病，最近2年体重下降明显，伴有骨质疏松和性功能障碍，糖尿病出现性功能障碍很常见。这个病人到底是前述的4种逻辑关系中的哪一种呢？查房体检时发现病人每次起床时需要撑着床才能站起来，此外下蹲后站立或者行走特别困难，且下肢肌肉萎缩非常明显。由此可见这个病人非常重要的特点是症状和体征很不典型，以下肢行动困难无力为主。入院检查肝脾大，球蛋白增高，免疫球蛋白也增高，怀疑可能是POEMS综合征。行肌电图检查提示为多发性周围神经病，累及四肢运动感觉。免疫固定电泳发现单克隆免疫球蛋白，提示浆细胞病。浆细胞病引起的神经病变，脑脊液存在明显的细胞和蛋白分离，腰椎穿刺检查结果支持诊断。进一步检查显示左侧髂骨占位，活检发现大量的浆细胞浸润，诊断为浆细胞瘤，遂行化疗。所以，在糖尿病神经病变诊断中，一要考量诊断标准，二要注意症状不典型时应加强鉴别。

病人主诉糖尿病性神经病理性疼痛会有各种各样的表述，痛包括针刺、烧灼、电击痛等，还常主诉麻、木等症状。痛主要由小神经纤维损伤导致，客观准确诊断小纤维神经病变的金标准为皮肤神经活检，但其为有创检查。近来角膜共焦显微镜作为一种无创、准确的检查手段越来越受到关注，其可以通过观察角膜神经的密度、长度和分支密度等判断小纤维神经损伤情况。痛性糖尿病神经病变的治疗包括糖尿病神经病变的对因治疗和疼痛的对症治疗。

关于糖尿病神经病变的对因治疗，降糖治疗是否对神经病变都有效？DCCT研究纳入1型糖尿病病人，随机分两组，一组强化降糖，一组标准降糖，结果显示强化治疗组可使神经病变发生明显减少。但是，对于2型糖尿病积极降糖对神经病变的进展未观察到像1型糖尿病者如此的疗效。大家比较熟悉的VADT研究，随访接近6年，强化治疗组和标准治疗组未观察到在神经病变发生发展上的明显差异。因此，对于2型糖尿病，单纯降糖可能是不够的，我们还应该想到其他代谢因素的贡献。《新英格兰医学杂志》曾发表过一项研究，结果显示年龄、病程、吸烟、体重、三酰甘油、糖化血红蛋白等均为糖尿病神经病变的独立危险因素。因此，对痛性糖尿病神经病变病人应强调戒烟。

疼痛可能是大家更关心的问题，在门诊经常接到很多转诊来的病人，吃了很多药但是疼痛不缓解，究其原因多半是未采用对症治疗神经痛的药物。不同指南推荐的一线治疗稍有差异，但基本相似，主要包括阿米替林、普瑞巴林、加巴喷丁、度洛西汀及文拉法辛等。在国外的一线治疗中普瑞巴林选择较多，但普瑞巴林在国内没有进医保，所以我们常选择加巴喷丁，其和普瑞巴林作用机制基本一致。一线药物使用无效时，一般是换用或联用其他一线药物，临床上更多的是联合用药。如果治疗效果仍不佳，可以考虑曲马多及阿片类药物。

在此需要特别指出，我们传统医学在痛性糖尿病神经病变治疗中也很有优势，比如木丹颗粒等。中医的治疗原则是补气养阴、活血化瘀、通络止痛，中药治疗后神经痛常能显著好转。中药主要用黄芪补气，然后用化瘀药如丹参、川芎，另外辅以红花、三七等通络。

总之，糖尿病神经病变无论是诊断和治疗都较为复杂，只有用整合医学的方法全面考虑，有的放矢，才能获得最佳诊治。

整合防治改善中国糖尿病现状

◎ 毕宇芳

糖尿病是主要的慢性非传染性疾病之一。我国对糖尿病日益重视，近几年在糖尿病防治领域有较大投入。从2017年到2020年，国家重点研发计划对重大慢性非传染性疾病如糖尿病与心血管疾病等给予大力资助，提示慢性病防治形势严峻且任重道远。慢性非传染性疾病主要包括心血管疾病、癌症、慢性呼吸系统疾病和糖尿病，而糖尿病与其他几种慢病密切相关。2016年国际糖尿病联盟（IDF）发布《糖尿病与心血管疾病报告》，详细分析了全球糖尿病病人的心血管疾病流行最新数据，报告提示，糖尿病流行较为严重的地区，心血管疾病患病率较高。糖尿病防控领域面临的严峻现实是：糖尿病病人早期大多没有明显临床症状，糖尿病知晓率低。2014年IDF报告显示，全球所有糖尿病病人近50%未得到及时诊断；我们在2010年开展的"中国慢病及其危险因素监测"也提示了类似结果。也就是说，如果没有进行早期常规筛查，有接近一半的糖尿病病人将无法得到及时诊断。

2016年，翁建平教授对我国糖尿病相关大型研究进行了整理综述，描述了我国糖尿病的流行趋势。我国糖尿病患病率近几年增长迅速，从1980年的低于1%、1994年的2.5%、2002年的2.7%，增加至2007年的9.7%、2010年的11.6%。虽然各次调查采用的糖尿病诊断标准不尽相同，但中国糖尿病患病率呈增长趋势这一事实毋庸置疑。20世纪80年代开展的第一次全国范围糖尿病患病率调查采用两阶段法：使用尿糖作为初筛，尿糖阳性者检测餐后2小时血糖；凡餐后2小时血糖在140 mg/dl（7.8 mmol/L）以上者，进行100g口服葡萄糖耐量试验（OGTT）。由于当时缺乏世界通用的糖尿病诊断标准，该调查采用研究协作组在兰州会议上制订的糖尿病暂行诊断标准，也不同于目前通用的血糖诊断切点。1994年全国糖尿病调查采用餐后2小时毛细血管血糖作为初筛，凡在120 mg/dl（6.7 mmol/L）以上者进行75g OGTT。该调查采用1985年的世界卫生组织（WHO）标准，即空腹血糖

≥140 mg/dl（7.8 mmol/L）和（或）OGTT 2 小时血糖 ≥200 mg/dl（11.1 mmol/L）诊断糖尿病。2002 年全国营养与健康调查采用 1997 年美国糖尿病学会（ADA）标准，即空腹血糖 ≥126 mg/dl（7.0 mmol/L）诊断糖尿病，调查对象未进行 OGTT。2007 年全国糖尿病调查在所有既往无糖尿病病史的调查对象中进行 OGTT，采用 1999 年 WHO 标准，即空腹血糖 ≥126 mg/dl（7.0 mmol/L）和（或）OGTT 2 小时血糖 ≥200 mg/dl（11.1 mmol/L）诊断糖尿病。2010 年"中国慢病及其危险因素监测"是由上海交通大学医学院附属瑞金医院、上海市内分泌代谢病研究所与中国疾病预防控制中心慢病中心合作，在中国疾病预防控制中心全国疾病监测系统的 162 个监测点基础上开展的调查。这一监测系统覆盖 31 个省、直辖市和自治区，调查采用多阶段、分层、整群抽样方法，选取在各自居住地居住时间 ≥6 个月的 18 岁及 18 岁以上居民，旨在选取具有全国代表性的成人样本。与以往的糖尿病调查不同，除进行传统的 OGTT 外，所有调查对象均检测糖化血红蛋白（HbA1c）。调查采用 2010 年 ADA 标准，即空腹血糖 ≥126 mg/dl（7.0 mmol/L）和（或）OGTT 2 小时血糖 ≥200 mg/dl（11.1 mmol/L）和（或）HbA1c ≥6.5% 诊断糖尿病。该标准是在 1999 年 WHO 标准基础上，增加了 HbA1c ≥6.5% 作为诊断糖尿病的标准之一。2010 年调查结果显示糖尿病患病率为 11.6%，我国糖尿病病人数进一步增加。另外，糖尿病前期或糖尿病高风险状态也有非常显著的增长趋势，采用 2010 年 ADA 诊断标准的调查结果显示，我国糖尿病高风险率达到 50.1%。因此，2010 年"中国慢病及其危险因素监测"结果提示，我国 18 岁及 18 岁以上成人糖尿病与糖尿病高风险人群比例已超过 60%。值得注意的是，糖尿病高风险的诊断目的在于强调被诊断人群发生糖尿病的高风险性，不应将其视作一种临床疾病，而应视作糖尿病和心血管疾病的危险因素，提示尽早进行生活方式干预，从而预防或延缓未来向糖尿病的转化。

我们的研究可为以下三方面提供科学数据：第一，HbA1c 在中国人群糖尿病诊断中的价值；第二，中国人群 2 型糖尿病相关危险因素；第三，中国人群糖尿病与其他心血管代谢异常密切相关。

HbA1c 从被发现到作为糖尿病病人血糖控制目标，直至糖尿病的诊断标准之一经历了漫长的发展历程。1958 年首次在文献中描述，10 年之后发现糖尿病病人中 HbA1c 水平增加，1993 年 DCCT 研究通过对 1 型糖尿病病人的随访观察，以及随后的 UKPDS 研究对 2 型糖尿病病人的随访，确立了 HbA1c 与糖尿病并发症特别是微血管并发症的显著关联，于是 1994 年 ADA 把 HbA1c 低于 7% 作为血糖控制的目标。由此以后，HbA1c 作为糖尿病血糖控制的监测工具在临床得到广泛使用。另外，早在 20 世纪 70 年代就有学者探讨过 HbA1c 用于诊断糖尿病，但是由于缺乏统一的方法和标准，HbA1c 检测结果的可靠性和可重复性均较低。随着 90 年代中期美国国家 HbA1c 标准化计划（NGSP）的逐步推广和实施，使得 HbA1c 的检测更趋标准化，检测结果的准确性和精确性大为提高。在积累了大量流行病学研究结果基础上，2009年国际专家委员会推荐HbA1c≥6.5%作为糖尿病的诊断标准，2010年新的ADA糖尿病诊断标准把HbA1c≥6.5%作为标准之一。我国糖尿病防治指南目前只是推荐但并不要求使用HbA1c进行糖尿病诊断。HbA1c在中国能否像空腹血糖和糖负荷后2小时血糖一样作为常规诊断标准，以及HbA1c≥6.5%这一切点是否适合中国人群，都有待研究。

"中国慢病及其危险因素监测"结果显示，我国糖尿病患病率为11.6%，而既往已诊断糖尿病的仅3.5%，即2/3的糖尿病病人既往未得到诊断。空腹血糖、OGTT糖负荷后2小时血糖和HbA1c可分别诊断糖尿病，单个或不同组合诊断糖尿病的患病率不同。糖尿病早期筛查中，进行OGTT并检测糖负荷后2小时血糖较为复杂。相反，抽取空腹血样进行空腹血糖和HbA1c检测则较为简单，便于广泛应用。我们的研究结果显示，"空腹血糖+糖负荷后2小时血糖"新诊断糖尿病的患病率为6.2%，"空腹血糖+HbA1c"新诊断糖尿病的患病率为6.9%，"糖负荷后2小时血糖+HbA1c"新诊断糖尿病的患病率为6.2%，"空腹血糖+糖负荷后2小时血糖+HbA1c"新诊断糖尿病的患病率为8.1%。使用"空腹血糖+HbA1c"新诊断糖尿病患病率的6.9%，与使用3个指标新诊断糖尿病患病率的8.1%相比较，诊出率达到85.2%。因此是否可以建议，选用临床操作比较简便的"空腹血糖+HbA1c"进行糖尿病的早期筛查与提示诊断？我们的研究结果提示：尽管"空腹血糖+HbA1c"并不能完全代替3个指标进行糖尿病诊断，但作为简便易行的早期筛查指标是值得推荐的。

糖尿病相关危险因素的研究较多。不合理的生活方式、老龄化、肥胖及较低的社会经济地位等都与糖尿病风险增加有关。我们的研究结果也提示，老龄化、经济发展及其带来的生活方式改变，以及肥胖是糖尿病发生发展的重要因素。我们要针对可改善危险因素进行糖尿病的早期防控，老龄化带来的一系列代谢相关危险因素能够在年轻时或更早期进行预防和干预。有趣的是，男性和女性糖尿病患病率随年龄变化趋势有所不同：60岁之前男性糖尿病患病率显著高于女性，55~59岁男性和女性糖尿病患病率接近，60岁之后女性糖尿病患病率显著增长并高于男性，而60岁之后男性糖尿病患病率则逐渐趋于平稳，尤其在75岁之后男性糖尿病患病率略有下降趋势。这可能与女性绝经后代谢相关危险因素逐渐增加有关。另外，按照青年、中年和老年观察各年龄段糖尿病和其他危险因素流行趋势，发现随年龄增长，糖尿病、高血压和代谢综合征患病率都有非常明显的增加趋势。经济发展水平与糖尿病患病显著相关。按照不同的经济发展水平分组，例如城市和农村，或者欠发达地区、中等发达地区和发达地区，我们的研究结果显示：2型糖尿病患病率城市显著高于农村，经济发达地区显著高于经济不发达地区。我国糖尿病患病率与人均GDP呈现非常近似的分布，都呈现从东到西逐渐递减的趋势。

肥胖是糖尿病发生发展的重要危险因素。虽然按照统一标准，我国肥胖患病率远远低于欧美国家，但相同体重指数（BMI）时我国的糖尿病患病率显著高于欧美国家，即相同 BMI 水平下中国人更易得糖尿病。按照 24 kg/m² 和 28 kg/m² 作为超重和肥胖的切点，我国成人肥胖率为 12.0%，超重率为 30.6%，"超重+肥胖"率为 42.6%。从 2004 年到 2010 年，我国肥胖和超重患病率增加趋势明显，需要引起足够重视。我国成人糖尿病、高血压和代谢综合征患病率随 BMI 水平增高而增加。上述指标在肥胖人群中显著高于超重及体重正常人群。同样，上述代谢性疾病在根据腰围定义的中心性肥胖人群中亦显著增加。因此，肥胖在糖尿病发生发展中起到非常重要的作用。另外，谈到肥胖就不得不提所谓的"健康性肥胖"或"单纯性肥胖"，因其不合并胰岛素抵抗，也称为"胰岛素敏感性肥胖"。胰岛素敏感性肥胖是否增加心血管代谢风险，存在较大争议。我们在全国 20 个省市共 25 家单位开展了一项研究，选取社区 40 岁以上成人进行调查，可以用来探讨胰岛素敏感性肥胖与心血管代谢风险的相关性。研究按照正常、超重和肥胖进行分组，每一组中再按照胰岛素敏感或者胰岛素抵抗进一步分组，结果发现胰岛素敏感性全身性肥胖与心血管疾病患病风险呈显著正相关。进一步使用 Framingham 风险评分计算 10 年冠心病风险，结果发现胰岛素敏感性全身性肥胖与 10 年冠心病风险也呈显著正相关。胰岛素敏感性腹型肥胖与心血管风险的相关性也类似。研究提示：并不存在"代谢健康性肥胖"，胰岛素敏感性肥胖仍需早期干预。

糖尿病与其他一系列心血管代谢异常的相关性也值得关注。我们的研究结果提示：糖尿病病人与高风险人群的 BMI、腰围、收缩压、舒张压、总胆固醇、三酰甘油、低密度脂蛋白胆固醇水平等均显著高于正常糖代谢人群，糖尿病病人与高风险人群的超重、肥胖、胰岛素抵抗、高血压、血脂异常等患病率也均显著高于正常糖代谢人群。上述结果说明，我国成人糖尿病或糖代谢异常与肥胖、高血压和血脂异常等心血管危险因素密切相关。我们进一步在非糖尿病人群中按照不同血糖水平分层，观察其他代谢指标随血糖水平的变化情况。整体而言，肥胖患病率随血糖水平增加的趋势呈连续性，即使血糖在正常范围内，肥胖患病率也随着血糖水平升高而增加。特别是 HbA1c 达到 6% 以上，肥胖患病率增加趋势明显。中心性肥胖、高血压和血脂代谢异常患病率亦随血糖水平增加而升高。糖尿病病人中，由 HbA1c ≥7.0% 定义的血糖未达标人群各代谢异常患病率显著高于血糖达标人群。这些代谢异常与心血管健康密切相关。2010 年美国心脏协会（AHA）将吸烟、BMI、运动锻炼、健康饮食、总胆固醇、血压和空腹血糖作为心血管健康七项指标。如果七项指标均处于理想状态，未来发生心血管疾病的风险相当低。我们利用"中国慢病及其危险因素监测"数据分析了我国成人心血管健康状态。遗憾的是，我国成人七项指标均达到理想状态者仅占 0.2%。AHA 将其中的吸烟、BMI、运动锻炼和健康饮食作为心血管健康行为，将吸烟、总胆固醇、血压和空腹血糖作为心血管健康因素。我国成人心血管健康行为指标均达到理想状态者占 0.7%，女性显著高于男性；心血管健康因素指标均达到理想状态者占 13.5%，女性亦显著高于男性。多数成人有 3~5 个心血管健康指标达到理想状态，达到理想状态指标个数女性显著高于男性。这是因为吸烟在男性中未达标率明显高于女性。"中国慢病及其危险因素监测"数据显示，我国男性吸烟比例达到53.3%，尤其是30~59岁男性吸烟比例非常高。

多个大型研究如DCCT、DECODE和Framingham心脏研究等都非常确切地提示高血糖与心血管结局、微血管结局及死亡显著相关。DCCT研究长期随访结果显示，糖尿病血糖控制达标对降低心血管事件和非致死性心肌梗死、卒中和心血管原因死亡都具有显著获益。DECODE研究包括13个欧洲人群共21 706名受试者，结果显示餐后血糖与心血管事件显著相关。Framingham心脏研究结果证实血糖控制不佳对于未来心血管事件的发生具有非常重要的影响。目前国际和国内糖尿病防治指南对不同人群HbA1c控制目标均有非常明确的规定，可以根据HbA1c水平了解糖尿病控制情况。《中华糖尿病杂志》于2012年发表了我国2型糖尿病病人药物治疗和血糖控制现状。研究调查了2009—2010年全国各省市具有代表性的医院门诊，发现接受治疗的糖尿病病人血糖达标率均较低，2009年HbA1c<6.5%的达标率为20.3%，2010年为16.8%。2009年HbA1c<7.0%的达标率为35.3%，2010年为32.3%。"中国慢病及其危险因素监测"结果显示，所有正在进行降糖药物治疗的糖尿病病人血糖控制率（HbA1c<7.0%）为39.7%。尽管控制率仍较低，但随着对糖尿病综合防治的日益重视，较过去已有明显改善。今后糖尿病防控任务艰巨，我们要关注糖尿病高风险人群以减缓未来2型糖尿病流行的严峻趋势。只有关口前移，早期预防，针对已知并能改善的危险因素早期着手，才是应对糖尿病严峻挑战的关键。通过全民宣教来改善生活方式，真正做到防治结合。只有从初级预防做起，才有可能避免未来中国成为世界糖尿病并发症大国。

整合生殖医学

从整合医学思维看遗传咨询

◎贺 林

我一直在关注新医学的理念,这其中包括整合医学在内的多种医学体系。本文重点谈谈遗传咨询的重要性及其在新医学中的作用。

有数据表明,中国人口占全球的19%,而肿瘤发生率却占了全球的50%左右。为什么我们不断改进治疗,而肿瘤的数量却不降反升?心血管病死亡占全球总死亡率的约50%,发病率同样是不降反升;犹如洪水猛兽的糖尿病也不断袭来,我国已有多达2亿人受累。

再看一下出生缺陷的情况,"二孩"政策前我国每年的出生缺陷儿为90万~100万,相当于3个冰岛国的人口数,即每年有相当于3个冰岛国正常人口数的生理缺陷儿童降生到中国的土地上。

精神疾病也不乐观,病人数越来越多,甚至以亿为计量单位,带来的问题也越来越多,这些都是社会不稳定因素。人在一生中的某一阶段或多或少总会有精神障碍,就像是精神上的"感冒"。

由此,我们不禁联想到我国的三甲医院,基本都像个大菜市场,人满为患,迫使医生个个都很忙。许多医生每天上班超过10小时,3分钟要完成一个病例书写,忙得晕头转向。而结果呢?无论是肿瘤、心血管病、糖尿病,还是精神疾病及出生缺陷,几乎所有疾病的发病率不仅没降反而都升高了。

是我们的医生不够努力还是不够认真?都不是!是由于现有的技术使我们无

法看到深层的问题。就像诊治疾病本身一样，看不到深层的问题，就得不到正确的诊断和治疗方案。这样的状况催生了新医学的横空出世。

若干年前，人们启动了"人类基因组"计划。由此产生了大量数据，数据越积累越多，云里雾里谁也说不清，没有人能读懂它。读不懂的数据意味着什么？就是一堆垃圾，垃圾数据不是又意味着白做了吗？这时便急需能够有效解读海量数据的"遗传咨询师"架起认识问题的桥梁，这也是我所提的新医学的根据。简单地说，新医学 = 老医学 + （基因）组学 + 遗传咨询。只有合理地发挥新医学的作用，才有可能降低各种疾病的发病率。新医学是一场革命性的医学理念的变换，是延长生命线（至150岁）的新一轮开始（在老医学的指导下，寿命超过100岁的人寥寥无几），是一把解决疾病和增进健康的钥匙。

谈到新医学，我们会问老医学的问题出在哪里？在这个世界上绝对不会有两个一模一样的人存在，所有人的基因型都存在区别。不同的人服用了一种药后起码可以产生4种结果：或好或坏、又好、又坏、不好、不坏、不好、还坏。但在现实中，往往是千人一种药，不管基因型是什么，来了一千个人都被当一个人看，用同样的药。而我们需做的是 A 人用 A 药、B 人用 B 药、C 人用 C 药，每人一个标准，这是新医学努力的方向。

近年来，最为人们津津乐道的便是精准医学。精准医学起源于美国，美国总统奥巴马宣布后，真正热闹的地方却在中国，以至于热闹到"祖国山河一片红"的程度，欢腾雀跃、兴高采烈，如雨后春笋一般，精准医学研究院、研究所、研究中心不断涌现，人人都做精准，但精准医学计划究竟能为中国带来什么，这是一个值得深思的问题。如果政府给标有精准医学的项目资助1000万，没标有精准医学的也资助1000万，5年后看结果，我猜结果会差不多。我认为我们要保持清醒，因此我提出"热"精准医学中的"冷"思考。精准医学包罗万象，没有一个学科会认为自己不是在做精准医学，也没有一个学科敢说自己的医学不精准。最后的结果就是全民皆兵，目前基本处于这样一种状态。

精准医学的终极目标是什么？终极目标的实施方案是什么？比如移植角膜、冠状动脉搭桥（旁路移植），是不是到了年底总结时说，今年本来计划角膜移植的成功率是5%，经过实施精准医学后提高到了6%；或者今年搭桥多搭成功了2例。这可能也算是精准，但我想这和真正的精准差别很大。无论精准医学的考核指标是什么，有一点我们必须知道，即医学不只是科学。医学既然不只是科学，那就不存在物理和数学意义上的"精准"，指哪打哪，那是机械的精准。人体是活的，活的人体是打哪指哪，所以是生理上的精准，这就是区别。医学上充其量只能达到一定程度的精准。

有人将遗传咨询和遗传检测称为基因检测，基因检测相对比较狭窄。遗传咨询和遗传检测是手心手背的关系，究竟哪一个是手心、哪一个是手背，很难说得清楚，也很难说清楚哪个更重要。基因检测像金矿一样，金子在矿上可以闪闪发光，但价值有限，如果把它提炼做成首饰的话就非常值钱了，甚至价值连城，这就是遗传咨询的重要性。

最后我想和大家分享一句话——快乐科学，感悟天地。我把人作为"地"，人以外的全部作为"天"，"天地"间任你怎么去画这条线，但人是核心，人以外其他的东西都是围绕着人来转的。如果我们只考虑单个问题，今天把雾霾，明天把沙尘暴等作为"天"去考虑，可能什么都考虑不清楚。因此，整合医学就可以作为我们说的"天"。

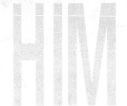

整合宏观与微观研究
促进生殖医学发展

◎乔 杰

目前，辅助生殖技术的抱婴率，无论是美国、欧洲，还是我国卫生计生委的数据，均显示2009—2012年的活婴分娩率仅在30%左右。生殖障碍对人类生殖健康的影响很大，传统的辅助生殖技术已不能满足相关需求。不孕人数的逐年增加、国家"二孩"政策的实施，以及生殖障碍的多样性和病因的复杂性等，都使我们面临新的更大的挑战。随着其他领域各种技术的发展，对不同疾病治疗水平的提高，未来在生殖年龄人群中生殖障碍将成为重要问题。生殖医学面临的挑战非常多，下面从宏观和微观角度分别进行讨论。

一、关于临床循证医学大数据研究

临床规范最好从我们的临床实践中来。不管是随机对照研究（RCT），还是现在提倡的真实世界研究，如何得到相对可靠、能够指导临床实践的证据是一个重要问题。2015年发表在《新英格兰医学杂志》的一项美国多中心随机对照研究，对900余例不明原因的不孕病人应用人工授精方式助孕，比较应用来曲唑（LE）、克罗米芬（CC）或促性腺激素（Gn）的临床结局。结果显示应用Gn组多胎率显著高于另外两组，LE组与CC组的多胎妊娠均为双胎，Gn组出现三胎。虽然LE和CC组的活产率都低于Gn组，但对人工授精而言这一结局也是可以接受的。因此，应用简单的口服促排卵药依然是人工授精的最佳选择，LE有其优势。但真正在临床实践中大家依然会把这3种方法都去做定性研究。

体外受精（IVF）前进行宫腔镜检查以提高成功率，这一做法是否有肯定的结论？2016年在《柳叶刀》中发表了一项荷兰多中心随机对照研究，研究包含7家大学附属医院和15家综合医院，共750例病人，对比在实施辅助生殖技术前接受宫腔镜检查和未做宫腔镜病人的活检率，结果显示，接受宫腔镜检查组的活产率为57%，未接受组为54%，没有统计学差异。所以，对于超声没有提示宫腔异常的病人，IVF术前常规进行宫腔镜检查并不能提高IVF成功率，即宫腔镜不必作为一个常规检查。对反复失败的病例是否需要作为常规检查呢？同样是发表在《柳叶刀》中的一篇包含欧洲4个国家8家生殖医院的多中心随机对照研究，评估了在反复着床失败病人中宫腔镜的作用。研究包含702名曾经IVF失败2~4次的病人，结果显示无论是否经过宫腔镜检查，再次IVF的活产率均为29%，因此提示对于超声学显示反复IVF不成功的病人，宫腔镜检查作用有限，并不能提高IVF成功率。

关于多囊卵巢综合征（PCOS），2007年10月至2011年9月，国内开展了对我国社区汉族人群的大型流行病学调查，对包含10个省市在内的15 924例育龄人员进行调查，发现我国PCOS发病率为5.61%。相比其他国家报告的数据（8%~10%）稍低，但对我们这样一个人口大国来说5.61%的发病率表明PCOS已经是一个常见病、多发病。PCOS的诊断包含存在雄激素增高的临床表现或者实验室检查结果，而实验室诊断睾酮升高其实是比较困难的，临床中对于高雄激素表现的诊断也存在不方便。多毛是高雄激素水平一个非常重要的临床特征，但原用的改良F-G（mF-G）评分，需要对身体9个部位进行评估，非常不方便。通过流行病学调查，我们得出中国汉族人群存在多毛的特点，形成了简单易行的诊断方法。还有我们标准化的mF-G评分，欧洲报告的是≥8分，我们得出的中国标准是简化的用3个部位（上唇、下腹和大腿）进行评分，当3个部位总和>4分，或单个部位>2分即可以作为临床高雄激素表现的诊断，使诊断变得非常简便。

在临床中我们不断用大数据探索总结最优诊疗方案，各种生殖医学领域的研究还在继续，我们也在努力，希望能通过各种研究不断更新我们的临床治疗策略和认识。

二、关于生殖细胞和胚胎多组学研究

从原始生殖细胞到受精卵细胞不断分化发育，形成独立个体的组织器官，直到出生后发挥功能。对这一过程我们在宏观上可能了解一些，但在细节上，特别是发生了哪些异常变化，哪些因素导致了这些变化，怎样阻断异常因素对正常生理的干扰，对此我们还所知甚少。过去由于没有手段、平台及经费支持无法开展相关研究，而现在我们对于人类生殖细胞遗传信息的破译已经成为可能。

目前在单细胞水平，无论是基因组学、转录组学，还是表观组学等都可以进行研究，在蛋白质组学、代谢组学也有技术逐渐发展起来，并且也有了在干细胞水平的探索。这些探索跟整个生物医学基础的发展分不开。我们把早期胚胎生长不同阶段的每一个细胞分出来，看同一阶段这些细胞之间有什么相同点和不同点。相同点的重要性在于揭示规律性，而我们做诊断时是拿一个细胞来做，所以不同

点应该更重要。因为只有知道不同之处，对它未来的分化、发育才能有更多的理解和认识。2013年，北京大学团队绘制了人类卵母细胞和植入前胚胎发育过程转录组全景图，全面解析了卵母细胞成熟和胚胎发育的调控机制，为疑难病例诊治提供了科学依据。研究系统分析了从卵母细胞到受精卵及胚胎的二/四/八细胞期、桑葚胚期及囊胚期等阶段的转录组，构建了世界上最完整的卵母细胞和胚胎早期发育基因表达图谱，获得了调控卵母细胞成熟和胚胎发育的关键基因及各阶段胚胎的分子生物学特征。研究主要发现在单个胚胎细胞内有上千个基因表达、多个不同的剪接转录本，表明人类单个细胞在全基因组范围内可变剪接高度复杂，还得到了7000多个新的转录本，以及超过40%的新的cDNA，它们在胚胎发育不同阶段发挥各自的作用，对人类早期胚胎发育调控机制有了更直接、客观的认识，对临床上疑难病例的诊治具有非常重要的意义。胚胎干细胞来自囊胚内细胞团内的上胚层细胞，但是关于人类上胚层细胞和体外培养的胚胎干细胞之间的基因表达模式是否相同这一问题，一直未得到答案。北京大学团队检测了人类胚胎干细胞建系过程中最早阶段（第0代）的转录组，证实囊胚中的上胚层细胞和第0代人类胚胎干细胞具有显著不同的转录组，在国际上首次成功分离了囊胚阶段胚胎中的3种细胞（上胚层细胞、原始内胚层细胞及滋养外胚层细胞），并进一步分析其基因表达情况，发现了一批新的细胞分化相关的标志基因。此外，该团队首次从人类着床前胚胎中发现了2700多种全新的长非编码RNA（lncRNA），其中许多lncRNA的表达具有发育阶段特异性，很可能参与植入前胚胎发育过程中的细胞命运决定。这项研究让人们对人类早期胚胎发育过程的规律有了一个新的、独特的认识，对于胚胎发育机制的深入研究、胚胎干细胞的认识、人类辅助生殖技术的安全性评估与改善等都具有重要的意义。

　　胚胎表观遗传的变化是非常重要的研究领域。我们把精子和卵细胞从受精开始一直到着床后的过程进行了详细描述，发现在不同情况下，人的卵细胞和早期胚胎所发生的一些变化。何时撤除，何时重建，在撤除与重建的过程中外界因素的影响和它保留下来的东西对未来疾病发展的影响。DNA甲基化在基因表达调控、基因印记的维持等方面都具有重要作用，此前还没有关于人类早期胚胎的DNA甲基化组的研究。2014年北京大学团队首次报道了人类精子、卵母细胞及早期胚胎中DNA甲基化的变化规律，发现受精后父母的表观遗传记忆都被大规模撤除，但印记基因的DNA甲基化得以精确维持，进化上更古老的转座子重复序列上的DNA去甲基化程度更彻底，说明人类早期胚胎在植入前的发育过程中巧妙地在擦去表观遗传记忆和抑制转座子重复序列的转座活性之间取得了平衡。研究结果发表在《自然》杂志（2014），并入选2014年国内国际十大科技新闻。《自然》杂志同期发表了国际表观遗传学专家评论，认为本研究为阐明人胚胎发育过程表观遗传学调控奠定了基础，还有助于评估辅助生殖技术对人类健康的长期影响。

　　一个新生命开始后，新生命中的生殖细胞，对紧跟的下一步和再下一步有什么影响？在母体内发生什么变化？我们从妊娠4周到20周，从整个细胞水平来看其全能性基因的变化，做成一幅图。从中看胚胎细胞在不同阶段的变化和可能的一些异常情况，这些数据和现象对未来的研究非常有意义。

我们用RNA sequence技术做转录组测序，其实RNA sequence方法只能提供大概百分之十几到二十几的转录组信息量。做整个的转录组信息研究当然更有意义，但花费更高，因此团队先用简单的方法找到一些规律，再去做包括全基因组等的进一步研究。2013年高通量测序在临床的应用，是医学研究的又一次跨越。不同研究组用不同的新方式做了相应的探索。普通方法能做的内容在临床上可以推广应用，但对一些疑难问题需要我们去做更多的探索，先做基础研究，然后在临床上看是否能够转化，从而帮助一些特殊病人。通过一些技术的整合，不一定都是原始的创新，会让一些疾病的诊断变得容易，让临床医生感到准确可靠，并且有勇气去承担这些遗传病的诊断。

植入前遗传学诊断（PGD）可以在胚胎阶段将患病胚胎清除，植入健康胚胎，从根本上消除遗传病的传递。但是单细胞水平诊断难度大，准确性有待提高，单基因病的诊断尤为困难。2014年北京大学团队创新性地将单个细胞的致病基因预扩增和全基因组扩增产物同时进行低深度高通量测序，获得突变位点信息、染色体数目及基因连锁分析结果，即MARSALA方法，攻克了在胚胎植入前一次性低深度测序同时诊断单基因疾病和染色体异常这一世界难题，诊断准确性大幅提高、成本锐降、适应证扩大，成果在2015年《美国国家科学院会刊》（PNAS）上发表，现已推广应用，已为逾百例有罕见病、遗传病家族史的家庭成功治疗阻断了疾病。很多疾病将来都可以这样检查。我有一例病人，第一胎生育了一个早老症的女孩，是一种罕见的单基因病。在过去我们不能做这种单基因疾病的PGD，病人2009年找到我们，当时没有能帮到她。幸运的是2014年她再来就诊，我们利用这一PGD技术帮助其进行胚胎筛选，移植健康胚胎使之怀孕，2016年她已经足月分娩了一个健康男婴。对于患有Cockayne综合征的第一个孩子，现在已经15岁多了，衰老现象非常明显。家庭希望用弟弟的脐血干细胞给姐姐治疗，但脐血干细胞20多毫升仅够输注一次，对于一个衰老程度相当于80岁老人的15岁小女孩，仅治疗一次恐怕难以奏效。通过咨询我们发现胎盘间充质干细胞同样有治疗作用，因此我们给她实施了3个疗程的治疗，每个疗程是4次。近期复查发现患儿的头发长多了，已有了一点点听力（原来听力全无，无法安装人工耳蜗），装上人工耳蜗后，教她不断地锻炼，现在两个耳朵都能够听到爆竹声了，是一个了不起的进步。历史上报道印度曾有一例活过15岁的Cockayne综合征病人，但很快就去世了。目前我们的患儿也已超过15岁，通过这些治疗方法，希望这个孩子活得更长，活得更好。胎盘间充质干细胞的治疗是在免疫功能低下和白血病病人中应用，他们都只用一个疗程，以缓解病人当时迫切需要缓解的状态，所以并没有多疗程治疗的经验。对一个"小老人"来说，多大剂量合适，既要安全还要有效，这些都还在探索中。

对于线粒体疾病，英国的研究最为前沿。世界上首个"三父母"婴儿出生，尽管引起很大争论，但国际社会可能更多的还是觉得要从安全有效性上去探讨，对线粒体疾病的治疗持支持态度的科学家也在逐渐增加。我国卫生计生委也在准备组织相关专家讨论，大家都还在动物实验上或者在人胚胎细胞上进行相关研究，期望能够有所突破。

对于生殖细胞和胚胎发育体外再生的研究做过很多的工作，尤其是最近包括人造精子、人造卵子的报道。2016 年 Kanako M 的团队利用小鼠模型，分离原始生殖细胞进行体外培养获得成熟卵母细胞，并经此产生了健康子鼠。这一成果是体外诱导获得成熟卵子研究的重大技术突破。同年，Zhou Q 研究团队利用小鼠胚胎干细胞在体外诱导成功得到类精子细胞，具备受精能力并产生健康子代。2016 年 Hikabe O 等在《自然》杂志发表文章，建立小鼠雌性生殖细胞体外发育的模型，有利于我们研究在这个过程中相关基因和信号通路的作用，为我们提供了治疗由于女性卵子缺失引起的不孕病人的新思路。该研究团队利用小鼠模型系统地在体外模拟了体内雌性生殖细胞的发育，并获得了后代，证明小鼠各个阶段的卵母细胞都可以由诱导的多能干细胞通过特定的共培养方法并加入特定生长因子和激素而诱导获得。重要的是，这些体外诱导产生的生殖细胞具有与体内生殖细胞非常相似的基因表达谱，并可以通过体外受精的手段产生健康子代。然而，这一技术在人类的应用还存在许多问题，比如诱导体系以及功能鉴定的方法等。因此，在体外由多能干细胞获得有功能的人类卵子虽可以期待但仍然有很长的路要走。该研究成果，无论是从理论还是从技术方法上，均为人类卵母细胞的体外诱导分化产生了重要的推动作用。还有人造卵泡、多能干细胞的体外分化、卵泡的体外重建等现在都已在研究当中，已有了较明显的突破。

对于人类整体，不管是细胞的保存与再生，还是未来可能的组织甚至器官的重塑与再生，都超乎我们想象。对于子宫内膜容受性及子宫微环境已有众多的研究。大家对生殖医学基础研究和临床转化的重要性都有了很充分的认识，接下来的任务是怎样把这些知识和经验整合起来，为现实的目的服务。

生育能力保护的整合医学思考

◎姚元庆

妇科肿瘤的临床流行病学中有一些数据对我们非常有意义。美国最近几年有超过1300万带瘤生存者，从年龄段来看，其中有超过100万人已为人父母。美国每年新发妇科肿瘤有10万例，其中近1/5的病人小于40岁，如果生存达到一定年限，她们还有生育愿望。

英国最新的统计显示，肿瘤病人中有1.4%、卵巢肿瘤中有8%、宫内肿瘤中有超过40%的病人均小于40岁，这些病人可能有生育愿望。对于妇科肿瘤，也包括其他肿瘤，手术是第一治疗手段。接下来是化疗和放疗。如果是妇科肿瘤，有可能会切除子宫、卵巢，无法保存生育能力，化疗对生育能力影响非常大，放疗对生育能力影响也十分显著。

为肿瘤病人保留生育功能已经做了几十年的研究。2006年，美国西北大学一位教授提出新的学科概念，叫肿瘤生育学。与以往的肿瘤保留生育功能概念有所不同。他把肿瘤生育学分为三大范畴：第一，这个学科是研究新型生育能力保存技术的学科；第二，是整合生育保存、家庭建设和基础替代的一个临床专科，前一个是研究专科，后一个是临床专科；第三，肿瘤生育学应成为一个学术交流，特别是和社会学、教育等相整合的平台。我觉得这超出了一个学科的范畴，是一个很广泛的概念和理念，应该说是一个新型多学科交叉整合的专科。

妇科肿瘤生育学把上述理念落实到临床实践中，我认为妇科肿瘤生育学在临床上包括三大部分：第一，保留生育功能的妇科肿瘤手术，即哪些妇科肿瘤的病人，可以在手术中保留子宫、卵巢？第二，对化疗、放疗的病人怎样做卵巢功能的保护？第三，对需要保留生育功能的病人，怎样做生育功能的保存？

首先，关于保留生育功能的妇科肿瘤手术，也就是哪些病人要保留子宫和卵巢？很多权威人士对此有明确定义。比如早期肿瘤应该保留生育功能，例如临床分期为1期的病人可以保留生育功能。

2013年我有一病人，25岁，双侧卵巢囊实性包块，包块非常大，最大直径达14cm，右侧小一点，是典型的卵巢癌。我们做了分期手术，左侧做了卵巢切除，右侧保留了卵巢，只把囊肿剔除了，保留了右侧卵巢和子宫。病理结果是一个双侧卵巢交界性肿瘤。但有一个很大的问题，右侧也有转移，已经到3A期了。术后我们只做了3次化疗，次数再多估计卵巢功能完全没法恢复了。虽然很冒险，但手术化疗后2年病人自然妊娠。这么大的手术做完后，病人子宫右侧的输卵管、卵巢功能都保留了。这种手术后粘连是普遍性的严重，病人自然怀孕38周后成功剖宫产。

而当时还有一个做了盆腔活检未见肿瘤转移的病人，后来又有右侧卵巢囊肿复发，再次手术，还保留了一个卵巢。理论上讲，这样的病人生育后，应该全部切除子宫和卵巢，但她还有生育需求，所以只好保留了。但很幸运，囊肿切下来是局部病变，没有发生癌变。

对于保留卵巢和子宫，从而保留生育功能的手术，以及保留内分泌功能的卵巢手术，还有保护化疗病人的卵巢功能等，临床上可用生长激素来保留或者保护卵巢功能，这是临床上常用的一个方法。虽有争议，但对化疗病人卵巢功能的保护还是有一定意义的。

其次，对化疗、放疗的病人，应考虑卵巢受损后的补救措施，而不是改善措施。我和血液科专家交流时，他们说有很年轻的女孩，因血液病做了化疗，如果做骨髓干细胞移植，一些病人可以恢复卵巢功能。同样，年轻化疗病人能不能用干细胞来做这样的纠正或者恢复？我们想到了间充质干细胞。当年我们曾用小鼠做化疗模型，然后用脐带干细胞经脐静脉注射或局部注射，发现可以显著改善卵巢功能。除脐带干细胞外，脂肪干细胞通过静脉注射也能使化疗恢复小鼠卵巢功能。我觉得这个结果是有意义的，同样我们做了相关基因表达的研究。

第三，关于保留生育功能。实际上辅助生殖技术在这方面扮演着非常重要的角色，如果要保留妇科肿瘤病人的生育能力用辅助生殖技术可以达到非常好的效果。病人需要保留生育功能，可以把胚胎冷冻起来，但必须是已婚者。这是一个最成熟的技术，在有效性、安全性上已经有很好的经验。胚胎冷冻技术虽然是目前很成熟的技术，但应用上也有局限性，存在的问题是：① 这样的病人需要做控制性超促排卵，使得病人有高刺激水平的激素暴露。对有些病人要特别慎重，比如乳腺癌病人，本身对雌激素敏感，高刺激水平对肿瘤的影响需要考虑；② 控制性超促排卵需要时间，但有时病人甚至一周也不能等，当然现在可以直接用控制性超促排卵选择缩短周期；③对于未婚妇女需要保存生育力时，可以做成熟的卵子细胞冷冻，这个技术目前已广泛应用，过去冷冻效果不是很好，现在已经很成熟了，这项技术最近被国际上包括美国妇产科协会、美国生殖医学会等组织都列为成熟的生育保存技术。

对青春期前的女孩，如果要做卵子冷冻，需要到哪儿做？用什么技术做？卵子没有成熟，先把它冷冻起来等以后再做，解冻后让它成熟，成熟后再受精形成胚胎。这是一个策略，目前只是实验室的技术，还没有成功。

目前大家比较热衷的一个生育保存方法，就是卵巢组织冷冻。优点是可储存大量生殖细胞，不需要促排卵。冷冻的方式一般是用皮质冷冻，当然也有卵子冷冻，也有整个卵巢组织的冷冻，需要时把组织解冻，再移植或者是体外培养来做功能保存。世界首例关于卵巢冷冻的论文是2004年发表的，现在冷冻做得很多，但报告的新生儿出生并不多，没有超过100个。最新文献报道的数据也只有80多个，妊娠率近30%。卵巢组织冷冻最大的问题是做原位移植或异位移植，有可能会把肿瘤细胞带回体内。有人说能不能把这样的卵巢放到老鼠身上，让卵泡发育，这是很好的想法。20世纪90年代有人想过，但最后在老鼠身上搞出一个人卵来，很多病人会有感染等问题。所以现在希望卵泡体外成熟，就是把卵巢组织的卵泡进行体外培养最后获得卵子，这样的工作目前还在努力，尚未成功。

全面质量管理与整合医学

◎靳镭

整合医学对生殖医学专业绝大部分的医生和管理者是一个比较新的概念。全面质量管理（TQM）可能我们更加熟悉一些。生殖中心有其特殊性，质控是生殖中心的核心，也是生命线。TQM是生殖中心最重要的环节。

怎样把整合医学的概念和TQM联系起来，更好地提升和促进生殖医学的管理和质控呢？首先是对整合医学的理解。樊代明院士提出的概念：整体整合医学是将医学各领域最先进的知识理论和临床各专科最有效的实践经验，分别加以有机整合，并根据社会、环境、心理的现实进行修正、调整，使之成为更加符合、更加适合人体健康和疾病治疗的新的医学体系。

在整合医学提出之前，我们有会诊、多学科合作等。樊院士反复强调整合医学不是简单的合作、会诊。他谈到"分化和整合"的辩证关系，"分"和"合"本身就是一个辩证。"合"引起的问题靠"分"解决，"分"导致的问题靠"合"来解决。现在学科分得太细、太多，不利于形成合力，找不到规律，对前期的动力及合力会有减弱。

辅助生殖技术在生殖医学中占有重要地位。辅助生殖技术涉及"源"和"流"两个层面，"源"指辅助生殖技术在临床实验室的发展规律，以及技术的建立、规范和成熟这一过程；"流"指它的现状，辅助生殖技术在几十年中不断发展，目前临床上百花齐放。我们在很多场合讨论最佳方案或主流方案，事实上每个中心或每个医生都有自己的观点、特色及特长。

我们需要将整合医学思想或理念融入生殖医学和辅助生殖技术的实践。生殖医学中心的管理过程，要强调一个非常重要的概念就是TQM。TQM以循证医学为基础，是标准化和个体化的对立统一。在标准化基础上实现个体化，个体化的实施是为了更加完善标准化的管理。在实施辅助生殖技术前，我们总是强调个体化治疗，在临床过程中，好像这与标准化的管理相矛盾，但实际上不矛盾。标准化管理是前提，个体化是补充和完善。在个体化基础上可以不断增加和完善标准化的流程和标准化的辅助生殖技术，所以它们不是矛盾而是统一。TQM 中要有短期和长期的管理目标，生殖中心管理的目标就是提升抱婴率。通过实验室、临床各个层面的精细管理和质控，使技术流程和人员的管理、培训考核等各个方面不断提高，终极目标是提升抱婴率。

治疗过程一定是标准化的操作流程，中心的管理、人员培训、标准操作程序（SOP）都必须是标准化的设计。我们可以根据病人初次评估进行分层管理，根据低反应、正常反应、高反应来选择个体化的策略和用药方案。人群分类后既往对药物的反应不一样，可能在同一用药方案中启动的剂量、时机有所不同。接下去对各个环节进行检查和评估，然后循序渐进进行提高，这在 TQM 中有一个非常重要的概念就是 PDCA（plan-do-check-adjust）环。

首先要制订短期目标和长期目标。中心据其计划大概多少周期，希望着床率多少、临床妊娠多少、活产率多少等，这是短期目标。半年、1 年、5 年中每个中心都要有自己的短期和长期的目标，在发展过程中按照标准化文件及技术流程去做，最后根据不同时段进行检测、回顾、分析，看有没有达到短期、中期或长期的目标，分析为什么没达到，哪些没达到。通过检测、检查及各种分析找出办法，在下一步循环中再提升。标准化的流程和 SOP，在 PDCA 的环节中也要不断补充和完善，使后一个阶段比前一个阶段做得更好。

关于质控平台的搭建和管理，比如关键绩效指标（KPI），实际上现在每个中心可能都不一样，中国医师协会各分会对 KPI 的检测、质控、上报都不一样，KPI 可以帮助我们整个生殖中心进行行动指南的管理，会使工作提升到一个更高的阶段。

应从整体角度评判体外受精（IVF）质控的效果，比如临床及病人的管理，按照 TQM 流程，首先要制订详细的文件，有比较完善、通行的 KPI 评价指标，然后根据国内、国际或者本中心自身的特点设定 KPI 指标波动的范围，一个是参数、一个是标准。在未来循环改进过程中不断完善 KPI 参数。

2013 年有一篇文献从整体角度评判 IVF 的质量，为指南建立了 290 个指标。其中有 6 个指南规则，包括安全、效果、以病人为中心、时间等。具体指标每个中心都不一样。现在需要确定大家公认的或逐渐接受的评判标准，判断一个中心 IVF 是否成功，不是像最初大家单纯追求的临床妊娠率。

现在更加公平、更加全面的评价指标，就是累计的活产率。实际上有效、安全和以病人为中心是三个重要的观点，安全、有效就是活产、并发症少，此外，婴儿出生后的健康程度、存活的能力，以及病人就医时间的长短、就医体验的好坏等，这些都是评价过程中非常重要的环节。

所谓有效性，就是通过刚才讲到的环节，能够持续地改善妊娠结局，包括短期、中期、长期的改善。通过严格的质控，通过临床和实验室流程的优化，通过人员的培训、考核和各个流程的规范，最终有效性的评价指标是累计的妊娠比或累计的活产率。

以病人为中心提高病人的满意度。满意度高应该是最终的结局好、花钱少、时间短，现在最时髦的说法是就医体验好。前述几个环节是病人满意度的核心内容，究竟好不好要靠第三方定期和不定期对病人进行调查。首先不应有差错，尤其是中心人员，人员越来越多，病人也越来越多，周期数越来越多，如果新职工的培训、考核不严格，出现差错的概率就会高，其后的风险就大。

举个例子，假设有20对夫妇在某生殖中心做IVF，最终这20对夫妇生下20个孩子，按病人计算，成功率是100%；如果这20对夫妇进行了100次取卵，按取卵周期计算，每取卵周期的活产率是20%；如果这20对夫妇100次取卵共进行了200次移植，那么，每移植周期的活产率就只有10%。所以，评价IVF效果最关键的就是"分母"，到底是每病人、每移植、每取卵或每控制性卵巢刺激周期等。

一个病人在生殖中心治疗的过程中，从初始就诊到最后抱婴回家，理论上讲移植胚胎的次数越多，成功妊娠的机会越大，所以应在促排卵过程中，保证一次取卵并能拿到足够的卵。比如我们经过一次取卵并进行鲜胚移植，并获得妊娠和分娩，一次就抱婴回家，这是最好的结果。如果是没有妊娠，病人有冻胚再进行冻胚复苏移植，能够达到妊娠也是一个很好的过程。经过治疗没有妊娠的夫妇，接下来可能继续在本中心就医，也可能出现流失。在这个过程中，不管病人是第几次来，评价效率是根据一次取卵后，所有胚胎用完后保留下来的成活比例。KPI包括安全性及有效性。

高累积活产率的最大价值是减少病人流失，也就是说每个周期都会有一部分病人流失，流失不是说她不治疗，而是不到你这个中心来了，到别的中心去了。一个稳定的或者不断提高累积活产率的中心会给病人更大的希望，这就是累积活产率高的临床价值。它可以增加病人的预期，改善病人的募集，减少病人的流失，尤其是第二促排卵周期后的流失。

取卵周期的累积活产率是指无论鲜胚和冻胚，一次取卵后用完所有的胚胎获得的活产数，除以取卵周期数。比如2014年取卵周期累积活产率，分母是从2014年1月1日开始到2014年12月31号取卵的次数总和，分子是这段时间内分娩活婴次数的总和。

病人累积活产率是指在一定的时间内，病人不管取几次卵，直至抱婴回家的比率。因此，分母是病人总数，分子是该时间段内分娩活婴次数的总和。为了不断提高累积活产率，需要实验室和临床完美的整合。就是说从临床的角度更好去理解实验室，从实验室角度更好去理解临床，用KPI衡量，通过交流和沟通达到有效平衡，最终实现质量的不断改善。

在流程建立中，应通过全流程质控降低妇科的不利因素。每个中心运用自己不同的参数建立不同的周期分析，从1周、2周、1月、1季度，到半年的分析，然后通过一系列稳定的质控平台分析，优化SOP技术操作和人员考核等，最终获得KPI的持续改进。

生殖医学中心管理的全流程质控的观念，事实上是将"整合医学"思想融入辅助生殖技术的实践中，建立TQM、"标准化+个性化"相整合的原则等，以期达到良性的PDCA循环。从整体观角度看IVF成功评价的标准，需要评价有效性、安全性，尤其是以病人为中心；累积活产率是评估IVF治疗全过程有效性的关键指标，一次性促排、适量促性腺激素剂量、足够的获卵和可移植胚胎、更高累积活产率意味着高效能的临床治疗。实验室和临床SOP相整合，从临床实验室全流程角度进行质控分析和溯源，最终实现KPI的持续改善。这就是我们对用整合医学指导生殖医学重要性的认识。

胎盘结构与功能的整合医学研究

◎王红梅

胎盘被视作"人类了解最少"的器官,也是一个经常被遗忘的器官,但胎盘非常重要。我们今天能健康地生活,都源于当年在妈妈肚子里有一个功能非常好的胎盘的支持。

胎盘对于母体和胎儿不仅在孕期,甚至在整个生命过程中都至关重要。胎盘如果有问题,胚胎将无法种植到母体子宫中,在妊娠中期和晚期会引起多种妊娠疾病,比如子痫前期、胎儿生长受限等。此外,越来越多的证据表明,胎盘的发育会影响胎儿的发育,比如胎盘能分泌影响胎儿大脑发育的物质等;更值得关注的是,多种成年疾病的发生,最早都能够追溯到妈妈肚子里:在宫内胎儿遭遇了不良的环境,也就是胎盘发育不好可能使胎儿成人后罹患多种疾病。所以,我们应该对胎盘的发育及胎盘的功能有较为详尽的了解。

胎盘最早是怎样形成的呢?胎盘最早来源于囊胚。囊胚外圈是滋养外胚层,最终将形成胎盘。胚胎最早与母体接触的是一个多核结构,这是胎盘发育最早的雏形。这层多核结构是怎样形成的目前尚不清楚。多核结构与母体接触后,滋养外胚层会发生一系列分化过程,最终在母体和胎儿之间形成一个绒毛状结构,这是构成胎盘的基本结构。母体和胎儿之间有多级绒毛。绒毛是胎盘发挥功能的结构单位。绒毛被一层单核细胞(细胞滋养层细胞)围绕,它们可以发生融合形成一个多核结构(合体滋养层)。有些滋养层细胞(绒毛外滋养层细胞)还能侵入母体子宫里去,这种侵润迁移和肿瘤细胞的侵润迁移不同:肿瘤的侵润迁移停不下来,但胎盘细胞的侵润迁移能在特定时间和特定部位停下来。如果能解读胎盘细胞在侵润迁移过程中停下来的机制,并将这些机制应用于肿瘤,可能会是治疗肿瘤的重要线索。另一个很重要的现象是胎盘滋养层细胞的细胞融合,最终融合形成的合体滋养层直接与母血接触。胎盘的绒毛和母体的血池所进行的物质交换,就是通过这个多核结构实现的。到足月时，多核结构可包含多达58亿个细胞核。整个妊娠过程中多核结构的维持是一个动态平衡：细胞要持续融合到多核结构里，多核结构又能把它认为是废物的一些核部分排出到母体血液中去。这些被排出的多核碎片，和前述的很多妊娠疾病的发生密切相关，其成分有可能是未来潜在的、可以在早期预测妊娠疾病的标志物。

过去20多年，人类对小鼠胎盘已经有了较为精准的了解。但是对于人的胎盘到底是怎么形成的，目前仍然了解极少。对人类胎盘功能的精确解读对于确保胚盘正常着床，确保整个妊娠过程顺利而不让母体或胎儿遭受多种疾病的困扰十分重要。首先需要对人类胎盘结构有一个清楚认识，这个领域进展非常缓慢，为什么很多人不去研究人的胎盘呢？因为研究人类胎盘意味着研究对象是原代细胞（没有合适的细胞系可用），不像研究肿瘤细胞相对容易。细胞生物学、分子生物学的很多先进手段都还没有用于胎盘的研究，导致胎盘研究进展缓慢。但人类为何要在怀孕期间形成这么大一个合胞体？这个多核结构是怎样维持的？功能又是什么？这都是细胞生物学领域的重大问题。在整个生命界，多种细胞融合体系中只发现两类能够直接介导两种细胞间分子融合的融合原。在哺乳动物中发现的唯一一类融合原——Syncytin——就是在胎盘里发现的。所以有很多理由去仔细研究胎盘，看细胞到底是怎样融合的。

胎盘到底是怎样形成的？我们研究组将重量六七百克的胎盘中的单核细胞分离出来，在活细胞工作站观察细胞怎样发生融合。我们首先描述了胎盘细胞在体外持续96小时的融合过程。我们不仅关注正常胎盘细胞的融合过程，而且与子痫前期等病理状态的胎盘细胞融合进行比较，通过一系列组学研究，挖掘到了很多可能和胎盘细胞融合，以及病理状态下异常融合相关的分子。围绕这些分子建立了一系列在人和小鼠上的研究模型，进一步去研究这些分子到底是怎样在细胞融合中发挥作用及其与妊娠结局的关联。除此之外，我们还探讨了是否胎盘中所有单核的细胞滋养层细胞都具有融合能力，还是仅有部分具备融合能力。我们发现只有退出细胞周期的少部分细胞能发生融合，进一步我们用单细胞转录组学方法深入研究了具有融合能力的细胞的特性。

在临床上人们通常把胎盘当作临床废弃物扔掉。胎盘里有多种细胞类型，一个普遍的共识认为在妊娠不同时期胎盘中有100多种细胞，这些细胞有非常重要的作用。举一个简单例子，胎盘来源的间充质干细胞在再生医学中有非常重要的应用前景。如果能很好地把胎盘利用起来，在后天可能治疗一个孩子的疾病甚至挽救他的生命。

因为人类对胎盘了解非常少，美国国立卫生院（NIH）启动了人类胎盘计划。希望通过对胎盘的研究，在源头上把很多重要疾病，比如心血管疾病等的发生控制住。他们希望在未来5年或是更长一段时间，能够了解人类胎盘到底是怎样形成的，以及胎盘是怎样发挥功能的。当然这其中面临很多挑战，胎盘是一个异质性很高的器官（比如细胞种类很多），妊娠还有不同的时相，因此现有研究手段亟待更新。如果能够积极应对这些挑战，回答该领域重要的科学问题，一定会对研究辅助生殖妊娠的成功率，以及妊娠疾病的诊断和治疗等，提供一些很好的方法。

  对于胎盘领域未来的研究方向，首先应该了解胎盘的结构，只有先了解人类胎盘的结构，才能知道什么样的胎盘是正常的，什么样的胎盘是异常的。知道正常和异常胎盘的结构之后，如果能在妊娠的不同时相实时地去观测与诊断什么时候胎盘出现了异常，从而能够实时地把异常胎盘恢复回来，就能达到三个目的：在胎盘发生的最早时段，如果能及时修复胎盘发育的问题，就能够改善胎盘发育，从而提高胚胎生存质量；在整个妊娠进程中修复胎盘功能，就能改善胎盘的功能、预防多种疾病的发生；通过了解正常胎盘的结构，如果能够在体外构建人造胎盘，我们就能够在体外延续生命。比如有些早产儿，如果我们能够在体外通过人造胎盘把他们的生命延续下去，这将对我们整个人群的健康做出重大贡献。最近有人研制出了人造子宫，我觉得更需要的是一个人造胎盘。未来在离体层面能否让生命维持下去，能否延续生命的存在，实际上很大程度依赖于被人类遗忘的一个器官，即胎盘。我深信胎盘的研究能够对未来人类健康的根本改善起到巨大的推动作用。

中医生殖理论与整合医学

◎ 罗颂平

古汉语中"生殖"一词最早见于《左传》,即春秋战国时期。中国古人对优生有比较明确的概念,包括不能近亲通婚、不宜早婚早育等。对于生命的起源,《易经》中描述为"男女媾精,万物化生"。关于中医的生殖理论,在《黄帝内经》的《素问·上古天真论》中记载了女子、男子生长、发育、生殖、衰老的规律。归纳起来就是"肾—天癸—冲任—胞宫"轴,这是广州中医药大学罗元恺教授在20世纪80年代初提出作为女性生殖调节的核心。

郎景和院士在讲述《医学与文学》时说:"女子七七,男子八八。"这就是《黄帝内经》提出的女子以"七"、男子以"八"为律的生长发育规律;女性从7岁开始肾气盛,身体开始生长发育;到"二七"(14岁),月事以时下,有月经了,有生育能力了;到"三七"(21岁)肾气平均;到了"四七"(28岁)达到最鼎盛的时期,走到山顶了,身体盛壮。从中医理论,21岁到28岁是最好时光。到"五七"(35岁)开始走下坡路,开始下山,这个下山从阳明脉衰开始,到"六七"(42岁)下到半山,到"七七"(49岁)下到山脚,天癸竭,地道不通就是绝经,然后不再具有生育能力。《黄帝内经》在两千多年前就把女性的生殖和生命周期讲得如此形象真切,现在看也不过时,依旧是这个规律。

现在人的寿命长了,可以活到八九十岁甚至一百岁。可是女性的生殖能力到50岁就衰退了,分析近百年的数据,女性绝经年龄并没有显著变化。古人给我们留下来的生殖节律仍然是可以参考的。画一张图就是以肾、天癸、冲任、胞宫为中轴,还有其他脏腑经络一起参与调节。

"肾"起主导作用,肾藏精,中医称它为先天之本,可以促进天癸成熟。天癸是促进人体生长、发育和生殖的一种阴精,按《黄帝内经》的记载,是男女都有的,男性在"二八"(16岁)天癸至,精气溢泄,就有生育能力了;女子是"二七"（14岁）有天癸至，则月经来潮，有生育能力。天癸就是促进人体生长发育和生殖的一种物质。它通过两条经脉——冲脉和任脉——去调节生殖，冲脉、任脉把各种物质基础输送到子宫，子宫有定期藏泄的功能。古人很厉害，早知道子宫能定期藏泄，不光有藏、有泄，而且是定期藏泄，月经是一个月一藏泄，怀孕是十个月一藏泄，古人已经发现这个规律。胞宫的定期藏泄受到肝和肾两个脏腑的调节，肾主封藏，肝主疏泄，正好一个藏一个泄，两个配合才能正常地定期藏泄。两个配合不好，藏泄没有规律，月经就紊乱；如有妊娠可能会提前终止，我们叫流产，古人叫"堕胎""小产"。这是中医的生殖理论。

归纳中医的生殖概念，男女双方都要肾气盛、天癸至、冲任二脉通盛，男精壮、女经调；再加一个确切的时机，就是在一个合适的时间两精结合在一起，子宫能够定期出纳精气，于是胎孕形成。

解决生殖障碍的问题，中医药的特色主要在调经、助孕、安胎等方面。尤其在排卵障碍和着床障碍方面，可以发挥中医药的作用。排卵障碍是临床上最多见的，包括卵巢功能减退。对于排卵障碍，中医认为与以下几种状况有关：肾虚、肝郁、痰湿、气滞血瘀。痰湿多数为形体肥胖，月经稀发，不容易怀孕；肾虚多为高龄不孕，卵巢功能不全，卵巢早衰，往往是天癸不充或命门火衰；肝郁和情志有关，部分为心因性不孕，或未破裂卵泡黄素化综合征；气滞血瘀可能和一些合并症如盆腔粘连、子宫内膜异位症、子宫腺肌症、子宫肌瘤等有关。

生殖障碍的中医病机是某个或某几个脏腑功能失常，或者有瘀血、痰湿阻滞了中医这条生殖轴的调节，就可能导致不孕。比如原发性卵巢功能不全（POI），中医认为多为肾虚后天癸早竭，多囊卵巢综合征则主要是瘀血、痰湿阻滞了整个生殖轴。临床生殖中心遇到很多情况像卵巢低反应，像高龄的卵巢储备不足甚至更严重的就是原发性卵巢功能不全、卵巢早衰（POF）。关于卵巢早衰，很多用原发性卵巢功能不全作为诊断标准。卵巢储备不足，一般来说，多见于35岁以上，月经量少、激素指标异常、内膜薄、卵泡数量少且易出现小卵泡，对这类病人中医主张在下次促排卵前，进行中医周期治疗。中医辨证论治是个性化方案，以肾虚、肝肾内虚或者脾肾两虚比较多见，我们是以补肾、填精、益气、养血为主。

西医医生不会开汤药，可用中成药。一般来说，偏寒的用滋肾育胎丸，偏热容易上火用坤泰胶囊或用左归丸，气血不足用胎宝胶囊。胎盘在中医也是一味药。胎宝胶囊主要用的是胎盘，现在主要是动物的胎盘。气血不足也可用阿胶。

目前有两个经验方值得推荐，一个是北京著名中医教授的"七子益肾理冲汤"（菟丝子、女贞子、枸杞子、覆盆子、桑葚子、沙苑子、香附子、熟地黄、巴戟天、白芍药、桑寄生、川续断、黄芪、黄精），另一个是广州著名中医教授的"滋癸益经汤"（菟丝子、人参、枸杞子、熟地、仙灵脾、党参、玉竹、白芍、柴胡、当归、丹参、炙甘草）。假如病人已经到了卵巢早衰，已经停经4个月以上或有绝经综合征的表现，促卵泡激素（FSH）达25 mU/ml以上，子宫内膜很薄，这样的病人大概只有5%的机会可能怀孕。我有两个这样的病人经过一年半左右的治疗最后怀孕，有一个病人治疗后生了一个孩子，过两年又来找我，说还想生一个，我说这个要求有点高，只能试试看，给她治疗了一年半她又第二次怀孕，生了两个孩子。这是比较难得的。

对上述这样已经停经4个月以上的病人，通常我们采用人工周期来维持月经，然后进行中医综合治疗以提高生育能力。中医治疗以补肾填精为主，偏热的可以用左归丸、坤泰胶囊，不上火的觉得手脚冰冷的用滋肾育胎丸和定坤丹，然后配合膏方。我们做过一些研究，我的第一位博士研究了左归丸对免疫性早衰的作用，用透明带抗原免疫小鼠建立卵巢早衰模型，用左归丸进行干预，发现能够抑制自身抗体的产生，可以调控卵泡凋亡相关蛋白的表达，从而抑制小鼠卵泡过度凋亡。对这部分病人，诊治要点通常以补肾，尤其是滋肾阴为主，适当配合疏肝和活血。也可以配合针灸，配合外治泡脚等办法。

多囊卵巢综合征（PCOS）非常常见，从青春期到育龄期都不少，这些病人有一系列临床表现，不同的时期也有不同特征。中医认为多囊卵巢综合征是整个生殖轴的功能失常，是以脾肾虚为本，以肝郁、肝火、痰湿、血瘀为标，要针对不同的情况采取不同治疗方式，比如说痰湿的界定往往是肥胖，舌苔厚腻；血瘀的病人往往会比较抑郁，舌头比较暗；肝火的病人容易上火，有痤疮，舌红苔黄；肾虚的病人面色比较差，手脚冰冷，舌苔比较淡暗；还有一些虚实夹杂症等。针对肾虚、肝郁、痰湿、血瘀我们的治法不一样，如肾虚，广州中医药大学有一个罗氏促排卵方，也可以用中成药定坤丹，排卵后可以用滋肾育胎丸。痰湿以"二陈汤"为主。肝火的可用丹栀逍遥散合"二至丸"加郁金。血瘀用血府逐瘀颗粒加上定坤丹。中医也用周期治疗，根据月经周期，在排卵前、排卵期、排卵后以及月经期，顺应月经周期的阴阳气血变化，因势利导，在不同阶段用不同的治疗方法。

对于多囊卵巢综合征中医更强调在青春期开始防治，《黄帝内经》中也有相关论述，就是生活要有规律，顺应自然，不要晨昏颠倒。此外，这类病人会出现不规则阴道出血，要特别注意内膜病变，还要注意代谢综合征的情况。不管是原发性卵巢功能不全还是多囊卵巢综合征，排卵后治疗要跟上，中医的治疗要调经、助孕、安胎一脉相承。排卵后，要用补肾健脾的方法安胎，因为病人不容易怀孕，出现先兆流产甚至胚胎停止的可能性比较大，可以用滋肾育胎丸中药安胎，它是治疗复发性流产和先兆流产的一个中成药。

下面介绍两个病例。一个是多囊卵巢综合征，继发性不孕，月经稀发，有高雄激素、肥胖、高脂血症。中医辨证为肝郁脾虚、痰瘀互结。用中药配合针灸治疗。治疗期间观察卵泡与内膜情况，3个月后自然妊娠。另一个是卵巢早衰，26岁，已有1年多不能自然来潮，经1.5年治疗，FSH从原来的60mU/ml以上降到40mU/ml，再降到16mU/ml，后自然妊娠。生完孩子2年后，月经可以自然来潮，但复查 FSH 在 30 mU/ml，又治疗了 1 年多，FSH 降到 20 mU/ml，她第二次怀孕。这类病人通常我们都要在孕后安胎，一般到妊娠 14 周，第一次怀孕时我观察到 24 周才敢让病人回家。

综上所述，中医的生殖理论是以"肾—天癸—冲任—胞宫"轴作为女性生殖调节的核心，其中是以肾为主导，以冲任为重要的经络。中医药在调经安胎方面有其特点。我们有信心充分发挥中医药的作用，尤其在个性化诊疗方面，这对于提升辅助生育的疗效会有一定的帮助。

整合医学在母胎医学中的实践

◎ 刘彩霞

生殖医学和母胎医学整合,开展基础与基础的整合、基础和临床的整合、临床和临床的整合,这是我们的主要任务。母胎医学为什么在临床上要做多学科合作,我们为什么要和这么多基础学科和临床学科,包括我们的生殖医学整合到一起?因为母胎医学几乎和所有的学科都相关,特别是和遗传、超声,以及新生儿内外科、影像科、心理科等。"二孩"政策放开后,高龄产妇增多了,生孩子的增多了,进行辅助生殖的也多了,其中的多胎也多了。更重要的是以前剖宫产多,产后出血等诸多疾病增多,这对母胎医学提出了严峻挑战。

我前不久抢救了一个重症病人,腹腔有 4000 多毫升血,很多像这样的病人是从基层医院转来的。怎样提高抢救的成功率?临床上依靠多学科合作,需要我们的整合。整合能降低产科急救错误、提高成功率。无论是癌症还是重症抢救都需要多学科合作,特别是胎盘在分娩过程中造成的大出血,我们曾经救治过开了腹大出血在当地无法处置而转来的病人。提高危重症的抢救成功率,需要通过术前充分的评估,通过影像科、超声科的帮助。超声血流检查可以评估病情程度、胎盘植入程度,是不是胎盘植入到膀胱里了,需不需要切除膀胱等,这些都非常重要。我们从 2006 年开展做胎儿的磁共振,因为要开展胎儿医学、胎儿治疗、宫内手术,没有明确的诊断是无法进行胎儿治疗的。

关于手术中的保守治疗,以前是把子宫切除了,少出血能够把保住命就很好了。现在是怎样把子宫保住、少出血,还要保留生育功能,因为子宫不仅有生育的功能,还有内分泌等很多功能。

我们有个需要二尖瓣置换的病人,在孕 30 周时因为停药发生了严重心力衰竭。我们与外科、内科、麻醉科等合作,为她进行了换瓣手术。术后又给她保胎到 38 周,最后母婴平安。这是多学科合作的结果,单靠产科是不行的。

生殖医学对我们的要求也一样，受精卵种上了能否怀孕，怀孕后母子能否减少并发症，能否保证平安出生，这是母胎医学需要做的事情。特别是产房中的急救需要多学科合作，才能提高抢救成功率。

我们不仅是做胎儿医学，还要做产前诊断，需要通过对遗传咨询师的培训开展临床遗传咨询。我们成立了东北的产科联盟，共同为降低孕产妇死亡率、提高产科质量、提高母胎医学质量而努力。更主要的是建立专家层面的团队，对疑难病重症的抢救由专家团队出面，大家一起来抢救，看的危重症越多，成功率就越高。

除了母胎医学，危重症孕产妇的抢救也是一个重点。进行明确的产前诊断，包括辅助生殖中一些植入型的产前诊断，也是目前要做的事情。只有诊断清楚了才能够进行治疗。我们的团队中，开展各种救治治疗包括胎儿宫内治疗已经成了常规。

男性因素对整合生殖医学的影响

◎滕晓明

以前男性不育的问题由男科医生来处理,随着整合医学时代的到来,生殖医学的医生也应该对男科的知识有所了解。

本文主要讲四个内容:一是精子对胚胎发育有无影响,二是精子对胚胎发育有哪些影响,三是精子影响胚胎发育的主要因素是什么,四是减少精子对胚胎发育影响的对策。每一个新技术都会给临床带来一些显著的变化,现在对少精子症、弱精子症、畸形精子症、死精子症的常规治疗,好的治疗办法不多,将来,随着技术的进一步发展,可否用干细胞来"培养"精子,那时男人是不是可以"退休"了?

精子质量对辅助生殖技术有没有影响?相关报道很多。其中有一篇是美国辅助生殖技术学会发布的2004—2008年临床报告,共统计了近10万例的体外受精-胚胎移植的结果。根据有没有进行单精子卵泡浆内注射(ICSI)将病人治疗分成两组,对精子的来源、男方精子因素、女方因素统计后得出结论。男性因素导致的不育会影响临床的结局,而且比较明显。具体包括:受精过程,中华医学会生殖分会的专家共识提到,在精子浓度和活力允许情况下使用上游法,尽量减少离心,可以减少精子对受精影响;受精方式,因为过夜培养时受精液里可能有精子的代谢产物,对卵子有一定影响,因此短时受精可能会改善体外受精的胚胎培养结果。

精子对原核形态的影响可以通过受精后去研究,有学者观察了射出精和睾丸活检的精子在ICSI后原核的形成过程,2003年研究发现精子质量可以影响原核的形态,一些父源因素在胚胎染色质的合成中起一定作用。反复体外受精失败病人会出现明显的合子或者胚胎形态的异常,往往有精子DNA碎片明显升高的现象。

关于精子的形态对胚胎卵裂率的影响,主要原因可能是精子有DNA的损伤。严重的少精子症明显影响胚胎的卵裂率,国内研究发现精子DNA碎片指数(DFI)

的增高不影响受精率，但会影响优质胚胎率或囊胚形成率。

关于精子因素对胚胎发育的影响，2011年的荟萃分析主要包括以下几个方面：可以导致受精失败、延迟受精和影响卵裂，严重畸形精子症会影响胚胎种植率，精子质量下降会导致DNA损伤增加。有研究对DFI的影响进行了进一步研究，将进行体外受精治疗的病人分两组：一组卵巢功能正常，一组卵巢功能低下。两组再分成结局是怀孕和没有怀孕两个亚组，然后统计男方精子的DFI，发现卵巢功能正常的病人中，怀孕组和未怀孕组两组男方的DFI几乎没有差别。但在卵巢功能下降者，怀孕组的DFI是14.8%，而未怀孕组DFI是21%，两组有统计学差异。这说明如果女方卵子正常，对男性某些精子的微小缺失或者小问题她可以克服和修正；但一旦卵巢功能下降，对精子的这种修正能力就下降了，会影响临床结局。

关于卵子质量和精子DNA损伤影响体外受精结局的机制，有研究认为是染色体端粒的原因，染色体的端粒因细胞的分裂次数增加而变短，年龄增大端粒变短，对染色体的保护作用下降，对DNA的修复能力也下降。卵子线粒体的数量和质量与精子因素也有关系。精子DNA损伤大家比较了解，受精后的胚胎发育完全依赖于精子DNA的完整性，损伤时主要是鱼精蛋白缺陷。损伤的原因主要有氧化应激、凋亡、化疗、放疗、环境因素、生殖道炎症、睾丸温度的变化、精索静脉曲张，还有内分泌的因素。

针对上述影响因素和环节，为了减少精子的影响，我们的对策有哪些呢？第一，精液处理时注意对精子的保护，尽量采用上游法，尽量减少对精子反复的离心。第二，在精子处理过程中注意温度对精子的影响，精液尽量放在37℃以下的培养箱。精子处理好后尽快进行受精，业内普遍认为短时受精是比较好的方式，尽量让精卵混合时间缩短。

精子DNA损伤检测的指征包括以下几项：第一，男性超过40岁，即使有生育史；第二，既往有有害环境暴露史；第三，预备行辅助生殖技术治疗的夫妇；第四，所有原发性不育症夫妇。目前尚无特效方法，以改善生活方式、药物治疗为主，目前认为抗氧化治疗有一定的临床效果。

受精方法的选择现在还有争议，有专家提出ICSI可以绕过精子DNA损伤，给精子和卵子受精及体外精卵共同孵育的过程带来影响。这有待进一步研究。因精子因素反复种植失败，比如病人是睾丸活检的精子，甚至做了5次ICSI治疗仍不能怀孕，此时是否可以考虑进行供精治疗？

总之，胚胎发育受很多因素影响，男性因素只是其中之一。综合研究如果确定是精子因素影响胚胎的发育，可以采取对策减少精子对胚胎发育的影响，这需多因素全方位考虑，这就需要整合医学的理论和实践来指导。

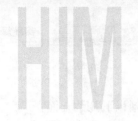

从整合医学角度看辅助生殖技术的伦理和管理

◎全 松

整合医学是将医学各领域最先进的知识理论和临床各专科最有效的实践经验分别加以有机整合,并根据社会、环境、心理的现实,以人体全身状况为根本,进行修正、调整,使之成为更加符合、更加适合人体生理健康和疾病治疗的新的医学体系。辅助生殖技术(ART)是指运用医学技术和方法对人的卵子、精子、受精卵或胚胎进行人工操作,使不孕症夫妇达到受孕的目的。ART隶属于生殖医学分支学科,它不仅是基础医学、临床医学等多种自然科学交叉合作的结果,更涉及伦理学、法学与社会学等社会科学范畴。从整合医学角度来看,ART实现了从人体到细胞再重新变为人体的医学过程,体现了整体到微观再到整体的整合医学思维,它不仅是基础医学向临床医学转化的一个典范,也是整合医学在生殖医学领域应用的硕果,具有特殊的代表意义。

ART包括多种技术,如人工授精(IUI)、体外受精-胚胎移植(IVF-ET)、单精子卵泡浆内注射(ICSI)、胚胎植入前筛查/诊断(PGS/PGD)等。ART技术的发展从1770年开始到现在已有200多年历史,在1978年前发展缓慢,主要受制于当时相关科学技术的发展,缺乏各学科之间的相互交叉,同时也受到某些伦理、法律及宗教信仰的影响。自1978年世界上首例IVF-ET获得成功妊娠分娩以来,该项技术在伦理争议中不断成长,在管理制度及法规逐渐完善中不断发展,目前已广泛用于不孕症的治疗,迄今世界上已有约600万名婴儿通过ART技术诞生。

纵观我国ART发展史,从20世纪80年代的初期发展阶段,到90年代的迅速发展阶段,最后要进入一个规范发展阶段。初期发展阶段涉及的病人少,社会影响面也小,导致很多管理、伦理方面的考虑很少。而到90年代的迅速发展时期,随着该项技术的飞速发展,涉及面扩大及社会影响力的剧增,ART牵扯到很多伦理、管理甚至法理问题，导致很多乱象的发生。为此，当时的卫生部对此高度重视，并借鉴国外一些经验对 ART 进行了规范化管理，我国将 ART 界定为限定使用技术，医疗机构开展 ART 需经卫生行政部门批准。经过初期一系列的管理办法及伦理原则的制约，我国 ART 得到规范有序的发展。截至 2016 年已经有 423 所医疗机构获批开展 ART，每年完成约 70 万例，直接经济利益达到 200 余亿元。由此可见，我国的 ART 发生发展也是基础医学、临床医学、医学伦理学、卫生法学等多领域最先进的知识理论和最有效的临床经验有机整合的结果，是一门新生的整合医学学科。

鉴于 ART 是一门涉及生物学、心理学、医学及社会学等多学科的新技术，其应用及发展受社会、伦理及法律制约。什么是伦理？"伦理"一词在中国最早见于《乐纪》：乐者，通伦理者。通俗来说，伦，是指人伦，即类别、辈分、顺序、秩序；理，是指整理、条理、道理、治理等。在一定的社会条件下，人际的基本关系和处理这些关系应遵循相应的道德规范或行为准则，这就是伦理。ART 涉及的伦理问题主要包括：第一，它将性与生育分离开来，对传统的婚姻、家庭、生育观念、价值观和道德观提出了挑战；第二，ART 的滥用和新技术的应用引发了各种利益冲突、安全性和道德问题；第三，社会规范化法制管理滞后，出现了很多没有预测到的问题，这些问题在 ART 发展过程中一边发生一边弥补，从技术、法律、政策等层面不断弥补和完善，但始终处于被动状态；第四，商业化的利益派生，名人精子库、设计婴儿等造成某些社会阶层的歧视及对立，同样引发很多伦理问题。

卫生部曾针对我国 ART 的现状，参考国外 ART 涉及的伦理及管理问题，制订了一系列 ART 基本伦理原则及管理办法，要求从业人员必须遵循及支持，其中有 7 条大伦理原则和 17 条伦理细则。这些伦理原则及管理办法的颁布及实施，在一定程度上解决了 ART 实施过程中所遇到的伦理争议及管理混乱，规范和促进了我国 ART 的发展。但实际上在 ART 诊治、实施、随访过程中都不同程度地涉及不同的伦理问题。首先，我们把伦理看成一个通俗问题，还是常规问题，可否用讨论来解决；其次，这些伦理问题有无先例可循，处理是否有据可依，以前伦理条款中或者文献中能否检索到。目前，大多数 ART 过程中的伦理问题已常规能用伦理条款、医院生殖伦理委员会讨论或生殖医学会伦理管理学组研讨解决，但对一些突发的伦理问题，尤其是需要紧急处理，同时又无先例可循，甚至无据可依的突发伦理问题时就非常棘手。

关于突发伦理问题，有一个著名的案例——中国首例冷冻胚胎继承案。不孕症夫妇沈某与刘某于 2012 年 2 月在南京一家医院施行 IVF-ET 助孕手术，在治疗过程中，有 4 枚受精胚胎被冷冻。当时，这对夫妇本打算在 2013 年 3 月 25 日进行胚胎移植手术。不幸的是，就在要移植前 5 天，夫妻二人在一起交通事故中死亡。这对夫妻均为独生子女，双方父母痛不欲生，当他们得知医院还保留 4 枚冷冻胚胎后，这成为4位老人的唯一希望。可双方在冷冻胚胎的处置问题上与医院产生了分歧，沈某父亲将其儿媳父母告上法庭，并将南京这家医院追加为第三责任人，要求取得冷冻胚胎的继承权。2014年5月15日，这起争夺冷冻胚胎案在宜兴市人民法院受理。医院方认为，胚胎是特殊之物，对其处置涉及伦理问题，不能成为继承的标的，此外，根据卫生部相关规定，不能对胚胎进行赠送、转让、代孕。法院审理后认为，受精胚胎为具有发展为生命的潜能，含有未来生命的特殊之物，不能像一般之物一样任意转让和继承，因此，不能成为继承的标的。最终，一审法院驳回了原告要求保留冷冻受精胚胎的诉讼请求。

然而这4枚冷冻胚胎究竟该由谁来监管和处置？二审无锡市中级人民法院经审理后认为，根据卫生部门相关规定，胚胎不能买卖、赠送和禁止实施代孕，但并未否定权利人对胚胎享有的相关权利，且这些规定是卫生行政管理部门对相关医疗机构和人员在从事人工生殖辅助技术时的管理规定，医院方不得基于部门规章的行政管理规定对抗当事人基于司法所享有的正当权利。此外，沈某与刘某因意外死亡，虽然他们生前与医院签订了知情同意书，但因发生当事人不可预见且非其所愿的情况，不能继续履行合同，医院方也不能根据知情同意书中的相关条款单方面处置涉案胚胎。在伦理方面，受精胚胎不仅含有年轻夫妻的DNA等遗传物质，而且含有双方父母与涉案胚胎亦具有生命伦理上的密切关联性。在情感方面，夫妻双方均为独生子女，双方老人遭遇晚年丧子之痛，非常人所能体味。审理法官认为，"这对年轻夫妻留下来的胚胎，已成为双方家族血脉的唯一载体，承载着哀思寄托、精神慰藉、情感抚慰等人格利益。涉案胚胎由双方父母监管和处置，既合乎人伦，亦可适度减轻其丧子失女之痛楚"。据此，无锡市中级人民法院判决撤销一审法院的民事判决，并要求医院将4枚冷冻胚胎交由这对夫妻的双方父母共同监管和处置。

虽然本案件最终判决这对夫妻的双方父母拥有处置和监管这4枚胚胎的权利，但考虑到这些胚胎被取出后，唯一能使其存活的方式就是代孕，但目前该行为在我国属于违法行为。那么这些胚胎到底能不能用，怎么用，如果能用又会带来多少伦理问题，不能用对这个家庭又带来什么伦理问题，这都是巨大的伦理争议及伦理挑战，解决不了，只有搁置了。诸如此类的伦理问题很多，突发伦理问题在ART过程中无处不在。

不同的ART技术带来的伦理问题亦有不同，如夫妻间的人工授精如何告知，如何保证安全性也存在伦理问题。例如，在人工授精过程中的男方取精液，其过程涉及病人隐私，即使在院内取精也无法实施监控录像，如何确保病人交付的精液是本人精液，这隐藏着一系列的伦理及法律问题。再例如，我们中心曾经碰到一个判了死缓的男性病人，他们夫妻感情非常好，有生育要求，一位相关领导来院咨询能不能派专人去监狱取其精液做人工授精。我们怎么办？法院宣判剥夺了他的政治权利，但没有剥夺他的生育权利，也没有宣判他们婚姻关系的终止，法律中也没有相应条款，从伦理角度其要求也是合情合理的。他们反复来找我们，希望我们到立法部门去讲，解决这类人群的生育权利，这是确实存在的问题。

供精人工授精存在的伦理问题更多，也更复杂。当年这项技术是由国家卫生部批准的，因为它涉及的伦理管理问题非常复杂，不能一概而论，所以现在都下放到省里了。例如，如何权衡互盲与子女的知情权。我们中心曾经碰到一个病人，用供精生育后孩子得了白血病，他找遍了供者但配型都不成功。他去精子库要求能不能找到当时的供精者，给孩子去做配型并捐赠。姑且不论这一行为本身就违背了互盲原则，如果找到那名供精者，他不愿意配型并捐赠可能会受到社会舆论的谴责，从某种意义上说，这就是道德绑架。

近年来关于体外受精的伦理及管理问题越来越受到学者关注，如在促排卵过程中如何在获卵数和减轻病人伤害方面做到平衡，如何取舍提高妊娠率与降低多胎妊娠率，如多胎妊娠是否减胎，减几个或减哪个，子代安全性及权益如何保障，等等。而 ICSI 涉及的伦理问题比体外受精更多，ICSI 所用精子非生理自然选择，而是人为选择精子，精子体外处理的影响、操作以及病人本身是否存在遗传缺陷等，这些都是要从伦理上考量的。

关于胚胎冷冻及人类胚胎的地位，在不同国家不一样，部分国家或地区认为胚胎已经有生命不能冷冻，只能冻配子。而大部分国家实施胚胎的冷冻保存，胚胎冷冻保存的时限也存在大量复杂的伦理问题，如多年冷冻保存的胚胎生出的时间扭曲胎儿，前文所述的夫妇一方或双方死亡或离异后胚胎归属问题，冷冻到期后医疗机构是否有权利销毁胚胎，销毁过程是否需要夫妻见证，是否需要伦理委员会见证，以及无主胚胎的处置问题等。目前我国很多 ART 中心胚胎冻存存在这些复杂的伦理问题，其解决可能需要借助整合医学的方式方法。

PGS/PGD 作为 ART 中新的高端技术，其发生发展及应用过程中也伴随着许多复杂的伦理问题。如 PGD 中性别的选择到底应该是医学选择还是非医学选择，为 HLA 配型而行 PGD 是否是将人作为治疗工具，为排除易感基因疾病而行 PGD 是否顾及社会生命公平性，非唯一病因有无必要，设计婴儿是否有潜在风险及对人类非自然选择进化前景的影响，胚胎活检对 PGD 子代有无影响，分析技术的准确性和可靠性，以及子代安全性等伦理问题，不胜枚举。

关于卵子捐赠的伦理，在我国 ART 中心一直是个难题。首先，按照国家规定进行操作供卵来源受限；其次，供者及受者的利益如何保证，赠卵大部分来源于多囊卵巢综合征病人，其卵子质量也可能存在问题，如果出了问题，医护人员对受者提出的诉讼如何去解决；第三，从子代权益出发，对受卵者的年限有没有必要进行约束；第四，复杂的亲子关系（遗传学母亲、生物学母亲、社会学母亲）如何正常维系；第五，赠卵子代的知情权与子代婚育排查等。总之，存在的伦理问题非常多。

代孕问题更多，代孕在我国大陆和很多国家都不允许，因为涉及的伦理问题、法律问题更多，管理更难。涉及女性尊严，滥用会产生新的阶级压迫，双重伤害。全世界39个对ART立法的国家，有27个禁止代孕，12个允许。那些允许的国家，是不是伦理问题解决好了、管理到位了，还有待考量。也许未来这些问题能得到解决，因为代孕毕竟能够解决子宫因素导致的不孕，确实是有效的需求。但受到伦理的限制特别多，在我国目前还是禁止任何形式的代孕，但行业的划分并没有立法，管理的力度并不那么强。胚胎捐赠在我国也是不允许的，供胚会导致血亲关系混乱。遗传学双亲都是供胚者，既不是社会学父亲也不是社会学母亲。这种家庭关系及血亲关系导致妊娠终止的伦理问题，及夫妻离异后子代的抚养问题，供胚发育有缺陷或出生缺陷，法律上的纠纷问题等，我们都无法解决。

关于精子库的伦理，自精冻存、亡夫精子的处理、亡精可否冷冻并用于ART、不育男性子代风险，以及供精治疗后代地位问题、近亲婚配问题、供精者匿名或信息公开、家庭伦理问题、宗教相关问题等，这些都涉及非常大的伦理问题。

ART中的伦理问题众多且复杂，而伦理又与管理密切相关。我国ART相关法规有很多，这些法规对ART技术只是从宏观上进行管理；在国家宏观法律的条文下，各个中心能否严格执行到位；中心自己的微观管理包括临床质控、实验室质控、辅助生殖规范包括移植胚胎等国家都有规定。有一些适应证，在管理过程中同样要执行，但各个中心执行的程度不同，因此各个中心管理的效果和质量也有所不同。正因如此，中华医学会成立了伦理与管理学组，促进了本领域在伦理与管理上的学术交流和伦理管理，使它做得更规范。

关于ART的法律法规，中外对比有所不同，这和国家的政治体系、法律体系、社会传统观念，以及宗教信仰等有关。在ART管理中，最高层面还是必须从法律层面加以立法，其次是行业层面加以规定，再者就是从业者在管理上的自律自查，最后是必须按照流程去执行管理体系，从政府管理、医疗机构管理、技术部门管理、伦理管理等层面进行规范化管理。

关于准入制度、教研和信息公开制度，也是管理所必需的。对每一项技术必须有框架，对人员也必须要有技术管理和伦理管理。我们现在用数据化管理，对于质控、质量管理、质量保证管理学的很多理论可以用于ART技术。

伦理和管理是ART得以成功的重要方面，涉及的问题很多，也很现实，不解决将影响该技术的健康发展，还会引发社会问题，这些都需要用整合医学的方式及方法学来解决。

整合心身医学

老年心态与健康

◎秦伯益

很高兴和大家讲讲老年心态与健康的话题。我不是临床医生，也没有做过老年心态与健康的调查。在这里，我只是提供一个案例，这个案例就是我自己，算是现身说法，讲讲自己的体会、看法和现状。

我已经过了85岁，目前的健康状况用八个字可以概括：清楚、通畅、不高、不大。脑子和眼睛、耳朵等感官清楚，呼吸道通畅、二便通畅，血压、血脂、血糖不高，前列腺、心脏、肝脾不大。各项化验正常，所有的影像诊断，包括PET-CT从头查到脚没有问题。当然，我的情况并不具有普遍性，仅供大家参考。

新闻媒体经常采访我，问我是怎么保养的。通常我的回答很简单，我没有养生之道，就是保持心态平衡、顺其自然，想吃就吃、想玩就玩。大家老问我吃什么好，睡觉头朝南好还是朝北好，走路手甩着好还是背着好，这些问题我从来没想过。一天到晚想这些问题就是焦虑状态，焦虑就是一种病，我没有想过所以没病，活得很痛快。我的体会是心态平衡、顺其自然最好，争取做到健康长寿、无疾而终，最后"瓜熟蒂落"、一了百了。无疾而终不是没有病，是没有久拖床榻的病。观察周围，包括我的很多熟人在内，凡是无疾而终的，多半是均衡衰老的。均衡衰老是我提出的概念，身体的五脏六腑都会衰老，但不能有某一个器官在年轻时就坏了，就要经常去治疗。如果能做到各种器官一起慢慢地衰老，最后总有一个器官先坏，坏了以后别的器官也跟着不行了，所以一坏全坏，所谓的多器官功能衰竭，这样最好，大家都用到油尽灯枯。

西医提倡预防保健，预防保健的办法就是体格检查。每年一次的查体我一次不落，看到什么问题，该吃什么药我吃什么药。我的观点是轻的治了，就是重的防了，轻的时候没有什么问题，重了以后就要伤害生命健康了。很多人相反，轻的时候不当回事，觉得没有症状不管，慢慢变重了，就很难治了。西医强调早诊早治，不在意养生，西医也确实说不出养生的办法。中医不同，中医有一套重视整体性和系统性的养生之道，提前预防，所谓"治未病"，这是很好的理论，稍微有点迹象就治了。中医到底有没有健康长寿的秘方？有，但是我们谁也拿不到，因为在宫廷里。市面上大肆宣传的秘方不可靠，既然保密，他们怎么知道？大肆宣传本身就不符合中医基本的态度和思路。现在很多江湖骗子容易拿中医说事，很多所谓的养生大师也都在糊弄人，像张悟本、王林，自己都养不了自己的生怎么养别人的生？有一次我们中国工程院专门请北京中医药大学的国医大师王琦教授来讲养生，标题是"中医养生"，下面三个副标题——"养生不在养、养生不在补、养生不在同"，这跟我们的想法一样，跟西医的观点没有原则性差别。养生不是养出来的，养生也不是靠吃什么补药补出来的，养生更不是相同的，不是你吃冬虫夏草好，我吃冬虫夏草也好，他吃枸杞子好大家都去吃都会好，不是这么回事。一个人经过长期摸索自己吃什么东西好，要和医生配合，是非常个体化的中医养生。听了报告之后我非常高兴，这与西医没有区别，学问做到高端，原则是基本相同的。西方有个哲学家很早就说，我们在山下互相不同，走到山顶一看是一样的，原来分歧很大，到山顶握手言欢。

老年人心态要好，其实从小就要好，我们要认识人生不同的阶段都很美好，自己不会过日子才过得不好。幼年父母呵护、生长发育，少年学校培养、天天向上，青年成家立业、入世弄潮，中年做出奉献、事业有成，老年充分自由、享尽天年。早期人生的转折不会有大问题，从幼年到青年、中年，思想上、心态上容易衔接。有波动的是中年到老年，中年到老年因为有在位和退位的问题，自己从社会到家里去的问题，这个阶段要处理好。人有不同的阶段，不同阶段有不同的角色，定位准确会活得快乐，定位错了自寻烦恼，我提倡要因势利导、正确定位。在位时，全力以赴，废寝忘食地学习和工作；退休后，戛然而止，飘然而去。老年阶段是人生最美好的阶段。我62岁评上院士，当时在院士群里还算是年轻的，我不好意思退休，到72岁我正式打报告要求退休，院里很了解我，但院士又是终身荣誉，报告递到总后勤部，因为终身院士没有一个退休的，他们不知道怎么批；然后向总政治部报，总政治部让两院领导先研究研究，你们的院士要求退休，大家以为院士不能退休。我非常清楚，院士是个称号，称号是终生的荣誉，称号就像战斗英雄、劳动模范一样，到老了不劳动了，但航天英雄永远是航天英雄，劳动模范永远是劳动模范，院士永远是院士，只不过算是资深。两院领导开院长会议商量,他们回答说,如果院士手里有重要的工作自己觉得不能退休,就不要按照一般的退休年龄安排他们退休;如果院士觉得自己可以退休了,就没有理由不让他们退休,这样,我的退休就被批准了。批准我退休是胡锦涛同志的命令。邓小平同志任命我做军事医学科学院院长,到龄后转文职是江泽民同志的命令,退休是胡锦涛同志批准的,一个人经由三位军委主席任免,我是全国唯一的人。

老年是人生最美好的阶段,此时,责任已尽、负担已除、经济无虞、身体尚健,经风历雨、无怨无悔,感悟人生、懂得生活。黄金时期开始说10年,后来说20年,现在说30年。退休60岁,现在人活到90岁没有什么太大的问题,是黄金时期,可是夕阳晚霞稍纵即逝,越是好日子越是光阴似箭,越是苦日子越是度日如年。我们度日如年的日子过过,正面临光阴似箭的日子。不同年龄有不同的活法,老年有老年的活法。前两年有一本书叫《养老,你指望谁》,靠老伴?老伴跟你一样老了;靠新伴,新伴成功的不多;靠子女?子女要忙自己的事;靠亲属?他看看你可以,不能管你的日常生活;靠保姆?保姆很难找;靠组织关怀是可以的,但是细节帮不了;靠养老院?好的养老院可以,但收费非常贵,如果可以不去最好不去。家里最好,有你一生积累的东西在里面,有感情在这个地方。我觉得根本靠自己,靠自己的安排和设计,老年生活需要有思想准备、经济准备、物质准备、环境准备,这是需要长期积累的。我喜欢看书,家里有一万多册书。

人类的寿命大大延长,老年病必然增加,我们现在骨骼、内脏的状态是人类进化300万年形成的,从前人的平均寿命是五六十岁,中华人民共和国成立前只有三十几岁,半个世纪人类的寿命增长了1倍多。现在我们的器官对60岁以上的人都已经过了保质期,属超期使用,有点问题不可避免。活得太长,要感谢它们,为我们服务了一辈子。老年人要不要锻炼?要看原来的基础和现在的体质,像钟南山,从年轻时开始锻炼,他现在床边摆着跑步机,起床就跑,跑得微微有汗,冲个淋浴,早上不跑步他不舒服了。而你让我跑步,会要了我的命,我一辈子不锻炼,所以不要勉强。肌肉是可以锻炼的,骨骼没法锻炼,甚至越锻炼越坏,关节、软骨只会磨损不会再长。

老年人要调整心态,要会享受老年的快乐。老年有成熟之乐,有天伦之乐,有发扬个性的快乐,有满足兴趣的快乐,还有孤独之乐。孤独时才有最大的自由,一个人时百分之百占有自己的空间,两个人就会分掉一半,人越多最大公约数越小。我喜欢一个人旅游,所有时间我自己一个人掌握,充分地享受。孤独时,无丝竹之乱耳,无案牍之劳形;寂然凝虑,思接千载,悄焉动容,视通万里。中国古人老早就总结出来什么是快乐,快乐不是一个客观的量表,快乐是一种主观的心境,自己觉得快乐就是快乐,别人说你快乐你未必快乐。人们总结了三个快乐:知足常乐、自得其乐、助人为乐。如果一个人不会知足,就是"渔夫和金鱼"的故事，最后什么也不给你了。所以，知足的人才会常乐。快乐不是别人给你的，是自己营造的，是根据自己的特点来选择的。要自得其乐，还要助人为乐，年轻时自己很贫苦，有人帮助一点觉得很快乐，年老时觉得自己较富裕，能给别人一点觉得快乐，有成就感，这是一种美德。有这种快乐就是心态好，有人说心态好是没心没肺，没心没肺也有不同的没心没肺，有的人是糊里糊涂的没心没肺，有的人是大大咧咧的没心没肺，有的人是明明白白后就无所谓心和肺。我觉得人的快乐无须外求，主要看自己会不会找快乐，快乐就在心中，快乐不会被人夺走，无所求，就无所失；大彻大悟后就没有了大悲大痛，你不想求人家就没有失去，如果你觉得子女应该对我孝顺，社会应该对我关心，你就永远没有满足的时候。别人有的我不羡慕，我想要的不计代价，珍惜自己的生活，尊重别人的爱好，坦然自处，体现本真，活出自我，素面朝天。你喜欢跳舞就跳，每个人有每个人的快乐，没必要攀比，很多的痛苦就是和别人攀比，会享受自己就最好。

在临终阶段，西方和东方对死亡的认识有很大差别。西方人认为死亡是灵魂离开了肉体，肉体逐渐腐烂，灵魂照样活着，是一种涅槃，是超度，进入天堂，那边是一片净土。大家在临终病人的周围唱歌，放着音乐送亲人走完最后一段路程。我们中国总是好死不如赖活，尽管大家知道赖活不如好死。问孔夫子什么叫死？他说"不知生焉知死"，回避这个问题。《孝经》里面讲，孝子对待自己的父母，嘴巴里不要出现"老"字，提到"老"就容易让老人想到自己老了。尽管儿子女儿也在老，大妈大婶都在老，但不能说，怕影响自己的老人。老人真的死了要哭天喊地，要哭出声。我爷爷去世，按照无锡当地的风俗，棺材在厅堂至少摆七天，要求哭声不断，哭了两天我们家人哭不动了，两天后发现两个老太婆在哭，她们是职业的哭丧婆，专门到死人的家里哭，制造悲伤的气氛。那时我才十岁，突然明白人间很多的悲伤的场合和快乐的场合都是拿钱营造的，这给我幼小的心灵蒙上一层阴影，原来不是真情的流露，而是钱买来的。

中信出版社曾出版过一本书叫《死亡如此多情》，写病人临终时家属的痛苦，其中一句话说"我的死亡谁做主"，医生没有权力决定是否终止对病人的治疗，他只能告诉家属病人现在的状况，会付出什么样的代价，最终决定由家属做主。其实家属很难做主，他们有很多纠结，感情纠结、道德纠结、财产纠结、闲言碎语的纠结，家属无法做出真正理性的判断。2015年三联书店又出了同样题材的书《死亡如此多情Ⅱ》，请我写序言。我明确写"我的死亡我做主"，不是死亡时才做主，而是留下话，到不能抢救了就不要抢救了，生前的遗嘱要立好。这需要立法，但立法过程很难。邓颖超同志当年提倡安乐死，中央决定不宜实施，安乐死在中国确实不能实施。安乐死是用医药的手段促进死亡，让人免除最后阶段的痛苦。邓颖超说我愿意接受安乐死，但是不行。这样和谋杀很难区分，欧洲一些国家允许安乐死,但逐渐发现那里有些老人晚年到欧洲其他国家去养老,因为他们怕在本国"被安乐死"。现在有生前遗嘱,可以按照病人本人或家属同意,医疗上必要的时候可以执行生前遗嘱,在我国生前遗嘱还没有立法。琼瑶女士写了一篇长文叫《预约自己的美好告别》,她希望自己最后走得痛快一点,这个问题影响很大,能不能影响立法通过生前遗嘱我们拭目以待。

临终关怀是英国的肿瘤科护士塞西莉·桑德斯提出的,她提出要让病人减少痛苦而不是延长他们的生命承受痛苦。根据这一人道主义的理念,她在英国建立了第一所临终关怀医院,最后英国授予她博士学位,英雄不问出处。1991年我与这家临终关怀医院的时任院长在天津的一次会议上结识,1992年我到英国开会时,他带我参观了临终关怀医院,我看到除了病室、治疗室、监察室、教堂、休息室、访问室等外,还有一个大房间是活动室,十几个病人在里面,有的看报,有的看电视,有的玩扑克,有的打毛衣,感觉很正常。可是院长说他们的生命不会超过一个月,都是靠药物维持现在的基本生活状态。我想,我国的病人到临终前一个月很痛苦,狼狈不堪,而他们为什么还能有这样的生活?他们的做法包括:一是对症药物用够,二是安慰工作做好。疼痛时给病人止痛,烦躁时给病人镇静,睡不着觉给病人安眠药,该用多少用多少。他问中国癌症疼痛病人一般一天用多少吗啡,我说一天不会超过200mg,他说他们一天可能用到1~2g,我说中国还有别的办法,针灸、中药也有止痛的作用,算是圆了场。

他们的安慰工作做得很好,负责安慰的有医护人员、医疗社工,特别是有志愿者和牧师。他们招募志愿者时是公开病人信息的,病人的姓名、年龄、疾病、职业都公布,志愿者到医院来预约,每个星期几下午来看某某,病人是教师,志愿者也是教师,相互可以谈教育。有的是农民找农民,工人找工人,有的结成了朋友,有的还参加了病人的追悼会。此外,牧师在那里的责任非常大。而我国的国情有所不同,或许医院缺少了对病人进行心灵安慰的重要助手。

在我国,医生为了尽责,家属为了尽孝,怕被别人挑剔,经常做着一些无谓的努力,最后病人痛苦不堪,家属倾家荡产,医护人员心力交瘁。我们现在经常说,我们可以用生命支持系统,因为现在科学技术发展确实很快,没有呼吸了可以上呼吸机,没有心跳了用起搏器,不能吃饭了可以插管子,尿不出来了做透析。有些病人甚至插了几个月的管子还在抢救。我认为:迫于道义和舆论过度抢救,不是善策;出于感情纠结无益地救治,并不理性;为救治绝症病人倾家荡产,没有必要;为保持高干待遇长期在ICU抢救,形同虐待;让植物人住院十几年,很不人道。

2015年在北京曾举办过一个5000人的医学论坛,快结束时,一位听众突然起来问问题,指名道姓要我回答。他问,你到底怎么看待临终的问题?我说死亡是人生的最后归宿，是一切快乐和烦恼的摆脱。我对临终期的考虑是：抢救、复苏、切开、插管、除颤统统不要，我只要求各种对症药物（镇痛药、镇静药）用够。我后事都交代好了，不要有什么举动，对我来说，尘世的喧嚣已经结束，我累了，要永远甜蜜地休息了，请让我安详、舒坦、有尊严地离去。我曾是一个快乐而长寿的老头，我充分享受了人生，我知足了。不妨给我放一段舒缓的《梦幻曲》或萨克斯独奏《回家》，我回家了。

整合心身医学发展的经历及体会

◎耿庆山

我想重点讲一讲心身医学科的发展问题，特别是非精神科医生如何重视心身疾病的诊疗。

记得1996年我刚晋升主治医师，卫生部分给我院一个培训名额去学习心身医学，当时谁都不愿意去。有人说我是心血管大夫，凭什么让我学心身医学？对我有用吗？大医生不去，小医生也不去。我是听话的医生，科主任找到我，我就去了。去了才知道，整个培训才两个星期，听来听去发现自己不是合格的医生。心脏血管狭窄了我们知道扩张，但病人心慌胸闷不舒服，血管没有狭窄，冠状动脉造影是阴性时怎么办？我们让病人出院病人不愿意，毫无办法。这么多年我从双心医学走到心身医学，开展躯体病合并精神心理障碍的诊疗，有人说那是精神科的事，你是不是动了人家的"奶酪"？其实完全没有！我们太需要更多的非精神科能治疗精神心理疾病的医生了。

一、心身医学与心身疾病概述

对心身疾病的理解，从1996年到现在，我感觉离不开《黄帝内经》。作为西医医生，我是慢慢领悟到心身疾病诊疗离不开中医理论指导的。这不是夸张，也不是讲大话，我们确实能在中医理论中找到证据，比如"形神合一"。虽然医学的发展是螺旋式上升，回到远古解决不了当下的问题，但没有古人的智慧，我们再把人体从系统拆分到器官，从器官拆分到组织，从组织拆分到细胞，一直到分子，是不可以的。这个路已经越走越远，中国要搞真正的心身医学，离不开国际上的老师。像日本的石川中，我接触他的著作是1996年从世界卫生组织学习回来，我找到一本他于20世纪70年代出版的著作——《心身医学入门》（中文版），非常老，中国人不爱读，图书馆老师说你喜欢就送给你，我到现在还在珍藏。他把高血压病视为一个心身疾病的案例来研究，高血压病很常见，中国有 2.5 亿高血压病病人，高血压病是典型的心身疾病，从高血压的发病到产生症状，最后导致心脑肾乃至全身脏器的病变，是典型的心身疾病。高血压病的英文词（hypertension）是一个合成词，即过度紧张造成了高血压。在心身疾病的诊疗领域讲整合医学最为重要，这种整合非常迫切，应该叫只争朝夕。我最近十几年写的文章几乎都在这一领域，包括 SCI 论文，这个领域是论文产出的金矿，因为是没有开垦的处女地，有太多数据需要我们管理、研究和判断。

石川中的书中将心身疾病分为广义和狭义。心身疾病的范畴不是越来越小，而是越来越大，随着医学研究的进步，发现很多疾病原来是心身疾病，因为心与身是一个整体。从发病机制上有身心的还有心身的，两方面兼而有之，比如突然发生了肿瘤，心理问题引发躯体疾病，躯体问题又导致心理疾病，相辅相成，是矛盾的对立统一体。上述理论《黄帝内经》中就有，真正开始通过实验研究求证是在 20 世纪 30 年代，到了 20 世纪 40~70 年代在德国、美国、日本发展非常迅速。后来有一段时间被遗忘了，近年来重新被人们认识。现在中国经济飞速发展、生活节奏加快，所导致的心身疾病成了最大的疾病负担。一谈到花钱最多的病，大家都会想到癌症，其实是心身疾病。心身疾病分布在很多学科中，作为心血管科人员研究心身疾病，最大的获益是每个学科都喜欢找我，请我做学术报告，请我会诊，几乎每一个会诊都离不开精神科医生和心理科医生。医院没有心身科，因此就变成了我们的工作。大家可能问精神科和心身科的边界怎么划分？其实很容易。《中华人民共和国消防法》提到了"三会"，即会逃生、会报警、会处理初级火情。心身疾病和精神医学的边界也是"三会"。一是会识别心身疾病，不是要治疗严重的焦虑障碍、抑郁障碍或精神分裂症，而是要会识别，其实相当于初步诊断，简单的情况要会治疗。二是会进行初步干预，基本的干预得会，5-羟色胺再摄取抑制剂要会用，这比抗生素安全得多。20 世纪 90 年代开始做这一领域工作时，精神科大夫首先跟我叫板，说这类病人应该到我们这儿治疗，到你们那儿不行。我说我用这个药比抗生素安全得多，现在没有争议了。会识别并进行初步干预就意味着第三个问题——转诊，及时转到精神科，精神科和心理科是我们的老师和朋友，把他们团结起来。在临床中，如果把这个工作丢给精神科，精神科不愿意，精神科医生进到我们领域也会遇到困难。对心肌梗死病人来说，是精神心理障碍重要还是心肌梗死重要？显然心肌梗死更迫切，这些工作最重要的是划清边界，从哲学层面、整合医学层面没有边界，但学科之间还是相对有边界。只有这样才能找准我们的领域。

古代的先贤，无论是东方还是西方的，都很重视心身医学。希波克拉底说过，"了解一个什么样的人得病，比了解一个人得了什么样的病重要得多"。我们的医学模式如果只见树木不见森林，只见病不见人，就失去了整合医学的本来面目，出发点就错了。

二、心身疾病在综合医院的诊疗现状

现在很多证据表明,心身疾病越来越重要,不仅在发达国家,在发展中国家也越来越重要。世界卫生组织、世界银行和哈佛大学医学院1996年实施了一项全球疾病负担研究(GBD),以残疾调整生命年(DALYs)减少来衡量疾病所造成的负担。按GBD研究估计,1990年的中国疾病负担中,精神神经疾病已占疾病负担的18%,居首位。2009年,精神神经疾病占疾病负担的17.6%,位居第2位。美国哈佛大学医学院在《神经与精神紊乱的全球负担》报告中指出,从疾病发展史来看,人类已经从"传染病时代""躯体疾病时代"步入"精神疾病时代"。2001年美国市售药品排行榜前20名中,用于精神神经疾病的药品占7种,销售额占28.32%,其中用于抗抑郁的药品占4种,销售额占17.6%,从侧面证实了人类已经步入"精神疾病时代"。

大量多中心研究发现,每个学科都有常见的心身疾病,例如美国内科住院病人中涉及心理社会因素的病人占50%～80%;德国汉堡9家医院住院病人中38.4%是心身疾病,汉诺威大学各医院非精神科住院病人中有心理障碍者占31.4%～42%。据杨菊贤教授估计,我国在综合性医院就诊者中,躯体疾病、心身疾病和心理障碍者各占1/3。在神经内科门诊就诊者中,脑血管病占1/3,其他神经系统疾病占1/3,心身疾病占1/3。

在我国,由于受文化、历史和某些传统观念的影响,与应激相关的疾病病人中有90%就医于综合性医院。这些病人往往以躯体症状为主诉,不愿主动诉说心理症状及致病的心理社会因素,还可能受社会偏见的影响而隐瞒病情,不愿或拒绝去精神专科就诊。加之非精神科医生基本上按生物医学模式行医,在对疾病病因的考虑上,仅从生物因素出发,忽视了心理、社会因素,难以合理解释躯体症状;在病史采集上,忽视了对病人家庭、社会、个性、各种应激事件及应对能力等方面资料的收集和分析;在疾病处理上,很少使用抗抑郁/焦虑药物,基本上不用心理治疗手段,缺乏人文关怀。这就导致临床医生对心理障碍的识别率低,综合医院对心理障碍病人总体识别率仅为21%,治疗率仅为10%;而有心理症状的躯体疾病病人的住院时间要比单纯躯体疾病病人长,再入院率高,死亡率高。

世界卫生组织在我国开展了大量的培训工作,对综合性医院的医生进行精神卫生知识的培训。然而,能有机会接受培训的医生毕竟是少数,而心身医学的基础理论和临床诊治工作的培训基本上仍是空白,综合性医院的医生大多仍按生物医学模式的理念进行医疗服务。

三、广东实践:非精神科医生精神心理诊疗技能培训项目

为改变上述状况,自2012年开始,我在广东省正式启动了"非精神科医生精神心理诊疗技能培训"项目。当时发现开设相应的学科推广起来非常难,每个学

科的医生都觉得自己的专业才是阳春白雪,把与之相关联的心身疾病诊疗理解成"边角料"。该项目先后培训了 4564 名医生,大概有 1500 人获得了高级培训。我们编写了《非精神科医生心身疾病诊疗培训教程》作为统一培训教材,我们发现非精神科领域真正接受过精神病学培训的,哪怕听过一次课都算,仅占 33.5%;会处理心理精神障碍,至少会用药、干预、转诊的仅有 7%。作为拥有 13 亿人口的泱泱大国这是远远不够的。病人可以以症状的形式表现其疾病,可以通过医生的测量发现其体征,但有时病人还有另外一种特殊的形式表现疾病,叫"病感"。病人只是感觉不舒服,自己能体会也能描述,但医生觉得不是那回事,具有病感的病人严重影响了生活质量而不被医生觉察。这种病人我们在心血管科见得很多,比如病人觉得上气不接下气、胸闷气短,医生知道要做相关检查排除冠心病,发现有狭窄了医生觉得很有办法,要么安支架,要么搭桥;但有的病人做了造影,就是找不到原因,怎么办?给病人对症治疗,效果不好,病人说还是不舒服,这恰恰就是我们的事业领域。我们可用多种方法干预取得非常好的疗效,不仅包括药物干预,还包括相当多的心身疾病诊疗的工具和方法。只有武装了头脑,并落实到行动之中,我们才能做合格的医生。

  当时我做培训时,每做一场报告后,总有一群医院的决策者找我,要带着团队去学习。我有一个不成文的规矩,必须"一把手"在场,最好是党政"一把手"都在场,我帮他们洗脑,谈体会,还要学科落地。有些病人即使得了抑郁症,也不愿承认,不愿去看精神科,影响了治疗效果。消化科医生告诉我,胃肠是人体最大的一个情绪器官,有经验的消化科医生就懂得这个知识,人有喜怒哀乐,消化道也有喜怒哀乐,我们的心肺也有,谁去测量识别?谁去干预?这恰恰是我们的责任。

  每次我做培训,几乎都有媒体相伴,最多的是《健康报》,还有《南方日报》《广州日报》《羊城晚报》等。《健康报》几乎是追踪报道,有一次我做完报告,记者就拿来稿子让我修改,然后就登报,因为老百姓需要。我的报告上过一次《羊城晚报》的头版整版,那次我讲心身整合,强调了医学人文。我当时呼吁,医生要拿起人文的听诊器,对病患进行全过程、全方位的关爱和照顾。《羊城晚报》的记者很快整理成文章,大标题是《医生要拿起"人文听诊器"》。我问他为什么上头版,他说这篇文章在报社引起了很多讨论,我们都是你们医疗服务的直接受害者,就是因为缺乏医学人文,导致疾病诊疗中不公平的待遇,于是这篇文章上了头版。足以证明病患对我们的渴求,他们太需要提供这种服务了,遗憾的是很多学科还觉得"大鸡不吃小米",自己不愿涉猎,还认为这类病人难缠。

  我们有完整的针对综合医院对心身疾病诊疗的培训体系,全国整合心身医学分会终于诞生了,我们将来要开展这方面的工作。培训过程中,印象最深的是每年的南方国际心血管病学术会议,我会邀请欧洲、美国、中国的医生同时诊疗一个病人,现身说法。我们问病史,跟美国人、欧洲人问病史不一样,他们从头到脚问得很具体，比如社会学史，在咱们的病历书写规范中没有社会学史，最多有生活史，他们会问到邻里关系、婆媳关系、上下级关系，甚至包括性生活史。两夫妻会分别问，联合起来再问，这方面我们没有做好。我们有必要进行诊疗技能的培训，整合心身医学分会诞生后，应尽快推动系统培训，因为我们已经具备了相应的方法、技能和人才团队，非常希望能把大家团结起来，把这件事作为整合心身医学专委会基本的功课在全国普及。

我们要学会必要的量表和常用的心理治疗方法，像精神分析、行为治疗、心理疏导、森田疗法、音乐疗法等，以及必要的药物干预，其实精神科的药物不比其他学科复杂，而且带有规律性。只要用心，应该在一年左右就能够完全掌握基本的方法，至于进一步的提升则是另外的问题。

围绕未来的发展我想提几个建议：一是注重人才培养，组织编写统一培训教材，加强心身医学人员专业培训；二是加强学科建设，建立示范基地，可以先在北京、上海、西安、广东等省会城市建立示范基地，有了示范基地后向各个学科渗透，渗透到各个兄弟单位，从而推动全国综合医院成立心身医学科；三是开展科学研究，建立科学化、规范化、高质量的学术平台，推动多学科协作的多中心、大数据研究，把大家的数据在网上进行系统管理，而且还可以共享；四是加强国际交流，积极推动与美国、欧洲及日本等国家或地区的科研合作；五是推动医学模式转变，在医疗实践中，真正使现有的生物医学模式向"生物－心理－社会"医学模式转变。

总之，在综合医院，也包括专科医院，推动躯体病合并精神心理障碍的诊疗是一个方兴未艾的重要命题，当然也是整合医学必须面对的问题。只会写文章我不认为是好医生，最重要的是形成成果并落地，最后是形成技术和理论体系。让我们紧密团结起来，把这件事做好，只有这样才能成为一名合格的医生。

综合焦虑抑郁的识别及治疗

◎王红星

综合焦虑抑郁的病人在综合医院很多,我们宣武医院2016年的门诊量为56万人次,诊断为焦虑抑郁状态的大概有1/3,加上头晕、头痛、各种各样的肌肉痛,以及四肢麻木,排除器质性疾病后达到30万人次左右。基于上述背景来谈综合医院焦虑抑郁的识别和治疗。这类病人都不是以精神科的情绪为主诉来看病的,不会说自己焦虑抑郁,他们都是以躯体的各种疾病为主诉,不是痛就是晕,要不就是乏力,各种各样的难受,体重下降,记忆力下降等,没有一个说是不开心来看病的。这些病人的躯体症状感受确实是存在的,但经过检查并没有发现明显的、可以解释躯体不适的器质性疾病,这些躯体症状其实是焦虑抑郁的一部分。

焦虑可以导致全身系统变化,包括胃肠道、呼吸、心血管、泌尿生殖系统,以及睡眠问题,相互交错,相互促进,最后形成恶性循环。焦虑抑郁共病的比例非常高,你中有我、我中有你。焦虑抑郁和躯体症状相伴随,焦虑抑郁会使原来的躯体疾病恶化,躯体疾病本身会导致焦虑抑郁的发生,而且躯体症状涉及人体的方方面面,涉及每一个细胞。综合医院中常见的疼痛、乏力、失眠是该类疾病最常见的主诉。抑郁这种负面情绪导致躯体疾病的风险非常高,包括死亡、痴呆、肿瘤等。目前,综合医院对抑郁和焦虑包括躯体形式障碍的识别率不够,导致诊治率非常低。

关于抑郁障碍,在美国精神病学会的《精神障碍诊断与统计手册》(DSM-5)中有7大类,这里着重讲一下常见的重性抑郁障碍(MDD),即通常所说的抑郁症。如何识别抑郁症?记住数字"2-9-5",一是2周,二是9条症状中的5条。在同一个2周内,出现5个以上症状(且必须出现心境抑郁和兴趣/乐趣明显减少中的一条),导致个体痛苦,来医院就诊,影响到个体的社会功能。重性抑郁障碍可单次或多次发作。分轻度、中度、重度，伴精神症状，抑郁障碍或者抑郁表现在临床上十分复杂。国际疾病分类（ICD-10）中要求至少是 4 个以上症状构成的临床综合征，是抑郁发作的主要临床相。ICD-10 将抑郁发作的症状分为两大组，即典型症状和其他常见症状。此外，还有一些被普遍认为是具有特殊临床意义的特征性症状，构成所谓抑郁发作的"躯体综合征"，有助于鉴别。

关于焦虑障碍，DSM-5 中有 10 大类。这里着重说一下最常见的惊恐障碍（急性焦虑障碍）和广泛性焦虑障碍。

在 DSM-5 的分类，惊恐障碍的标准要记住一组数字"4-13-1 或 2"，即要出现下面 13 条症状中的 4 条，包括：①心悸、心慌或心率加速；②出汗；③震颤或发抖；④气短或窒息感；⑤哽噎感；⑥胸痛或胸部不适；⑦恶心或腹部不适；⑧感到头昏、脚步不稳、头重脚轻或昏厥；⑨发冷或发热感；⑩感觉异常（麻木或针刺感）；⑪现实解体（感觉不真实）或人格解体（感觉脱离了自己）；⑫害怕失去控制或"发疯"；⑬濒死感。还要有下面两个症状中的一项，即害怕担忧再次发生和有回避的行为。第三是排除了躯体疾病，第四是不能用其他的障碍做更好的解释。遇到一个病例时，脑子要快速过滤，尽管不说出来，但上面述及的内容都要考虑。

广泛性焦虑障碍即"6-3-6"，即在 6 个月中，下面的 6 项中至少要有 3 项，包括：①坐立不安或感到激动或紧张；②容易疲倦；③注意力难以集中或头脑一片空白；④易怒；⑤肌肉紧张；⑥睡眠障碍（难以入睡或保持睡眠状态，或休息不充分、质量不满意的睡眠）。有上述症状的个体非常痛苦，社会功能受到损害。排除标准是不能归结为其他躯体疾病所致。最后还是鉴别诊断，即不能通过其他的精神障碍做出很好的解释者。

如何快速筛查抑郁和焦虑非常重要，我推荐 PHQ-4（病人健康问卷）就够了。前两项与焦虑有关：一是感到紧张、焦虑不安，二是不能停止和控制担忧。后两项与抑郁有关：一是感到心情低落、抑郁或无望，二是做事情时缺乏兴趣和没有乐趣。在临床问诊时，要把这四句话变成病人能够听懂的话巧妙地问出来。我在霍普金斯医院精神科做博士后期间，他们的临床医生问诊抑郁症就两句话：第一，你开心吗？（如有不开心，则说明来访者有抑郁，医生继续问第二个问题）；第二，你想自杀吗？（如有自杀相关信息，则判断抑郁症的严重后果，即自杀的有无）。这四条能够很轻松、简单地快速帮助我们筛出个体有没有抑郁或者焦虑。

我们的治疗目标是治愈，让病人恢复社会功能且不复发，譬如让休学的学生回去上学。要长期酌情使用药物来预防疾病复发。我个人的建议是抑郁症的病人用药 1 年，即春夏秋冬 1 个周期，因为在抑郁障碍中有一部分人有季节性情感障碍，过早停药，可能熬过春天熬不过冬天就复发了。让病人至少吃 1 年药，检验个体能不能经受季节的变化来判断疗效的准确性或疗效的巩固性，如果一定要减量，则夏天可以调整剂量。因为人的内分泌系统在夏天非常稳定，减量或偶尔停药，病情也不会变化很大。此外，用药要个体化，包括结合用药史、过敏史、差异史、躯体疾病、既往个体用药、躯体疾病合并用药等。对药物的要求是高效、起效快，不良反应要小，不形成依赖。换用单胺氧化酶抑制剂，用氟西汀需要停5周，其他药2周；换用5-羟色胺再摄取抑制剂，单胺氧化酶抑制剂停用2周。单胺氧化酶抑制剂现在用得少，常用于难治性抑郁障碍。三环类的老药可以用。双通道的文拉法辛、米氮平、曲唑酮、奈法唑酮、瑞波西汀等均可用。5-羟色胺再摄取抑制剂的适应证包括有不良反应的老年人、躯体疾病、焦虑症、强迫症、创伤后应激障碍；主要禁忌证为对药物过敏者，严重肝、肾疾病及孕妇。

抗焦虑药物有六大类，包括苯二氮䓬类、新型抗抑郁药、β受体阻滞剂、丁螺环酮、三环类抗抑郁药物、单胺氧化酶抑制剂等。苯二氮䓬类用于三大类焦虑障碍——惊恐障碍、广泛性焦虑障碍、社交恐惧症。常用药物有阿普唑仑、地西泮、劳拉西泮和氯硝西泮。美国食品药品监督管理局批准的常用的新型抗抑郁药均可治疗焦虑障碍。β受体阻滞剂治疗焦虑障碍是超范围用药，最常用的是普萘洛尔和阿替洛尔，用于社交恐惧症，不影响焦虑的情绪。单胺氧化酶抑制剂治疗惊恐障碍和社交恐惧症也是超范围用药。其他的替代治疗，可用药物、食物、放松、训练、中医等。

最后，我们要呼吁医师培训体系的变革。焦虑抑郁障碍在国外是全科医生、家庭医生、专科医生在看，国内是综合医院医生和专科医生在看。原因在于病人因有强烈的羞耻感而不愿意去精神病医院。临床上超越本专业领域的所谓的难治性疾病，很多都涉及下面常见的"精神医学"概念和临床实践：①焦虑（包括惊恐障碍）；②抑郁障碍；③躯体症状及相关障碍；④强迫障碍；⑤躯体变形障碍；⑥体象障碍；⑦妄想障碍；⑧先占观念。因此，呼吁内科医生在住院医师培训阶段要增加相关临床培训内容，掌握常见的上述8个障碍的表现，以便及时识别病人，并给予早期、有效的干预，降低医疗成本，减少不必要的医疗干预，最大限度地减少对病人的躯体创伤。

儿科医生，要掌握多动症、自闭症、智力发育障碍等各种神经发育障碍。建议归为儿童神经病学范畴，不要尽早给孩子贴上"精神疾病"的标签；这些儿科疾病并不是非得就诊于各种"精神病院"才能诊治。与五官科整形相关的外科医师要掌握"强迫症、体象障碍、躯体变形障碍、疑病障碍、妄想障碍"等5个相关障碍，这些病人都存在反复要求被手术的情况。外科医生遇到那些反复要求被手术的、而与其身份或职业无关的个体，均应怀疑来访者是否患有上述5个精神医学相关障碍。

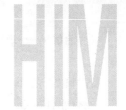

非精神科医生心理服务能力的提升

◎张 岚

我国的精神障碍患病率比较高，公布数据达17.5%。根据研究的数据，在综合医院尤为突出，门诊30%~40%的病人可能有精神和心理问题。大量的研究证实，80%的精神障碍病人首诊于综合医院，大部分首诊非精神科。我们对精神障碍识别率很低，最基本的问题是怎么识别抑郁和焦虑；治疗率更低，导致医疗资源大量的浪费。此外，病人和家属对医疗服务提出越来越高的要求，希望在治疗躯体疾病的同时得到更多心理关怀。由于我们对病人的精神问题或者心理问题的识别率和治疗率很低，常常会导致病人病情加重。病人满意度更低，甚至导致医疗纠纷及伤医等恶性事件发生。从最近几年报道的伤医事件可以看出，侵害医生的人本身就有心理和精神方面的问题。

关于提供精神卫生服务的问题，很多医生会认为，既然是需要精神卫生服务，请精神科医生会诊就行了。但实际的调查显示，只有16.3%的病人希望请精神科医生会诊，只有14.2%的家属希望请精神科医生会诊，他们更希望来自主管医护人员的关怀，这就对医院非精神科医生护士提出了更高要求。我们对心理问题和精神问题的关注够不够，是否能够给病人和家属提供必要的心理服务，这不仅是精神科医生和心理卫生中心治疗师要解决的问题，更需要训练我们的医护人员具有为病人提供基本心理关怀的能力。

大家知道，医生和护士也需要心理干预，因为照顾人的人是最容易发生职业倦怠的。大量的医生和护士有睡眠方面的问题，2016年我院对员工做了睡眠关爱的计划，发现医生睡眠问题有两大类：睡不够，年轻时老是值夜班；年纪大了当了主任变成睡不着，压力太大。同时还有对职业的倦怠感，职业不稳定，还有一些医护人员因心身疾病离职。研究及实践经验提示临床各科需要和心理科或精神科紧密合作，心理科应该为全院所有的科室提供一个最基本的服务，反之，临床各科也需要和心理科合作。具体有以下几个方面。第一，共病问题，一个病人可能有躯体问题，同时伴有精神问题，也许是抑郁症，也许是创伤后应激障碍。第二，也许病人入院前没有这方面问题，但入院后可能因为躯体问题导致精神或者是心理方面的问题。比如在ICU常见谵妄病人，被成功救治之后来投诉，听到护士说把他的肾脏切掉卖了，其实这是病人谵妄时出现了幻觉。怎么减少这样的问题需要我们不断改进。第三，在医院中遇到的应激与适应问题，这常常是非常严重的情况。任何疾病对病人都是一个应激，对家庭也是应激，为什么急诊室很容易发生攻击医生的事件？因为病人及家属因为突发疾病，心理处于应激状态，这时很容易发生情绪和行为失控。一个病人因为车祸需要截肢时，怎样通过心理服务减缓他的应激反应，帮助他更快适应，这是临床各科需要和心理科合作的地方。还有一些心理问题叫创伤性反应，心理学有个名词叫复杂性创伤，这样的孩子从小被虐待，包括躯体性虐待或被忽略，成人之后会出现非常强烈的攻击他人的行为。面对这样特别的病人，医护人员需要有特别的识别能力和经验去帮助他们。还有一些因为抑郁症或焦虑症躯体症状会住到心内科、神经内科等科室，相应科室的医生要有识别能力。医患关系的对立也是造成医生职业倦怠非常重要的原因，除了工作时间长、压力大需要解决外，还需要通过有效方法减缓医患关系对医生的影响。医护人员自身的问题怎样解决？比如当医生时间长了，这种职业对个性是有影响的。我曾经参加过一个创业大会，主持人说很少看到医生出去创业能够成功的，把小诊所做大非常难，为什么？因为医生当得越久胆子越小，不适合去创业。这就是职业对我们的负面影响。

我院2012年年底启动了一个叫"阳光医院"的项目，我们希望病人来到医院不仅享有精湛的医术，同时还能感受到医务人员的关怀，希望能像阳光照在身上让他们觉得温暖和舒服。心身医学概念提了很久，一直都是一个空中概念，没有医院有固定模式能使心身医学落地。如何改进医生服务的模式，使心身医学概念落地，切实整合到常规的医疗当中？我们用了几年时间，做医院整体的服务流程和服务改进，不是科与科之间的互动，更大层面是医院整体结构上的优化和更新。通过改变整体的医疗服务流程和模式，让精神卫生服务融入日常的对每一个病人的诊疗中去。以前病人来了，我们会常规问诊、查体，做相应的诊断和治疗。现在进入我院后，心理被纳入常规流程的第六大生命体征，我们常讲四大生命体征，第五是疼痛的评估，第六是心理。如果病人心理有问题，或有躯体化问题，我们会按分级处理的流程进行处理。首先处理的不是精神科医生而是他的主管医护人员，其次是精神科医生会诊。对此，医生需要专门培训。在临床上非精神科医生关注心理问题很难，他们都有工作量，我们可以用简单的量表帮助他们做初步筛查。我们用两年多时间研发了问卷，只有九个问题，我们叫"华西心晴指数"，病人来后，问他心情多好或者多糟，通过评估把评估结果计入系统中，通过网络化迅速传递给心理评估中心，这成为病人入院后的必填项目。若发现病人有心理问题，可以通过我们的流程进行处理，包括情绪问题、自杀风险等。我们也建议医生不仅接受专业的医学训练，还要进行沟通技能的专业训练。搞好医患关系，不是嘴巴甜一点就好，需要通过专业培训来提高医生的医患沟通能力。我们从德国引进了培训课程，来帮助医生增进医患沟通技巧，特别是处理困难医患关系，比如病人愤怒时怎么办，挑剔时怎么办，如何告知没有特效疗法解决他的问题，比如向晚期肿瘤病人或家属怎么表达我们的关怀和帮助等。

有些病人可能有特别的心理需求。2014年我们挑选了一些医生和护士组成了一支叫"阳光天使"的队伍，模仿国外临床工作者的背景，使病人在科室可以得到及时的心理关怀及危机问题的干预。

通过几年的努力，我们在国内率先建立了可以对非精神科住院病人进行快速心理评估的体系和分级处理流程，使医生和护士关注病人的心理。从管理的角度讲，统一化才能保障质量，目前我们对心理问题的识别率提高到了28.9%。以前，病人入院后要住5~7天主管医生才发现病人情绪不对，然后会诊；现在第1天就会评估，及时发现问题。我们在全院建立了心理服务网络，大家一起努力，提供心理服务一定不只是精神科医生，不只是心理治疗师，全院每个员工都应该成为心理服务网络的提供者。"哪里有病人，哪里就有心身服务"。我们2017年会在全院组织大规模的团体心理治疗，帮助大多数病房开展团体的心理辅导。更重要的是使心身医学落地，我院不仅是几个医生的互动，重要的是从医院层面在做这件事情，形成了一个院部科级网络，多学科交叉，医护一体，相互学习，共同为病人提供最佳的心理服务。

最后引用一句话，"改善精神卫生服务关键不在于扩大精神疾病和心身医学规模，不是把医院修得越来越大，不是有越来越多的心身科医生，而是加强每一个医务工作者提供心理社会性关怀的能力"。

我对"心"的别样理解
——文化滋养心身

◎胡 建

很多人会问我,你是一名精神科医生,怎么讲起文化来了?十年前我还没有预见文化对心身医学有用,但现在用上了。我学习了很多方面的文化,用那些文化指点我做精神科医生来看病人,同时指点病人,使病人更加依从。

文化滋养我们的心身。首先,要了解我们的"心",对"身"大家都很熟悉,然而对"心"不一定能理解得透彻。其次,滋养得靠能量,我们要用文化来滋养"心"。

我们的"心"到底是什么?"心"有多大?可以说没有方圆,没有大小,没有边界,没有相貌。那么,我们的"心"在哪儿?其实看不见摸不到,你可以把心想得无限宽广,比如宽广到虚空,那么空了将会是什么样?空了后想有还能有,有了之后可以扔,扔了之后又空。这样我们的心想空就能休息,想有就能发挥作用。儒家的代表人物程子说:"放之则弥六合,卷之则退藏于密。"即我们的"心"打开之后就能充满天地间,"六合"指东西南北加上下,把它收回来则退藏于密,就找不到了没有了。《易经》里说:"无思也,无为也,寂然不动,感而遂通天下之故。"那么,我们自己知不知道我们的心?有时我们知道,当你心疼时你知道自己有颗心,当你不疼时就感觉不到有心,也没有想怎样保养心。所以,我们是活在心中不知心,就像鱼游在水里不知水一样。

心靠什么能量补养?我们有躯体、精神体和灵性体。躯体是肉体,精神体是情绪体、理智体、意志体,灵性体是直觉体、光明体、空性体。这三体靠的是三种能源来滋养。肉体躯体靠物质;精神体靠精神能量,精神能量在某种程度上更多的是指文化。能量如果流通得非常顺畅,人就不得病,正如"流水不腐,户枢不蠹"一样。藏在我们潜意识里的比如负性情绪、纠结的情绪,今天纠结一点、明天梗住一点，存多了就得控制它，不控制它就冒出来，这是弗洛伊德说的，就像警察似的，前意识控制潜意识别冒出来，但是警察休息了，做梦的时候潜意识就冒出来了。存在那里要耗掉我们的能源。所以，我们尽量不要纠结，如果没有负性情绪，情绪或者能量流动得就非常流畅，就不得病。天有日月星，人有精气神。精就是精满，气就是气足，神就是神望。灵性能源非常充足就能做到精气神。假如灵性能量连续不断地充盈，聚集到一定程度的时候，就能感知到非常奇妙美好的宇宙万物。就像老子道德经里面说的，"足不出户而知天下"，和前文中提到的"感而遂通天下"是一样的。

我们要节约灵性能量，就要做到"对过去无愧无悔，对现在无怨无恨，对未来无忧无虑"。行在当下，一心一意干好当下的事。当心灵和灵性的能量不足，不能让全身七体流畅，一大堆念头把心灵占满了，负性情绪把灵性体和精神体占满了，能量进不来、肉体就得病了。杂念非常多又控制不了的时候，就要吃药控制，要对症治疗，要控制自己的情绪和念头。这时我不建议吃安定，因为安定影响认知，吃5-羟色胺再摄取抑制剂控制焦虑情绪太慢，去甲肾上腺素再摄取抑制剂也太慢，要吃一个比较快的，就是黛力新（氟哌噻吨美利曲辛）。当情绪稳定了、睡眠恢复了就不要吃了。这样很快就能把心灵的杂念除掉、心变清静，灵性能源又通了，疾病就能得到预防和治疗。

人的心与天地万物都能感应，如果心里有一大堆杂念，怎么能与之相通？只有清除杂念变成空的时候，才能感应天地微妙。那么心空了是什么样？就像马斯洛说的高峰体验，欣喜若狂；排空体验，排空了特别痛快。庄子说"心虚空生白"。我们的外界就是从心里投射出来又返回去，返回去就像一面镜子，心灵就充满了灵性的美。你的心在变空的一刹那，就能体验到世界奇妙美好的感觉。人的一生就是一瞬一瞬地悟，一瞬一瞬地过，一瞬一瞬地结束。

脑肠、肠脑与功能性便秘

◎聂勇战

我是消化内科医生,处理最多的还是消化内科疾病,在门诊更多的是消化道功能性疾病,尤其在消化不良方面我们做了很多工作,特别在临床与心身结合方面,与心身科开展了卓有成效的合作。记得1994年樊代明教授给我布置了一项任务,帮护士长做一篇关于"消化性溃疡和情绪抑郁焦虑关系"的论文。我们做了很多问卷调查,发现溃疡病有两类职业高发:一是司机,二是年轻战士。现在多了一个职业,是市场上做服装销售的。随着不断的实践,我逐渐喜欢上了心身与消化的结合,并一直在做这方面的工作。

2016年功能性胃肠病标准更新到了"罗马Ⅳ",在当年的学术大会上,最大的主题是把心身和肠道微生态整合起来。在心身与功能性胃肠病之间画了一个等号,认为是脑肠互动异常。也就是说,我们在诊断时一定要考虑身体不适和精神心理因素对全身的影响。功能性胃肠病在消化科分了8类32种疾病,本文只讲功能性便秘,重点放在临床研究方面。

2013年的《中国慢性便秘诊治指南》中写道:便秘发病率为5%~10%,还有学者认为达到26%,说明该病的危害特别大。过去的临床检查主要是要搞清楚该病是因为肠道动力所致的弛缓性便秘,还是盆底功能障碍所致的便秘。我们把后面一种与心身科合作,把精神评估放到治疗中,为了客观反映情况,除量表外还用了影像学判断。北京的学者2009年发表过一篇文章,他们看到在500多例便秘中,焦虑和抑郁的发病率占29%~50%。我们发现,在200多例便秘中有精神障碍者男多女少,尤其是抑郁的发病率比北京学者发现的还高。随着社会压力的加大,这方面的改变可能会更明显。

脑肠和肠脑系统与便秘之间有关系,究竟致病因素是什么,研究起来比肿瘤还难，肿瘤可以测细胞因子、做 CT，能看得到、摸得着。要做机制研究更困难。传统的激素和细胞因子当然影响胃肠道动力，但仅靠细胞因子远远解释不了便秘。我们与西安电子科技大学合作用功能性磁共振（fMRI）进行研究，这个项目我们一共整合了 4 家单位，包括消化科、心身科和影像科，西安电子科技大学进行 fMRI 的分析工作。有报道，大脑中与情绪相关的核团在肠易激综合征病人和健康人之间存在很大差异，尤其是杏仁核活动存在异常。为了区分二者的差别，我们一组用抗抑郁药，一组用激动剂，最后发现以杏仁核为核心的核团在情绪唤醒网络中出现了异常。

对单纯便秘和便秘伴有焦虑或抑郁的病人，用影像学细分，发现其和"下丘脑—垂体—肠道"轴有密切关系。在肠脑和脑肠之间，功能性便秘伴有焦虑抑郁者是双向的，而单纯便秘是单向的。

肠道与大脑之间的关系，研究起来很困难。肠道天天接触食物，好的坏的，什么都有。它跟代谢、营养甚至刺激都有关系，越来越受到重视的是肠道微生态调节作用，调节不好会使病人便秘不断加重。具体是哪些分子起作用？目前能说清楚的是短链脂肪酸和乙酸、葡萄酸、混合酸，具体在哪里作用仍搞不清楚。

有研究发现，便秘病人肠道的丁酸弧菌增多，乳酸菌减少。同时伴有焦虑和抑郁的便秘，在肠道微生态的调整上有 4 种方式：益生菌、益生元、合生菌，以及粪菌移植（FMT），通过调整肠道的菌群能够改变便秘病人的生活质量。多动症和肠道微生态失调相关，张发明教授用 FMT 治好了好多病人，也让很多患儿的症状得到了明显缓解。说到 FMT，澳大利亚的 Borody 教授算是这一领域的先行者。国内研究便秘的李宁教授也有独特的贡献，他把粪便中的细菌成分分离出来，浓缩后放在胶囊里，必要时给病人吃下去，效果还不错。

美国人在研究人工造便，但也在探索阶段，也有用胶囊方式的。在治疗伪膜性肠炎中没有问题，但治疗其他疾病明显不如新鲜的粪便通过胃镜去做效果好。我们近期和张发明教授合作，做了一些探索。他发明了一台设备，把粪便放进去，经过离心分离，就可以用给病人。他更聪明的是，通过肠镜把一根管子挂在阑尾旁边，10 天左右自动脱落。隔天给病人注一次肠菌。我们在研究分组时，发现两组之间焦虑抑郁程度没有区别，治疗前两组之间生活质量量表和心理评分量表也没有区别。治疗后可以看到，"FMT + 聚乙二醇"的疗效显著高于聚乙二醇单一用药，它确实能改善功能性便秘。我们遇到一个病人生了两个孩子后便秘，最长 3 周不排大便，我们给她做了充分的准备后使用了 FMT。治疗前她的结肠宽度将近 7cm，3 个月后可以看到结肠细多了，病人体重从 44kg 长到了 57kg。

用 FMT 治疗心身科相关疾病，我们能看到有一定的效果，通过测序发现确实能改变病人肠道菌群的分布，对伴精神障碍者有一定的疗效，但需要经过更多的病例进一步验证。哪些病人伴有焦虑抑郁，治疗后哪些有效、哪些无效，我们通过 fMRI 判断，无效的病人可以不做 FMT，只对有效的病人进行 FMT。FMT 治疗从粪便的分离到伦理都需要按照一定的规范去做，不是每个医院都能开展。现在很多医院觉得很简单，只要有离心机都去做。回过头看，对功能性便秘伴有焦虑抑郁的病人，我们消化科一定要与心身科结合，通过量表、fMRI，有的病人不需要用药，只进行行为干预，或通过 FMT 等各种方式结合起来做治疗。

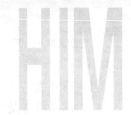

量表在识别躯体症状障碍中的作用

◎毛家亮

本文的主题是非心理专科的躯体症状。现在临床面临的心理障碍比心理专科还要多,怎么处理这些病人是我们面临的一个大问题。这个问题不只在中国,在全球存在同样的情况。疾病的产生都有时代背景。今天在综合医院哪个疾病最多?心理障碍。人类的疾病经过3个阶段,从感染疾病时代,到躯体疾病时代,再到精神疾病时代。比如胸痛,心源性的只有31%,非心源性胸痛达44.9%,即主要原因并不是心脏病,其中很多是心理问题。

我们有一个临床研究,发现心源性因素引起的胸痛只占35%,高达42%的病人是心理障碍造成的。心脏科医生不得不承担这个诊治责任。问题是这些病人的胸痛我们明明知道是心理因素造成的,但病人并不愿意接受心理方面的诊断。心理障碍目前在综合医院是主流疾病,漏诊的后果非常严重,造成的问题不可小觑。它不仅对病人造成损害,还会造成社会功能不全、经济负担加重、医患关系受损。

看心理障碍有多难?不仅非心理专科难,就是心理专科医生也难。躯体疾病和精神科的心身疾病,它们的诊断是两种系统。心身疾病有这么多的诊断,就以心内科心理障碍的历史沿革为例,近半个世纪,从精神衰弱,到自主神经功能紊乱,再到躯体症状障碍,是很多疾病吗?不!是一种疾病。精神科只能以症状作为诊断,就像中医一样辨证论治。历史上还没有哪一种疾病,仅对它的命名就如此纠结,更不用说对其进行适当的治疗了,这是我们面临的困境。

"温岭杀医案"就是这个问题,躯体障碍没有识别变成人格障碍。医生被病人杀的时候都不知道为什么被杀。病人鼻子难受,医生说可能是鼻甲肥大,给他做了手术,但没有效果,医生也不理解,手术都做了他为什么还难受?他们都是受害者,都是躯体症状障碍的受害者,他们都没有认识到是躯体症状障碍在作祟。根据病人的遗书,我们精神科考虑:他在精神科住了3个月,杀人之前住院3个月，诊断为"持续性呼吸障碍"，杀了医生后又诊断为"疑病症"。该案中医生和病人都是没有及时识别躯体症状障碍的牺牲品。病人鼻子难受是否为客观存在？如果存在是什么原因造成的，有无生物学基础？如何识别诊断？治疗可否消除症状？用什么方法治疗？这些都要回答。由此延伸出更广泛的问题，心理障碍由谁来看？由心理医生还是本专科医生自己看？如果本专科医生自己看又该怎么看？是像心理医生一样看，还是像综合医院医生那样看？

病人心肌梗死放支架，通常没有问题，做了手术房颤不再发作也顺理成章。我有个病人3年中住了6次医院，做了7次介入治疗及检查。最后做冠状动脉造影是阴性，这时医生和病人都陷入了困境，怎么办？做量表。我非常强调做量表，量表就是体温计和化验单。我觉得病人从表面上一点看不出来心理问题，综合医院的医生没法问他今天开心不开心，他会奇怪地看着你，我是看心脏病的，你干吗问我开心不开心，你治不好我的病就把我当成精神病吗？但如果用一个量表什么都测出来了，胸痛评分提示冠状动脉是好的，既然是心理毛病，是不是可以进行心理治疗？不行。我们综合医院看病的模式是打针、吃药、手术，在综合医院看心理障碍一定是按照综合医院的看病模式，不能被精神科化，但那样做不下去。我们可以先让病人吃药，这种方法非常有效。病人是轻度胸闷胸痛，医生可以给他做心理方面的辅导，告诉他胸痛并不是冠状动脉造成的，不这么做，仅做心理方面的辅导没有用。

国外的情况也如此，芬兰的数据显示，80%的人不认为躯体症状跟心理有关。我听说过美国的一个案例，有一对华人夫妇在美国生活了18年，妻子最近两年一直感觉不舒服，胸闷心慌，在美国看了很多医生没看好。最有趣的是，丈夫是我们郑州医科大学毕业的，到美国搞心力衰竭基础研究，他把妻子介绍给心脏科医生，医生说是心理有问题，但本人不承认。她先是不能上班，后来不能做家务，大家都劝她看心理医生，咨询了两次没看好，她的丈夫完全崩溃了。他在美国认识那么多医生，连妻子的病都看不好，于是在网上搜索到我，看我是心脏科医生又看心理，这在美国没有。在美国综合医院解决的方法一是多科会诊，二是看心身疾病科。我给他一个量表，然后做出诊断，开始治疗，后来我远程把他妻子的病看好了。

现实中往往有一个现象，即疾病发病率最高，但认识重视程度却最低。2015年的上海东方心脏病学年会一共有26个主题，但心身方面的主题一个都没有，让人匪夷所思。很多数据表明心理障碍是发病率最高的，但在临床的识别率是最低的，这是摆在我们面前非常严峻的问题。

综合医院心理问题一大堆，抑郁症是发病率较高的心理障碍，而躯体症状障碍是发病率远远高于抑郁症的心理障碍。因此，在常规门诊中要对成人进行抑郁症筛查，不论其是否能提供抑郁症的治疗和支持。我们应该用SD（抑郁自评）量表，大家可能搞不清楚躯体症状障碍、焦虑、焦虑抑郁、抑郁症的区别，这就像由感冒成为肺炎再变成败血症的过程，大多数病人的就诊从初级保健医院，到综合医院，到心理卫生中心，总有一个过程。

过去我们一直在综合医院强调焦虑，但病人一看到焦虑抑郁几个字就发怵。我比很多精神科医生看的心理障碍还多，在我的卡上不会出现焦虑抑郁。最新版的美国精神病学会《精神障碍诊断与统计手册》（DSM-5）中讲，现在叫躯体症状障碍、慢性疼痛或神经官能症，特征是病人具有非常痛苦或导致重大功能损伤的躯体症状，可以有或者没有一个已诊断的躯体疾病，表现为对躯体疾病的担忧，以及在求医问药上消耗过多的时间和精力，包括对躯体症状严重度的不恰当且持续的思维。这些病人大部分首先出现在普通医疗系统，而并不是在精神科。因此，我们不能像过去一样采取鸵鸟的办法，把头埋在沙堆里，要去面对。

我认为DSM-5的躯体症状障碍是重新界定综合医院心理障碍的一个转折点，该手册不再强调综合医院病人心理障碍或焦虑抑郁的诊断，弱化心理疾病的标签，更好地贴近综合医院非心理专科心理障碍的表现形式，使综合医院医生能关注由于心理疾病造成的躯体症状带来的主观痛苦、心理困扰、生活质量下降等心理和行为表现，对病人的状况做出整体的判断。

量表的作用非常大，相信看到量表的作用，大家不会无动于衷。举个实例，有个病人42岁，严重头晕胸闷。这样的病人司空见惯，很多病人在我这里治好之前已花了几十万，是医疗资源的极大浪费。该病人SCL-90做出来的都在正常以下，很多人推荐他去精神科，但精神检查也是阴性。怎么办？我们采用自己在2010年发表的新量表，提示躯体症状50%、焦虑20%、焦虑抑郁20%，完全吻合美国躯体症状障碍的诊断标准。治疗2周后明显见效，病人在外面兜圈就医达一两年，在我这里基本解决了。

躯体症状障碍是综合医院最严重的疾病，截至目前缺乏识别的有效手段，中国人早在2013前就发明了躯体障碍量表，我是2010年发表的躯体化症状自评量表（SSS量表）。我用量表诊断，5分钟一个人，我希望将来中国人能提出对于躯体症状障碍更完善的解决方案。我们用量表选择药物非常简单，80%的问题可以得到解决。

综合医院临床科室心身疾病的
整合医学分析

◎王化宁

经常有人问我,你们综合医院里的精神科大夫在干什么?本文就想讲一下这个问题。

我们试着想一下,不管是综合医院还是专科医院,病人到医院来最主要的原因是什么?是病理的改变还是体检结果?有研究表明,超六成病人到医院来看病最主要的原因是病人的主观体验(这也是五官科成为杀医案件重灾区的原因之一)。既然是主观体验,我们就要分析主观体验背后的东西。国外一组经典数据显示:来综合医院就诊的病人,超过1/3是单纯的躯体疾病,接近1/3是心理疾病,还有1/3是心身障碍和身心障碍。精神科大夫处置的范围不仅是传统概念的重型精神疾病,还有非常多的精神心理问题需要应对。到目前为止,精神科疾病种类发展到400多种,这才只是可以叫出具体名字的。在所有的精神疾病分类里,大家可能熟悉的就是抑郁症、分裂症、焦虑症,其实精神疾病涵盖的范围远远不只这些。

精神医学融入主流医学是现代医学的需要,现代医学体系里有五大支撑学科,即内科、外科、儿科、妇科和精神医学,这就导致了西方发达国家医学模式的转变,从以前的大量开设精神病院收治所谓的精神病人,转变为20世纪70年代大量地缩减精神病医院,同时在综合医院设立精神科。我国已经出台了《精神卫生法》,有了法律法规,有了心理发展的规划,国家卫计委明确提出在一定规模以上的医院,必须设立精神科,我国现在已经开始转变。

从20世纪70年代至1992年前后,国外综合医院精神科数量翻番,因为有大量的病人需要精神病学或精神科医生诊疗,比如综合医院常见的身心症,又比如肿瘤、卒中导致的精神问题,另外还有更常见的心身疾病。它涵盖的范围有狭义的心身概念也有广义的心身概念,一般理解为心理因素导致躯体的症状,表现为各个系统产生问题、出现症状，我们叫心身症。实际上综合医院还面临很多问题，比如焦虑抑郁、睡眠、进食、疼痛、躯体形式问题等。以抑郁为例，全球明确达到抑郁症诊断者已有3.5亿人，占总人数的7%，约1/3病人有严重自杀倾向。2017年的"世界卫生日"公布，抑郁障碍的发病率为4%左右，《自然》杂志指出，世界已进入抑郁世界。在这样的大背景下，我们不难理解为什么在综合医院有很多看似为躯体症状实则为抑郁症的病人，带来很多困扰。抑郁症本身是系统性的全身疾病，而不是简单的不高兴不开心，抑郁症有很多症状，有些症状是躯体症状，包括头痛、疲倦、睡眠紊乱、胃肠系统问题、月经紊乱等。这些症状病人往往会主诉出来，但中国人因述情障碍不会主动流露。除了纯粹的抑郁症病人，很多症状会同时出现，碰到多个系统症状同时出现时，很可能就是抑郁症。

在综合医院临床各科就诊的病人中，抑郁症到底有多少？心身病人合并抑郁的比例有多少？医生识别出来的比例或给予干预的比例是多少？精神卫生资源的配置利用情况怎样？现在不同地区发展不均衡，面临的状况也不清楚。我们提出一个概念，想利用整合医学的平台解决这个问题，开展一项系统调查，邀请综合医院各个科室参与。初步纳入12万人，目前纳入了11个系统、41种疾病，基本是得到专家共识的身心疾病。有明确的入排标准，使用的工具除了常用的量表，还想加入一些新型工具。我们还要采用其他调研技术，比如Simmons随机应答技术。计划通过护理群体来做，因为有相关政策和法规为依据，比如国家卫计委印发的《关于进一步深化优质护理、改善护理服务的通知》等。我们的责任护士有义务根据病人疾病的特点和病人生理心理需求，规范地提供护理。我们的设备操作起来非常方便，移动式管理模式，很适合病人评估和管理。

2017年3月我在南京开会，碰到斯坦福大学的一位教授，他是管理整个美国退伍军人精神科的总负责人。他们有一个移动终端，一个中心管理22万名美国退伍军人，全部是患精神科疾病，比如说创伤后应激障碍等。他们有很完善的自我报告系统，类似于测评系统，这个系统会定期自我评估和上报情况，一个中心可以在线管理22万退伍军人。我们建立的这个系统，也非常适合精神科病人，也有移动终端，操作流程很简单，由主管医师下医嘱，护士执行，对疾病的诊治质量有所提高，病人的满意度也有所提高。

我希望通过这一系统收集有相关需求的病人，后续可能还要进行规范的干预，包括用药物干预、心理干预及物理干预。我们要摸索适合中国国情的干预方法，这是我们万里长征的第一步。

整合医学理念指导下的心血管
疾病诊疗实践

◎信栓力

我是一名心内科医生,听完上海仁济医院心内科毛家亮教授介绍他们在综合医院搞心身医学的经验,感触颇深。他们的量表用于评估躯体症状障碍,在综合医院更易被病人接受,非常实用。

整合医学到底是什么?怎么落地?我们很多人学习了樊代明院士发表的关于整合医学的文章,都觉得自己不是合格的医生。我们处在地市级的综合医院,在学科建设上一定要有整合的理念。整合医学在心血管病学怎么落地,整合什么?对此我们做了初步探索。关于整合医学的概念,我理解樊院士的两句话:一是纵向的整合,就是全程医疗,病前、病中、病后;二是横向的整合,就是多学科各个专业整合,各种先进理念的整合,整合现阶段所有最先进的知识。我们心血管医生,看病时不能仅依赖于技术,不能仅靠冰冷的手术刀和药片;人是综合体,现代健康包括躯体、心理、社会、智力、道德、环境等。如果个人品德出现了缺陷,和现有的道德体系发生冲突,会让人寝食不安,就会导致疾病发生。

《素问·咳论篇》说"五脏六腑皆令人咳,非独肺也",肝燥胃燥都可以表现为呼吸系统症状,中医的整体观念是朴素的整合观,和樊院士提出来的整合观还是有很大的区别。

关于整合医学在心血管学科的落地,目前我们能理解的:第一,双心医疗;第二,多学科团队诊疗。几种因素简单相加不是整合医学。比如心血管双心诊疗,古代也有双心观念,医治躯体疾病的同时还要医治心理疾病。病患的身心是一个整体,躯体疾病除了带来身体上的病痛,还会驱动心理和情绪的变化,会产生痛苦的体验。我们经常讲怎么让病人有完美的就医体验，怎么抓优质护理。个体发生疾病时，三分痛七分苦，痛是躯体感觉，苦是心理体验。就医的主要原因是躯体症状和化验结果异常，精神心理的体验导致病人就医是最多的。疾病对病人的影响远远超过疾病本身。心肌梗死病人的焦虑发生率高达60%～80%。开胸搭桥（冠状动脉旁路移植）的病人承受的心理压力除了疾病带来的痛苦体验外，还会想到是不是面临劳动力的丧失、养家糊口的巨大压力，以及长期生存面临的种种困难等。医生要医好疾病使病人重获健康，回归正常的社会生活。

病人的情绪也是很多因素相互作用的结果。对身心的变化往往最初很难察觉，常常被疏忽，到了某个阶段身心的感觉强烈了才会意识到，因此看似突然发生的疾病实际上有很多潜在的身心变化和心身变化，作为前驱因素，往往被病人忽略。

心肌梗死的病人会发生电交感风暴，可能反复出现室颤，不断进行电复律，后来认为有阿斯综合征，不可能通过镇静再电复律。这是什么原因造成的？处理这类病人胺碘酮没有作用。抗心律失常药物的致心律失常作用非常突出，往往会失效。我们往往是用大剂量的β受体阻滞剂或者是镇静剂，有时是安定，有时是丙泊酚，达到麻醉的深度，再综合治疗，交感风暴就不容易再出现了。还有一种疾病常见于女性，遭遇情绪应激事件，比如家庭变故、亲人离去、子女婚姻变化等，病人犯病了，心肌酶升高、室速室颤，如果不下"心肌梗死"的诊断，你会认为自己是错误的。但病人做冠状动脉造影可能完全正常，这类病人如果冠状动脉造影正常我们会给他做左室造影，可能会发现情绪应激性心脏病，有严重的收缩障碍，这种病人并不是心肌梗死，不需要进行再灌注。以上两个病都是用西医的理念解释，只能解释一部分，只能解释冷冰冰的数字。西医解释是血液中儿茶酚胺交感系统过度兴奋，交感神经系统活性高病人就容易发生心律失常。我们靠什么来调节？心理干预也能调节，药物也能调节。如果心率原来是130次/分或150次/分，调整后降到60次/分或70次/分了，这就是一个最简单但却最有效的指标，也是预后独立的因素。关于这样的研究文章很多，看起来非常简单，但现在从整合医学的角度去理解，则意义深刻。用心率独立预测评估效果，它是交感神经系统活性下降的表现，是交感神经和副交感神经平衡的表现，是受到打击情绪不稳定恢复平静的阶段。

躯体化症状自评量表（SSS量表）在我们那里推广得不错，能区分出躯体症状障碍的严重程度，能根据评估效果选择不同的用药，这是非常具有创新性的量表。在临床实践中，我们要注重病人的情绪心理变化，身苦心苦、身更苦心更苦，循环往复，一个环中断了，负性情绪也就终止了。此外。家庭成员的过度关注也会影响病人，继之病人会将焦虑投射到医生身上。

专科医生没有整合医学理念，往往力不从心，偏离方向，病人的就医体验得不到改善，治疗效果得不到体现，谈不到完美的医疗。我们在心血管科加了运动、营养、戒烟、心理处方，因为即使是躯体性疾病，病人身上依旧有多重危险因素，需要多学科的整合理念。我们是看人之病和病之人，我们通过整合医学进行延伸，前面有预防，中间有诊疗，最后是二级预防。

整合才能精准，要精准就得采用不同技术，从不同的角度才能瞄准靶点。整合医学必须是开放、包容的，不能局限，我们作为基层地方三甲医院的医务工作者，也有自己的理解和诠释。整合医学必将在各个专业开出自己的未来之花。

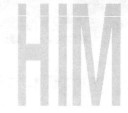

整合急救医学

整合救援医学的发展现状

◎ 郑静晨

2001年,我们组建了中国国际救援队。以后又协助国家组建了两支救援队:一个是国家卫计委的卫生救援队,另一个是国家红十字总会的红十字救援队。这三支救援队目前共开展了28批次国内外救援,救治了6万多名伤员。作为一名老队员,我经历了救援路上的风风雨雨,见证了我国救援体系建设的点点滴滴。本文从以下几个方面做一简要介绍。

第一,立体救援是发展方向。国家《突发事件紧急医学救援工作"十三五"规划》提出要建立我国立体救援的网络。《"健康中国2030"规划纲要》也提出要建立陆海空立体化的救援体系。2014年云南鲁甸发生地震,在震区的银屏村发现了刘美花和她9个月大的孩子,挖出来时均已深度昏迷,最后经直升机救援得救了。这个村震后48小时路没有修通,如果当时没有空中救援,这对母子的命运不堪设想。反之,在银厂坡村,震后72小时路没有修通,由于直升机没有到达,90户人家死亡17人。

2005年美国发生飓风,一个孤岛上达4万多名伤员,灾后24小时有1000多架次的直升机救援,最高时每小时有300多个架次。地面移动式医院迅速到达,展开空地协同救援,死伤比低至5‰。

我国灾后常常有大批救援主力被阻断在脆弱的陆路交通上。立体救援是国际惯例,又是使命所系,因而是方向。所以我们期待建立自己完备的立体救援体系。立体救援就是水陆空三维统一指挥,整合资源,整合搜救、后送、治疗一体化。特点是资源整合、三维协同、优势互补、综合高效。我国救援力量的构成是陆路救援、航空救援和水上救援。

陆路救援是通过陆路工具在城市、荒野和山地展开的各种救援。国际对陆路救援的分类叫城市救援、地面救援、荒野救援和山地救援4种。陆路救援有国际队、国家队、军队、省市级和民间5支力量。中国救援队是国家队，是我国唯一被联合国授予"国际重型救援"资质的队伍。医疗领域的国家级救援队有卫计委组织的4类37支，中国红字会组织的8队21支，军队组织的8支9.5万人的专业救援队伍，还有600余支省市级紧急救援队和660余支省市级红十字救援队。民间的有以"蓝天""红箭"为代表的民间救援队。

陆路救援初具规模、种类齐全、覆盖全国，但规模优势难掩短板。主要是设备差、协同弱、投不进、运不出。2008年汶川地震，北川一名26岁的青年被压埋了73小时，发现他时就缺一个千斤顶，等千斤顶等了4个小时，救出来后在送救途中死亡。陆路被堵，车基本进不去，就在路边排队。72小时伤员突然增多，一是救援队进去开始工作了，二是很多青少年忍不住自己往外跑。2008—2014年几次大地震我国的死伤比高达20%，而美国飓风时才5%。

地震后有4个死亡高峰。一是瞬间，谁也没办法。瞬间靠什么减少死亡？靠不要居住在地震带上，靠建筑物的高质量，房屋不要倒塌，甚至是靠自救。接下来3个死亡高峰是"铂金1小时""黄金72小时"，还有一个是在运输途中。

航空救援是利用空中的运输和救援工具，常常与陆地和水上救援联合的一种救援。我国目前航空救援力量主要有国家级的力量、军队的力量和民间的力量。

虽然我们有航空救援力量，但很薄弱。近几年4次大的救援，在黄金72小时，航空救援力量总共才用了3000架次，而且装备落后，直升机到了还看到用门板抬伤员。救治率低、死伤比高。4次大地震40余万伤员，航空救治率是17.74%，平均死亡比是1.55%。飞机少，中国民用直升机仅385架，仅为美国的1/25，德国的1/2。每万平方千米直升机只有0.4架，每百万人口的直升机只有0.3架。而且飞行员少。每百万人口直升机飞行员只有0.95个，是美国的1/49，瑞士的1/128。再就是起降点少，每万平方千米只有0.3个。

国外战场的航空救援："二战"时战伤平均转运时间是6~12小时，"越南战争"时是65分钟；"二战"时的战伤死亡率是5.8%，"越南战争"时小于1%。"越南战争"时实现了黄金时间的优良救治目标，国外民航的响应速度是15分钟。

水上救援主要是运用水上运输救援工具，常与航空救援联合，在海上、水上、湖泊上针对各种事件进行的救援。水上救援的黄金时间：如果落水，冬天气候不太好时，很少能活过1小时；如果是夏季气候恶劣时，应该是3小时；夏季气候比较好时，一般可以到12小时；在海上，如果是沉船，船里有气旋情况下，一般很少能超过72小时。

我国每架飞机救助的水域是24.23万平方千米。但每艘船仅为1.93万平方千米。我国救援舰船，不仅陈旧，而且量少。从救援点到事故现场一般要60~180海里（1 海里 = 1.852 千米）。我国医学救援船舰是什么状况呢？1982 年造了"南康号"，有 100 张床位；1996 年的"世昌号"，有 200 张床位；2008 年的"和平方舟号"，有 300 张床位。但美国的"仁慈号"有 1000 张床位，里边有血库，有传染病房，还有各种检验设备，而且配有直升机，因为救上来后一定要后送。

第二，军民融合。军民融合是国家战略，要加快建立军民融合创新体系。军民融合要从技术上、产业上和制度上实现军民一体化资源配置，即一个格局、两条道路和三个层次。一个格局是深度融合的格局，比如多领域、全要素和高效益；两条道路是军转民和民参军，就是军中优质的高科技产业要参与民间的建设，民间高科技产业要聚合起来与军队共同完成高科技军事任务；三个层次是体制融合、产业融合和技术融合。美国国防部依托私营企业完成的科研项目 70% 都是向社会招标买入的，90% 的武器装备也是向社会买入的。

第三，创新发展的探索、应用与实践。主要汇报一下我们的工作。

首先，是创新机制。中国国际救援队是军民融合的典型案例，即由国家地震局、武警总医院和解放军工兵团构建，是唯一一支集搜索、营救、医疗三位一体的救援队。这支队伍训练有素、业务精良。2004 年 12 月 26 日印度尼西亚发生海啸，作为中国国际救援队队长和首席医疗官，我带领这支队伍到印尼展开了中华人民共和国成立以来最大规模的对外救援行动。在短短 13 天里救治了 1 万多名受灾群众，当地群众不少人学会了用汉语说："中国，北京，我爱你！"

其次，是创新理念。过去救援都是单兵进去，提一个药箱。很多伤员伤势很重，光靠包扎、止血、搬运、固定四大技术完成不了，陆路堵塞，伤员又转不出来。国外一般是现场紧急处理后迅速护送。传统的单兵行动行不通，国外的处理后赶快转出来我们又做不到。怎么办？需要现场手术，现场把病情和伤情控制平稳，这就要创新理念。包括现场投送、快速转运、立体救援，整合陆海空力量，快速搭建可以救援、可以手术、可以展开的医院，这是一种新理念。我们要自主研发很多现场装备。国外特别好的现场救援装备不给我们，有些技术不转让。他们很多装备的使用范围是 -60~60℃，而我们国产装备只有 0~40℃。因此，我们自主研发了很多装备。

再者，是创新技术。救援的关键是救人，救人的关键是争分夺秒，要做到五个迅速：迅速投送、迅速展开、迅速营救、迅速救治和迅速后送。立体化投送，要迅速把"救援医院"投送到现场。过去学的战伤救治四大技术——止血、包扎、固定、搬运——已远远不适应现代化立体救援的需求。我们创新的现代化救援技术是以信息化为主导的检伤分类技术、心肺复苏技术、现场手术技术、一体化救治技术和立体后送技术。

立体化救治技术，就是搜索、营救、医疗、卫生防疫和心理一体化。检伤分类技术，过去凭伤票，例如黄的、黑的等。虽然伤票把轻重度分清了，但存在信息不全、伤情不明、重复检查、效率低下、延误救治等问题。因此，我们研发了单兵手持式检伤分类智能终端和腕带式电子伤票。伤检完后用电子伤票把伤情一标,所有的地方都知道,用终端一扫,已经编好信息,每一个环节上都了解了伤员的伤情,不需要重复问诊。

在现场心肺复苏技术方面,现场和在医院抢救常不一样,有时会受到现场限制,在狭窄的通道做心肺复苏很难做,我们创新,根据特殊情况研制成功心肺复苏装置。很多颅内出血、肺出血和胸腔出血的病人,要在现场手术。首先要搭建一个手术平台,不能在普通的帐篷里做。我们研究了一系列装备,包括大型手术车,可以同时展开四台高等级手术,不用可以折叠起来存放,非常简便。

关于监护条件下的立体后送技术,信息化主导的海陆空立体一体化救援网络,把刚才说的五大技术通过信息化连接起来。从单兵一直到后方指挥所都知道伤员的病情,还可以实施远程会诊。从"单兵—现场医院—后方指挥中心"实施互动,远程会诊。我们建立了两个基地,一个在贵州,一个在新疆。以后国内发生重大灾害,各分中心可以和我们的指挥中心联系,对西北、西南方向实施救援。

最后,是创新装备。我们有国家科技部支持的一个重大项目,研制了立体式直升机应急医学救援装备平台。这个平台是一机多用、一专多能,依托我国现有的航空力量。比如特制担架,把重症监护科的所有装备,如呼吸机、监护机、吸痰机、供氧机等整合在一起,整合在一个担架上。可以推上直升机,卡在飞机上。我们还研究成功车载式方舱,是一个拓展体,可以折叠,一个折叠片比9个车层大。到了现场,把上面拓展先顶起来,底面侧面可以放下来作为休息床。工作人员可在里面倒班。

关于水上救援船。咱们国家"和平方舟号"只有一艘,放在什么地方用?是停在东海还是停在南海?救援半径是多少?需要多少这样的船?很多这样的船平时谁来用?谁来保养?这都是问题。我们就用运输船,平时就当运输船用,跟医疗无关。船设计时已把手术室、监护室都设计好。一旦需要把相应医疗装备从沿海城市医院里抬上船就可以使用了。可以迅速组装成一个医院船,就成了400张床位的船载医疗平台。

关于模拟训练系统。我们的训练系统下面设有弹簧,可以模拟在直升机内抢救病人。医护人员在里面训练,很安全,减少了飞机的架次,也很节省,但完全和真实的一样,包括病人在直升机内要做一些医疗上的紧急处理,比如气管切开等都能模拟进行训练。

2004年印尼发生海啸后,中国国际救援队是第一个到达的救援队。到后想占一个有利的位置,飞机在亚齐降落,我们救援队下来,看到的是大面积的伤员,外运不了。我们就把刚才讲的那一片帐篷布在了机场周围。其他国家救援队来了没有地方放,只有放到我们后面,放到后面就很难找见他们。我们在所有的帐篷把国旗挂起来。机场看到的全是中国人。不管是美国的还是其他国家的总统到机场后,要想看自己的救援队必须先经过中国救援队。有时他们看看中国救援队就走了。国际救援组织主动找我们，说能不能联合，腾一个地方，加入他们的国际救援大家庭。我说这是一个好事，但我们也有条件，美国的航母就停在海边，航母上全部停的是"黑鹰号"直升机。天一亮"黑鹰号"直升机就起飞搜索伤员，大面积搜索伤员。我说那个飞机也得让我们用。最后他们说那就联合用吧。人家的飞机上坐的全是我们的人，他们上我们也上，双方的救援队都用上了飞机。这是第一次国际大范围的联合。

近20年来，我们这个团队在救援组织建设、救援理念研究、救援行动实施，以及海陆空救援装备研发等方面不断进行探索，并用于实践，为构建中国立体救援体系提供了理论支撑和技术支持。"军民融合、现场投送、快速转运、立体救援"的救援理念初步形成；医学救援现场以信息化为主导的五项技术日益成熟；海陆空投送、搜救、医疗和转运平台已初见成效，形成了一批具有自主知识产权、军队和地方均可应用的技术标准，形成了一条产业链。总体来讲为整合救援医学的发展贡献了我们的力量。

整合医学时代的急诊事业

◎于学忠

什么叫整合医学？我的理解是，分科越来越细，分出了很多问题，现在要把它整合在一起，并要考虑社会、环境、心理的因素，解决这些问题，这就叫整合医学。整合医学至少包括两方面：一个是整，一个是合。"整"是从整体的角度，对现有知识和经验加以整理，是一种方法或一个过程；"合"是适合或符合医学的需要，是要求，是标准，是结果。

为什么要提"整合"这个观点，因为医学实践中出了很多问题。西医引进中国已有100多年，一步步走到今天，功劳不少，但问题不断。最大的问题是分科越来越细，医生甚至从专科医生变成了专病医生。不仅如此，医学知识的碎片化，给临床诊疗带来很多误区。

一个人来看病，医生从来不说是看病人或者看病，而是把病人当成一个器官来看。美国人说 to see patient，指"看病人"；而我们现在很多医生视症状为疾病，不把病人作为一个整体，不从社会、心理整体的角度观察病人。病人的症状很多，很多医生分不清楚主次，无法做出正确的诊断和治疗。举个最简单的例子，急性中毒的病人，如果按症状分析，可能循环、呼吸、神经、消化都有表现，但其实主要问题是中毒，抓住主要问题病人就能存活，抓不住就得死亡。过去有一个笑话，有一个人中了箭，外科大夫只把身体外头那部分截下来，留在身体内的箭头由内科来办。

我们做检验也是这样。过去看病，医生视触叩听都要做，现在离开化验单几乎就过不下去，"宁可错查三千，绝不放过一个"。开药也是如此，很多医生只知道背个处方开个处方。我曾参观过一个信息系统，针对某个疾病，它可以编程，形成几个医嘱套餐。病人来了要开药,它就把几个套餐弄出来。假如是胰腺炎,一点击套餐就出来了。这导致医生越来越懒,以后也不会看病了。

有些医生只知道看病灶,不关心病人的心理。比如一个乳腺癌病人,他只知道做全切加放化疗。手术切除就像大卸八块。病倒是治好了,病人心理受到严重损伤,外形改变、心理改变,经过几番挣扎最后自杀了。不关注病人的心理就治不好躯体的疾病。

世界卫生组织指出,"健康不仅是没有疾病,而是个体在身体、精神、社会上完全安好的一种状态"。我们的观念改变了,但医学模式没有根本转变,甚至根本就没有转变!这就是樊代明院士提出整合医学的缘故。

另外还有预防和治疗分离。樊院士指出,现在病人越治越多,我国现在一年的门诊量比10年前的一年多了33亿人次。对预防保健工作不重视,会导致严重问题,现在必须着手讨论这些问题,应该是"治未病"。

现在学科之间相距越来越远,临床医学先分为内科、外科等,后者又分成三级学科,三级学科再分学组。一个眼科能分出十几个专科,有专看眼皮的,有专看白内障。老百姓要看糖尿病,挂一个内分泌的号,结果这个内分泌专家说他只会看甲状腺。急诊科的医生都很累,其他科的医生能不能在过节时替急诊科医生值个班?最后发现越大的教授越值不了急诊班,因为消化科的大夫不会看心电图,外科大夫不会调血糖,产科大夫剖出孩子就走人,各种多方面的问题交织存在,越演越烈。

整合医学是新健康机制的需要,内涵分为两个层面:一是从微观角度作为个体的自我健康建设,二是从宏观角度为社会为民众实现新的健康标准。需要整合的东西很多。现在临床面临的多数疾病都没有明确或唯一的病因,要想诊断清楚,需要多科合作。

近几十年,我国的人均预期寿命已由三四十岁增加到七十多岁。现在带病生存的人数逐渐增多。如何面对现发疾病,也需要整合。随着社会进步及技术的发展,新的诊疗仪器不断涌现。这些仪器怎么实现学科共用,把它用到更应该用的病人身上,这也需要进行整合。

如何展开整合呢?一是加强整合医学理论的研究,二是加强实践的推进。理论研究要把各专业只要对病人有用的,包括环境、心理等因素,以及先进的知识和经验收集起来,根据疾病转归的需要,有所取舍,整合起来形成新的医学知识体系。

关于全科医学和急诊医学的区别,形象地说整合医学是相乘的关系,全科医学是相加的关系,两者是有明显区别的。整合医学要把所有传统医学模式的精髓整合在一起，整合成一个全新的医学模式。

理论问题解决好了，实践就可以顺利推进。2016年中国整合医学大会有4000多人参会，2017年就达到了14 000多人，通过举办整合医学的学术会议，成立整合医学的学术组织，不断推动整合医学的发展。

急诊医学与整合医学的关系最为密切，因为我们在任何时间、任何地点，以任何手段，对任何疾病都要治，其他专业医生都做不到。整合医学现在的发展有天时、地利、人和，我们急诊医学转变成整合医学正具备天时、地利、人和。急诊医学科在未来可能跟整合医学是最容易串成线的学科。通过整合理念我们把现有的医学知识和经验整合到一起，更好地发展急诊医学。借整合医学的东风，我们急诊医学科，在医学领域有可能成为成果最多、质量最高、服务最优、声誉最好的一个学科。

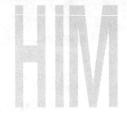

急性胸痛中心建设中的整合医学思维

◎ 陈玉国

在急诊科，急性胸痛是一个常见的症状群，涉及50多个疾病。这些疾病的严重性悬殊极大，不是所有胸痛都致命，也不是所有胸痛都典型。典型的比如冠心病发作、大面积心肌梗死、主动脉、肺动脉栓塞等，是致命的。还有迟发性气胸，以及消化系疾病、呼吸系疾病、肋间神经疾病等。

我国在急性胸痛救治中存在突出问题：一个是高危胸痛的救治延迟，另一个是再灌注比例很低。不仅急诊科关注再灌注，内外科、老年病学科、重症医学科也关心这一问题。但急性胸痛的救治第一站是在急诊科。因此，急诊科应该知道，谁在主动担当急性心肌梗死的再灌注治疗。关于再灌注延迟，在低危病人中存在"过度"或"不足"并存的现象，主要表现为重治疗、轻检查，即病人在没确诊前，住院、打针吃药比较普遍。对于中危病人，说重症不太像，说轻危又排除不了，这类病人应该在急诊站观察，进行动态评估，任务肯定要放在急诊科。现在专科提出来要建胸痛中心，专科只关注高危病人，但那只是胸痛的一小部分。中危病人主要在急诊科，只有坚持急诊科的建设，才可能解决大部分病人的问题。

胸痛中心的建设在不断发生变化，我国地域辽阔，不同地区、不同医院的模式不完全一样。近年来，胸痛中心的职责范围发生变化——高危病人快速救治、低危病人动态评估、中危病人留观评估，低危病人可快速分流和离院，这才是胸痛中心建设的目的。我国胸痛中心的建设，对低危病人的分流认识不足，暂时诊断不明确的中危病人应该留观，这些病人都应放在急诊科观察。所以70%～80%的病人都在急诊中心诊治，因此，胸痛中心该在什么地方建设不言而喻。

目前，我国各医院的急诊科、心脏内科都要积极探索胸痛的诊疗路径和规范，加快高危病人的救治和低危病人的分流，同时要形成区域网络。目前我国胸痛中心对胸痛病人的救治水平有很大差别，包括不同地区、不同医院，甚至同一医院的不同医生之间，病人很难获得同质化服务。如何缩小这种差别应该成为工作重点。

关于胸痛的理念有不同看法，我有几个观点。一是加快胸痛中心建设。二是加强以急诊科为核心的胸痛中心建设，而不是以专科为主的胸痛中心建设。心肺科力量比较强，很多医院把胸痛中心建在他们那里，急诊科发展得不够好，这有很多因素。急诊科是急诊急救的主战场，是开展急性胸痛救治的最佳场所，因为90%的急性胸痛病人都在急诊科就诊，急性胸痛占了急诊科接诊量的5%以上，有时会达到15%~20%。要完善胸痛中心的职责，就是刚才说的高危病人快速救治、低危病人快速分流、中危病人留观评估。此外，在急性胸痛生物标志物的联合检测上，大家要务实。关于高敏肌钙蛋白监测，可实施即时检验（POCT）。我国的急诊科，有多少能开展POCT？POCT开展受到检验科的挑战。三是要推动急救战线前移，即提出"大急诊急救"体系的理念，也就是急诊科要做好院前急救，院前急救本来就是急诊科的一部分，我们应该主动与院前急救牵手，而是不割裂开来，要加快院前协作步伐。有些专科与院前急救协作，这既不符合学科发展，也不符合救援流程。另外，院内急诊、ICU，还有院内多学科共同合作构成的医疗救助体系，这些都是整合医学的范畴。这几年，国家提倡区域协同救治体系，包括区域协同救治网络建设。我们要尽快和院前相联合，加强我们与院前的合作来建设区域协同救治体系，比如资源共享、双向转诊，还有远程医疗服务等。

我们急诊科为什么是最典型的整合医学？因为急诊病人病因各种各样，涉及众多系统、众多学科，不整合怎么行？中国整合医学能力最强的医生一定出在急诊科。各学科协作的必要性体现在整合医学，大家为什么要整合起来？因为病人是一个整体，不仅有躯体疾病，还有心理障碍；不仅心脏有问题，还可能涉及肺脑肾等多个脏器。我们要坚持以急诊科为枢纽进行急性胸痛病人的救治。

我们需要树立全程管理的理念。我们管理病人，不仅在急诊科要管，病人到了急诊病房，住进ICU，包括在电梯车上，甚至出院以后，都要管，应该有一个全程管理。延伸一下，包括社区教育、早期院前处理、院前和院内的有效衔接、急诊评估、住院治疗、定期随访和康复治疗。所以，急诊科不只是抓一点，职能和职责都要延伸，最好成立一个学组。有更大的业务范围才能有更大的影响，才可以推动急诊更好地发展。

急诊科做医学研究主要是以病例收集为主的临床医学研究，通过临床病例的收集来总结救治的经验和教训。急诊科只处理单纯的急诊，不能处理重病人，不能开展医学研究，急诊科的价值就会大打折扣。我们急诊科不仅是完成日常任务，还必须开展以多方面抢救为目标的临床医学研究。

整合医学在院校结构层面的组织与推动

◎吕传柱

"整合医学"是时代发展的产物,是医学发展的必然趋势,也是时代的需求。当今医学进入整合医学阶段,就是为了解决现实存在的问题——专科过度细划及其所造成的医学知识的零碎化。专科过度细划具有自身的局限性,也间接加剧了医患矛盾。医学的发展,大致经历了三个时代:第一个时代,传统医学时代或者经验医学时代;第二个时代,随着科技发展进入了科学医学时代或者生物医学时代;在科技进步的同时,理念及新时代的形势都发生了变化,我们也迎来了医学的第三个时代——整合医学时代。医学形成了从千年前的整合到细分再到整合的完整走势。医学发展的这种走势,总是遵循一种规律,就是"一分为二"到"合二为一","分久必合"到"合久必分",螺旋上升、波浪前行。随着医学波浪式的发展,整合医学时代的来临势不可挡。

面对专科越分越细、专业化越来越强的情况,整合医学应运而生,推动整合医学的发展便成了我们的首要任务。我们面临的可能是医学教育的改革,一种新教育理念的建立。这种变革既包括院校医学教育(包括专科、本科及研究生教育)也包括继续教育培养阶段。推动整合医学,重点在于培养整合医学人才,而这需要从"娃娃抓起","娃娃"阶段就是学生接触医学教育的第一天,也就是院校医学教育。我们的"抓手"便是从院校层面来推动整合医学,迎合时代的发展与需求。

一、整合医学的含义

我们所提倡的整合医学并非完全否认分科细化的医学模式,而是一种细化和整合的有机整合。分科和整合是一种对立统一的辩证关系,不能顾此失彼,更不能全盘肯定和全盘否定。

过度的分科细化、专业化导致医生整体观念越来越差，把病人看成了一个个器官、疾病看成了各种症状、临床诊断看成了辅助检验。医生只重视躯体疾病不重视心理因素、只重视现有疾病不重视预防保健，也间接导致医疗护理配合不佳、西医中医互相抵触、城乡医疗水平拉大，甚至加剧医患关系恶化。

整合医学就是将医学各领域最先进的知识理论和临床各专科最有效的实践经验分别加以有机整合，并根据社会、环境、心理的现实进行修正、调整，使之成为更加符合、更加适合人体健康和疾病治疗的新的医学体系。"整"，即整理的整，是方法，是手段，是过程；"合"，即适合的合，是要求，是标准，是结果。

二、目前医学教育存在的问题

目前医学教育的问题出在了教育评价上，我们现在的教育体制依旧是应试教育的延续。当今的医学生经过"惨烈"的高考后，面临着本科的三段式教育，也就是医学基础课、临床专业课、临床实习三个阶段以学科为中心的教育模式。毕业后需要参加执业医师资格考试，再考研、考博、考职称，评价医生水平的是一个又一个硬性的考试。医生是苦行僧，无法躲过一次次的考试，应试教育也延伸、放大成为我国培养主流医生的一个主渠道。这样难以培养出符合临床服务所需的人才，甚至导致医学生"高分低能"。我国的临床医学专业认证起步较晚，2008年公布了《本科医学教育标准——临床医学专业（试行）》和《中国临床医学专业认证指南》，评价认证标准也尚未完善，并未跟上时代的发展。而发达国家相对比较完善，比如美国负责八年制医学评价认证的组织是国家认可的教育联合会，他们将2013年6月公布的"医学院校的功能与结构"作为评价标准；且该教育联合会每年都会对评价标准进行审核与修改，部分意见甚至会举行公众听证会来征求意见，修订后会对社会公布。

在教育模式上，学科缺乏横向联系，教与学脱节，学生学习目的不明确、思维单一。"高分"与"低能"是否有必然联系？"高知"如何转变成"高能"？其实，在临床现实中高的分数成绩与医生的能力水平并无线性相关。懒教、怠教、庸教，教学内容陈旧、一成不变，这些现象使得学生只关注考试所涉及的重点，只关心考试所考。这正是我们的评价系统出了问题。由于不适合的评价体系的误导，没有使学生考出实践、考出技能、考出水准，最重要的是考出岗位胜任力。刚刚毕业的"985""211"院校的博士能独立处理多少疑难杂症？答案可能是非常少。这个问题不仅在急诊科表现突出，刚毕业的博士不会手术也是司空见惯。现阶段的医学教育都在灌输知识，即"填鸭式"的教育，学生善于考试却不善于实践。如何将理论和实践有机整合起来，培养出具有岗位胜任能力的医学人才，这值得我们深思。

三、推动整合医学教育

1. 路径与切入点

（1）解决问题的路径　整合医学教育模式的道路是解决问题的路径。整合医学是一种高级医学，是一种大医学概念，不仅是一种崭新的实践模式，更是一种新颖的教育模式。整合医学的观念就如"零件—机器"与"器官—人体"的辩证关系。无论医院所在地经济是否发达，医院等级级别，很多年轻医生几乎都把眼睛盯在化验指标上，机械化地调整指标。然而医生面对的是一个人，一个指标的背后代表人体复杂的病理生理过程。医生不应该是机械的修理工，机器更换零件后照常运转，而人体则不尽然。将人看成一个整体，将这个理念贯穿整个医学活动的始终，这是培养整合医学人才关键的一点。

目前的医学教育从一开始就将解剖学、生理学、组胚学、妇科学、儿科学、内外科学等割裂起来学习。考试就如同填字游戏一样，填入相应模块的答案。导致学生的思维陷入医学是由独立课程组成的错误逻辑中。所以我们需要将整合思维"物化"到各个阶段的医学教育中。使医学生从入学开始就接受整合医学教育，培养整合思维。走整合医学教育模式的路径就要求我们先推动院校层面的整合医学教育。我们要对整合医学"真懂、真信、真干"，做整合医学坚定的拥护者。

（2）解决问题的切入点　推动整合医学最佳的切入点就是急诊医学。急诊所面对的病人范围广、病种复杂，急诊医学自身的特点决定急诊医学对整合医学有极大的需求。急诊的危重症病人，病情涉及多个器官，需转入不同的专科治疗。不仅如此，这些病人最初也是关键的治疗都是在急诊科完成的。从整合医学思维角度，首先急诊医学更关注疾病的急危重程度，而不是内外妇儿等专业的区分，急诊科工作的一大重点是对危重症病人进行生命与器官支持，为专科处理赢得时间。其次不应割裂急诊与重症医学，没有急危重症思维的急诊医生就是一个有症对症的"万金油大夫"，而缺少了急诊意识的急诊科医生也就是一个"慢郎中"。所以急诊和危重症是孪生兄弟，需要整合，相得益彰。我们应该把急诊危重症作为整合医学切入急诊的又一切入点。

急诊医学具有发扬整合医学的天然优势：首先急性疾病的预后往往取决于最初数小时的诊治（如黄金1小时），这是急诊室的优势；其次急诊科中的危重症病人的诊治，更体现整合医学的光辉；再次急诊危重症医学的救治涉及整合最先进的理论和最先进的诊疗技术；最后，目前公认的急诊建设模式"院前急救—院内—EICU"三环无缝链接的模式就是发扬整合医学的天然平台。

"早临床、多临床、反复临床"是整合医学在临床教学中的具体实践，切入急诊中便成了"早急诊、多急诊、反复急诊"，这是培养整合医学思维最适合的平台。急诊医学毕业生应该是具备急诊思维、整合思维、临床能力、岗位胜任力于一身的综合人才，是未来医疗力量的"干细胞"。

2. 具体实施

（1）组织机构　建立健全教学组织机构及相关的制度，是开展整合医学教育的前提，也是做好整合医学教育顶层设计的核心任务。成立整合医学教育委员会及各个整合课程教学队伍，明确教学目标、教学原则、教学步骤；成立课程审核小组、评价小组，各委员会的决策权和各个课程的执行力是执行落实整合医学教育的关键。

（2）课程设计　课程整合的概念最早是由美国西储大学1952年首先提出的，即"以器官系统为主的学习模式（OBL）"，突破了传统医学教育临床和教学完全分离的模式。随后加拿大的麦克斯特大学和英国格拉斯哥大学不约而同提出了"以问题为中心（PBL）"的教学模式。整合课程定义为将原本各自体系的课程中相关的内容通过全新的分解组合进行整理合并，使相关联的课程形成内容冗余度小、结构性好、整体协调的新型课程，以发挥它的综合优势。

目前课程整合的形式多种多样，主要分为两种模式：一种是"以器官或疾病为系统"的课程模式，另一种是"以问题为中心"的课程模式。前者打破了学科间的界限，着重于各学科之间的融合，如英国伦敦大学玛丽女王学院的医学与外科学学士学位（MBBS）课程体系。后者以问题为导向，打破了课堂讲授的传统模式，如美国哈佛大学医学院从1985年实施的"新路径"课程计划中所提倡的PBL案例教学模式和师生互动讨论模式。这两种模式也是相互渗透和融合的。

而我国的整合课程改革起步相对西方较晚，始于21世纪初。虽然医学院校已经或正在实施课程整合的改革计划，但仍存在很多不足，比如"以器官或疾病为系统"的模式和"以问题为中心"的模式相分离，课程整合涉及的学科颇为局限，学科间存在明显界限，课程整合的实践还仅仅局限于个别专业当中，课程整合的评价体系更是未能建立。建立符合整合医学时代特点的教育课程设计迫在眉睫。

（3）教学方法　"以问题为中心"的教学方法为整合医学学习提供了坚实的基础。通过"以问题为中心"的教学方法，能够充分调动学生主动摄取知识的积极性，并使学生善于运用所学去综合分析问题，这个过程便是一个整合学习的过程。在老师的指导下，学生通过学习分析问题或者病例，整合结果再得出结论。在这个过程之中学生对知识的质疑、批判精神也可以得到锻炼。

（4）教学评价　审核评价是一个课程计划重要的组成部分，是学习过程中不能缺失的部分，也是检验所学成果和所学课程合适与否的重要手段。所以，推动整合医学教育也必须同时推动整合医学教育之评价。我国目前应用的《本科医学教育标准——临床医学专业（试行）》于2008年公布，含"本科临床医学专业毕业生应达到的基本要求"与"本科临床医学专业教育办学标准"两个部分，一共13个子项目，还未进行更新。应通过评价标准的更新修订，使评价标准成为现实需求的"指路者"，反映医学发展的需求及对医学人才的要求变化，为院校自身定位、发展目标、课程设计等建设提供有效的指导。

（5）教学尝试　　海南医学院在本科教育和研究生教育中都尝试做了整合医学教育，对研究生教育实现一体化整合。探索如何以急诊作为切入点，以危重病作为平台，培养具备岗位胜任力的医学人才。打破了一些专业硕士与科学硕士的界限，以培养具有科研能力的临床医生为目标，兼顾培养专业硕士的科研能力以及科学硕士的临床能力。这种培养模式也初见成效，培养出具有一定成就的优秀学生。

· 海南医学院临床医学专业本科（急诊班）教育计划：整合建立以急诊为中心的医学课程系统，临床实践不按照内外妇儿等专业方向割裂的原则分配实习。

· 海南医学院临床医学专业本科（卓越创新班）教育计划：建立适应现代"生物－心理－社会"医学模式，培养适应"预防－医疗－健康促进"医学新目标、适应社会发展需要的，具有良好职业道德、创新精神、实践能力、团队精神和终身学习能力的医学生。并尝试建立以"器官或疾病为系统"的课程模式。

· 海南医学院临床医学专业本科（全英班）教育计划：全英班入班自愿报名，仅接受英语水平测试及面试，不参考高考文化课成绩。学生构成整合（中外学生合班上课），中外文化整合（中外学生混住），教材整合（采用国外最新教材），教学模式整合（中外学生混合分组，合作＋竞争），实践整合（中国301医院实习＋美国犹他大学医学院实习）。

· 海南医学院急诊医学研究生内外妇儿一体化教育计划：注重树立正确的"大急救"观念和价值观，即"内外妇儿不分家，院前院内ICU一体化"；注重同时教育和基本功的培养，特别是急危重症的诊疗思维和基本功；注重科研作风与素养的培养，拒绝区分"专硕"和"科硕"；注重"一部十科"理念的培养，做到"一部十科，样样精通"；注重外语和英文文献阅读的基本功培养。目标是建立集"科、教、研"一体的急危重症医学部，培养具有国际视野、精通外语、符合大学医院功能的临床医生。

· "临床医学＋公共卫生"新模式的研究生教育计划：培养整合临床能力、预防能力及管理才能复合型人才的新尝试。

在实际探索中，我们深深体会到整合医学应贯穿急诊医学教育的全过程；急诊医学是整合医学最佳的切入点，努力培养医学生急诊和整合思维是岗位胜任力培养的重要基础之一。

用整合医学方法重塑军医的战伤救治能力

◎赵晓东

战术战伤包括三个方面：一是火线救治，二是战术战伤救治，三是战术战伤照护。发生战伤，通常在没有到达救护所时，就有90%的伤员已经死亡。火线救治，就是如何提高这部分伤员的存活率。

战伤和整合医学有多大关系？首先，战术战伤救治是体系建设，是非常需要整合的一个体系。这个救治体系，从组织层面到后期保障，都需要整合，是救治体系的整合、救治过程的整合。但最近几年，随着我国军事力量的发展和西方很多理念及技术的引入，加速了我们对创伤救治的分科化，骨科分了几十个专业，做关节的只会做关节，做移植的只会做移植，做脊柱的只会做脊柱……这对战伤救治的影响不得而知，但伤员一抬来，要几十个医生治，怎么得了？

如果战争真正发生了，我们更需要的是这样的医生——从头到脚都能做，包括采取损伤后的控制性复苏、损伤控制手术，包括肝脏、脾脏破裂的现场止血、四肢固定等。这需要把多学科的创伤技术整合到一起。战伤救治，实际上更需要整合医学。由谁来整合？我想是急诊科，急诊的创伤团队是完全可以的，或者建立一个创伤团队去整合。

降低战伤的死亡率需要救治链的完善，形成一个救治体系，这需要我们多学科去整合，从指挥系统到后期系统整合到一起。另一个是完善的装备，装备完善可以降低死亡率。无论是胸部的防护还是头盔的防护。现代的装备、枪炮等发展很快，打得越来越准、威力越来越大、穿透力越来越强。我们要用防护设备来抵御。所以设备也需要整合。

关于战伤的评估和救治。我们常说"CABCDE"，"C"是第一个内容，即critical bleeding，危及生命的大出血，对灾难性创伤的处理不能错。火线救治是一个支持项，后方需要的战伤救治不一样。第二是气道管理。我们的战伤医生，除了急救医生外，专科医生如果上了战场，骨科医生上了战场，能做气管切开吗？当然应该学会。此外，不能说只会做腹腔手术，其他做不了，也不是做完手术什么都不管了，需要学会对创伤伤员的综合管理。这就需要整合医学，整合到一起，战伤才能救治。

总之，整合医学很适合战伤救治。战伤救治很多知识都源于整合医学。"一战""二战""越南战争"时的军医对所有伤口都能救治。但随着医学的分科细化发展，我们的医生已做不到这一点。怎么办？通过整合医学的理念和实践重塑军医的救治能力，提高军医的救治水平。

急诊抗感染治疗的整合医学思维

◎ 曹 钰

什么是急诊抗感染的困惑？先讲几个真实的病例。

2016年春天，我们接诊一名27岁的男性病人，病史非常简单，从咳嗽发展到发热，体温不是很高（38℃），咽部疼痛。在院外已用了非常强的抗生素，包括头孢三代的舒普深，还口服过拜复乐，但这么强的抗生素都没有控制住。病人的白细胞并不高，部分肝酶有升高，CT发现双肺有散在感染。后来证实是H1N1感染。用达菲同时用无创呼吸机支持呼吸功能及雾化等，病人半月后出院。因此，在急诊，看似很简单、很年轻的病人，病情可能很复杂，可能不止是由一种病原菌引起的机体变化。

还有一名44岁中年男性病人，10天前受凉后出现感冒发热。在院外发现肺部感染，同时用了头孢三代抗生素及莫西沙星，还有激素。病人因"呼吸急促"来我院就诊，需要高浓度吸氧，同时还要无创呼吸机才能维持生命。白细胞计数是30×10^9/L，降钙素原未升高，真菌实验阴性。这个病人最后确诊为梅毒。

第3个病人病史仅10天，肺上发现很多小结节，还有可疑厚壁空洞和支气管扩张，当时不能排除结核，但使用抗结核药物效果不好。迫不得已给病人做了气管镜检查并活检，发现是烟曲霉菌感染，经针对性治疗后，病情好转出院。

第4例病人的病史为20天。在院外检查结核是阴性，但双肺下叶都有改变，肝肺同时受损。追问病史，之前抗感染效果不明显。1年前有在新疆居住史，这个病人是一个黑热病，给予锑剂治疗后好转出院。

我们急诊科有20%是老年病人，老年病人病情可能更复杂，轻重混杂而且不典型。急诊病人多，救治时间短，又要拿出好方案，给医生带来很大压力，对我们是一个挑战。有人说急诊科医生不该用的用了，该用的没用；用了的，要么量不对，要么方式不对，总之是在滥用。所以急诊科在选择抗菌治疗方案时有很多困惑。怎么办呢？我想我们一定要把病人作为一个整体来看，一定要把整个诊疗方案、把所有的信息整合到一起来看。

2009年，谷歌的工程师统计了所有在网上因咳嗽、咳痰、发热等相关症状进行搜索的资料画出一个曲线图，和2周后疾控中心报告的曲线图基本重合。也就是说，现在可以通过大数据发现现象，寻找相关性，不一定要做因果评价，但可以发现一些事实。把一个人作为一个整体来看，还是作为一些数据或一部机器或一些零件来看，其结果肯定是不一样的。我们今天提到人文，还有心理、社会、环境，这些因素是我们急诊医生需要考虑和关注的。

所以急诊抗感染一定要用整合思维，用整合思维把很多先进的知识和先进的理念加以整合，直到将病人的所有相关信息全部整合之后开始诊疗。整合应是从不同侧面去看，跟全科医学有一样，也有不一样，它是从不同侧面去看整个医疗问题。

我个人觉得整合医学思维有三条主线、三个时段和三个层次。首先，我们必须有三维视角对急诊病人做基本评估。急诊科一定是对人，对病人进行整体评估。我们要在第一时间判断病人是否有心脏骤停等。其次，要判断病人的器官功能是否有不可逆损伤需要紧急处理。再次，要考虑病人目前是哪个器官出了问题。这是第一条主线，可分为三个层次，即从全身到器官，再到细胞、分子或基因。第二主线是病因，可分为内因和外因、主因或次因等。第三条主线是措施，要看该措施是利大于弊还是弊大于利。

为什么说还有三个时段？病人在急诊科，要第一时间快速进行早期评估，同时要有一个全面评估及对预后的评估。在这三个不同时间点，一方面要评估，另一方面要给予相关处理。如果心功能不稳定、心搏骤停，应做心肺复苏；如果器官功能不稳定，应该做器官功能支持。前面这些做完后，要做进一步的病因分析。也可以说三个层次，这是急诊思维最基本的三条信息。

正因为这样，我们在抗感染时，要根据病人、病原菌和治疗方案进行评估和思考。急诊思维仅限于此还不够。我们还应以胜任力为导向，建立一个多维度的急诊临床思维，其中要考验我们的应变能力、沟通能力、信息管理能力和分析推理能力、团队写作能力及急诊拓展能力。我们不仅要有一维二维三维思考，还要有四维五维六维，最后达到十维的思考。毫无疑问，这需要整合医学的思维。

急性抗感染需要整合治疗思维，最基本的是对病情的识别，对病人的全面评估，并以基因学为指导，选出优选药物，同时进行动态评估和调整。我们经常提到，为什么呼吸系统病人会说大便不好？因为"肺与大肠相表里"。有些肺功能不全的病人为什么会出现大汗？这些问题西医不能明确解释，但中医会给我们一些提示。

有时急诊处理的不仅是救助问题，还有传染问题、预防问题。这时的治疗决策，就不只是一个病人，而是一群病人。这一群病人的早识别、早隔离、早预防，都会在急诊室涉及,所以,我们的思维不仅要考虑"治已病",还要考虑"治未病"。

此外,我们必须对法律和社会学要有整体了解。临床医生在大学一年级时都要学一些,那是知识点的学习,这是临床思维的基础。然后开始建立临床基本思维。我们需要有哲学的观念,同时还需要人文。在哲学和逻辑、艺术和人文、社会和环境等诸方面都要具有整合能力。

我曾听说过一个病例。病人高烧,高烧后出现胸前区疼痛,心电图有心肌梗死表现。但了解病史后发现,病人是由外伤引起的冠状动脉损伤。病人其实是摔伤的,是因为之前吃了冰毒出现欣快感,意识模糊后摔下来的。冰毒会引起冠状动脉损伤?最后结论是冰毒引起意识改变,导致高热伤,高热伤引起冠状动脉损伤,然后引起病人心功能改变。这个思维我们也可以倒过来完成,先从急诊需要救治的情况倒过来去回访。但要了解每一个情况并不断问为什么,才能将病人所有问题了解全、分析透。

我们在抗感染时一定要分析病人的情况,一定要弄清病人到底有多少问题。急诊科有一部分病人是哪个科都不要,病人可能有糖尿病、冠心病、支气管扩张等。这时要对病人进行全面整体的评估,而不仅仅是某项内容的评估。

我们在救助病人时要考虑多学科协作。从基础到临床,从临床到预防都要考虑到。比如在急诊科,大家认为中毒病人很少会有感染,或者到底用不用抗生素,这其实是一个不需要讨论的话题。我们提出来后,跟感染组医生进行了协作。

关于检验结果的解读。前面几个病人都做了降钙素原,但降钙素原并不是万能的,并非所有病人感染后都一定会升高,在解读结果时要考虑适应证,要考虑阳性率和阴性率。可能因什么问题而不能直接反应,不要认为检验指标能包打天下,有问题就一定阳性,没有问题就一定阴性。比如我们发现,蜂蜇伤病人降钙素原就很高,但这可能是炎症反应,而不是感染的真相。

再有是做动态评估。尽早评估一定会发现很多信息,很多时候没有支持依据,这时可做经验医疗。经验治疗效果不好,到第3天可以根据培养结果进行调整和修正;而且应该分析是诊断错了、耐药了、剂量不足,还是病人本身有问题了,是治疗有延迟还是药物没有到达局部,或者有其他问题。抗感染治疗错误、治疗效果不好的问题,既可能涉及病人,还可能涉及药物和病原体等。

整合麻醉围术期医学

神经组织再生修复的整合医学研究

◎ 顾晓松

　　创新是人类社会进步的永恒主题，科学的使命就是求真、探索、创新，但更重要的是要服务人民、服务国家、造福人类，要有世界的眼光。现在是全球化时代，我们一定要从世界的角度判断自己的创新，不能老说自己是国内第一。创新一定是理论创新到技术创新，有两者的转化和利用，要立足做精品，提升国家的核心竞争力。最重要的是创新要放到高端技术和科技前沿，这是一个没有硝烟的战场。创新对一个民族、对一个国家至关重要。

　　我们的研究围绕神经损伤修复，涉及生物材料、干细胞等，目标必须是新技术和新产品，且要在企业、医院和美国食品药品监督管理局（FDA）的监管下走到临床应用。当初针对神经损伤，要找一种体内反应很轻微、有利于神经再生，且能在体内代谢变成二氧化碳和水的材料。这个梦想从我20年前做助教时就开始了，最终获得了成功，并申报了发明专利，这是全球该领域的第一个专利。我们是用壳聚糖做的，神经系统必须要有支架，待神经长好后就降解。我们一边做体外细胞培养，一边做动物实验，体外、体内要能复制。我们坚持走下来，一步一步慢慢完善。从材料科学、小动物实验、大动物实验，到FDA批准，最后到临床成功。2014年我们的工作被载入英国剑桥大学新版的研究生教材，并注明是中国南通大学顾晓松团队的贡献。

　　在研究中仅有动物实验不行，我们在理论上克服了四大障碍：第一，没有添加剂；第二，降解可控；第三，利于细胞迁移；第四，利于血管生长。世界上没有这样的材料，我们就自己做。解决一个难题，申报一项专利。我们有一个共识，有应用前景的首先申报专利，等专利公开后再去发论文。核心技术一定要形成专利保护，为进入国际市场奠定基础。尽管检测指标达到要求，但我们心里没有底。只有把降解产物测试出来，再从分子水平讲清楚有效性和安全性，做了生物大数据分析才行。我们从动物实验走到临床前研究，在体内植入神经导管，从近端转向远端，从多糖到寡糖，在国际上引领了方向，并证明这个材料进入体内没问题。我们开始在犬大腿坐骨神经做实验，坐骨神经是机体最粗大的神经，是感觉和运动的混合神经，动物实验完成后进入临床研究。论文发表在世界著名学术期刊《脑》(*Brain*)，同期发表编者述评说我们的工作"应对了脑神经科学中10年未能解决的挑战"。此后我们开始拓展临床，在国内4家医院开始试用。神经缺损的病人使用后功能恢复良好，现在存活最长的病人已经10年。从基础到临床成功，我们提出了微环境重塑的概念，应邀为《国际神经科学杂志》写引领方向的述评文章。在国际组织工程的峰会上做特邀报告。2012年获得国家技术发明奖二等奖，宣布时使世界同行震惊。《科学》编辑部派记者到我们实验室采访，并在杂志上发表专题报道称我是"组织工程神经的开拓者"。

与此同时，我们也在持续研究干细胞，但由于伦理和安全性问题，FDA尚未批准干细胞上临床。但我们先做大鼠，然后做犬，在神经干损伤6cm的模型中都获得了良好效果。对于干细胞的安全性，我们观察了6个月，最长的已达1年，还是安全的。我们已开始做猴的研究，把25只猴分成5组，历时1年，用猴自体骨髓间充质干细胞来修复神经，5cm的正中神经干缺损得以修复且功能良好。完成安全性检测后，我们在世界上首先完成了临床病例，并通过FDA备案。目前已经做了3年，病人有5cm甚至8cm的缺损，过去没办法治疗，用自体干细胞结合可降解材料，修复神经缺损，术后功能恢复良好。目前该产品已经完成了临床试验，正在申报新产品，并已进入国家评审绿色通道。组织工程神经研究从2001年到现在，人类历史经历了三个里程碑，第一是壳聚糖，第二是丝素蛋白，第三是干细胞与细胞基质化产品。

除了产品和临床研究，我们还开展了理论探索，神经损伤不仅看再生的速度，还要看细胞怎么调控。从损伤0.5小时开始到14天，它的基因学表型全部被揭示。最早的调控涉及神经再生的调控理论。从核心调控因子开始，第一阶段发生在0~12小时；第二阶段是12小时至3天。我们根据大数据分析和验证，因此结论是客观的。国外学者问我们的数据从哪来的，我们说是自己做的，自己创建的模型。论文发表后，我们在国际这一领域又抢到了第一。

神经再生是双向调控的。在这个领域里面，谁先做谁就占据阵地。如果找到双向调控的机制，就解决了再生的难题。我们从研究壁虎的再生功能开始，发现了壁虎的爬墙基因，这个对仿生学、军事学很有作用。2015年，我们在《自然通讯》(*Nature Communications*)发表了有影响力的学术论文，BBC、路透社及新华社同步进行了报道。

国家正在推动创新驱动与生物制药发展，我们与企业家、科学家、临床医生们共同讨论中国应怎样推进组织工程发展。组织工程的基础是基础医学、临床医学、生命科学、材料科学、生物医学工程，但要和分子生物学、基因组学、蛋白组学、干细胞学整合。

材料科学、基础医学和临床医学的整合国际上刚刚开始，我们已经超前了五六年，组织再生的分子调控我们已经完成。我们要始终保持在组织工程神经与神经再生领域的引领地位。

组织工程这条道路刚刚开始，要取得更大的成绩，需要各方面资源的整合、各领域知识的整合，只有用整合医学的思路和理念才能引领我们在组织工程与再生医学方面取得更大的进步。

对整合围术期管理的思考

◎黄宇光

麻醉学科的整合,既要注重基础创新,还要注重基础和临床的整合。基础研究有一个突破,会给临床带来更多的收益。

如今的手术量越做越多,但我们不应该简单地追求数量,而是要努力追求更高的医疗质量。现代医学必须讲团队协作一起做事,一个人干不成、一个科室也做不好。医疗最基本的原则是不对病人造成伤害,但仔细想,很多医疗手段包括麻醉其实仍然含有伤害的成分。在临床过程中,我们的态度、责任心和基本技能不当,都会让病人在医疗过程中受到不同程度的伤害。这些都是我们要关注的。整合医学在基础上搞科研创新,在临床上搞多科协作,最大的目标是怎么让病人更好。我们不仅要知道手术对人的打击,更要关心怎么让病人尽快地恢复到术前。

麻醉工作真的很不容易,很多药理机制都不清楚,能把病人麻醉到一定程度,还要让他该什么时候醒就什么时候醒,我们应该为自己的学科感到骄傲,而且通过团队的努力正在越做越好。麻醉科是医院中规模最大、风险极高的临床平台科室,团队合作和整合医学是大势所趋。

围术期的整合医学,包括在术前,如果能让病人得到更好的心理咨询,有更好的营养和适当的运动,就可以更好地达到术后康复的目的,这三个干预整合到一起,叫"三联预康复",可以让病人术后恢复得更好。中国的手术切口感染率居高不下,人均使用抗生素的量是美国的 10 倍,手术切口感染仍然是临床的挑战之一,很大程度上是抗生素使用的时间不对。此外,临床输血相当于是一次小型器官移植,异体输血可以造成免疫抑制,因此对临床输血指征需要严格把关。术后病人早期下床活动有助于术后康复,术后哪怕是几天的卧床,就可以导致胰岛素抵抗,还有能量代谢、胰岛素利用和蛋白合成都出现明显下降,进而导致肌力下降,全身功能康复延缓。不论哪个年龄,术后几天或者半个月到 1 个月卧床不起的病人，肌肉的含量是明显下降的。因此，术后早期的康复运动非常重要。要让病人术后早期活动，就要解决疼痛的问题。我们对疼痛问题解决得好吗？应该说我们是在不断地自我否定。1994年我们率先在国内倡导病人自控镇痛治疗（PCA），成为临床术后镇痛的创新和突破，但是一些病人镇痛效果不佳，恶心呕吐等副作用常见，使得PCA仍然难以成为理想的术后镇痛方法。近年来我们又倡导多模式镇痛（MMA），采用多种药物镇痛，多种途径给药，多种作用机制加以干预，在个体化镇痛方面做出新的尝试。但是可以肯定的是，多模式已然难以成为理想的镇痛方法。试想，如果是拳击，一拳能打倒对手，干吗用组合拳？说明该方法和药物并不完美，临床上还有许多未知。

整合医学并不像拼图，从这个角度来说，整合医学没一个学科能独立担当。围术期有技术创新的问题，但更要关注病人最切身感受的问题。体温、血压、脉搏、呼吸、疼痛是人体五大生命体征，其中手术病人的体温保护问题亟待关注。3年前，我们在北京24家医院观察了830例病人，临床调研发现，术中病人核心体温低于36℃的高达39.9%。随后我们在全国28家医院观察了3126例病人，术中低体温发生率高达44.5%，主动保温的也不足20%。理念、认知和政策是术中低体温高发的主要原因。所以，临床麻醉任重道远，临床有很多创新，但是在病人切身感受方面，我们理应做得更好。

整合医学是朝理想境界迈出的坚实一步，整合医学是对现代医学挑战做出的应对和选择，它试图找到更加理智的途径。现代医学分久了、分细了，更专了、更精了，但病人总是需要更加流畅舒适的医疗流程和环境，或许，整合医学可以弥补一些缺憾。

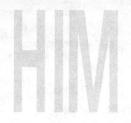

从医学本质看现代整合医学

◎ 郭向阳

不管是整合医学还是围术期医学,都需要回答一个基本问题,医学的本质是什么?把这个问题想清楚了,就容易理解整合医学的目的了。

医学在人类文明进步中不断完善和发展。从十六七世纪到现在,贯穿整个医学发展史的核心就是人学。人生病时,无论是躯体的疾病,还是心理的疾病都需要救助。病人到医院来,要么是救命,要么是治病。18世纪初的西方医学,因为没有麻醉技术,手术时需要几个身强力壮的大汉强行制动病人,而做手术的"医师"需要以最快的速度结束手术,手术过程犹如上"酷刑"。1846年在美国麻省总医院乙醚麻醉演示成功,标志着科学战胜了疼痛,也是现代麻醉学的开端。美国的"国家医生节",是为了纪念美国第一次用乙醚给病人做麻醉的医生,体现了现代社会对医生的尊重。

医学在整个人类文明的发展过程中,所起的作用有三个方面:一是在生理层面,利用医学理论、技术、设备去防治躯体疾病;二是从心理层面的精神安慰;三是从社会层面,即在法律、伦理、道德的框架下实施各种医疗措施。医学包括麻醉学在内,不是一门单纯的科学,也是一门哲学。一个医学问题具有科学属性,但可能得靠哲学的思辨,甚至到社会层面去思考,才能找到答案。医学的本质到底是什么?有很多答案。但有一点要特别强调,如果想做医生,你所面对的对象是人,是集天地之灵气的人,而不是动物,病人有社会属性。所以医者的使命有三重境界:一种是救治,一种是拯救,还有一种是救赎。医学对于疾病而言,有时是治愈,经常是缓解,多数情况是在安慰。从这个角度看,麻醉学以临床麻醉、重症监护治疗和急救复苏为学科内涵,反映了医学本质。世界上没有神医,医生的职责在于治病救人、呵护生命。

随着现代医学的发展,学科越分越细,对人的整体性关注不够,医学和人文割裂，过度的技术化导致人性化的缺失，技术的进步使人文和医术渐行渐远，因此迫切需要建立整合医学。医学发展的必然是整合医学，提升水平来诊疗人生的病，更重要的是关注生病的人。

现代医学的发展是有局限性的，需要多学科整合，需要交叉协作。麻醉学也需要走向围术期医学，走到社会学，走向整合。围术期医学不单纯是内科、麻醉科、外科等几个学科相加，而是让病人得到最佳手术治疗的同时得到良好的人文关怀。就医学本质而言，整合医学是现代医学发展的重大举措和必然趋势。

麻醉学重要科学问题的整合医学研究

◎ 曹君利

我一直在思考，麻醉学科的核心科学问题是什么？2005年《科学》提出了好多问题，其中包括全身麻醉药物如何发挥作用？还有一些与麻醉或麻醉药物的作用多少有关系的科学问题，比如意识的生物学基础是什么？因为麻醉和意识是有关的。记忆是怎么储存和提取的？麻醉和药物，或麻醉相关的处理会影响到功能，特别是对于老年人和小儿。麻醉的处理不当会影响记忆功能吗？这个问题或多或少也和麻醉有关。睡眠的机制是什么？睡眠和觉醒是一个过程，麻醉同样有这样相似的过程。人类为什么会做梦？有些麻醉会让人产生好梦，这也和麻醉有关。精神分裂症的原因是什么？麻醉从觉醒状态到意识丧失状态，好像是一个质变的过程，好像一个开关，一下子从觉醒到睡眠，这可能和麻醉关系并不是特别大，但从机制上似乎有关。引发孤独症的原因是什么？最近两年在孤独症研究方面有重大突破，发现孤独症的孩子外部感觉是有改变的，特别是2014年发现孤独症儿童痛觉感觉更为明显，这似乎也和麻醉有关。此外，还有阿尔茨海默病病人的生命能够延续多久？最后一个是，怎样从海量的生物数据中产生大的可视图片？这个问题和麻醉有没有关系，现在不好说。可以预测，医疗人工智能早晚会走入医学领域。美国有脑计划，想利用现有的神经科学技术建立脑与脑之间的突触联系。欧洲有脑计划，想通过超级计算机模拟发现治疗神经系统疾病的线索。日本有脑计划，想用灵长类动物来模拟人脑研究。中国也有脑计划，听说是"一体两翼"，"一体"是了解认知的学习基础，"两翼"是人工智能和脑疾病。我个人认为如下几个问题是麻醉学应该关注的核心问题。

第一，麻醉学科的核心问题是脑科学问题。全身麻醉机制的研究，与意识、学习、记忆、认知、睡眠都有相当大的联系。2016年发表了全麻药物觉醒的研究，这是一个非常小的研究领域，一年最多也只有40多篇文章发表，中国有一些贡献，但我们觉得很不够。关于全麻药物机制的研究，我认为已经到了有可能产生突破性成果的时期。首先由于研究技术的突破，已经能够从微观的细胞、分子和整体建立联系，可以利用现有的生命科学，包括分子生物学和其他领域的技术，如化学遗传学、脑功能成像技术等，用于全麻药物的研究上，我个人认为在5年内应该有非常重要的突破。关于全麻药物的机制研究，麻醉科医生可以控制很多事情，血压、心率都可以控制，但唯一不能控制的就是麻醉深度，因为现有的麻醉深度检测都是基于脑电的分析。脑电无法反应全麻的整体状态，无法反应脑和深度的联系，全麻用在麻醉深度现有检测的方法及手段上应该会有很多研究可做。

第二，麻醉学科非常重要的问题是疼痛的基础和临床研究。在这一领域有很多研究工作要做，比如慢性疼痛的机制研究。在外周水平，大家都在关注机械痛的痛觉异常。在脊髓水平，要把闸门学说进一步完善，因为现在有很多不完善的地方。还有中枢敏感化，这也是慢性疼痛的部分。在脊髓上的水平，疼痛环路、疼痛感觉环路，以及情感环路相互作用。在细胞机制上，要关注胶质细胞，还要关注免疫细胞，特别是全身免疫细胞对疼痛的调控机制，已经提到了非常重要的位置。不同类型神经元在疼痛发生的不同阶段，到底有没有作用的差异，这一点也不清楚。在分子机制研究上，这两年大家比较关注的是疼痛的表观遗传调控机制，最近10年这一研究的发展非常快。传统的研究领域——疼痛的信号转导机制，还要继续研究，我建议大家做一些基于深度测序和组学的研究，即关于疼痛慢性化易感性的标志物研究。此外，关于疼痛的病理过程、急性疼痛慢性化及其易感性、疼痛—抑郁/焦虑共病、疼痛的性别差异、疼痛对认知的影响，以及疼痛对脑电的贡献等都要研究。从治疗角度讲，在顽固性疼痛时我们做脑深部电刺激，一定要找到脑深部电刺激治疗的靶点。还有吗啡副作用的研究，吗啡是常用的治疗药物，但对吗啡的副作用多数只关注为什么会产生耐受。还有物理疗法镇痛、安慰剂镇痛等都需要研究。

第三，围术期神经精神系统功能损伤机制及其防治研究。术后认知功能障碍（POCD）的临床研究和基础研究都非常多，但95%以上的研究都是以海马为研究对象，似乎POCD就等于海马功能发生了改变，但事实并非如此，有功能改变只是一个核心症状，还有其他很多核心症状，包括情感的改变。POCD的基础研究没有有效的模型，海马不可能介导POCD的所有核心症状，不能孤立地把海马作为POCD的研究对象，动物模型和检测指标有待进一步优化和发展。我认为能够做一些重要的POCD脑功能成像研究。病人要产生POCD一定是脑功能有改变了，反映改变的有两个非常重要的手段，在时间上明确的是脑电图，在空间上是脑功能成像。因为通过成像可以发现POCD发生的改变，也可以成为预测和治疗的评价体系。关于POCD的易感性，大家都有这样一个经验，很多老年人骨折后，似乎过几年后就会发生老年痴呆，是否是术中的麻醉处理导致痴呆提前，这需要认真研究。还有POCD的生物标志，目前缺乏动态变化规律的研究，也还没有比较敏感和特异的标志物。哪些是一过性的改变？是否是POCD产生的结果？可否作为治疗评价体系等？随着POCD的发展，如果是连续化过程，有可能作为预测的一个指标。

关于麻醉药的神经发育毒性机制及其远期效应研究，这一领域有没有关键的麻醉药物？关键的时间窗能否导致发育障碍？所有的动物实验都证明会影响发育，但大部分的临床结论都不支持。这里有临床易感性的问题，但未见产生这种影响的关键分子，也不知道麻醉药产生的影响是否会造成远期效应，或影响长期的学习记忆。

用整合医学理念推动日间手术的
开展和管理

◎ 闻大翔

近年,很多新的诊疗模式和理念不断在中国推出,前几年提出循证医学,后来又推出转化医学,前两年奥巴马总统的一句话,又掀起了精准医学的热潮,这些都是舶来的,在中国搞得很火热。2010年樊代明院士提出整合医学的概念,要求我们现在对病人的诊疗不能单单停留在生物因素,还要考虑社会因素、心理因素、环境因素,这就是整合医学的基本理念。循证也好,精准也好,转化也好,涵盖更多的还是专业化、精细化。最终我们提出的整合医学理念,它的核心是以病人为中心,是能给病人带来更加高质量、高人文关爱的诊断和治疗。

在讲日间手术之前,我想先讲讲仁济医院,仁济医院体量很小,但历史悠久。前段时间国内推出了一个公立医院床位规模排行榜,排到前50位的上海没有一家,说明我们的物理空间和发展规模受到很大限制。在这样的条件下,我们怎么发展好?每个医院有自己的战略发展目标和定位。对于仁济医院的发展目标和定位,上海市政府在城市规划中已经明确指出要把仁济医院建成亚洲一流标准的医院,要成为国内一流的医教研综合实力比较强的,有一定国际影响力的大学附属医院。在资源、空间有限的情况下,我们在2011年制订了医院的发展政策——稳增长、调结构、促转型。没有床位怎么增长?就是想办法调整结构。医院聚焦重点病种、重点手术。改变诊疗模式,大力推广日间手术,提高医院的效率和周转,来为更多的病人提供服务,让能够为病人提供诊治的病种和手术种类都得到优化。我们医院有1400张床位,病人平均住院天数为6.1天,前不久出台的全国公立医院平均住院天数排行榜,我们是第一名,这主要得益于我们开展日间手术。整个医院的科研在"十二五"期间通过学科建设和人才培养的投入,也取得了比较好的成果。在医学教育上,我们在2014年10月份由教育部批准了国内现在唯一一个中国和外国联合办的医学本科教育机构——中国加拿大联合学院，我们希望 2019 年开始全球招生，到时学费大概每年 3 万美元。

很多因素可以影响手术后病人的康复，包括疼痛、创伤等。围绕这些因素提出了快速康复的概念，就是采用一系列有循证医学依据的办法，来促进手术病人达到快速康复的目的。快速康复的实施能够减少病人的住院时间和并发症，降低病人的死亡风险。其核心理念就是减少应激和创伤。它是由丹麦医生提出的，以后逐步在欧洲国家进行试点和推广。并逐渐在许多择期手术中推进快速康复的做法。越来越多的领域和手术协会也制订了相应的快速康复共识。南京军区总医院的黎介寿院士把这一理念引入国内，2015 年中国医师协会麻醉学医师分会写入了促进术后康复的麻醉管理中。

仁济医院从 2006 年开始探索日间手术模式。日间手术要少于 24 小时，现在中国日间手术病例入院和出院的时间不超过 48 小时。中国也成立了日间手术合作联盟，成员单位越来越多。2017 年 5 月，世界日间手术大会在北京召开，这是第一次关于日间手术的国际大会，会议规模非常大，欧美国家派出了很多专家来传经送宝。麻醉医生在日间手术中起到了非常关键的作用。日间手术要在一家医院做，医生、护士、管理等方方面面的人员相互合作才能够做好。医生，包括麻醉医生要有各自的功能和职责。检验、病理、影像等部门都要全力以赴地配合。整个医院要有顶层设计，全院协调，医院的行政管理部门一定要起领头作用，在日间手术流程的制订、完善上，在工作量、绩效评价及信息化建设上都要给予相应的支撑。在日间手术的质量和安全性上，要有三个准入、三个评估、三个应急预案。要加大日间手术的质量与安全管理的宣传教育，创建日间手术安全文化，从制度到文化来保障医疗质量与安全。注重教育和培训，一方面对医、护、麻各类人员定期进行专业技术和技能的培训，另一方面强化各种安全制度和法律法规教育。另外，讲讲整合医学，很多都是医生自己在"玩"，病人对此了解不多，我们要加强宣教，让病人适应这个流程和模式。这 10 年来，一开始病人是抵触和拒绝，因为中国病人有个观念，手术完还要和医生商量，养好再回去。我们告诉病人，术后恢复最好的地方不是医院的病床，而是家里。现在 10 年下来，至少在我们医院，很多手术科室的病人，他们互相介绍说，我建议你到仁济医院去，他们手术非常快，手术效果也很好，花的钱也少。这对我们工作的推动非常有利。随着分级诊疗，我们也在探索和社区医院进行转诊，但是非常困难。以胆胰外科为例，每年要完成日间腹腔镜胆囊手术 1000 余例，我们向病人宣传，让他们接受日间手术的理念，在手术后早期进食、早期活动，这都是胆结石快速康复手术的主要环节和内容。胆胰外科一共有 72 张床位，平均住院天数降到 6.8 天，这是非常有效果的模式。胆结石手术康复的流程，从专家确诊到离院，一般是 24 小时，如果病人有问题不能离院，我们就转入其他普通病房，不纳入日间手术的统计范围。包括术后的观察与镇痛，在复苏室逗留 2 小时，其实疼痛是影响病人术后恢复和不动的主要原因。病人没有疼痛，他很愿意早期下床活动。美国的刘前进教授说有一次他正在查房，看到一名上午才麻醉的病人，下午已经在两名助理护士的帮助下下床走动了，所以他说可以出院了。上海同样的病要八九天，为什么我们不能降低到两三天？更多是我们的想法要改变。离院的评估很重要。大家知道欧美国家有非常好的分级诊疗，病人出院后，家庭医生就跟进。国内做不到。病人回家后，日间病房的护士72小时内要主动打电话，要给病人一些指导，如果有问题，请他们尽快回院，或者到就近的医院就诊。除了对生理的评估，还有很多社会的因素，比如有没有非常便捷的联系方式，是否有成人陪伴等。

关于日间手术推广的成效。我们的腹腔镜胆囊手术量在上海已从过去的第二位排在第一位，通过快速康复和日间手术模式的实施，仁济医院做胆囊手术每个病人平均费用为1.5万元，而上海的三甲医院是1.86万元，我们的平均住院天数3.8天，而三甲医院是6天。全院的手术量和出院人数明显增加，手术量增加到9.8万台。日间手术的占比在2016年达到了40%，远高于全国的数据和上海的数据，但和西方发达地区比我们还有很大差距，我们还要努力。我们不但要讲日间手术的量，还要关注日间手术的质。好多外科医生认为日间手术就是小手术，甚至把门诊做的手术混到住院来。我们医院已经在两年前把门诊手术全部关掉了，建议病人到二级医院。日间手术从绩效分配机制上，鼓励开展三四级大手术，谁把三四级的手术能够到日间来做，给予重重的奖励。在这种政策引导下，我们医院日间手术三四级手术已经达到了50%。我们的甲状腺和很多肿瘤的手术都是用日间在做，把主要的环节质量和安全保障好，日间手术是比较安全的。社会也做了很多评价，2016年我院接待了全国156家兄弟单位来参观交流，平均每星期要接待两三个医院。

关于快速康复概念下的日间手术。我们觉得转变思想是最主要的，我们医者要转变，还要注意让病人转变。在快速康复的主要环节中，包括很多学科，病人的营养、心理疏导、肠道准备、术后尽可能早期下床活动等都是新的理念，而且是全系统、全方位的。我们现在实施快速康复，对病人好，对医者也好，是很有意义的事情。

我特别强调宣传的作用，很多人喜欢沉浸在固有、传统的理念当中，不愿意做一些突破和改变，要重视对病人的宣教，让他们充分了解。快速康复使医患双方都能获益，医院的经济效益越来越好，床位周转也很快。所以，我认为整合医学不仅是学术的整合，同时也包括管理的整合、医患心理的整合。

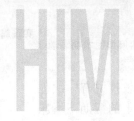

整合胸外科学

真实世界研究与人工智能在胸外科中的应用

◎张 逊

什么是真实世界研究？过去大家做的临床试验都需要随机对照，真实世界研究不需要随机对照。真实世界研究有几个特点：首先，研究的对象是无选择的临床病人，所有治疗的病人都可以作为研究对象；其次，治疗方法中途是可以改变的，比如做肺癌手术前的新辅助治疗，不管用的是1个周期、2个周期或3个周期，都可以作为研究对象，在治疗方案上可以是变化的。所以真实世界的研究能更真实地反映临床实践中的药物和治疗模式的疗效，其研究结果对临床的实际指导意义更大。

传统的临床研究都需要做随机对照，人为地设置分组条件，这样，只能把很小的一部分病人作为研究对象。真实世界研究是把所有的病人作为研究对象，这样的研究结论可能更符合临床实际，也更容易用于临床。真实世界研究在卫生领域有哪些应用呢？可以用在药物和器械上市后的评价，可以作为临床指南制定时的参考，可以作为疾病防治措施的选择参考，也可以在医保决策中作为参考依据。2016年12月，美国国会公布了《21世纪治愈法案》，批准了可以把真实世界研究证据作为批准扩大药物适应证的依据。利用真实世界研究进行药物一致性评价，可以大大降低和缩短药物临床研究的资金投入和时间等。真实世界研究也有一定的难点，需要的样本量很大，数据收集起来难度非常大，而且数据的异质性很强，对数据统计分析的要求会更严格。另外，由于真实世界研究属于回顾性研究，研究证据的等级目前也受到挑战。

建设互联网数据库是进行真实世界研究的基本要求，而病历结构化和术语标准化又是建设高质量数据库的重要条件。什么是病历的结构化？我认为病历结构化应包含两方面的含义：首先要求临床对同一病种的电子病历的格式统一，即其所包含的信息位点是一致的，这是对我们临床医生的要求；其次，要将进入数据库的电子文档信息转化为可供分析的数字信息，这是对专业化数据库公司的要求。由于病历结构化需要投入大量的人力、财力，因此大规模地进行病历结构化并不容易。根据美国临床肿瘤学会（ASCO）对美国数据的统计表明，在美国的数据库中也只有3%病人的临床数据被结构化了，可以用来做临床研究。绝大部分病人的病历属非结构化数据，仍然存在于医院的His系统中或者医院的病案室里。

从2016年开始，中国医师协会胸外科医师分会在国家卫生计生委相关部门的指导下，开始进行胸外科疾病病历结构化和术语标准化的工作。目前已经对肺癌和食管癌电子病历模型达成了共识，每个病种的病历建立12个模块。为了进行胸外科术语标准化的制订，分会专门成立了胸外科数据标准化专家委员会，经过反复讨论，制订了《胸外科疾病标准化诊疗术语》，2017年4月已由人民卫生出版社出版。这是我国医疗行业第一个开展专业术语标准化的学科，希望可以促进其他医疗专业术语标准化的制定。

人工智能在胸外科领域的应用，目前在以下几个方面已经取得了进展。首先，在互联网数据库的数据采集、输录、存储和自动分析方面的应用。目前已经有全国28个省市的180余家三甲医院胸外科参加了LinkDoc数据库的建设，通过机器学习算法，形成了4 000余个阅读规则、60 000个病历阅读字典，人工智能自动处理病历的比例达到了80%以上。最初人工输录1份病历需要120分钟，而现在机器输录1份病历的时间仅需要2分钟，不仅输录的速度大大加快，而且输录的准确率大大提升，超过了99%（最初人工输录的准确率仅有40%），从而极大提高了输录质量。人工智能在数据的可视化分析中也充分显示了优势。目前，登录LinkDoc数据库之后，确定了研究题目，再分别输入研究相关的各种变量，在研究界面可立即显示出相关的统计分析图表、曲线和统计学分析结果。几十分钟即可完成一项涉及多家医院、多种因素分析的研究结果。充分显示了互联网数据库和人工智能的巨大优势。其次，是人工智能对于胸部影像学诊断的应用。目前，国内外许多公司都投入了大量人力和资金用于人工智能影像学的诊断。2017年3月，由阿里巴巴、零氪科技公司和英特尔三家公司联合举办的全球天池大赛——人工智能肺部小结节诊断，目前已经有2701支团队、3644人参加。相信，不久的将来，胸部影像学检查的人工智能诊断就可以变成现实。人工智能对于胸部疾病的病理学诊断也在紧锣密鼓地进行中。

我们有理由相信，真实世界的研究和人工智能的应用，将会给胸外科乃至整个医疗行业带来深刻的变革和影响。

肺结节良恶性识别的整合医学研究

◎张兰军

整合医学的含意是深邃的，其中包括多学科合作，我们要整合不同学科为同一个疾病的诊断治疗服务，这可能更符合樊代明院士说的，通过不同学科整合到一起对一个疾病进行共同研究。

肺癌无论在中国和美国都是发病率和死亡率最高的肿瘤。2016年的数据显示，晚期肺癌预后很差，5年存活率仅6%，早期肺癌可达82%，但早期肺癌的就诊率非常低，在我们医院2011—2012年只占10%。怎样提高早诊率？国际上目前推荐的是影像学筛查，可以在高危病人中发现1/4的肺结节，但发现肺结节并不代表就是肺癌，肺结节中可能只有一小部分是肺癌，诊断率是0.6%~2.7%，有很高的假阳性。影像学是筛查早期肺癌的最好方法，抓好早期肺癌的诊断，中国整个肺癌的治疗水平就提高了。可问题是找到结节不一定是肺癌。有些病人觉得既然发现结节了，无论如何都要开一刀，做手术后结果却是良性的，这属于过度治疗；还有的病人说，医生说怎么办就怎么办，不断跟着医生要求复查，有很重的心理压力，且反复检查易造成放射损伤；也有一些病人干脆不理会，回去该干什么干什么，再来时已经是肺癌晚期了。这种情况怎么改变？要靠整合。单纯靠影像学不行，可以考虑影像组学，包括影像基因组学、分子影像学等，通过肿瘤的不同靶点、亲血管的造影剂，再用人工智能帮助辨别结节，此外，还有液态活检，不仅通过血液，甚至通过尿液和唾液都可以提供有用的信息，从而把可疑的恶性结节和良性结节区分开来。美国有一个报道，人工智能把要筛查的20多万病人进行评分，再把遗传评分的高风险病人和CT的筛查结合起来，只筛查到2万名高危病人，而2万人中仅有86个人预计为肺癌，筛查的效率远远高于普通筛查。我们可以通过大数据把要筛的筛查，不必要筛的可以让病人回去观察。

我们也有一篇大数据的报道，不只是我们胸外科做的，而是整个团队的成果，团队就是整合。我们整合了一个影像学团队，把专家集中在一起，建立大数据库，4万例良恶性结节的数据库，通过分析发现在 6～15 mm 的实性结节中，诊断良性率高达 84%。为进一步提升工作，我们开发了一个计算机辅助设计系统，用一个高级神经网络去计算，对发现的结节先进行诊断，这个系统较原有的检出率提高了 76%，人眼不能发现的结节，76% 可以被机器发觉，这是很好的一个大数据技术。通过电脑智能化诊断，可以检出原有的漏诊。我们会通过这些影像数据的采集、图像的分割，再进行数据化处理，告诉我们肺的结节到底是良性还是恶性。如果是恶性，还要区分两种状态：一个是增长特别快、周期特别短的病例；另一个是慢而长，可到 400～800 天的周期。对这两种情况的处理方法是不一样的。我们想通过这个系统，告诉我们今后的诊断，也就是不仅告诉我们发现了一个肺结节，还要告诉我们这个结节的良性和恶性。我们建立了这样一个中心，有 10 家医院参加，但购买的设备都不一样，有西门子的、东芝的等，扫描的每一个影像也不一样，如果把这些影像全部输入电脑，电脑无法识别，不过我们有重新扫描的重复图像。通过质控平台，做了一个大的中央电脑诊断。液体活检我们做了很多工作，比如建立了 12 个模块（panel），在美国 10 万人的检测中绝大部分是黑人或白人，黄种人能不能用呢？于是我们在这个基础上又加了 5 个适合于东方人的，再加上 7 个美国人的模块做了一个检测。所有的肿瘤标志其实都是针对晚期肺癌的，早期肺癌很多的临床检验看不到这些标志，因为现有方法不够灵敏，我们建立了一个化学发光免疫检测系统，可以把一些细微的变化检测出来。所有的病变最容易出现的是免疫的变化，所以我们做了 T 细胞受体（TCR）检测，以观察细胞免疫的变化。我有一个研究生发现，在 70 多例病人中有 56 例在术前没有做任何诊断，只是发现了 2cm 以下的结节，但通过抽血检测，发现 12 个中有 10 个都是恶性，也就是说 TCR 表达量有显著性差异，所有的诊断值基本都在 75% 以上。我们可以很好地把良性结节和恶性结节区分开来，然后进行液体活检。此外，还需要大型计算机来处理，我们前期做了一些工作，结果发现算法有问题，因为过去的算法都是用临床病理学因素，而现在是用影像因素和来自液体活检的基因突变，以及标志物的表达量。怎样把这些混合性的数据整合在一起变成一个可用的数据呢？我们得去找算法，通过我们中山大学的天河 2 号大型计算机再进行整合。

我们为什么要提整合影像组学、整合分子生物学、整合基因组学、整合蛋白质组学，然后进行多方位的肺结节早期筛查？因为它比较方便，多维度又比较创新，可以满足多层次的需求。我们的研究希望是在做完 CT、检测完血液，加上影像处理后能够知道这个结节恶性的可能性有多大，良性的可能性有多大。如果是恶性，我们外科医生就会及时正确地治疗。

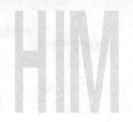

胸外科切口演变中的整合医学思维

◎ 刘伦旭

"天下大势，合久必分，分久必合"。分久了出的问题只有靠整合才能解决，整合需要具体的因素，好比一个大楼的砖头。下面我讲一点"砖块"的东西，供大家来整合。

胸外科切口的演变，从越来越大，到越来越小。现在机器人也用于做切口，人工智能和机器人已深入医疗的方方面面。肺外科微创技术的发展也从不成熟、受到很多怀疑，到现在成为常规手术、可轻松自如地进行。即使遇到意外困难，也能成功处理，胸外科越来越追求微创化，加上现在的术后快速康复（ERAS），更能给病人提供微创快速康复的胸外科手术。通过多年的发展，复杂的手术均能够在腔镜下完成，包括大肿瘤的切除，不论是小于5cm还是大于5cm的。肿瘤大于5cm采用单向式方法也非常合适，因为不用翻动肿瘤。肺段切除算是一个复杂手术，主要是因为结构不太容易辨认，毕竟深入肺内。不用太担心大出血的问题，有点出血也可处理，所以肺段切除总体来说不是那么难。包括现在亚肺段、复合肺段的切除，更精确的切除可保留更多肺功能，这是病人的需要。对小于25%的病灶，如果是比较惰性的肿瘤，观察3年也没有变，这时局部切除就可以了，一个亚段切除应该说就足够了，所以要行更加精准的切除。全肺切除在腔镜下也是比较容易的，如果没有好器械，用原来开放的闭合器也可以解决。袖式切除逐渐成为腔镜下一个比较常用的方式，支气管肺动脉双袖式成形，最主要的问题是手术时间比较长，一般要5小时左右，国际上有很多中心能开展这个手术。腔镜下袖式手术，我总结有四大技巧。第一，肺门镂空流程，就把肺门周边的东西清理了，这样整个中心部位就留出来了，下面该切除的切除，该阻断的阻断。第二，腔镜下大血管的阻断及离断，阻断比较好的可释放，不影响切口，通过切口把它拉出来，游离在里面，这是一个关键。第三，用单线做连续吻合，这个方法业界采用越来越多，最开始做腔镜下以间断吻合为主，后来是连续吻合，这样可以节约时间，对于避免线的缠绕也是非常有利的。第四，双针持缝合技术，腔镜下如果两边都可以缝，左右都可以缝合，那是最好做的。我们有一个发明专利，发明的钳子既可以夹血管，又可以持针，双针持缝合就非常容易，对于双袖也比较容易。

其他复杂的肺手术当然很多，比如肺上沟瘤，包括切除伴肋骨受侵的肺癌等。还有一种情况，肿瘤本身不太复杂，但肺门是冻结的，以前在腔镜下做很困难。有三点需强调：第一，采取肺动脉的预阻断策略，事先把肺动脉血管阻断，可以直接大胆地游离结扎，切和缝都行；第二，周边游离比较好时，把肺动脉同切，保证不是肿瘤的情况下也可完成；第三，支气管预切断，把肺静脉断掉后，支气管和肺动脉也是冻结的。通过这三大策略，困难肺门基本上不用开胸也可以成功实施手术。通过这些策略把复杂、困难的手术尽量变简单，从而可在比较有序且安全可控的情况下完成。腔镜下大出血一直是令人困扰的问题，我们在国际上提倡腔镜的吸引侧压止血技术，基本上解决了腔镜下出血的问题。

单孔手术也是目前的热点，单孔有一些优势，但比腔镜与开放飞跃的跨度要小一些，只要精益求精还是可以做到的。总体看，单孔比三孔出血要少，但单孔能够应对的突发情况还是不如多孔。非插管是新近出现的技术，也是大家讨论的热点，非插管最大的好处是术后早期恢复要快一些。单孔下非插管也能开展很复杂的手术，包括非插管的部分气管切除，但这对于麻醉的要求非常高。关于机器人手术，我个人把机器人当作一个高级的手术器械，机器人手术很好，但也不是万能的，机器人也需要小型化，更适合医生来操作，它始终是我们手中的一个工具。

微创外科几乎覆盖所有复杂的肺手术方式，微创入路目前呈多样化，在技术层面已比较成熟，但对每个人来说选择合适的入路和方式要量力而行，病人的安全是第一的，追求微创是我们努力的方向。

小细胞肺癌的整合医学研究

◎李小飞

小细胞肺癌只占肺癌的10%～15%，因此常常被忽略，但其恶性程度高，确诊后的存活期通常为6～7个月。化疗是小细胞肺癌的主要治疗手段，所以很多外科医生一看到小细胞肺癌就向内科转。小细胞肺癌治疗中，依托泊苷加铂类（EP）是最常用的方案，国内外基本上都用这一方案治疗。放疗在小细胞肺癌治疗中有重要作用，比如预防性颅脑放射治疗可以减少小细胞肺癌的脑转移率。胸部放疗也可以提高小细胞肺癌广泛期的总体存活率。小细胞肺癌的靶向治疗相对滞后，各种靶向药物目前在小细胞肺癌中没有显示良好效果，所有的靶向药物都是针对非小细胞肺癌的。免疫治疗相关研究正在积极开展，比如PD1等，我们也参与了相关的随机对照研究。20世纪70年代以前小细胞肺癌都是通过手术治疗的，但存活率很低，所以从20世纪七八十年代开始就有了根治性放疗，发现放疗比化疗要好，但最后又提出化疗效果更优，所以小细胞肺癌一下被内科夺走了，胸外科自然就放弃了。到底能不能做手术呢？1973年有一项颠覆性的10年随访研究发现，手术入组完全是凭感觉，手术组里面仅有48%的病人做了根治性切除，34%做了开胸探查，18%没有做手术切除，所以手术效果不好是很多模糊概念造成的。

美国的真实世界2012年回顾性研究，分析了美国国家癌症中心数据库1988—2007年的数据，提示1期、2期小细胞肺癌进行手术均能延长中位生存时间。英国国家肿瘤数据库1998—2009年的肺癌数据库中，有3万多例肺癌病人，小细胞肺癌病人占14%，回顾的结论是，早期小细胞肺癌手术切除能提高5年生存率，这就肯定了外科在小细胞肺癌治疗中的地位，这也是我向外科医生呼吁的主要目的。我很佩服我们唐都医院老一代的胸外科专家，他们从20世纪90年代就开始研究小细胞肺癌的手术问题。我们在2015—2016年，对102例小细胞肺癌小试牛刀，数据表明，小细胞肺癌术前化疗81例，化疗后64%的病人降期，为什么有一部分病人没有做术前化疗,是因为诊断不明确,糊里糊涂做了手术。我们的结论是,1期、2期小细胞肺癌手术治疗可以使病人获益,加以选择的3期小细胞肺癌化疗后降期的病人,也能从手术切除中获益。小细胞肺癌的治疗在唐都医院是一个特色,虽然病人少,但我们并没有忽略掉。

关于手术适应证,美国、日本及中国的主要适应证都为1、2期。日本的多中心回顾研究结论倾向于采用欧洲肿瘤内科学会的指南。目前各指南手术的适应证是1、2期小细胞肺癌,3期新辅助治疗降期为1、2期的小细胞肺癌值得研究。小细胞肺癌手术前均需化疗,不论大小。关于手术方式,我们分析了美国国家数据库中小细胞肺癌不同手术方式的手术效果,提示亚肺叶切除的5年生存率是21%,肺叶切除的是40%。关于手术的优势人群,来自日本51例活检标本和43例手术标本的不同分子表达情况显示,神经内分泌标志物(NE)表达阴性者5年生存率为80%,NE表达阳性的为25%。循环肿瘤细胞(CTC)在小细胞肺癌的治疗及预后评判中具有巨大的潜在应用价值,目前还有一些技术性的瓶颈需要突破。

综上所述,手术是小细胞肺癌治疗的重要手段。手术适应证是1、2期的病例。主要方式是肺叶切除。手术的优势群体是NE表达阴性者。

目前临床对小细胞肺癌的关注度不够,在文献报道和临床研究上,小细胞肺癌均少于非小细胞肺癌。小细胞肺癌和非小细胞肺癌的区别到底在哪里?从来源看,非小细胞肺癌是上皮细胞,小细胞肺癌是Kulchitsky细胞(神经内皮细胞);前者病理相对缓和,后者异型性高、倍增时间短、转移早而广泛。吸烟易导致腺癌,与男性的关系最为明显,占90%以上。全身症状包括肥大性肺性骨关节病、多类癌综合征、抗利尿激素分泌异常综合征、库欣综合征。所以说小细胞肺癌和非小细胞肺癌从整合医学角度讲,是形态上的区别还是本质上的区别呢?我们并不知道。如果在基因水平上研究小细胞肺癌和非小细胞肺癌,有无可能在整体上区别它们?两者的症状不同,均有可能影响到神经系统,神经内分泌细胞也不一样,小细胞肺癌是特殊类型的肺癌还是全身性疾病?小细胞肺癌的基础和临床研究都需要整合医学,我们不仅要看到树木,还要看到森林,所以要做整体整合研究,要从局部看到全局。小细胞肺癌治疗的整合医学研究既有挑战又有机遇。希望胸外科医生能参与到小细胞肺癌的研究中去,绝不能把它忽略掉。

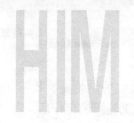

加速肺康复外科临床应用的必要性和实施策略

◎车国卫

一、加速康复外科在肺外科临床应用的现状

加速康复外科（ERAS）是医学理论和技术发展的必然结果，"无痛苦和无风险"也是外科手术的目标。ERAS的内涵是：减少创伤对机体的应激反应，促进功能快速康复，外延体现在临床上降低并发症和缩短住院时间。大量临床研究已证明，围绕微创技术对围术期流程的优化和多学科协作改变了治疗效果，降低了医疗干预（过度治疗），且能促进病人功能早日恢复。

1. ERAS临床应用效果的评价标准 ERAS的实质是降低医疗应激反应（手术及治疗创伤），使机体生理功能快速恢复。而其临床实现或体现需要判定标准，目前各个学科应用最多的是把降低术后并发症和缩短住院时间，作为评价ERAS方案可行与否的标准。如Tiefenthal等对292例结肠直肠癌病人统一术前与术后ERAS方案，结果表明腹腔镜组（142例）病人住院天数显著短于开放组（250例）（4 vs 6, P = 0.002），而术后并发症发生率无统计学差异 [18.7% vs 21.3%, OR = 1.0 (95% CI 0.5~2.0)]。Groot等将直肠癌ERAS方案应用于妇科肿瘤（子宫肿瘤和宫颈肿瘤）手术病人，显著缩短了住院天数（5 vs 7, P < 0.001），作者认为结构化的快速方案和临床医生的积极应用有助于临床推广和各专业方案的优化。Pedziwiatr等对92例结肠直肠癌病人应用统一ERAS方案，分析ERAS方案依从性高低对住院时间、术后并发症的影响，3个组的依从性分别为65%、83.9%和89.6%，而住院时间和并发症与依从性呈反比，提示医患双方对ERAS方案的依从性也影响其临床应用效果。以上3个不同侧面的研究，均是用住院时间和并发症发生率作为评价微创技术、ERAS方案临床扩展和方案依从性是否成功的标准。亚洲国家及其他一些国家对住院时间理解不一致，且统计资料也不统一，可能不太适

用。如第一种情况住院时间=术前住院日+术后住院日，且术前住院日（如中国大部分省市医保只对住院检查支付费用，导致病人住院后才能进行术前检查）各个医院也不统一，术后住院日作为住院时间可能比较恰当；第二种情况是各家医院和医生掌握的出院标准不同，应用术后住院日也存在问题，如医生和病人从"安全性"考虑，均会多住一两天。

现在术后并发症也是直接评价 ERAS 方案是否有效的理想指标，而当前应用数个并发症分级系统（如 Clavien–Dindo 分级系统）和肺部并发症的评价标准（墨尔本分类评分），均需要根据每个研究目的进行调整，调整的主要原因是这些分级系统或分类标准均忽略了术后并发症到底是内科原因还是外科原因所致，而这对于评估并发症发生之间的因果关系很重要。这就可能在研究过程中出现偏差，原因首先是每个研究者均根据自己的需要进行改动，无统一标准；其次是执行同一标准时所采用的数值不同，如诊断肺部感染时，对白细胞数的上限设定不同，会得出相反的结果。如研究胸腔镜肺叶切除术是否较开放肺叶切除术降低了术后并发症，若以白细胞数大于 $10 \times 10^9/L$ 作为评价术后肺部感染的一个指标，则胸腔镜肺叶切除术显著降低了术后肺部感染（33.73% vs 65.21%，$P=0.000$）；若以大于 $15 \times 10^9/L$ 作为标准，则两种肺叶切除术后肺部感染发生率没有差异（27.71% vs 34.78%，$P=0.402$）。

应用住院时间作为 ERAS 标准的局限性，Jones 等系统分析了行股和膝关节镜手术的病人满意度和 ERAS 方案应用的相关性。8 篇论著纳入病人 2208 例，6 篇文献显示病人满意度高，但和住院时间没有负相关关系，提示住院时间缩短并没有得到病人较高的满意度。Fagundes 等对比了 60 例 1 期或 2 期肺癌应用标准后外侧切口和胸腔镜肺叶切除术的术后主要症状及其恢复时间，两种手术方式病人术后的主要症状排前三位的是疲劳、疼痛和气短。术后恢复到轻度症状（与术前相比）的时间在胸腔镜组均显著短于开放组，而疼痛在胸腔镜组恢复最快。作者认为应用病人症状恢复时间结合住院日更有助于评价病人康复情况。以上两篇研究结果提示从病人角度（症状恢复和满意度）结合住院日可能是较好的评价 ERAS 的指标。但是日本学者 Taniguchi 等应用修正的 ERAS 方案（主要变化是术前口服补液代替静脉输液），研究表明病人安全性增高（围术期与输液相关的不良事件显著降低）、满意度增加，快速康复团队（医护）治疗水平提高，尤其是护士工作量显著减轻，作者强调医护工作负荷的变化也是衡量 ERAS 的指标，在本研究中作者没有太多关注住院日和费用。有作者认为住院费用也应作为评价 ERAS 方案的指标。Nelson 等回顾性分析了妇科肿瘤手术病人应用 ERAS 的情况，发现平均费用至少降低 7600 美元。总之，ERAS 方案的评价指标从成本效益、长期结果、生活质量等都需要进行大量临床研究。

2. ERAS 临床应用的模式 多模式医疗和多学科协作对推动 ERAS 的实现均有作用，究竟何种模式更好呢？ERAS 方案及效果的实施主要是基于外科的发展，当然以外科医生或技术为主的多模式是早期外科快速康复实践中的主要手段，以外科医生为主导，由麻醉师或护士提供方案，最后在外科医生的指导下实施，如基于微创技术的流程优化。此种模式的最大优点是易于操作、方案固定，所有执行人员都有章可循。但也存在以下不足。一是每种方案的执行效果无法正确评价，如不同病人可能应用同样方法，可能有效，也可能无效；因为方案的执行者与制订者不同。二是执行效果评价差，不能适时进行方案更新或改变，如护士可能只能执行方案而不能对方案的效果进行评价。ERAS多模式医疗可能主要适用于选择的病种或病例，ERAS方案相对简单、易行，如疼痛管理，外科医生负责区域阻滞，麻醉医生关注全身用药和副作用，护士则适时进行评估并反馈结果。

随着ERAS领域的扩展和深入，以外科为主导的多模式医疗方法实现难度不断增加，以麻醉医生为主的"围术期外科之家"多模式是一种探索，在康复团队中扩大麻醉医生作用和工作范围（主导作用），麻醉医生参与术前评估、术中合适麻醉方法的选择及ICU管理，全程管理、记录和评价方案效果，有助于积累经验和方案的持续改进。多模式医护方案应用于临床研究或规模比较小的医院可能有其现实性，但是对于多中心临床研究或推广则需要多学科的协作。多学科协作模式有助于安全性和形成共识并推广，这需要团队先制定某个病种快速康复目标，形成共识，然后大家一道优化方案并执行。如腹部外科，对参与腹部外科手术的各个专业医生发问卷，征求为达到快速康复应在围术期关注的问题。如无恶心、呕吐，独立活动和尽早饮食是共识，且和专业无关；基于这个目标制定麻醉、手术及护理的各个程序，且不断优化ERAS方案。多学科协作的主要不足是每个专科会过多地将过于专业的方案纳入ERAS总体方案，使方案繁琐而难以实施。如何使学科之间围绕ERAS进行深度融合是研究的方向。

3. ERAS临床应用中的依从性　如何增加ERAS方案的依从性呢？第一，在方案的早期实施阶段应加强对团队成员的专业训练和对结果的持续性评估，通常对方案的依从性在早期是降低的。若使医生的依从性达到80%，需要医生在6个月内管理至少30名病人。第二，医生要坚持应用并总结经验。第三，降低术后并发症也是重要手段之一，多中心研究发现并发症的降低与ERAS依从性呈正相关。第四，制订团队合作与质量持续改善计划，团队制订ERAS方案和目标管理，如住院时间达到多少等，并持续坚持、学习总结策略。如加拿大多家医院应用"Knowledge-to-action（KTA）cycle"不断改进与完善临床实践指南，使ERAS方案不断瘦身，从而使临床应用依从性不断增加。第五，多模式或多学科协作，术前重视病人的教育、沟通与合作是成功的基础。第六，术前高危因素病人的评估、准备及治疗，降低ERAS方案失败率也是增加依从性的主要措施。第七，国际协会和专业协会的推荐与推广，这需要具有严格循证医学证据的临床研究。

ERAS理念被医生接受而又不愿意推广或选择性推广的原因何在呢？主要障碍有：①医务工作者和病人对"传统习惯"和"安全性考虑"的依赖是主观因素；

②病人全身情况、病种、手术方式及医院的不同，决定了 ERAS 方案必须是"多样化与个体化"相结合，具有循证医学证据的 ERAS 方案较少是客观原因；③传统心理模式、习惯和组织因素常常影响 ERAS 方案实施，是将传统方式抛弃还是并存也是临床应用中的困惑；④如若以一个学科为主的多模式达到快速康复，则相应学科的习惯难以改变；若以多学科联合，则 ERAS 流程过于繁琐，反而影响了快速康复；⑤医保支付和社会文化背景对 ERAS 方案推广也有影响，医保支付在欧美过多看重住院时间和并发症降低；亚洲则过分强调住院满意度和安全等。这些问题都需要我们在工作中围绕"以病人为中心"和 ERAS 实质进行多中心、有价值的研究，获得循证医学证据并上升为共识或指南，才能更好推广并造福于病人。

二、ERAS 临床应用的必要性

ERAS 在临床应用中需要多模式或多学科协作完成，真正实现"从疾病治疗到健康管理"的转变，这就需要对流程和管理进行优化，目前各个学科只进行局部改进使基于微创技术进步带来的 ERAS 优势打了折扣。因此，基于微创技术对围术期流程进行优化，理论上应该可以使 ERAS 的优势充分实现。以下结合胸腔镜肺叶切除术围术期流程优化的实际，以及国际、国内的新进展，介绍围术期流程优化和多学科协作在 ERAS 中的作用。

1. 从术前准备看 ERAS 的必要性 术前准备主要是宣教和高危因素评估。我们首先分析近年来肺癌外科治疗人群的变化：①早期肺癌（如小结节等），以及新辅助化疗和二次手术（转移癌、肺重复癌）病人比例均增加；②高龄（大于 65 岁）和具有伴随疾病［如糖尿病、高血压和慢性阻塞性肺疾病（COPD）］的病人显著增加；③术前服用药物（如抗凝药、免疫抑制剂或靶向肿瘤药物）且需要肺手术的病人在增加。其次是外科治疗方式的变化：①胸腔镜手术已成为主流术式（80% 以上），开放手术已成为胸腔镜手术的补充；②肺段切除比例增加，肺叶切除有所降低，全肺切除显著减少。理论上应该和手术方式同样变化的术前宣传教育、评估体系和高危因素预防治疗却没有发生变化。

病人的理解与真正的配合治疗，才能使 ERAS 得以实现。结合快速康复实践发现目前术前宣教中存在以下问题：①护理为主，主要宣传科室情况及注意事项，偏重事务性；②粗略讲述各专科手术的注意事项，针对性差、可操作性差；③过多术前宣教与准备，增加工作量，因此医患双方都有走形式的感觉。从深层次看，医患都对术前宣教存在认识的误区，均认为对手术帮助不大（如戒烟），对所有宣教问题的结果如何不清楚。如何才能做到正确的术前宣教并产生好的结果呢？首先护理工作要围绕手术的快速康复进行，并真正理解每一项工作与快速康复的关系，产生"不如此，就如此"的理念，如不戒烟，就增加术后肺部并发症等。其次宣教也要在"群体到个人"和"个人到群体"之间恰当转换，即群体宣教与个人宣教相结合。最后，医护一体化，并通过项目方式使护士对所从事工作有深入理解，并进行改进，事实证明，这是最好的方式。

随着肺癌外科治疗人群和手术方式的变化，寻找合理的术前心肺功能评估体系和针对高危因素预防治疗变得越来越迫切。心肺运动试验（CPET）可以弥补静态肺功能检测（PFT）的不足，已在临床上广泛应用。应用心肺运动试验和静态肺功能检测对342例肺癌病人术前检测，提示术前高危因素有：①支气管高反应性，发生率为19.88%（68例）；②呼气峰值流速降低（PEF），<250 L/min的发生率为13.74%（47例）；③肺功能处于临界状态（1.0L＜FEV_1＜1.2 L，且40%＜FEV_1%＜60%）；④术前吸烟时间大于800（年·支）且戒烟时间小于2周；⑤术前气管内存在定植菌，且高龄（大于70岁）和吸烟史大于800（年·支）的病人。以上高危因素病人应进行术前预防治疗：术前的肺康复训练（物理训练）+药物治疗（抗生素、支气管扩张剂和吸入性糖皮质激素），结果表明康复干预组病人术后并发症和肺部感染发生率仅为未干预组的1/5，康复干预组病人术后住院日显著缩短。进一步研究显示，肺功能差不能手术的肺癌病人进行肺康复训练2周，肺功能可达到肺叶切除术标准，且未增加术后并发症。通过对手术前后肺癌合并COPD病人心率和血氧饱和度及运动耐力的研究发现，术前肺康复训练可以有效改善病人的生活质量。这些研究均提示，现有通过肺功能评估体系进行术前评估肺叶切除的风险已存在局限性，多学科合作（呼吸科或康复科）用于术前评估，以发现高危因素和预防治疗方法已成为术后肺快速康复的必然。当然这仍然需要更多的研究。

2. 从手术程序和流程看ERAS应用的必要性　　"个体化"麻醉应用的必要性：全麻状态下预置各种管道（如气管插管、尿管等）的目的是便于手术操作和观察术中脏器情况等，但过多或不必要的管道应用不但增加了术中及术后管理的难度，也给病人带来相应并发症及经济负担。微创手术技术和麻醉技术使手术时间缩短和出血量减少，为术中管道应用优化带来契机。尤其是近年来，不插管麻醉下行胸腔镜肺叶切除术或气管隆嵴成形术，对肺手术需要全身麻醉的传统观念带来挑战。尽管目前此种麻醉方式只能在少数医院开展，但其观念在ERAS中的应用需要引起重视。全麻气管插管也有可能将口腔或鼻咽部的致病菌带入肺部；研究发现气管插管前漱口或清洁口腔，可以显著降低因气管插管导致的口腔或鼻咽部的致病微生物进入下呼吸道，防止肺部感染等。

"个体化"麻醉如何在临床上应用呢？①根据手术病种进行"个体化"的麻醉，如非插管全麻下胸腔镜下交感神经烧灼术治疗多汗症或气胸等；②根据手术方式选择麻醉方法，胸腔镜肺叶切除术手术时间短，有时可选择非插管、单腔管等；③气管插管拔管时机也应"个体化"，手术顺利且时间短的病人最好术后立即拔除气管插管，部分病人可在复苏室拔除，个别需要呼吸机支持的病人才需要到重症监护室拔除。这种统一的麻醉方式和拔管时间，不考虑病种和手术情况的方案，值得进一步研究和思考。

手术情况是快速康复的主要影响因素，而手术器械的优化既可以缩短手术时间（麻醉时间、清点器械时间等），也可以降低费用。事实上，外科手术器械的发展已贯穿整个手术过程，概括起来有切割（电刀）、分离（超声刀）、缝合与止血（切割缝合器、血管夹等）、固定（各种固定器械、机械缝合钉等）。传统止血钳和丝线结扎止血的大量器械发挥不了作用，而这些器械仍然出现在器械包里。以胸腔镜肺叶切除器械包为例，开胸器械包72件和胸腔镜特殊器械26件。临床常用器械进行"模块化"打包后只有11件：能量系统（电刀1把、电钩和超声刀各1个）、成像系统（镜头和连接线各1个、穿刺鞘1个）和切割与止血系统（双关节钳2把、吸引器1把、止血钳3把和钛夹钳1把）；实行"模块化"打包后，清点器械时间、清洗器械时间、安装与拆卸时间和手术总时间均显著缩短，而器械使用率从14%提高到94%。可见，根据病种和手术方式选择合适器械包，不但可以提高效率，还能够降低成本。关键是可以降低术中不良事件发生，缩短手术时间。

管道（尿管与引流管）管理也应进行优化。全麻手术常规导尿，目的是监测液体输入和脏器功能。胸腔镜肺叶切除术时间缩短，需要思考术中常规导尿是否必需？研究表明133例肺叶切除术病人的术中尿量为（337.86±140.32）ml，这个尿量完全没必要导尿。而麻醉苏醒后诉尿道刺激、苏醒期躁动发生率在导尿组均显著高于未导尿组；术后尿潴留导尿组与未导尿组无统计学差异；术后尿道感染在未导尿组显著低于导尿组。以上表明并非所有病人都必须留置尿管，对无尿管留置病人术前和术后进行宣教并辅以诱导性排尿，并没有增加术后尿潴留。问题是哪些病人需要留置尿管呢？我们基于临床上术中未留置尿管而术后需要再次置尿管的病人分析发现：高龄和前列腺重度增生病人，有尿道手术史的病人，手术时间大于4小时病人是高危因素，建议留置导尿管。

近年来胸腔引流管的优化应用也有利于术后快速康复。具体表现在：①单管引流取代双管引流（只有脓胸或术中肺漏气严重才考虑用双引流管），单管置于胸顶并应用侧孔，有利于病人术后运动、减轻疼痛，并提高住院舒适度；②引流管倾向于应用小管径，尽管尚存在争议，有研究表明16F引流管的引流效果等同于28~32F，且不影响切口愈合；③术后引流管的拔除也不拘泥于一定要少于每天50ml或100ml，而是若无漏气，每天300ml也可拔除；④也有术后不应用引流管的报道，但是需要术后排气，多数只是术后确认无气体漏出后马上拔掉，需要选择病例且严密监测，目前不能推广，尚需研究。

3. 从术后管理ERAS应用的必要性 外科术后的充分镇疼是快速康复"无痛苦和无风险"的一部分，这点是共识。外科医生在临床应用中存在的问题有：①镇痛不充分或过度，认为镇痛药有副反应，而让病人能忍就忍，反之亦然；②用药单一，吗啡类药物应用过多，直接后果是胃肠道反应多；③疼痛评估体系与方法主观性强，导致用药合理性差，缺乏围术期统筹安排。鉴于以上问题，研究表明，麻醉师或疼痛专业医生对病人进行评估，立足于围术期疼痛管理，不但能有效镇疼，且能降低因疼痛导致的并发症。如围术期合理应用甾体类镇痛药同样可以达到吗啡类药的效果，且显著降低恶心、呕吐反应。因此，镇痛药应用的合理优化，需要进行研究。

当然术后疼痛的原因除了手术本身创伤外，也和术后过多的监测相关。减少不必要监测并优化也有助于缓解疼痛，结合目前胸外科肺叶切除术的特点，具体优化措施可以从以下几点考虑：①病人从麻醉复苏室回到病房后，是否仍有必要应用心电监护？因为这极大限制了病人活动；②尿管应尽早拔掉，强调术前宣教，并应用诱导等方法尽量避免重新导尿，若有前列腺增生可考虑应用相关药物；③胸腔引流管尽快拔除，研究发现术后24小时后，疼痛主要集中在引流管口；若无临床必需应用的情况，最好不以观察或稳妥为借口推迟拔管时间；④鼓励病人尽早下床活动，并围绕病人活动优化相应临床干预和药物使用。

围术期并发症的预防与治疗更是快速康复的重要部分，如肺栓塞，术前评估、术后早期预防可以使肺栓塞的发生率显著降低；围术期肺康复训练可以显著降低术后肺部感染。

三、ERAS 临床实施策略及临床效果

肺癌根治的主要手段仍是外科治疗，但只有不到40%的病人能够接受手术。虽然手术技术不断进步、围术期管理不断改善，但术后肺部并发症的发生率仍有12%~40%。肺切除术后发生肺部并发症不但导致84%的病人死亡，也是住院时间延长和再次进入重症监护病房的主要原因。预防并控制术后肺部并发症的发生不但决定手术成功与否，也影响病人术后的加速康复。有研究表明，术前肺康复训练可以降低术后并发症的发生，或只改善肺功能而没有降低并发症。研究结果产生争议的原因，可能与以下因素有关：①训练方案不统一；②训练对象单一且各不同；③训练时间不同；④术后并发症评价标准不同。这些已有的研究结果在某种程度上限制了肺康复训练的临床应用，尤其是术前肺康复训练，但均改善了肺功能和心肺耐力。如何使肺康复训练的效能显现是目前研究的重点。我们分析了四川大学华西医院胸外科近10年的研究结果，从以下方面进行总结和解读：①合理的术前评估体系，包括评估方法、训练对象；②训练方案简单、实用、可操作性强；③训练结果可评估、可重复；④训练时间要短。

1. 肺康复评估与训练方案

（1）术前评估方法　①病史；②肺功能；③心肺运动试验；④测定呼气峰值流速（附表）。

（2）肺康复训练方案

·药物康复　①抗感染（选用）：根据标准应用；②祛痰（必需）：术前3~7天及术后3~7天；③平喘或消炎（必需）：术前3~7天、术后3~7天（附表）。

附表　肺癌合并高危因素病人的术前评估与训练方案

分类	高危因素诊断标准（以下符合一项即可，打√）	训练方案
高龄	年龄≥65岁（或若合并吸烟则男性年龄大于60岁，女性年龄大于70岁）□	□抗感染（备选）（有明确的应用证据） □祛痰（必需） □雾化吸入 □口服 □平喘（必需） □糖皮质激素和或支气管扩张剂（术前3天和术后3天） □激励式肺量计吸气训练：（必需）白天每2小时进行1组（6~10次），疗程3~7天 □功率自行车运动训练（每次15~20分钟，每天2次，疗程7~14天）或□爬楼梯训练（每次15~30分钟，每天2次，疗程7~14天）选一个
吸烟史	①吸烟史≥400（年·支）且戒烟≥15天□ ②或肺部听诊有干鸣音或湿啰音□	
气管定植菌	①年龄≥70岁□ ②吸烟史≥800（年·支）□ ③重度慢性阻塞性肺疾病□	
气道高反应性	①支气管舒张试验□ ②心肺运动试验过程中出现干啰音或哮喘，血氧饱和度下降大于15%□ ③服用抗过敏药物或激素等□ ④爬楼梯训练前后呼气峰值流速下降大于15%□	
呼吸峰值流速	呼气峰值流速<250L/min□	
肺功能临界状态	①1秒用力呼气容积（FEV_1）<1.0L和FEV_1%<50%~60%□ ②年龄>75岁和一氧化碳弥散量50%~60%□	

·物理康复　以下①为必选，②③选其中一项。①激励式肺量计吸气训练：病人取易于深吸气的体位，一手握住激励式肺量计，用嘴含住咬嘴并确保密闭不漏气，然后进行深慢的吸气，将黄色的浮标吸升至预设的标记点，屏气2~3秒，然后移开咬嘴呼气。重复以上步骤，每组进行6~10次训练，然后休息。在非睡眠时间，每2小时重复一组训练，以不引起病人疲劳为宜，进行3~7天（必需）。②功率自行车运动训练：病人自行调控速度，在承受范围内逐步加快步行速度及自行车功率。运动量控制在呼吸困难指数（Borg）评分5~7分，若在运动过程中有明显气促、腿疲倦、血氧饱和度下降（<88%）或其他合并疾病引起身体不适，让病人休息，待恢复原状后再继续进行训练。每次15~20分钟，每天2次，疗程为7~14天（可选）。③爬楼梯训练：在专业治疗师陪同下进行，在运动过程中调整呼吸节奏，采用缩唇呼吸，用力时呼气，避免闭气，稍感气促时可坚持进行，若有明显呼吸困难，可做短暂休息，尽快继续运动。每次15~30分钟，每天2次，疗程7~14天（可选）。

2. **需要进行肺康复训练的对象**　肺癌病人术前常见合并高危因素如下。①高龄：年龄≥65岁（若合并吸烟则男性年龄大于60岁、女性年龄大于70岁均为高龄）；②长期大量吸烟［吸烟史≥400（年·支）］；③气管定植菌；④气道高反应性；⑤呼气峰值流速<250L/min；⑥边缘肺功能。

3. 肺康复训练的临床效果

（1）肺康复训练可提高病人运动耐力　对肺癌术前合并不同高危因素的病人，术前行 3~7 天的肺康复训练后，有 3 项研究均发现呼气峰值流速均显著增加，呼吸困难指数和疲劳指数变化均有下降趋势，但无统计学意义。

（2）肺康复训练可减少术后肺部并发症及肺部感染　肺康复训练组病人术后并发症和肺部感染均显著低于未康复训练组。术后肺炎及并发症标准如下。

术后肺炎：应用 2012 年发布的强制性标准——《肺炎诊断》（WS 382-2012，2012 年 9 月 3 日发布，2013 年 2 月 1 日实施）制订术后肺炎的判断标准，即外科手术病人术后 30 天内发生的肺炎，肺炎诊断标准需同时满足以下 3 条：①至少行 2 次胸片检查（对无心、肺基础疾病，如呼吸窘迫综合征、支气管肺发育不良、肺水肿或 COPD 的病人，可行 1 次胸片检查），并至少符合以下 1 项——新出现或进行性发展且持续存在的肺部浸润阴影、实变、空洞形成；②至少符合以下 1 项：发热（体温 >38℃），且无其他明确原因；外周血白细胞 $>12\times10^9/L$ 或 $<4\times10^9/L$；年龄≥70 岁的老年人，没有其他明确原因而出现神志改变；③至少符合以下 2 项：新出现的脓痰，或者痰的性状发生变化，或者呼吸道分泌物增多，或者需要吸痰次数增多；新出现的咳嗽、呼吸困难或呼吸频率加快，或原有的咳嗽、呼吸困难或呼吸急促加重；肺部啰音或支气管呼吸音；气体交换情况恶化，氧需求量增加或需要机械通气支持。

肺部并发症：肺部感染、肺栓塞、乳糜胸、皮下气肿、咯血、声音嘶哑、支气管胸膜瘘、手术后持续肺漏气、手术后胸腔积液（中到大量）和积气（肺压缩≥30%）、肺不张、急性呼吸窘迫综合征或呼吸衰竭和死亡。

（3）术前肺康复训练可缩短住院时间　肺康复训练组的术前住院日和平均住院日少于未康复训练组，肺康复训练组的术后住院时间少于未康复训练组。

4. 从研究结果看术前肺康复训练的必要性

ERAS 理念正在从各个方面影响着医学的发展，尤其是从各个学科单独发展及治疗疾病，走向以"病人为中心"多科协作或重新组建新的学科或专业等。ERAS 的核心是降低应激或减少创伤，关键是降低围术期外科相关并发症，微创外科的兴起已大大降低治疗带来的创伤，而病人因年龄或伴随疾病的增加使病人自身原因（如冠心病、COPD 和糖尿病等）导致的并发症在增加。大量临床研究已证明围绕微创技术对围术期流程优化和多学科协作的治疗效果，可降低医疗干预（过度治疗），且能促进病人功能尽快恢复。肺癌合并 COPD 或需要二次手术的病人，术后心肺相关并发症发生率均显著增加。而现有肺癌手术术前评估方法及危险因素预测，均不能适应改变了的治疗人群及外科技术，需要重新研究合理适用的术前评估方法和高危因素，关键是对高危因素的预防措施，即术前肺康复训练方案。问题是目前尚没有统一的术前高危因素的评估体系及肺康复训练方案及标准，使临床应用及效果均无法合理评估，而限制其临床推广。肺康复训练对于有症状、日常生活能力下降的慢性呼吸系统疾病病人，通过稳定或逆转疾病的全身表现而减轻症状，优化功能状态。已有研究表明，术前肺康复训练有助于肺癌合并高危因素病人手术后的快速康复，作用显著。我们借助呼吸内科对 COPD 病人的评估和训练方案，结合外科手术的特殊性进行临床研究，形成了目前临床应用的术前肺癌病人高危因素评估体系和肺康复训练方案，并经回顾性和前瞻性研究，得出了以下结论：病史、静态肺功能检测和心肺运动试验可以发现气道高反应性和呼气峰值流速低两类高危因素；术前短期肺康复训练可以提高肺癌病人的运动耐力相关指标，并降低术后并发症，且有助于术后加速康复。主要体现在经过 1 周高强度肺康复训练后，试验组病人 6 分钟运动距离及能量消耗得到了提高，呼气峰值流速可以反映术后咳痰能力，研究发现呼气峰值流速经肺康复训练后可以增加约 10%。

5. 加速肺康复训练方案临床应用的局限性及研究方向　尽管如此，本方案仍然存在以下不足和需要改进的地方。第一，临床研究样本量小且是单中心研究，导致试验结果在相关试验干扰因素（如病人的个体差异）的影响下偏倚较大，同时使得一些试验结果（如术后肺部相关并发症）并不能在统计学上显示出意义；需要进行多中心研究和增加样本含量，提高肺康复训练方案的可重复性。第二，很多医院无法开展术前心肺运动试验，使其应用得到限制；需要有备选方案，提高其可评估性及可操作性。第三，术前训练多为 7 天，这种方案增加了在胸外科病房实施的临床难度，而应用于社区医院或家庭进行肺康复训练，存在医患依从性差及训练有效性合理评估的问题；需要不断将方案简化且有正确的评价体系，使训练效果得到保障，进一步增加肺康复方案的可操作和可重复性。第四，研究发现也应采纳术前药物康复，可以有效、快速缓解支气管痉挛和气道高反应性，但临床应用仍有许多研究工作要做。

总之，尽管现今应用的四川大学华西医院胸外科肺癌病人术前评估与肺康复训练方案有许多瑕疵，但初步临床应用也取得了较好的效果，相信随着临床研究结果的不断出现，不断优化的方案必将从"高大上"到"接地气"，服务于更多的病人。

肺内小结节的整合医学诊断策略

◎陈 椿

整合医学源于中医学整体观的理念,把很多医学方法的优势融合到疾病治疗康复的全过程。也可以这样理解,是按病人的体质、病情等开展个体化的诊治,打破医院的科室壁垒。

肺小结节的影像学表现,包括大小、数量、位置、性质、形态等,根据这些我们需整合考虑,再决定是否手术。术中根据病情状况指导具体的手术方式。最后根据术后的病理指导综合治疗及靶向治疗,也可以佐证当初门诊看的病人切片是否准确,从而提高我们的整合医学水平。肺的小结节,3cm以下的叫结节,3cm及3cm以上的叫肿块,2cm以下称为肺的小结节。1A期肺癌的发现率从过去的35%提高到93%,因为现在有很多有效的鉴别手段,而且快速准确,一旦怀疑是恶性的,尽早切除恶性结节,但也要避免不必要的过度治疗。

肺结节的影像学诊断,借鉴内科医生的办法,分为实性结节、部分实性结节和磨玻璃结节。实性结节和磨玻璃结节诊断后的观察时间是不一样的。通常约有50%的半实性结节是恶性的,而实性结节恶性的比例低于半实性结节。混合密度的磨玻璃内实性成分的多少,可作为判断良恶性和侵袭性的一个依据。传统上,肺小结节直径小于5mm的良性可能性比较大,肺小结节5~10 mm的恶性可能性比较大,恶性的表现有倒毛刺,阴性表现就是有遮光影。新的观点是,不以5mm区分肿瘤良恶性,4~5mm的原位腺癌和微浸润癌并不在少数,故结节直径≥4mm时,应警惕恶性结节。内科比外科分得更细。根据肿瘤不同的部位、发生不同的情况,以及活跃的程度,分为不同类型。棉球型一般是肿瘤细胞密集排列于肺泡腔内,单纯地沿肺泡壁蔓延;空腔型在扩张的细小支气管、局限的小泡性肺气肿中;堆聚型可侵犯周围间质,形成早期的病灶;颗粒型,是多个细颗粒状的CT表现;管壁型,呈细小串珠状的管型磨玻璃病灶;树枝型,呈树枝样外观;蜂窝型,呈球状；瘢痕型，在瘢痕基础上往外生长的一些病灶。

对于一个肺结节，刚发现时是磨玻璃病变，如果在随访中有增强，通过血管成像可以直接手术介入或者穿刺。大于1cm的小结节应做增强CT扫描，观察磨玻璃中的血管，如有明显的血管征也要积极处理。有些比较模糊，半实性的观察时间以5mm作为界限。实性结节以4mm为界限，4~6mm、6~8mm，以及大于8mm的观察时限不一样，处理的策略也不一样。做肺手术的原则是最大限度切除肿瘤，最大限度保留正常肺组织，单侧病灶尽量同期切除，双侧的分期，较晚优先。中央型、体积大、进展快，淋巴结可疑的要优先处理。肺叶切除是安全有效的手术方式，肺叶切除术适应证包括：实性结节，CT提示磨玻璃样，影像中实性成分≥50%，术中冷冻病检提示浸润性腺癌，肺小结节侵及脏层胸膜。解剖性肺段切除术指征为高龄或低肺功能，或有行肺叶切除术的主要风险。对已确定的1期肺腺癌中影像表现为纯磨玻璃样变或只有极少实变的磨玻璃样变且无淋巴结转移者，可不进行系统的淋巴结清扫。对纯实变结节或部分实变的磨玻璃样变则建议行淋巴结清扫。可根据术中病理情况决定淋巴结是否清扫。对于多发结节与转移结节，病灶位于单侧肺的应进行同期处理。要对混合型的腺癌进行分类，现在比较细致的报告中对所有肺腺癌细胞都要进行基因检测。

总之，通过影像学，有效地对肺小结节进行鉴别诊断，是肺小结节诊断治疗的关键。合理术式的选择是治疗肺小结节的重要手段。

对胸外科工作的两点思考

◎徐志飞

近十几年来由于胸腔镜技术的介入，胸外科的手术量大幅增加，胸外科医生的声誉也明显提高。

在2016年上海学会的总结时，我讲过两点思考。第一，小结节的诊断问题，现在没有灵丹妙药，经常似是而非，要进一步从技术上努力。从主观上也要把握这种情况，现在的个别情况有点乱，手术有时涉及过度医疗，会给病人造成损伤，五六毫米的病灶至少3个月或半年要复查一次才能手术，不要单纯追求数量，更要把握好质量，提高胸外科的综合治疗水平。第二，关于微创治疗，胸腔微创手术做得非常多了，在某些大医院已变成同质手术。但我参加这么多手术，没有微创治疗死亡的教训，至少从会议报告和文献上我没有看到。从2016年年底之后不到半年的时间，我们鉴定的病例中有5例死亡；按照医院比例讲，这个死亡率是非常低的，这是好事情，说明技术进步了。虽然现在死亡率很低了，但我们能不能把它降得更低？不是说微创手术不能死人，病人突然脑梗死或心肌梗死，都是无法预测的事件；但有没有操作或者术后管理上的问题呢？有些病人术后离院住在宾馆，如果带胸管在宾馆里死亡了，可能会说是医院的事故，总得有医疗干预这个事情。胸管没拔，不是漏水就是漏气，因此我奉劝各位同行，宁可离病床近一点，也不要出事情。我们应该把别人的教训变成自己的经验，共同提高。

1期非小细胞肺癌的治疗选择、争议和共识

◎汪 栋

以往,肺癌发现时能手术的只有25%,现在因为体检筛查,上述比例大大提高。不同分期的肺癌5年生存率不一样,因此,对1期病人我们要重视。根据美国国家综合癌症网络(NCCN)指南,1期肺癌要手术切除加淋巴结清扫,或系统淋巴结活检。关于亚肺叶切除,指南上有一些要求,切缘要大于2个分支。美国癌症数据库报道了近3万例的病人,生存曲线配对后仍然有显著差异。我们现在所谓的肺叶切除,主要源于1995年发表的前瞻性随机对照研究,认为亚肺叶切除明显好于肺叶切除,所以对1期肺癌也做亚肺叶切除。国外的回顾性研究提示,对于1期肺癌,不限大小,还是考虑肺叶切除。有研究显示,分别实施688例和1402例小于1cm肺癌的亚肺叶切除和肺叶切除,总体生存率相同。亚肺叶切除的优点是可以保留更多的肺功能,外科技术上创伤更小,使第二原发癌治疗的可能性提高。亚肺叶切除的缺点是总体生存率低于肺叶切除,淋巴结应切除数目较少,以及N分期上调的比率低。

荷兰的一项分析包括了130例手术和197例立体定向放疗病人。从局部复发看,不管是局部复发还是局部淋巴结复发,立体定向放疗组都高于手术组。国外有一些关于立体定向放疗与外科手术对比的研究显示,有的是外科手术有优势,有的是立体定向放疗有优势,但这些研究都不是前瞻性的。

目前一般认为,立体定向放疗等于或优于外科手术,立体定向放疗是早期非小细胞肺癌最理想的治疗,但这些结论尚缺乏依据。立体定向放疗用于可手术的早期非小细胞肺癌治疗还需要有大样本随机对照研究。用到1A或者1B期病人,病人的复发比例比较高。日本有项研究观察了609例肺癌病人,对另外的191例做了辅助化疗,在没有配对条件下两组差别不大;但配对后,对1A期的病人,辅助

化疗组病人的无复发生存或者总体生存都优于观察组。尤其是在 2~3cm 时跟肿瘤大小是相关的。影响一期辅助化疗的主要因素包括肿瘤病理和生存状态，从病理类型讲微乳头型、分化程度低，或有淋巴血管受侵者是重要因素。分化低和分化高的曲线拉得很开，而肿瘤大小关系并不是特别明显，1B 期肺癌有胸膜侵犯和没有胸膜侵犯的两个曲线拉得很开。

肺叶切除仍然是 1 期非小细胞肺癌的标准术式。现在结节越来越多，整合胸外科学会可以带领大家更好地开展相关研究和临床工作。因为目前指南还不很确切，对肺叶切除和亚肺叶切除的争论比较大。虽然大家做手术很多，但实际上对有些情况的把握尺度和原则还不够，需要更加规范。此外，立体定向放疗用于不可手术或手术风险高的 1 期非小细胞肺癌很有价值。

复杂难治性气胸的整合医学治疗

◎闫天生

气胸非常难处理，会不断复发。治疗气胸最担心的两个字就是"复发"。病人做过手术没多长时间又来了，搞得医生很没面子。复发的主要原因还是异位粘连，做手术时很容易，病人几天就恢复了，绝大部分病人都没问题，但少数病人却有复发的隐患，这些病人都是反复复发接受开胸，反复做胸腔镜，里面粘连，很麻烦。局部粘连后，从X线片看肺叶张开，但照片里有小小的腔系，手术中发现粘连非常严重，有的形成广泛增厚的纤维素膜。做完手术后我们要做常规的胸膜摩擦，对所有的粘连要选择性地分离粘连。我有个病人是从美国回来的，肺尖有很多损毁，留下肺大疱，大疱有填补空腔的作用，我们要慎重地选择切或者不切，肺尖的大疱我们没切。现在回美国两年了，没有再复发。胸膜固定我们不主张用滑石粉，加50g糖就可以了，必要时术后要用呼吸机辅助。微创手术伤口小、引流管少，但对复杂气胸，我们主张还是要放4个引流管，这是很必要的。引流管用小塑料管固定，能够达到充分定位的引流，并带有充分向外上的力量，使肺向外张开，不是贴上纵隔。我有个病人放了4根管子，上下前后4个方向牵引。手术后她的生活也发生了明显变化。我特别强调，对气胸病人千万不能吝啬只放一个管，这样会留下麻烦。我有个双侧血气胸反复复发的女性病人，胸腔镜检查后发现是肿瘤，肿瘤病人发生血气胸很麻烦。双侧气胸的手术我们做得不是很多，只有20多例。还有个病人，18岁，在美国读大学，气胸反复发作，在美国做了6次闭式引流，前后花了11万美元。我们给他重新做手术，病人个子高，术中分离时电刀电勾都不够长，肺尖有一个很大的腔，美国的医生把上面的肺尖切多了。我们把他手术后那个腔逐步缩小，休学大半年，回美国上学前，来我院再拍胸片，肺全部张开了，现在回美国已经一年了，在美国参加了华人大学生篮球队，还是主力。所以，只要方法对路，采用整合医学的观念，多学科、多角度来看这个问题，不是单一地把它想象成简单的大疱，我们才能获得很好的结果。因为它复杂、难治，所以只有用整合医学思维才能全面、正确、长久地解决问题。

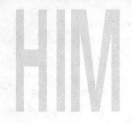

整合骨科学

整合医学思维在骨科手术理论与实践创新中的应用

◎张英泽

本文虽然讲的是顺势复位固定在骨科中的应用,但其实最重要的一点就是整合与创新。我遇到过一名陕西商洛的医生,他说在临床中用了我的不均匀沉降理论做了3个病人,效果都非常好。我说现在还不能说效果都非常好,根据目前的28篇文章分析,有效率达95%。"不均匀沉降理论"被评为2015年、2016年医学十大创新理论的第一名。关节科医生手术取出来的髋关节重量平均是118g,一根金属关节平均是578g,多了460g,做关节手术的都是一些中老年人,胯部的肌肉非常松弛,没有力量。医生把骨头取出来,但没有等重量置换,这是关节科存在的第一个问题。第二,膝关节置换存在什么问题?膝关节是最软的,不管是陶瓷的,还是钛合金的,那是硬对硬,没有软对软。我们跟外国人一样把膝关节做成金属的或陶瓷的,走入了一个误区,我们应该发展新材料。

我一直在鼓励年轻人创新。我有40多项专利,转化了10项,占25%。美国、日本、德国转化最多的平均数是25.6%,中国人的发明专利才4%。除了"不均匀沉降理论"之外,我还有用在骨关节炎治疗上的创新。有一个做关节炎研究的专家写了一本书叫《骨关节炎》。我就问他,骨关节炎是怎么发生的?他说是软骨磨损。我说骨关节炎为什么疼?他说软骨磨损以后就疼。我说软骨上有神经吗?没有啊。很多人找我,要和我联合做软骨干细胞移植,我说我不做这个题目。为什么不做？酒精性肝病得戒酒，骨关节炎也是同样的道理。如果说载荷的力量和吃力的部位不均衡了，那软骨肯定要遭到磨损，所以，不把载荷的力量和吃力的部位进行改变，即便把软骨磨损那一块补上干细胞，磨上两个月还是磨没了。所以，改变载荷与吃力部位的力是最重要的。我们提出了"顺势理论"。首先，骨折在下肢复位时，牵引力必须与肢体的轴线相一致。我们在牵引床上，以会阴部作为反牵引力，牵引方向与机械轴线成角30°，不符合下肢机械轴线。其次，现在用的是侧方撑开的复位器。再者，牵引力必须符合软组织特点。现在用的钢板中间厚两边薄，钢板存在断板的缺点，而且板多大，口多大，不能微创植入；板与机体的弹力不一致。我把中医正骨做了头转，把一个力变成两个力，一个拉力变成两个拉力。过去手术口子很大，现在一个小口就解决了。

根据这个顺势理论，我发明了一种牵引器，我前后研究了20多年，现在已经发展到了第7代。其优点是不但下肢可用，上肢也可用。过去是手工的，现在正在做计算机控制的。比如我们发明的半自动化复位器，上肢可用，下肢也可用，大腿可用，小腿也可用。上海第六人民医院有个病人是六型的平台粉碎性骨折，请我会诊，下飞机时柴益民主任接我，他说给我找了个六型骨折，怕我复不了位。到手术室后我做了一个非常简单的牵引，几乎100%复位了，上海的护士给我鼓掌。我给病人上了一个双钢板，用关节镜，外侧两个小切口，内侧两个小切口，每个口2cm，一头把板插进去，一头引出来，成功了，过去做这个手术需要很大的切口。我们有一个股骨髁上粉碎性骨折的病人，如果没有顺势牵引复位理论，肯定是要切开的。通过正位和侧位打好钉子，包括小腿的钉子，手术照片证实小腿对得非常好，大腿也对得非常好，就这么几个小口就搞定了。如果没有顺势牵引复位架，大小腿都得切开。还有一个小腿中段截肢的病人，皮肤有烧伤。我把塌下来的一块骨头顶上去，穿钉子，就几个小口把手术做完了。如果没有牵引复位器，小腿全都是烧伤，若做大切口，不仅感染率很高，软组织也不容易剥离。踝关节如果有感染，本来要牵引，但不能牵引。如果切开踝关节就会引起严重的感染，切开是违反原则的。有一个病人大腿两处三段骨折，我们几个小口就做完手术。我们的发明在国外也有不少应用，他们还发表了不少文章。去年我们拿到了国家技术发明奖二等奖。

我希望年轻医生要大力创新。我们医院有很多名医，在河北省一提没人不知道，但一出河北省就没人知道，为什么？创新做得不行，讲课还可以。只会做手术，只是当地的名医；会做手术又会讲课，才是一个地区的名医；会做手术，又会讲课，还会创新，那才会是全国的名医、世界的名医，这就是整合医学的理念。

微创手术中的整合医学思考

◎田 伟

微创手术从20世纪60年代兴起,后来出了很多问题。再以后有很多微创技术从椎间盘治疗开始,不断往外扩展。出问题不怕,关键是怎么改进,最开始从侧面到侧后路,到后路,又到纯侧路等,想了很多办法,我们对这一过程有深刻体会。1996年我们买了一个侧后路的椎间盘镜,病人喜欢做,因为怕开刀。我们用后的体会是肯定有用,但很难用,找位置非常难,做得不彻底,病人术后又疼起来,有时还有反作用。关键是切除范围小,术后磁共振不敢看。这种微创有致命的缺点,本来就不太容易看清楚,过去尽量暴露一点,但到微创后很难确定位置和方向,需要精确的术前诊断,诊断越准越好,而且手术时间长、花费比较高。最重要的是视野不好,容易出现问题。解决这一问题,最开始是先术中照相,照一张再洗,后来能看见骨头了,但是一个重叠的影像,并不太准确。现在仍然是骨科医生的大问题,一边透视一边做手术,有很大的健康威胁。即使用透视,准确性也不是很高,因为它是一个重叠影像,没有三维空间定位。我们有个病例做了一个螺钉固定,正位侧位看着都不错,但术后出现松动,做CT检查发现螺钉都没有打进去,都偏内了,所以它并不坚实,都在松质骨里面。后来经过研究,多数是因为螺钉打得不对,拍普通的片子看不出来。过去我们是靠解剖学研究,但解剖标志和方向有时不适用,必须很靠外才能打,这种现象在临床上经常有。有人统计做螺钉固定错误率很高。

多年来,靠透视机骨科得不到对深部组织内部的三维空间定位,当人的能力达到极限时,就得在技术上想办法。想解决骨科这个老问题,需要颠覆性的新技术。人工智能为我们提供了创新途径,AlphaGo的发展超越了人类围棋4000年的历史，机器通过短时间的学习就能够战胜人，通过一些计算机方法来计算，超乎我们的想象。2017年1月美国FDA首次批准了一款心脏磁共振人工智能分析软件。现有很多设备很容易分析一些数据，而且计算结果可以和有经验的影像科医生相比。现在还有病理学相关的智能软件。骨科能不能通过智能技术解决实际难题呢？我们几个单位花了很长时间，从导航、机器人开始，克服重重困难，最终建立了一台能实时跟踪、定位的设备，可以很好地解决骨科的这一问题。第三代的产品叫"天玑"，可以实时跟踪，在国内的水平是很高的，最重要的是已获得国家产品注册证，这是我国第一个获得注册证的医用机器人，通过它能够提高精度，解决在三维空间可视操作的问题。我们还做了一个多中心研究，在同一个平台登记注册，严格按照要求做，除我们医院外，还有解放军总医院、天津医院等几家骨科比较强的医院共同参与这项研究，标准很苛刻。手打的钉子术后只能做一个大致判断，机器打的一定要与术前设计的位置和术后对照评估，评价的标准一个是打通道，另一个是最终螺钉的位置。

  关于安全性观察，比如有无并发症，有无机器本身伤人等。共85名病人入组，均符合试验要求，与对照组在基本条件上没有差异。首先，在导针置入的位置上，机器人做得很精确。虽然我们可以手工不断调整，螺钉最后总能打进去，但准确率还待提高，和机器人一次性的置入相比还有很大差距，机器人的优良率均高于对照组，机器人操作没有出现很差的情况，但人工的还是有。在安全性评价中，没有发现导针和螺钉造成的损伤，试验组使用机器人过程中，未发生对受试者及医生的损害。不良事件有1例，是一个水肿的病人，大家分析和机器人没有关系。我们常做的是腰椎手术，找到骨头表面的位置，再把螺钉打进去，再解决开放减压。有一个病例是腰椎滑脱，肯定得打开，能不能用机器人的方法辅助我们完成一个微创手术，我们先把"眼睛"装上，即一个红外线的反射设备，扫描三维结构，医生可以事先做规划，螺钉到底在哪个位置是最好的，设计好后放在图上面，机器人就可以在皮肤表面按照设计的位置去做，医生肯定看不见里面，就按照机器人指定的方向找到位置，很简单，打一个导针进去就可以了。

  过去想做这样一个微创手术是非常困难的，得反复透视，开始做微创手术时国外就是反复透视，为躲避射线医生得跑出去好多次。用机器人引导做椎间融合，很容易就可以把骨头取下来，然后做减压，最后把螺钉固定进去。这种固定手术，大家不愿意做的原因就是透视，而且也不一定准。在横断面如何倾斜难以掌握，有了导航机器人就可以很准确，复位也很好，钉子打得非常满意。例如颈椎其他地方融合上了，但有一个地方不稳定，断了，想固定好肯定会侧向螺钉，很危险。我们用机器人经皮打得非常精确。简单、有规则性的好做，太难大家都不愿意碰，畸形非常乱怎么固定？找了半天只有一侧有机会，但这个机会非常小，就这么一个地方，底下就是椎动脉。我们在机器人引导下，把螺钉打进去，后方复位和固定，把骨块绑定，形成一个很牢固的三点固定。也就是说通过骨科的导航机器人解决了。我们的手和眼怎么能够完美地配合，进行三维空间的定位？别看就这么一件事，过去很难解决。智能技术精度高、辐射量小，还可以做微创手术，使它的活力真正发挥出来，适用于多种术式，可以缩短脊柱手术学习曲线，使用机器人后可使年轻人很快掌握这些技术，帮助医生解决过去解决不了的问题。这就是整合医学。

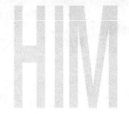

骨科新材料整合研究的体会

◎沈慧勇

20世纪80年代以前生物材料是以惰性材料为主，2000年左右出现了生物活性或者生物降解材料，随后，分子水平的材料陆续问世。第一代惰性材料就是传统用的石膏、金属、橡胶、棉花；第二代材料包括羟基磷灰石、磷酸三钙等；第三代材料如骨形成蛋白等，这是刺激细胞增殖的。我们经历了三代骨科材料的应用。这些材料在心脑血管和口腔领域用得也不少，骨科只是一部分。骨科生物应用材料中一个是金属材料，用于很多手术的固定，如脊柱的内固定；还有陶瓷、高分子材料，以及一些生物衍生材料等。金属材料是不锈钢、钛合金等。陶瓷材料有表面活性的生物陶瓷材料，也有生物降解的陶瓷材料像磷酸三钙等。高分子材料有聚乙烯、聚丙烯等。衍生材料，骨科用了很多，如冻干的骨头，以及其他一些经过脱细胞处理的组织等。还有一些提纯的生物衍生材料，像再生胶原、再生蛋白等。纳米材料不仅指基本颗粒的直径是纳米材料，它的表面效应、体积效应及量子尺寸效应与其他材料也有很大不同。2015年全国统计骨科使用的材料超过150亿人民币，占了总材料市场的9%，涵盖创伤、关节、脊柱。预测未来10~15年，中国将成为最大的骨科材料市场。关节类大部分是进口的，脊柱类也如此，但比关节类稍少一些，部分已经国产化，创伤类材料大部分是国产的。

骨科生物材料发展有几个特点：一是应用人群的老龄化趋势明显，二是医改要重新与医保定额度，总体价格越来越低，市场呼唤好的国产产品。我们研究的是部分可吸收的骨水泥项目，现在用的骨水泥有几个缺点：一是不能吸收，打进去后永远呈原样；二是硬度与正常骨头的硬度差异太大。有不少学者在研究新的骨水泥，即可以吸收的水泥，但遇到几个问题。骨水泥的关节成形或椎体成形能让老人打完后第二天就可下床活动，而现制的水泥达不到这个水平；吸收的作用很难控制，有些还没有愈合就吸收了。针对这两个问题我们跟中山大学的化工学院合作研究。我们最常用的骨水泥椎体成形操作很短，打进去后非常硬，因为力学性状不同，所以很硬，而且周围很容易出现问题。这在临床中经常碰到，说明现在的骨水泥还有一定问题。像聚甲基丙烯酸甲酯（PMMA）是常用的骨水泥，我们在常用骨水泥的成分中加上羟基磷灰石（HA）调制好比例，形成无机与有机复合的骨水泥，无机部分被吸收，新的骨头能爬进去。这是因为有机和无机材料在一起混合，也可叫化学键合，希望这样能够提高无机的含量，确保骨水泥的生物性能。我们做成的这个可吸收骨水泥现在临床上还没有，国内外都没有，我们填补了这个空白，申请了广东省的一个科研项目。关键技术是通过聚合形成羟基磷灰石键合，最终能够强化有机无机的界面，提高羟基磷灰石的含量，最后能被吸收掉。我们做的可吸收骨水泥经过测试，包括强度、弯曲度、弯曲模量、聚合时间、放热等都符合国际标准化组织（ISO）的标准。压缩的强度、弯曲的强度都符合国家的要求，还有细胞毒性、溶血性、细胞黏附等都符合ISO的标准。

我们的文章2015年已经在生物材料领域的一本杂志上发表，国内外很感兴趣。这本杂志很少接收临床的投稿，搞材料不和临床结合是没有市场的。正如张英泽院长所讲，临床上很多司空见惯的东西只要再提升一点，跟相关的学科整合一下就很容易出新东西，我们的工作成了该期杂志的封面故事。我们在新西兰的兔子腿上做实验，打入一个圆柱状的骨水泥后，可以看到至少有新生的骨头跟我们骨水泥呈良好的贴服。通过贴片可以看到骨水泥给骨头没有吸收的界面，复合得非常好。有些部分看到水泥界面消失，但没有看到很大的骨头长进去，可以证明没有排斥，贴服得非常好。我们再把材料改进，增大了无机材料成分，从原来的30%增加到40%。这个实验做到26周，已经证明半年的结果跟一年的差不多。结果比较满意，这个骨水泥部分可以吸收，同时提供了支撑性，病人可以早期活动。市场上没有这种骨水泥，因此研究很有意义，成果的取得靠相互整合。对骨科来说，我们派几个人帮他们做兔子实验，不会费我们很多的时间；对工学院来说，对于动物实验这一块很陌生，材料靠他们研究，但到临床需要做什么他们不知道，这种整合研究我觉得非常好。我们希望进一步增加骨水泥的相容性，同时又可以注射用药。整合研究使我们尝到了甜头，使我们真正明白了整合医学的含义和重要性。

精准关节外科中的整合医学思考

◎王坤正

精准医疗是近几年提出的新概念,它是将基因学、遗传学和个体化相整合的新型医疗方法。2015年时任美国总统奥巴马提出了"精准医学"计划。精准倡导个体化,核心是精准,重点要放到诊断、用药和手术上。国际上相应建立了很多关于精准医学的计划。2016年3月我国也提出了精准医学研究重点项目的指南,大大小小推出了61个项目,资助了6.41亿人民币。精准医学走到今天并没有看到很好的成果,除了基因学、基因重组之外,没有在精准上取得划时代的进步。

精准医学给今天的临床医学提出了更高要求。很多临床学科都在将自己的学科和精准医学挂钩。关节病与精准医疗的关系是什么呢?关节外科必须以经验医学和循证医学为基础,关注关节疾病的特征。临床工作要具有前瞻性、综合性、个体性和精准性。关节病要搞精准医学,首先是微创化、精准化。大数据时代下精准关节设计与数字化骨科得到发展。快速康复思维得到认可。微创化、精准化的关节手术理念在改变。

关于微创关节手术入路,真正意义的微创肌间隙入路:第一,是直接前入路;第二,是前外侧肌间隙入路;第三,是SuperPATH上方入路。今天所有的入路一定都是在经验基础上获得的,都有循证医学作为基础,没一个医生说我博士生毕业就可以做关节手术。关于直接前入路,可以达到完整的入路,不损害任何肌肉神经。直接前入路手术切口小,是真正的间隙入路和神经间隙入路,能保护臀中肌和后方软组织,无须特殊体位,手术创伤小、恢复快,和传统手术相比出血量更小,住院时间短。前外侧肌间隙入路手术,不破坏臀中肌,术后平均的住院时间及引流和评分都优于传统的手术。Super PATH手术,不切断任何肌肉,只拉开臀中肌。和传统的手术比,住院时间、手术时间、失血量等都优于传统的手术。在不经意中关节外科已经走向了微创,已经走向了精准。膝关节也一样,不破坏股四头肌的活动，做一个小切口就可以完成膝关节的置换。单髁置换，不再是全膝关节置换的预手术，目前重新受到关注。单髁术后10~15年的生存率与全膝关节接近，单髁的微创使关节微创化取得了显著进展。关节镜技术引导了所有手术的微创。随着腔镜的改进，更多的外科医生能完成微创关节手术。巨大的航母不是一次完成的，它用小的模块组成中块，中块再组成大块，这就是整合的过程。正如航母一样，关节手术的发展也会走向模块化，小的模块聚在一起形成一个大关节。今天的单髁，明天的内髁，最后形成一个大关节，大关节都由小的模块组成，今后需要精准就得整合，有机地整合、正确地整合、巧妙地整合。

大数据时代下的精准关节设计是今天面临的现实问题，今天所做的关节都来源于欧美国家设计的模仿版，我们还没有一个关节厂能生产符合中国人或者东亚人标准的关节，关节的设计是我们面临的重大问题。东亚人与白种人相比，我们的股骨前后径更小。大数据给我们提供了机会，精准关节要有精准的设计、精准的制造，虽然很困难，但曙光已在面前。3D打印给我们提供了很多新数据，可以通过3D打印做出特殊病人的模具，还可以模拟手术。在模拟手术基础上根据打印可以制作出病人所需要的关节，由此走向个体化关节，这是精准关节的第一步。我们有一个病人，做了两次关节都是松动的，我们很难理解为什么会松动。最后发现他的股骨是畸形的，少年时代发生过骨折。于是我们进行数字化电脑模拟，模拟出他的图形，根据模拟出来的角度打印模具，这样就更精确，使病人的关节不再松动。我们还只是在初级探索阶段。计算机导航可以改善术后的下肢力线，使假体位置测得更加精确。机器人辅助手术在关节外科虽然落后于其他专业，但关节外科的机器人已经进入临床。不过一个新东西进入临床要有一个磨合过程，并非进入临床就进入精准化了。我们在上海医院买了一台机器人，做了两例都不做了，比如做一个单髁，机器人要4小时才能做一台，为什么？先要把股骨头的数据输入计算机，计算机分析得半小时，到进入又得半小时。4个小时我可以做5个手术了。虽然还存在很多问题，但今后我们还得沿着这个方向走。现在的年轻人可能20年后不会做人工手术了，这是必然的趋势，也是精准医疗给我们展现的未来之路。

我们缺乏大数据，缺乏循证医学的证据，我们的所有指南都来源于国外，没有我们自己的数据，没有循证医学资料，我们不得不沿用国外的资料做我们的指南，所以我们一定要建立人工关节登记系统，要有自己的资料，再难做也要做下去。实现精准医疗是一个系统工程，涉及大量因素，必须加以整合。医生永远是临床决策的主体，医生不会做的手术机器人也永远不会做，技术只是辅助手段。精准医疗对医生提出了更高的要求，没有整合医学思维很难实现精准医疗。

从整合医学角度谈多发伤救治

◎ 刘 璠

整合医学就是将病人视为整体，将多学科知识和经验整合起来，发挥各学科的特长，使医学的疗效达到最高水平。作为骨科医生，不管是什么亚专业组，总不能老在二线或三线，一定会到一线，特别是高年资的医生，担负着指导、组织多发伤病人抢救的使命。所以必须要具备整合医学的思维和本领。

本文首先介绍多发伤病人的病理生理变化，说多发伤急，急在什么地方；然后介绍抢救生命到底要做什么事，对于严重的出血，血流动力学改变了应该如何处理，损伤控制到底要用什么原则；最后介绍抢救式治疗的流程。

多发伤是单一的致伤因素造成全身两个部位以上的损伤，用客观的损伤指数衡量，即损伤指数超过17，或者有多脏器功能的损害。用简易损伤等级评分，分为不同的损伤部位和不同的损伤程度，并以此加以分类和评分。当今的外伤已不再是自行车、共享单车跌下来造成的损伤，很多都是高能量所致。病人从高处坠落，如果超过3米，要高度怀疑可能会有全身多脏器损伤。在多发伤病人中致死的原因主要有3大类：头颅外伤占66%，失血性休克占21%，脓毒败血症占13%。过度输血后会出问题，如果控制不及时，会造成凝血功能障碍。多发伤病人的致死原因可以总结成"死亡三角"：一是低体温，二是酸中毒，三是凝血功能障碍。脊柱骨折不稳定是多发伤病人的危急状态。多发伤病人受到损伤后，机体会产生以下变化：首先是体液的变化，由于很多受体被激活，血管紧张素等物质会释放；其次，全身会产生炎性反应，这些反应是由各种酸代谢物质及各类氨物质所致；再者，细胞的凝聚及促进机体修复作用的启动。我们对多发伤病人的认识有"二次打击"的概念，高能量损伤造成病人的初次打击后，会产生一种创伤后反应，我们叫CHAOS，它是全身炎性反应综合征导致的心源性休克、血流动力学改变及免疫抑制。二次打击概念是在第一次打击后各种原因造成的全身炎性反应综合征，如果处理不当会产生全身多脏器功能衰竭。二次打击的原因，有内源性和外源性的，比如低体温、酸中毒、缺血、细胞坏死、感染等。抢救施行大手术、大出血导致失血量过多也是外源性因素；此外，组织的损伤和医生的漏诊，以及过多的输入水溶液等。初次损伤和二次打击均给病人造成病理生理变化。第一段是第1~4天。第2~3周出现二次打击的可能性比较大，因为这个阶段是免疫抑制阶段。因此，最佳的窗口期是在第5~10天，如果这5天做了损伤控制，二次手术应选这段时间做。全身创伤后引起的二次打击往往是看不见的。病人来后我们必须要甄别他们现在的状态，可把病人分成4种类型：第一类，虽然创伤很严重，但病人相对稳定；第二类，临界状态；第三类，不稳定状态；第四类，危急状态。什么是临界状态？有一些客观指标，比如损伤评分超过40，或者超过20但伴有胸外伤；有出血性休克和腹部外伤或者合并骨盆骨折；有中度和重度头颅外伤，处理不好就会出现严重状态；低体温（体温在35℃以下）。这些就是临界状态，需认真处理。

病人来了很重要的一条是防止呼吸窘迫综合征，治疗程序分几个阶段：第一，院前阶段，如跟"120"去了现场，要做初步的评估；第二，要做心肺复苏（ABC）；第三，骨科医生要做临时固定，临时固定可以就地取材，可用床单、骨盆带或压力裤，骨盆带的应用要注意部位。在多发伤病人的转院中，救护车仍是主体，空中救援系统正在中国逐步兴起。病人从"120"送到医院急诊室，接诊医生首先要评估创伤，要给病人评分。同时，心肺复苏抢救团队要立刻跟上。要做初步的影像学检查。有条件时做全身CT，可获得基本的资料。在心肺复苏阶段，输液量和供氧要取得动态平衡。如果不平稳，要做抢救生命的手术。在多发伤处理中，大家经常会看到创伤高级生命支持（ATLS）的概念，里面有几个步骤，特别是在现场不知晓病人脊柱有无骨折脱位时，应该保护脊柱；呼吸要保持通畅；要控制出血；尽最大可能保留脏器和肢体的功能。此外，要注意周围环境，看看污染情况。接下来做初次的评估，初次评估需要一些其他影像学检查。

在急诊处理中，特别是在急诊室，有几点绝不能忽略：第一，抗休克；第二，控制出血；第三，处理凝血障碍；第四，防止感染；第五，在抢救生命前提下，尽可能保留肢体功能。什么是救生的手术？如果病人有窒息，必须当机立断处理；如果有高压，必须立刻减压，比如气胸、血肿都必须立刻处理，属于救命手术。不要忘了多发伤病人很多有大出血，要注意出血的来源，是腹腔还是腹膜后，是骨盆骨折还是肢体的断面等。初期固定十分重要，可以就地取材，比如最危急的骨盆骨折可用不同器材，从吊带到骨盆带，到外部支架，固定的强度由低向高递增。出血从后腹膜骨盆来的，也许是脏器前的静脉丛或是骨折的骨面渗血；如果是腹腔内出血，要排除有没有实质脏器的损伤，如肝脾破裂。控制出血，如果是骨盆骨折，外固定十分重要，外固定从简易的床单开始，床单包裹方法是有窍门的，商业用的骨盆固定带由于有压力表，可以量化地控制压力。但压力是把双刃剑，压力小起不到止血效果，压力大皮肤会坏死，所以骨盆带在三个点发挥压迫作用。对骨盆的容积起减小的作用而控制失血。固定效果最强的是骨盆的 C 形钳，尤其是对骨盆后骨盆环的稳定性固定十分有效，当然也有它的适应证。C 型骨盆骨折，既有骶骨骨折，又有骨节的脱位，用 C 形钳最好。我院在没有 C 形钳的时候用得最多的是外部力支架，外部力支架可以快速有效地控制出血。经过血流动力学各方面施救后出血还是控制不住，要准备做填塞，填塞十分有效。如果医院整个团队比较强，可以做血管的介入，做栓塞。在处理多发伤尤其是开放性创面时，不要忘了一个概念——预防感染从当下开始，而不是一切做完了，才想起来用抗生素，那时将是杯水车薪。预防感染一开始就要注意，特别是对于脏器开放或开放性创面，必须要做正规严格的清创。清创时不要姑息，有坏死的组织必须彻底切除清理，不要舍不得，再放一放，那就是一个致热源。对一个病人，到底是立刻给所有的创伤处置还是只做早期手术，或是只做损伤控制，这时面临着抉择。病人能否送手术室，有几个指征很重要：血流动力学稳定、没有低氧血症、酸碱正常、体温正常、尿量超过每小时 1ml/kg、不需用血管活性药物。这些指征存在，做全面手术比较安全。

  关于损伤控制的概念，在多发伤病人的救治中有以下几条：一是必须要控制出血，二是要减少污染，三是必须立刻切开，四是坏死组织必须切除，五是骨折要做临时固定。病人情况好，做了损伤控制肯定不会错。什么时候要考虑损伤控制？病情不稳定而且是间歇性的不稳定，病人有低血压、休克、低体温及通气功能严重不稳定时要想到做损伤控制。损伤严重程度的评分超过 24 分，严重的头颅外伤、严重的胸外伤、不稳定的骨盆骨折和多发性骨折，以及出现休克症状，这些情况都强烈提示要做损伤控制。什么情况之下不需要做损伤控制，可以考虑做全面的手术呢？病人经过心肺复苏后，血流动力学稳定、凝血功能良好、体温正常、换气功能稳定，乳酸水平正常，此时可以考虑全面的手术。因此，多发伤病人来后是早期做全面的手术治疗，还是做损伤控制，需要做判断。最佳时段是窗口期，窗口期需要有强大的团队支撑，可以 24 小时做手术。脊柱骨折刻不容缓，需要急诊手术。

  总之，对于多发伤的病人，首先要评估病人的状态是否稳定，如果稳定，可做手术尽量做手术；如果病人不稳定，可以送手术室做损伤控制；如果危险，经过一定的外固定后，送 ICU。如果病人处于临界状态，经过处理特别是控制出血后要再次评估，评估后如果稳定，可以做早期的全面的手术治疗；如果仍处于不确定状态，要继续做损伤控制。多发伤的处理，要有重中之重：首先是控制休克、出血、凝血功能障碍，其次是防止脓毒败血症感染，随后在抢救生命前提下抢救肢体，骨盆骨折要给予临时固定并给予最终的固定治疗。

寰椎不稳定性骨折固定手术的整合思考

◎郝定均

寰椎骨折的特点是误诊率高,在平片上几乎看不到什么异常,所以在没做 CT 前不能排除寰椎骨折。寰椎骨折后是否稳定,一个很重要的指标就是看横韧带是否断裂。后者判断的标准就是寰椎骨折后向两侧移动6.9 mm 就是断了。从寰齿间距(ADI)看,如果寰齿前间距大于 5 mm 也是断了。有的病例我们可以明显看到横韧带附着点的骨折,提示横韧带断裂。有的病例表现为左侧横韧带撕脱。从磁共振可以直接观察横韧带是否断裂,磁共振的敏感度比平片高60%。横韧带断裂有两种类型:第一种类型是横韧带直接断裂,占5%~10%;第二种是伴有撕脱的横韧带断裂,占95%。寰椎骨折是不是都需要手术?2015 年发表过一个指南,明确指出在寰椎前弓、后弓、横突骨折属稳定性骨折,不需要手术;对于不伴横韧带断裂的,是相对不稳定性骨折,可对头颈胸制动;对伴有横韧带断裂的骨折,为显著不稳定骨折,采取了 Halo 外固定或手术固定融合,只有伴有横韧带断裂的病人才需要手术治疗。Halo 固定是有效的,但 3 个月的固定使病人很不舒服。我们做过 70 岁以上病人的回顾性分析,用 Halo 固定的 22 例病人中有相关并发症20例,其中 4 例出现呼吸道并发症,6 例出现吞咽困难,10 例出现钉道相关并发症。所以,老年人不建议做 Halo 固定。

椎弓根螺钉也是有效的固定,但这种固定丧失寰椎的旋转功能。目前寰椎单节段固定的方法如下。首先是 2004 年推出的前路复位寰椎单节段固定手术,宁波市第六医院也报道了类似的固定方式;但这是污染手术,感染的风险令人担忧。其次是后路颈椎单节段钉棒固定,但棒和钉连接成角,随着旋转活动会产生滑囊疼痛。万向钉复位作用差。我们研究的 APPS 系统,即寰椎后路板钉固定系统,用这一固定系统术后 18 个月融合很好,寰椎之间的融合不受任何影响。该系统通过钉和板间的连接，先固定螺钉，再抱紧中间的板锁钉，2012年在全国推广应用。大多数病人采取椎弓钉的固定方法，固定的入点和侧螺钉不一样，有很多形态学的报道。其中有两个特点：一是使椎钉的高度高出4mm以上，二是进入点有4种方法可以选用。角度有所区别，有的小一点，有的再小一点，有的是垂直。实际上这几种方法只是螺钉进的角度不同，没有多大实质性区别。在侧位上的差别不到1mm，最重要的是椎弓与侧块的角度如何。

做上述手术最重要的是什么？第一，要在寰椎的椎弓做断层扫描，看椎弓根间有无髓腔的大小。如为1型的病人，椎弓有98%的成功率，2型有96%的成功率，3型有20%的成功率。第二，研究椎弓根钉的复位能力与侧位块钉的能力哪个更好。第三，在我们确定椎弓根钉时，要探测内侧壁，因为个体差异很大。第四，对骨折的病人，比如累及前弓和后弓的3型骨折，在进钉时首先打健侧，然后打患侧，这样可以更好维持侧块的稳定性。APPS手术可治常见类型的骨折，单侧的不稳定型的骨折可用。合并有半沟环的或者全沟环的病例不是禁忌，也可以用。伴有侧块的横向破裂骨折，也是很好的常见的适应证。总之，寰椎不稳定性骨折尤其是伴有横韧带断裂的显著不稳定性骨折，可以选择寰椎单节段复位内固定，APPS是寰椎后路复位内固定的有效方法。当然这也不是一成不变的，一定要视病人和病情而定，要以整合医学的思维，不仅考虑病人局部的问题，还要考虑全身状况，才能获得满意效果。

论康复理念在足踝外科中的实践与未来

◎马 昕

　　足踝外科是一个古老而又新兴的学科。在西方,足病专科已经有100多年的历史。英文中"orthopedics"(骨科学)实际上由两个词根构成:otho-,意为"矫形",而-pedic,则表示"足部的",由此可见足踝外科在西方骨科的起源中所扮演的重要角色。除了历史悠久之外,足踝外科也是当今骨科中发展最为迅猛的亚专科,不管在西方还是中国,均是如此。

　　足踝外科的迅猛发展得益于足踝部疾病广泛的"群众基础"。研究显示,平均每6个成年人就有1例扁平足,而平均每3个成年女性就有1例踇外翻畸形。随着疾病的自然发展,这些看似无关紧要的畸形却往往给病人的生活质量带来巨大影响。除了慢性畸形,足踝损伤的发病率也非常高。很多人都有扭伤踝关节的经历,女性爱美,穿高跟鞋容易扭伤;而男性爱运动,也容易造成运动损伤。我们所熟知的运动员刘翔和姚明的运动生涯就终结在了足踝损伤上,这在一定程度上也使国内足踝部运动医学受到了更多的重视,促进了学科发展。

　　在中国,仍有很多医院把手外科和足踝外科放在一起,统称为"手足外科",但两者有很大的区别。手需灵巧,而足要负重,鞋子的发明让脚的灵活性逐渐退化。现代人依赖穿鞋,没有鞋已寸步难行。鞋让5个脚趾协同作战,让整个脚底均匀负重。所以前些年有学者和鞋厂为了所谓的"解放双脚",发明了鞋底较软的分趾鞋,但却打破了原本的负重平衡,反而更容易导致足部疼痛与损伤。所以足踝外科所要解决的问题,实际上就是通过恢复平衡、均匀负重来解除疼痛和不适。

　　外科医生多擅长通过手术解决问题,但其实也该思考,除了手术还能做什么?手术之前还有什么替代疗法?手术之后还有什么措施可以帮助病人更好地康复?事实上,足踝外科中渗透着很多康复医学的理念,足踝外科医生应该把两者有机整合到一起，给予病人完整、序贯的治疗。

足踝部有很多小毛病，很多人觉得脚穿在鞋子里，所以外形无关紧要。但足部的这些"小毛病"却可能时时刻刻折磨着病人。比如很多老人都有锤状趾畸形，第二足趾向上拱起，这使得病人穿鞋后不停摩擦，走路很痛苦。我曾经做过一次不同寻常的会诊：一名部队系统德高望重的老专家到北京参加庆典，穿皮鞋长期站立，回来之后足趾便出现溃疡，无法穿鞋，疼痛难忍。看了很多医生，都不知所措。后面找到我会诊，才了解到这位老先生原本就有锤状趾畸形，第二趾向上拱起，加上穿硬头皮鞋长时间站立，使得足趾背上被反复摩擦出一个溃疡，导致穿鞋时剧痛。于是我给他配了一个国外的锤状趾矫形垫，把拱起的趾头压下去，当时他就可以穿鞋走路，到了第三天疼痛完全缓解，溃疡也慢慢恢复。

不得不承认，西方国家在这方面的确走在我们前列。他们意识到康复医学在足踝外科中扮演的重要角色，所以不但将两者进行整合，还将这部分医疗服务从医院推广到零售业，让更多的民众在日常生活中就能更方便地享受医疗服务。在美国和欧洲的大部分超市，甚至是便利店中，都会有一个琳琅满目的足踝专柜，主要贩售各类适用于足踝部疾病的鞋垫、支具，甚至矫形鞋。但这类专柜和产品在国内却难觅踪影，即便是北上广等一线城市，甚至各大三甲医院也无法提供。这也说明无论是国内医生还是老百姓，对足踝部康复支具还缺乏正确的认识。外科医生大多没有意识到这类康复性的支具能在外科中起到的作用；而老百姓往往以为足踝部疾病无法治疗，或者认为解决方法只有进医院、做手术。

有些年轻病人可能会选择从国外购买支具，但他们并不知道该选择何种，也不了解正确的使用方法。另一方面，足踝专病门诊中还经常可以见识到"民间智慧"——病人久病成医，自己尝试各种各样的土办法，例如：跗指外翻，就用布带子缠一缠；脚底某处疼痛，就把鞋垫挖个洞，等等。这些现象都应该给我们外科医生些许启发，从康复层面给予病人更多的关怀，而不是让他们除了手术别无选择。

以足踝外科最常见的疾病——跗外翻畸形——为例。由于跗趾向外偏斜，足底负重发生改变，跗外翻畸形常常造成足部一系列症候群，如跗囊炎、前足底中部角化、胼胝或转移性跖痛、叠趾、锤状趾或足趾间鸡眼等。手术可以解决问题，但很多病人不愿意开刀。这时康复支具便能发挥它们的作用。跗囊套可以缓解跗囊炎带来的疼痛，鸡眼套可以隔离对鸡眼的反复摩擦，跖骨垫可以降低足底胼胝的压力从而缓解疼痛，夜用型矫形器可以在病人睡觉的时候将偏斜的跗趾放回原位，具有一定的矫正作用。

除此之外，平足、马蹄足等都有专门的矫形鞋垫或支具，帮助病人更好地行走和康复。如果资源整合更充分，我们还可以给病人定制个性化服务。对于神经损伤后足下垂的病人，神经功能往往无法恢复。手术当然可以把脚固定到一个适合走路的位置，但如果我们可以设计专门的储能式提足支具，直接套在鞋子外面，帮助病人走每一步的时候上提足部，改善行走步态，那么也许就可以让这部分病人免除手术的痛苦。

特制鞋同样具有很大的市场。对于前足负重功能差，或术后前足不能负重的病人，我们可以设计前足减压鞋，使病人行走时前足腾空，以减少疼痛或配合康复；对于踝关节活动障碍或已行踝关节融合术的病人而言，我们可以设计专门的"摇椅鞋"，使得病人走路时鞋底像摇椅一样向前滚动，从而减轻踝关节活动障碍带来的行走不便。

随着人们生活水平的提高，糖尿病足的发病率逐年增高。这种慢性疾病带来的足部病理变化是一个缓慢的过程，很难通过手术干预，不少严重的病人到最后因此而截肢。实际上，我们可以在早期通过康复支具或鞋具进行保护。例如对于某些容易出现溃疡或者已经有轻微溃疡的部位，我们可以设计专门的减压鞋垫或鞋具，解除局部压迫，恢复均匀负重，这样可以很大程度上降低截肢的概率。

事实上，即便病人因为各种原因被截肢，足踝康复的理念仍可以继续。如今，许多公司开始研发各类智能型假肢，这些假肢基于正常人行走或日常活动时各个关节活动的大数据而设计，从而帮助病人最大限度地回归正常生活。而且随着轻量化的不断改进，假肢病人在穿着长裤和鞋子之后，已难以与正常人区别。"刀锋战士"参加奥运会比赛就是很好的示例。

动力外骨骼同样有着不错的前景。对于神经损伤而失去下肢功能的病人，以前他们只能依靠轮椅，但主动性的动力外骨骼可以基于大数据帮助失能的肢体重新活动起来，这将是革命性的发明。在巴西足球世界杯赛上，残疾人开球的场景对这一行业便是最好的鼓舞。

所以，站在时代的前沿，足踝外科早已不仅仅是那个古老的学科，更不仅仅是医院外科领域中的分支科室。手术不是唯一的出路，康复理念和实践将不断渗透到足踝疾病的各个领域。而在这一浪潮之中，外科医生需要清醒地意识到学科的变革，并结合自己的专业知识，将这一时代的信息和福利传达给更多的病人。整合了康复理念的足踝外科一定拥有更美好的明天！

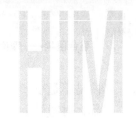

膝关节置换术中的中西医整合思维

◎ 刘福存

膝关节置换面临很多问题,比如对适应证的选择意见不统一,对感染、血栓及疼痛等并发症的控制不满意等。或许这些问题是由于西方思维模式的缺陷造成的:柏拉图认为心身对立、心身二元,精神与肉体对立,一直影响到现在;笛卡尔和冯特把心灵视作人这架机器上的附庸,至今美国行为主义仍然留有这种痕迹。西方医学的思维将天人对立起来,将心身对立起来,反映在临床上就会影响我们的治疗效果。对于这些问题,运用中医思维可以得到有效解决。当前,中医思维已成为做精品的膝关节置换不可或缺的条件。

什么叫中医思维?它的表述非常多,简单讲中医思维就是基于中医基本理论如阴阳学说、五行学说等以"三观"出发的思维。三观包括自然观,天地之间有阴阳两个对立的方面,二者的运动整体和谐。还包括天人观,人和自然界是统一的,季节、时辰都可以影响人体的生理及病理状态,治疗疾病时要讲因人、因时、因地而异的治疗,这也是中医"三因学说"重要的理论基础。第三是心身观,中医讲究"形神一体",治病的时候不仅治疗躯体,还包括心理的治疗。

举两个例子。一个27岁的病人膝关节无痛而强直,在当前医学规范下,是不赞成对无痛的膝关节进行关节置换的,认为是一种相对禁忌证;但从心身观出发,病人处于婚嫁年龄,内心肯定非常痛苦,我们要不要做膝关节置换,当然要做。做了膝关节置换获得的功能也很好,我们为什么不做?一个89岁高龄的老人膝关节3个腔室有退变,或许全膝关节置换是改善膝关节功能最好的手术方式,但病人伴有各种内科系统并发症,能不能耐受全膝关节置换这种手术呢?因人、因时制宜,我们为病人退变最严重的内侧关节间室做了单髁置换,做完后病人获得良好的关节功能。

关于手术时间的选择,病人经常会问换关节哪个季节比较好,第一台手术风险是不是小一些？医生也会经常思索，一个高龄、体质差的病人，我们应该选择什么时间做手术风险最小？这些从经典的西医教材中找不到答案，却可以从中医思维中轻松得到。"春生夏张，秋收冬藏"，人的生理与之相适应。《素问·生气通天论》说"故阳气者，一日而主外，平旦人气生，日中而阳气隆，日西而阳气已虚，气门乃闭"，一天的情况在变化，分为平旦、日中、日西和夜半。为什么夜半病人容易死亡？一日四时人的生理机能是不一样的。另外，人的生理在一月当中也有起伏，月亮小时人的精神状态、生理状况处于低谷，最好的状态是月亮最圆之时。以上说的内容暗合当前提出的"时间治疗学"理论。中医的时间手术学理论基础是"子午流注"学说，以"人与天地相应"的观点为理论基础，认为人体功能活动、病理变化受自然界气候变化、时日等影响而呈现一定的规律。根据这种规律，选择适当时间治疗疾病，可以获得较佳疗效。"子午流注"讲究天人相应，注重气血流注规律，关注时辰与体质。手术时间选择，我们可以根据农历的节气进行择时。二十四节气变化与人体病理变化相关，比如天寒日阴，则人之气血运行不畅，易生痛证。农历一年分成二十四节气，春分到夏至，是人体阳气旺盛的阶段，也是逐渐增长的阶段，是手术的最佳时机。按农历应该是每年的二月至五月，这是做关节置换很好的时间。我们要根据病人的体质选择手术时间，人的后天之本是脾胃，脾胃经气旺于辰时和巳时，也就是 9~11 点。人的阳气在一天中是变化的，所谓旦慧、昼安、夕加、夜甚，阳气盛时，人体的耐受力强，所以在早晨和上午手术为佳。另外，根据月亮的盈亏选择手术时间，人与天地相参，与日月相应，针灸学上认为月生无泻、月满无补。人在月亮初生的时候抗病能力最差，所以手术在农历十五日前后月满的时候最好。我们正在收集这方面材料，对我们过去 3 年膝关节置换的病例进行回顾，752 例全膝关节置换有 6 例发生感染，感染率是 0.8%，其中 4 例是发生在农历九至十一月。这是偶然还是必然？有时看似偶然事件，或许存在必然联系。当前也只有中医理论可以给我们解答。

另外，中医思维对围术期管理具有重要的指导意义。做膝关节置换的绝大部分是老年人，老人共同的生理特点为气血虚衰，所以围术期补益气血是重要的。从经络学说来讲，膝关节置换入路破坏的是胃经循行的区域，这会影响脾胃生化气血的功能，所以会影响伤口的愈合，这些正是我们关节外科医生所担心的。术前补气血可用当归补血汤、归脾丸等。我们术前对一组病人用了黄芪和当归，发现术后这些病人的血红蛋白下降减少，和对照组相比，输血率也得到了下降。中医思维也讲究体质学说，《黄帝内经》中有关体质学说的内容也比较多，容易理解的就是五行人学说。根据人的特点可以分为木行人、火行人、土行人、金行人和水行人。比如土行人皮色黄、大头圆脸、肩背丰满、腰腹、两腿健壮、肌肉丰满、手足小，这种类型的人春夏季节容易得病。我们对 833 例病人进行五行分类，发现土行人最多。这种类型符合亚洲人膝关节的特点，比如膝关节 Q 角大、前后径长、髌上轴和后髁夹角更大等，这些特点有助于我们围术期进行假体准备及对病人进行管理等。

中医思维讲究未病先防，这一理念可以应用于膝关节置换加速康复流程中。中药里有很多药物如蒲黄、三七、血余炭等既可止血又可化瘀，用于预防失血及静脉血栓栓塞症非常好。补益气血可以减少伤口并发症，使用通络止痛的中药可以减少镇痛药物使用，这些都可以促进病人的康复。中医思维也可以影响我们术中的一些决策，比如在复杂膝关节置换中，应用中医思维可以较好地解决截骨和软组织平衡矛盾的关系。

以上是我们对中医思维应用的一些举例，从中可以看出中医思维是当前医学变革的一种呼唤。医生治疗疾病应该回归于人，不只注重躯体，还应注重心理。我们不能只是为了做手术而做手术，术前、术中、术后防治的结合都可以加速病人的康复进程。我们希望中医思维能在大家不自觉的应用之中走向有意识的应用，这需要我们共同的努力。周虽旧邦，其命维新！中医思维在当前新形势下定会焕发出恒久的魅力。

O臂导航手术中的整合医学思考

◎姜建元

整合是医学发展的方向，不仅要整合资源，还要整合学术。现在大家对机器人很感兴趣，在骨科领域，机器人和O臂导航看起来只多了一步：过去是有一个臂放在位置上，闭着眼睛打进去；现在机器人可以帮我们固定好，导航缺了这一步，差别就在这里。

骨科手术是透明手术，骨科手术的一举一动全都暴露在影像学的检查下，包括位置的不对称、不美观，都会对病人造成生理和心理的影响，因此对骨科医生的要求越来越高。骨科手术的风险也越来越大，这些风险很多是不可预测的，医生有时别无选择，但有些情况确实与我们有关。我们要有扎实的基本理论、娴熟的专业技术，对手术解剖部位要熟悉，医生操作及临床经验要丰富，此外，还需合理应用相关的工具和监测设备来帮助我们提高手术的安全性。随着时代的进步、医工的结合，相关设备对我们的手术有很大帮助。华山医院用导航已经10多年，10多年前我们已有了3D导航，今天用O臂导航，应用中发现以前的导航很繁琐。有了O臂导航后方便了很多，这毋庸置疑。但为什么有时不用？还是操作过程太繁琐。但有时候多阶段的、长阶段的，甚至有畸形的病人用这个非常好。对大的常规手术的精确置钉、复杂困难部位的精准置钉，以及确认手术部位都是有好处的。O臂导航可以一次扫描、一次置钉，一枚钉子长度测好，钉子可以一下钉进去，1分钟1根，10根钉子10分钟完成，做好后可用O臂导航再扫一下钉子的位置，有很大的好处。导航还可用于微创，比如13岁的病人做孔径，局部麻醉不配合，在导航下穿刺，穿刺过程很精准，在这方面的应用有很大好处。还有一些病人，要做一个阶段的融合，我们可以在导航下经皮置钉，是很小的微创化操作，相当安全也相当准确。置钉过程不需要人为去调整方位，自调后可在机器人的引导下操作。此外，还有一些新进展：有个病人做了3个阶段的融合，我们要贴着椎弓根进去，如果没有导航需要很多的透视来观察位置，有导航后和在透视下做是完全一样的感觉，而且可以两次进钉。手术完成用3D再扫一下，看得很清楚。

有一些复杂困难的置钉，最多的是退变性侧弯，有失衡表现，病人做长阶段固定，导航器放在中间特别是做到第一个螺钉时，完全可以在动态观察下进行。有的病人有畸形，比如先天性融合椎，手术过程中想做一个阶段的融合，在导航下可以把15的钉改成14的，术中可以实时帮助判断有无其他意外情况的发生，这样对手术的安全性起到很好的保护作用。有的病人，打钉过程中在上面没法打，我们可以打到下面去。手术后通过扫描，可以看减压的效果。我们还可加用肌电监测，肌电监测有躯体感觉诱发电位（SSEP）、运动诱发电位（MEP）、表面肌电信号（sEMG）、积分肌电信号（iEMG），这4项内容可一起应用，对神经损害进行实时监测。现在很多都是微创，越来越热。我们不时听到手术做到一半，病人从手术台上逃出去的情况，为什么？病人受不了，半麻醉。在我们医院都是全身麻醉，全身麻醉加肌电监护是方向，如果没有肌电监护，全身麻醉可能就不安全。如果是单纯的局部麻醉，病人的痛苦很大。我们可以在进程中快刺激上位神经根时，记录到移动电位，所以，肌电监护做得好可以对神经是否受到影响起到评判作用。导航结合肌电监护，在未来的脊柱手术中，可以起到很好的保驾护航作用。

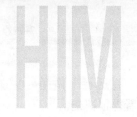

整合整形外科学

损伤组织完美修复与再生的整合医学思考

◎付小兵

整形外科是把有损伤的机体通过各种方法进行整合（修复与重建），成为一个与损伤前一样完美的机体，这也是整合的目的所在。除外科手术以外还有很多其他办法可以使损伤机体恢复到损伤以前的解剖结构和功能状态，这就是完美的组织修复与再生。实现完美的组织修复与再生，不仅是整形外科医生的梦想，也是整个医学界的梦想，特别是从事再生医学工作者的梦想。那么怎么能实现损伤组织的完美修复与再生呢？这是近年来我们反复思考的问题，也是我们最近向国家自然科学基金委提出重大研究计划的基础。

在中国，每年有1亿人以上涉及修复与再生的需求，其中体表慢性难治性创面的治疗需求每年有3000万人以上，需求十分巨大。在这些损伤中，最常见的是皮肤软组织损伤。据统计，损伤和中毒是第5位致死疾病，而我们平时最常见的是皮肤软组织损伤，所以把实现完美的组织修复与再生聚焦到皮肤软组织、骨与软骨、韧带、神经等领域，应该是一个正确的选择。

在这一领域，通过几代人的努力，有些问题已基本解决，比如目前基本上可以实现单一损伤的组织修复，急性创面愈合时间比20世纪80年代要缩短4天左右，典型单位慢性难愈合创面的愈合率提高了30%左右。组织工程技术和产品现在已可以修复部分损伤的神经、骨和软骨等，这些方面的治疗需求已初步得到解决。过去一些难治而需要截肢的创面现在完全可以得到修复，甚至几十年难以治愈的各种创面，通过多种创新技术的整合运用，现在可以完全治愈了。但是也应该看到，这个领域还有很多的科学问题和技术难题没有解决，从而使得损伤组织的修复与再生并没有达到人们所希望的目标，如严重烧伤，救活的病人基本上都是瘢痕修复，严重影响病人后期生活与工作质量。在难愈合创面方面，尽管目前治愈率已经达到94%以上，但是还有5%~6%的创面用各种办法都难以治愈。现在修复的神经、骨与软骨等，真正完全恢复功能的只有60%左右，还有40%的病人后期仍然形成残疾，没有良好的功能。因此，能否再进一步提高损伤组织的修复与再生质量是该领域科学家和临床医生需要考虑的重点问题。

大家都在思考我们能否模拟低等动物的发育与再生过程，使人类也能够像低等动物一样再生出一个与损伤前一样的组织或器官，从而实现完美修复与再生的梦想。这个梦想现在看来不是神话，但具有很大的挑战性，需要有很深的基础，目前在这方面我们还缺乏颠覆性的理论和技术。因此，我们提出完美的修复与再生，这既有重大需求，同时也具有美好的前景。从关节外科发展来看，过去关节损伤的治疗方法是融合，后来发展到替代，现在是再生。过去的软骨是不可以再生的，现在证明软骨完全可以再生。

实现完美的修复与再生，从发育生物学和比较生物学来讲是有一定基础的。比如像蝾螈这种低等动物，肢体损伤后可以长出和损伤以前完全一样、具有相同解剖结构和功能状态的肢体。它能实现这一修复，有三个重要前提，即正确的时间、正确的细胞和适宜的环境。在人类，之所以在修复过程中出现瘢痕形成和溃疡发生，主要是我们还没有完全了解高等动物，特别是哺乳动物组织修复与再生的规律。人类目前还达不到我们所希望的完美修复与再生目标，这和我们的认识有关，和我们的技术有关。所以，要实现人类的完美修复与再生，按发育学观点，就要在正确的时间、正确的地点，由正确的细胞来参与修复，我们只是现在还没有找到正确的环境。正确的细胞已经知道了，就是干细胞等，而正确的时间通过早期精确的清创也可以达到。

要实现完美的修复与再生，我个人认为应该有3个主要途径加N种方法，即"3+N"的策略。一是利用干细胞在体外直接构建一个损伤的组织或形成一个器官的策略。现在看来是可行的，即通过诱导性多能干细胞（iPS）技术应该可以达到。二是通过组织工程化的技术，通过细胞、材料和诱导因子等组合，在体外构建一个人工的组织和器官，目前在这方面已经具有较好的基础，如组织工程皮肤和神经等。三是创造一个适宜修复与再生的环境，使损伤的组织在损伤部位实现多种组织的同步修复与再生，这是整形外科医生需要重点考虑的途径。将来在这一领域，要实现损伤组织的完美修复与再生，主要研究内容可以从发育生物学、比较生物学、微环境、干预、纠错这几个机制来考虑。

首先，我们要了解影响多种组织同步修复与再生的细胞决定机制，在这方面干细胞的诱导分化是重要领域，特别是细胞的去分化已经被证明是哺乳动物再生能力的主要来源。去分化现象的发现，不仅为再生医学提供了重要理论基础，还可以解释许多以前我们创伤烧伤和整形外科治疗中难以解释的现象。如烧伤创面的超薄皮片移植为什么能够存活？超薄皮片本身基本上没有干细胞了，是因为超薄皮片移植到创面后部分皮肤细胞发生了去分化转变为干细胞，这些去分化来源的干细胞进一步参与了修复。采用皮肤扩张器或打水囊方法为什么能够使皮肤扩张？过去的解释是水产生的力学作用，是机械作用把皮肤撑大了。实际上它的细胞生物学基础是细胞的去分化发挥了作用，是在力的作用下，很多已经分化的细胞转变为干细胞，这些干细胞参与了皮肤的扩增，从而形成了更多新的皮肤。在发育过程中，为什么有些细胞退出了分化机制？为什么有些细胞可以向不同组织类型的细胞分化？如果把这些机制搞清楚了，我们就能找到参与修复与再生的正确的细胞。临床上看到脂肪移植效果非常好，目前还不知道确切机制。关于成体干细胞如何分化、增殖，干细胞如何分化为一个有多功能特性的细胞，还需要研究。

其次，要了解实现完美修复与再生需要的正确或适宜的环境。外科技术是创伤治疗最基本的技术，如果没有很好的清创术和创面准备，再好的药物、再好的器械，如果没有一个清洁干净的创面就达不到完美修复与再生。所以，环境对细胞的分化非常重要，特定的环境能够决定诱导细胞向希望的目的细胞分化，比如肢体损伤后，它的修复包括神经、骨骼、血管、软组织、皮肤，我们能否创造一个适宜的环境，像动物一样，把肢体长出来，这就是环境的决定机制。

第三，有效的干预诱导机制。过去外科医生做完手术，纱布一贴就等待愈合，现在有声、光、电、氧气等辅助治疗方法，它们可以在创面创造一个有利于修复细胞向目的细胞分化的微环境。通过努力，急性创面愈合的时间比过去缩短了4天左右，目前看来与生长因子（细胞因子）、光学方法治疗和负压治疗的作用等有关。因此，正确的干预机制在将来研究完美修复与再生中会发挥更大的作用。

第四，纠错机制。外科医生不是万能的，损伤后的组织修复与再生有其规律，有时候不可能完全达到我们所希望的修复效果，出现并发症，如瘢痕形成、溃疡发生和骨错位愈合等。出现了错误的修复与再生就要建立纠错的机制，比如采用压力方法，它可以对瘢痕形成和错位的骨愈合产生一定的纠错作用。瘢痕形成可用弹力绷带压下去，用光的方法、氧的方法去解决。探寻纠错机制使已经形成的不完美的修复与再生转变为比较完美的修复与再生，是临床专家和科学家必须考虑的问题。

为什么现在提完美修复与再生的概念，而在一二十年前没有提出？是因为那个时候中国的社会、经济，特别是科技发展还达不到提出跨越历史阶段的想法。那个时候人们的生活以解决温饱问题为主，对生活质量的要求还没有现在这么高。加之科研经费投入与成果积累不足，所以提出这一创新的想法不太现实。随着我国国力的增强，人民物质生活水平日益提高，对生活质量的要求日益提升，加上我国在该领域已经具备非常好的基础，所以提出把完美修复与再生作为再生医学更高的目标恰逢其时。我个人认为，"十三五"是一个重要时期，因为"十五""十一五"和"十二五"之前中国的国力比较弱，而"十二五"期间中国的GDP已达到世界第二，我们的硬件、软件增加了，大楼盖起来了，经费也有了，就得有创新的思想，得抓住机会，才可能在这方面有所突破。

目前，我国在组织修复与再生医学领域已有若干突破性进展。中国人已经可以把一个已经分化的细胞变成诱导性多能干细胞，进而把这个诱导性多能干细胞变成一个小鼠，颠覆了过去细胞分化到终末后就不能再增殖分化的概念。这个技术将来可用来定制器官，甚至有可能复制一个个体，因为目前已搞清楚了是哪些蛋白和基因在细胞的逆转过程中发挥重要作用。

过去研究诱导性多能干细胞需要转基因，现在不用转基因，采用小分子物质就可以诱导成功。临床用的生长因子，比如表皮细胞生长因子、成纤维细胞生长因子等均具有一定的作用，关键是如何达到最好的组合，以及在什么时间应用才可以达到诱导的效果，这需要进一步研究。

我们在2001年首先发现并在国际著名医学杂志《柳叶刀》上报告了表皮细胞在生长因子作用下可以去分化为表皮干细胞的重要生物学现象。这项发现为创伤修复和组织再生、为整形外科提供了很重要的理论基础。我们发现，在创面治疗的过程中，有些皮肤细胞在生长因子和环境作用下，可以去分化成皮肤的干细胞，这些干细胞再参与皮肤的愈合过程，这就解释了为什么急性创面愈合时间可以比以前治疗方法提前4天左右，解释了整形外科中为什么用水囊可以使皮肤面积扩张好几倍等临床现象。这些临床现象就是细胞去分化发生的结果。那时对细胞去分化的争议很大，现在已经没有争议了，细胞去分化已被证明是哺乳动物再生能力70%的来源，这是再生医学一个重要的细胞学基础。

利用细胞去分化的原理，我们已经初步实现了在人体再生汗腺，在体外可以把病人的干细胞诱导转变为汗腺样细胞，然后把汗腺样细胞种植到切除了瘢痕的创面，创面就可以再生出一个类似于汗腺样结构的汗腺组织，可以出汗。我们进行了近10年的随访，2007年做的病例，2016年随访还能保持出汗，证明再生的器官确实具备了出汗功能。

过去的组织功能皮肤就是一个敷料，没有汗腺、皮脂腺、毛囊等，严格意义上不是真正的皮肤。现在我们可以利用3D技术在体外构建一个含有汗腺的功能性皮肤，这项技术成熟以后将来就可以制造新一代具备皮肤附件的真正意义上的组织工程皮肤。此外，建立适宜环境可以在体外和损伤部位直接诱导汗腺再生。

中国人建立了大量的干细胞库，包括商用、科研、临床级的，如果通过审批理论上都可以采用。组织工程技术是实现再生的重要手段，过去在这方面争议比较多，现在组织工程骨、软骨、神经和肌腱等已经具有非常好的基础，部分开始了临床研究，效果良好。已经观察到组织工程技术的应用为许多妇女解决了由于子宫内膜瘢痕形成和比较薄难以怀孕的难题，据报告效果较好。

过去说软骨不能修复，现在已经可以修复了。2015年在西班牙马德里参加国际学术会议，一位教授带我去一家医院参观了一个细胞培养室。和国内一样，是一个很小的房间，他们说这个房间产值可不小，是专门给皇家马德里队的队员采用干细胞保养膝关节的，两三个月保养一次。

现在的组织工程技术能解决长距离粗大神经的缺损修复问题。过去的神经修复一方面是"拆东墙补西墙"的修补，另外，依靠松解神经周围，往中间拉一拉，修复最长的也仅三四厘米，再长功能就受影响了。现在组织工程神经可以修复最长达12cm粗大神经的缺损，并保持很好的功能。

过去对脊髓损伤没有好办法，现在北京航空航天大学和首都医科大学，采用材料加干细胞的方法可以使老鼠的脊髓一定程度修复，虽然还没有做大动物，但也引起了很好的反响。

我国再生医学前期在国际上已发表了大量文章，我刚才讲的部分成果均是在国际上通过同行评议和重要杂志发表的结果，部分成果已经转化为临床应用。国家相关研究计划前期资助了我国大量再生医学基础研究。除基础研究外，国家也特别希望这些技术和产品能转化到临床应用，解决病人的问题。

再生医学理论、技术和产品给人类生活和生存带来了奇特的想象空间，预计再生医学技术可以显著提高人们的生活质量，大概有20年空间。专家估计，人从出生到死亡，从0岁到100岁，如果功能状态按100%计算的话，当自然年龄达70岁左右时，许多人就"残疾"了，可以解释为功能状态下降到70%，或生活质量不行了或不能够再生了等。但如果有再生医学的理论与实践，这个"残疾"的时间就延迟到了90岁。从70岁到90岁，这里就有20年高质量的生活空间。这就是为什么政府高度重视、科学家潜心研究和企业家等大力投入的原因所在。所以在组织修复和再生医学领域，进行整合、创新、合作、发展、转化，这个目标是可以实现的。整合医学大会组织整合整形外科分会恰逢其时，能够把科学家、医生、先进技术制造商等整合起来，可以在现有基础上更加全面、深入、快速地推进学科的发展，为提高人类生存质量提供进一步保障。

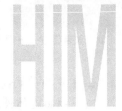

皮肤替代模式的研究与转化

◎夏照帆

皮肤是人体的重要器官之一,不像平常看到的那么简单,它拥有非常丰富的结构和附件,比如毛囊、汗腺等。皮肤对于调节和保护机体非常重要,从整合医学角度看,如果皮肤受损,特别是大面积皮肤缺损和烧伤,机体将暴露在环境的有害因素中,会对人体产生严重影响。因此,尽早恢复皮肤的屏障功能,是救活病人的第一要素。

烧伤外科,包括整形外科,平常的大量工作就是对皮肤伤口进行修复。虽然组织再生是很重要的发展方向,但当再生还没有发展到能够在临床上取得满意效果时,我们还是希望通过一些手术技巧,通过一些材料,把缺损或者坏死的皮肤组织修复好,或者说把原来坏的东西替代掉。

目前临床应用较多的创面和(或)伤口材料有两类:一类用以暂时性覆盖创面;还有一类可以永久替代原来的皮肤,植入后能尽快恢复皮肤的屏障功能。皮肤的修复材料,临床上主要是皮片,对缺损层次较深的创面则需要皮瓣或组织瓣,皮瓣技术在烧伤界的应用也日益普遍。但对特大面积烧伤,皮肤供区极度稀缺,有时可能连做皮片和皮瓣移植的机会都没有,所以希望能应用组织工程化皮肤,植入后永久替代原来缺损或者坏死的皮肤。

关于皮肤替代物的研究,最早从表皮细胞开始,从膜片到细胞悬液、表皮细胞和承载材料的复合物,再过渡到真皮的研究,现在真皮替代物有天然和人工合成两大类,下一步是逐渐向复合皮发展。总体来讲,国内对于皮肤替代物的研究是跟着国外的步伐开展的。

长海医院烧伤科从20世纪70年代开展表皮细胞研究,当时的概念是,皮肤首先看到的是表皮,表皮长好了,皮肤的屏障功就能恢复了。所以我们从军事医学科学院引进了王文正教授,他带领一个团队开展了表皮细胞的体外培养研究,其最主要的贡献就是以 dispase 酶分离表真皮层，以小鼠的 3T3 细胞为滋养层，小块皮肤材料在体外培养 2~3 周就可以形成表皮细胞膜片，移植到病人的创面上。

随后我们发现表皮细胞培养移植在临床应用上存在一些问题，首要问题是体外培养的时间太长，培养扩增周期一般要两三周，错过了烧伤界一直主张的早期切痂植皮的最佳时机，不能很好地满足临床需要。所以当时我们继续深入研究，看怎样能缩短体外培养时间并早期应用于临床。我们和德国的一位专家合作，建立了一种生物膜加表皮细胞悬液的方法，不必在体外等待表皮细胞形成膜片，只要表皮细胞培养到一定密度，就把细胞铺在生物膜上，翻转过来移植到创面。随后我们又提出一种方法，不必等待自体表皮细胞成膜，可以将病人自己的表皮细胞和事先储存的异体表皮细胞混合培养，由此缩短了表皮细胞膜片培养时间，满足了临床早期应用的需求。

动物实验显示，把自体和异种或异体的细胞混合移植后，可以在创面形成很好的表皮层，而且移植后表皮和真皮之间能重新形成基底膜，而基底膜对表皮和真皮间的结合非常重要。在我们的动物实验中，异种或异体表皮细胞来源于人，自体的来源于鼠或猪，人表皮细胞都带有一种特殊抗原，我们能据此看到移植后的效果。从染色切片上看，移植后 2 周异种表皮细胞仍然能在创面上存活。随着时间的推移，异种表皮细胞逐渐向体表迁移，自体表皮细胞在其下生长的厚度明显增加，最终的结果是这些异种表皮细胞被排斥掉，表皮层完全被自体的表皮细胞所替代。

20 世纪 80 年代表皮细胞生长因子（EGF）的相关研究成为热点，我们团队戴方平教授提出把 EGF 的基因转到表皮细胞里，发现转基因后形成细胞克隆的培养上清液中可以检测到比较高浓度的 EGF。我们把转基因的表皮细胞移植到动物的创面上，通过免疫组化半定量可以看到，染出棕色区域的颜色深浅可以代表 EGF 的浓度，说明转入 EGF 基因的表皮细胞可以在创面上生长增殖。把转基因的异体表皮细胞和自体表皮细胞混合移植，可以看到移植后 1 周，实验组局部的 EGF 染色阳性增强，说明局部的 EGF 浓度明显增高，移植后 2 周局部仍然可以观察到比较高浓度的 EGF。EGF 在创面上高表达并发挥生物学效应，移植后表皮基底层的细胞增殖核抗原（PCNA）阳性的细胞增加。

有学者担心转基因细胞持续在局部分泌较高水平的 EGF，会不会引起细胞癌变。对烧伤创面来说，转染 EGF 的异体细胞被排斥时间为 4 周左右，转基因细胞在此段时间内产生 EGF 促进自体表皮增殖后，最终会被排斥掉，所以引起癌变的风险几乎等于零。

为了能获得更有生机的表皮细胞的种子细胞，我们团队开展了表皮干细胞的研究，主要从表皮干细胞的鉴定方法、快速分离和富集、最佳体外培养条件，以及通过基因转染改变其生物学效应这四个方面开展了研究。

关于鉴定方法，以往多采用放射性标记，因为有一些染色标记会影响细胞的遗传性状，我们改用表皮细胞 CD29 和 PCNA 的双标记流式细胞仪检测，实验证明该法方便简易、无放射性污染、不影响遗传性状。

关于干细胞富集，我们用Ⅳ型胶原黏附的方法，比较了黏附 10 分钟收集和黏附 10 小时收集的富集效果，结果发现，黏附 10 分钟富集到的表皮干细胞，其干细胞特性更强，能在比较短的时间内形成克隆。

关于表皮干细胞体外培养条件，我们通过对表皮细胞的活力、贴壁率、干细胞数量等指标的观察寻找最佳的体外培养条件。主要是对细胞培养的添加物，如人重组 EGF、霍乱毒素、胰岛素、氢化可的松 4 种成分的配比进行了比较和观察，最终选择了优化的添加浓度，保证了表皮干细胞的培养速度。

有一个实验很有意思，关于整合素 ITG－β1，这个受体是干细胞特有的，随着表皮干细胞向终末细胞分化，这种受体的表达慢慢减弱直至被关闭。当时的研究生做了一个初步实验，把 ITG－β1 基因又转染回表皮细胞里，发现转染后确实可使表皮细胞恢复部分干细胞的特性，即出现部分逆分化现象，基因转染组的克隆形成率、CD29 阳性和 PCNA 阴性细胞的比率都明显高于对照组。我们这些实验比后来日本和美国通过转基因把成体细胞变成诱导性多能干细胞（iPS）的报道还要早。

还有一些细胞可以作为表皮种子细胞的来源，如毛囊干细胞、骨髓间充质干细胞等，我们也一直在研究，像毛囊鞘的部位有很多干细胞，分解出来可以形成很好的表皮细胞克隆，扩增的数量也比较满意。

关于表皮细胞的大规模体外培养扩增，我们还在寻找更好的方法。单纯的细胞悬液需要有一个载体能够支撑其生长，除了过去用的生物膜载体，希望找到一种能够支撑和提供更好的生物微环境的载体。我们选择了羊膜微粒作为载体来扩增毛囊来源的表皮干细胞，检测发现，羊膜微粒作为载体本身可以释放很多表皮细胞扩增所需要的生长因子，另外表皮干细胞在这种载体上培养能在比较长的时间内保持干细胞特性。这种微载体承载的表皮干细胞用于移植，动物实验发现，移植后的创面修复非常光滑、平整。

单纯使用表皮细胞移植的第二个问题是，移植后的成活率比较低，即使创面已经表皮化，但稍微摩擦又会出现破溃。因此皮肤替代物从对表皮的研究，又逐步进展到对真皮的研究。20 世纪 90 年代中后期，我们开始了对真皮替代物即真皮支架的研究。真皮替代物的主要意义是能明显改善创面修复的质量，特别是使表皮细胞移植后的耐磨性及修复的外观有明显改善；但要提高真皮替代物的移植存活率，就必须提高它的抗感染能力和血管化速度，这是提高移植存活率的前提。

我们研究了三类真皮替代物：第一类本身就是天然的生物材料，像异体或异种皮肤；第二类是通过生物材料合成，比如胶原、甲壳素等，需要重构塑形；第三类是通过一些化学物质合成生物支架。对这三类真皮替代物，我们又进行了一系列的研究，包括微孔化、生物活性修饰、构建血管内皮细胞、血管内皮分化等。

对生物合成的真皮替代物,我们曾用国外产品做过一些观察,用猪的脱细胞真皮,免疫原性弱、构架稳定、来源也很广泛。通过我们的处理后,它的基底膜结构完整,胶原排列整齐。用胶原构建成的膜也可称为真皮支架。我们发现,通过微孔化修饰可以明显提高真皮支架的存活率,在动物实验中,微孔化修饰后,真皮支架移植2周几乎100%存活;但如果没有微孔化,存活率只有70%。

生物修饰主要是把成纤维细胞种植在真皮支架上。通过这样的移植,异体的成纤维细胞在真皮支架上可以产生各种细胞因子。经过生物修饰的真皮支架,植入后血管化的速度明显加快,通过血管生成的相关检测技术可以发现,移植后生物修饰真皮支架可形成很多毛细血管样结构,和单纯真皮支架相比血管化速度有明显差异。

还有另一种方法,用成纤维细胞和胶原混合制备成纤维细胞胶原网架,用来修饰化学合成的真皮支架,可使两者优势互补。这种成纤维细胞胶原网架单独移植后收缩率很大,会影响局部修复的效果,化学材料合成的支架生物相容性相对较差,所以两者结合起来应用,缺点就会被彼此抵消。

真皮支架的促血管化修饰,我们采用血管内皮生长因子(VEGF)基因转染的方法。转染VEGF基因的成纤维细胞,本身的增殖速率不受影响,但将其培养上清液加到血管内皮细胞的培养体系中,血管内皮细胞生长明显增快。我们还把血管内皮细胞直接植在真皮支架上,使其能呈三维毛细血管样生长,移植后12小时可以观察到有非常丰富的毛细血管样结构形成。

真皮替代物在临床上的应用日益增多。我们也在临床上通过志愿者验证了研制的脱细胞真皮,开始主要用来治疗瘢痕疙瘩。因为瘢痕疙瘩切除后,必须移植中厚以上的自体皮,否则植皮部位会复发,但中厚皮的供区往往又会形成新的瘢痕疙瘩,治疗上比较棘手,真皮替代物的应用给这些病人带来了福音。瘢痕切除后的创面植入真皮支架后,只要取超薄的自体表皮移植在真皮支架上,就能够修复瘢痕疙瘩。我们治疗过两例具有瘢痕体质的病人,全身遍布巨大且坚硬的瘢痕疙瘩,修复效果很好,供皮区也没有明显的瘢痕和色素改变。

大面积烧伤病人在愈合后修复功能时,往往遇到一个问题,即没有地方可以供皮。我们治疗过一个病人,肘关节由于瘢痕挛缩后功能障碍,膝关节90°屈曲畸形,无法伸直。有一处瘢痕切除后创面植入真皮支架,从瘢痕部位取了一块刃厚的表皮移植其上,术后效果很满意,移植后皮肤病理结构可以看到有一些乳头状的结构,更加接近正常的表皮和皮肤。

还有一个电烧伤病人,大面积腹壁全层烧伤,肠管也被电流烧穿。把坏死的腹壁切除后修复遇到了问题,大块的腹壁缺损普外科找不到合适的补片,我们两次应用脱细胞真皮替代补片,彻底修复了腹壁缺损,术后随访1年腹壁强度满意,未出现腹壁疝。

最近,我们与深圳清华大学研究生院联合研发出一种双层人工皮肤,它的表面用硅胶膜来替代表皮层，下面是用胶原等合成的真皮支架。动物实验发现，移植后2周就可见明显的血管化，局部收缩率低，比进口产品还要低，结构很接近人体正常皮肤，降解周期和正常人皮肤的代谢更新速率更加接近，修复效果也更好，很平整。我们在1例烧伤后大面积瘢痕病人的治疗中，比较了该国产产品和进口产品的修复质量，在相同部位、瘢痕增生程度接近的区域采用两种产品自身对照，移植后3个月，进口产品收缩率大、局部皱缩很明显，而国产产品局部很平滑。还有1例烧伤后双下肢瘢痕增生的病人，右腿植入国产产品，左腿植入进口产品，手术当天两侧目视无明显差异，但植入3个月后可以看到明显差别，进口产品局部皱缩比较明显，国产产品就比较平滑，色泽也比进口产品好。我们还在1例烧伤后双手瘢痕病人的治疗中，得到同样结果，国产产品比国外产品修复质量更好。

有一个车祸导致下肢皮肤大范围缺损的伤员，缺损部位的肌腱外露，这种创面处理比较困难，单纯植皮成活率很低。我们给他移植了国内研发的真皮支架，植入后14天，观察到肉芽生长良好，基本将暴露的肌腱覆盖了，在真皮支架上移植超薄的自体表皮后痊愈，术后3个月随访，移植部位的皮肤色泽、平滑度都非常令人满意。

有一个病人是手部热挤压伤，损伤层次很深，切痂后手背的伸肌腱暴露，以往多采用腹部带蒂皮瓣转移等二次手术才能修复，我们用国产的双层人工皮，术后13天血管化很好，后植皮封闭创面，术后3个月，手部功能恢复很好。

对电击伤造成的上肢骨骼肌腱外露，我们也在缺损部位植入双层人工皮，术后3个月随访，移植部位的皮肤色泽好，局部没有明显瘢痕，手指的弯曲活动自如，而且有痛觉。

交通伤造成的跟骨外露，过去修复也很困难，往往要做皮瓣移植，我们移植了国产双层人工皮，术后7天，外露的跟骨大部分被覆盖，术后16天肉芽基本将凹陷的缺损部位填平，再次移植自体皮后痊愈，术后30天局部外观很丰满，色泽也接近正常皮肤。

大面积烧伤病人，愈后瘢痕挛缩造成肩关节外展上举困难，我们先进行瘢痕松解，松解后形成的创面移植双层人工皮，血管化后用自体超薄表皮覆盖，术后3个月，肩关节功能完全恢复，局部组织弹性满意。

过去植皮手术大多切取中厚皮，供皮区有时也会形成瘢痕，刃厚皮虽瘢痕较轻，但受皮区愈合质量较差。自从人工真皮应用以来，供皮区只需切取超薄自体皮片，供皮区损伤明显减轻，可以反复供皮，且自身愈合既快又好。

我们的研究还在继续，下一步是对真皮基质的修饰和深入研究，包括3D打印技术的应用。我们特别想整合不同来源的干细胞，包括脂肪干细胞、骨髓干细胞，在体外整合组装到真皮支架上。真皮支架自身的材料和组装技术也在继续改进，像静电纺丝、纳米球、微球囊、生物活性因子包装等。目前我们的设计目标是通过3D打印技术能在创面上直接打印出理想的真皮支架。

未来，我们希望表皮和真皮能一次组装成功后移植。我们已有的研究发现，如果在体外单纯把表皮和真皮组装，表皮细胞增殖很慢，容易过早分化，特别是两者整合不够紧密时。我们对此进行了改进，在真皮支架上先移植成纤维细胞，稍后再移植表皮细胞，形成复合皮。因为动物的创面修复主要靠周围组织和皮肤收缩，在皮肤缺损的动物模型上，我们移植了一块真皮支架上组装人表皮细胞的复合皮，周围用隔离带隔开以去除创周皮肤收缩的影响。移植后复合皮成活良好，切片染色证实愈合皮肤的表皮是人源的表皮细胞，把隔离带去除后可以看到由其形成的皮肤缺损，复合皮移植在动物模型上取得了成功。

我们还用早胚间充质干细胞移植来研究间充质干细胞的转归和定向分化，通过相差显微镜观察，发现人早胚间充质干细胞移植到裸鼠后，移植区域的毛发生长比其他区域更为茂密，而且有毛囊样的结构形成。

我们相信，在若干年后，可能会建成类似人工皮肤工厂的产学研机构，复合皮的构建能够常规工业化生产，为临床及时提供大量的修复材料。

目前烧伤病人的治疗质量已明显提高。过去大面积深度烧伤的病人，很多只能长期卧床，丧失自理能力，由于瘢痕收缩，全身都被禁锢在瘢痕造成的硬壳里。随着转化医学、整合医学的不断发展，创面修复质量和供皮区的愈合质量均大为提高，愈后的生活质量同样明显改观。我们曾有两位入院时病情极其危重的病人，经过治疗，两人都已结婚生子，还可以做一些比较轻便的工作。烧伤病房也不再像过去那样死气沉沉，因为治疗获得了比较好的结果，病人情绪也不那么悲观。康复期或整形期的病人，有时傍晚会戴上帽子和口罩一起逛超市，平时还会开展一些体育活动。

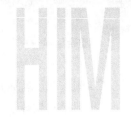

从整合医学角度看头面部皮肤软组织缺损的早期治疗

◎韩 岩

在临床中经常会碰到头面部外伤，皮肤裂伤修复比较容易，但有缺损的，尤其有严重缺损的，修复起来就比较困难，要求也比较高。整形修复的目的无外乎几点：①覆盖创面；②改善外形；③重建功能；④减少供区损伤。整形修复常要"拆东墙补西墙"，修复过程中要尽力减少"拆东墙"。

关于手术方法，近几年总的来说没有特别新的，多为常用方法。一是皮肤移植，二是组织瓣移植，三是皮肤软组织扩张术，四是迁张术。移植完后面部经常出现色泽不均匀，皮肤分区之间缝合接缝有瘢痕。怎么能做得更完整一点，并发症更少一点，外形更好看一些？最好采取整张移植的办法。

我有个病人是硫酸造成的面部烧伤，伤后20多天，一部分痂脱掉了，一部分表皮愈合了，但整体看，整个面部都是损伤，残留创面很多。手术时我们没有姑息愈合的小皮岛，连同创面等都切掉了，整个面部的创面不是很深，在皮下一层。切完后我们尝试用一整张皮移植到面部，病人比较胖，腿比较粗，我们从腿上剥离了一张全厚皮，按面部的面积剥离下来，蒙到眼上去，在眼睛、鼻子、嘴巴的地方按照大小开了洞。但不好包扎，皮会扯住，我们植皮后在面部、额部、颊部打了很多皮钉，就把皮固定在脸上了，然后再打包包扎。病人愈合后，整体来看面部修复效果比较统一、整齐。当然，她的眼睑部位（上睑下睑）早期做了粘连，后来把它分开，还是有轻度外翻，我们在睑沿又补植了一些皮，整体外观得到了比较好的改善。瘢痕主要分布在周边，发鬓、耳前、颈部等。对于供区，我们从旁边切了一些刃厚皮，贴在全厚皮取皮的地方。后期恢复的效果整体来看还是不错。

还有一个同样的病人，一半脸烧了，一半脸没有了，我们采用一样的方法，从侧胸取了整张皮,移植到半侧颜面,跟上一个病人一样,她有一些愈合的皮岛,我们把它切掉了,形成完整的半侧面部的创面,一张整皮移植上去。术后半年的效果很不错。这个病人是 2007 年的手术,去年她找我要修一下眼睛。随访时她说植皮的这一面衰老的情况没有正常的那一侧明显,鼻唇沟没有那么深,说能否把患侧也拉一个皮。大家知道,植的皮底下有一层瘢痕的愈合,可能有收缩,松弛得轻一些,正常的就衰老了,两个比较从长期看,植皮是有一定优势的。

皮肤软组织扩张术,一般来讲用在闭合的创面,或者是一类、二类的切口,我们也尝试了在早期创伤中的应用。有个患儿受伤后,我们给他做了清创,清创之后面部情况很差,后来做了肩胛的皮瓣,移植上去后皮瓣存活比较好,我当时认为效果比较满意,但后来复查时,家长不满意,说皮瓣颜色和脸不一样,小孩外貌不好看,我们就用扩张器的办法解决了这个问题。记得原来在西京医院我也做过类似的手术,想把颜色不好的皮替代掉,扩张到额部,在头发里扩了一点,修复发髻这个地方,修复后整体效果不错。但剩了一块,家里人还有要求,我们又扩了一下,整个替换完了。那天我做了五六个小时手术,当时想肩胛的皮瓣哪去了?没有了,完全被扩张器换了,是不是我那五六个小时白费了,要这样的话,我能否早期用扩张器?清创后看到这样的情况也需要做皮瓣,不做游离皮瓣就要做局部瓣,把骨外露的地方盖上,我不想做皮瓣,彻底清创后拿碘附纱布把它缝扎上,旁边埋一个扩张器,直接埋了,有一定的风险,我们当时处理得比较干净,埋后逐步地扩张,扩张后等二期再修时,骨外露的创面不大,周边我们植了一些刃厚皮,因为是干的,没有太多的分泌物和感染,我们把这个扩张的皮转过来,手术也非常简单,修复效果也不错。后来有类似的病例,外伤之后用扩张器去修复,效果非常好。不是每个外伤病人都主张在面部去埋扩张器,如果条件允许,比较清洁的条件,可以不早期去做皮瓣,去损害供区,直接埋扩张器可以解决这个问题。

关于减张缝合,这几年用于减张缝合的器械比较多,最早我们拿针穿上,拿橡皮筋或者合拢器,把它拢在一块,后来出了一些外固定的牵张器,现在有皮带一样的塑料装饰品,能够把比较大的、早期缝不上的切口逐渐拉紧拉拢关闭。比如老年人的头皮没什么弹性,很难直接缝合,用牵张器拉后可以闭合,不用再去植皮或者做皮瓣。

关于组织瓣的技术,临床上经常用皮瓣去修复,面部外伤通常比较复杂,比如严重的外伤,颅骨、鼻骨都有损伤,清创以后需要去修复和覆盖。我们早期用股前外侧的皮瓣做修复,也不敢给病人鼻子打两个孔,否则皮瓣可能坏死。我们先打一个孔,后来再打一个孔,把鼻子垫一下,外形比较满意,后来复查觉得比受伤时好很多,但病人还是不满意,而且鼻孔有些狭窄,我们又在额部埋了扩张器,但病人额部其实也受了伤,滑车上动脉、眶上动脉已经没有了,这样去做皮瓣,以哪为蒂,怎么转下来?后来发现病人的颞浅动脉是好的,就做了颞浅动脉携带的皮瓣，并延迟了几天，然后转下来，到了鼻子，完成了鼻子的修复，半年后发现效果不错。

面部外伤后有的组织缺损可以用一个厚的皮瓣去修复，但有可能造成臃肿。有个病人本身不胖，我们选取了背阔肌，用胸内动脉的穿支皮瓣把它移植到面部，外形还不错，没那么臃肿，供区可直接缝起来。

有个病人在煤气爆炸后半个脸烧伤坏死了，清创后创面很大，我们用背阔肌的皮瓣成功修复了。有个小孩被驴咬伤，当时媒体非常关注，我们用背阔肌皮瓣修复也很成功。小的外伤，如在面部，可以做一些小的皮瓣，耳后的皮瓣可以做游离移植，修复鼻翼部分的坏死和缺损，修复后的效果也不错。上唇下唇的缺损，一般采用前臂皮瓣，传统的皮瓣现在用得不太多，主要是面部和阴茎再造时用，用到上下唇修复的效果也不错。下唇修复后，能够达到满意的外形，因为前臂皮瓣比较薄。额部有时往外露，创面也很难缝起来，有创面再有感染，则很难保住，用厚的皮瓣覆盖效果不好，用前臂皮瓣还可以。

有个在美容院做除皱时发生皮肤坏死的病人，做了前臂皮瓣也不错。脑外科有这样的病人，有颅内感染，还有额窦、筛窦联合感染，腔隙和鼻腔是通的，我们做了背阔肌的皮瓣，用肌肉填塞感染的腔隙。现在切取背阔肌的方法比较多，用腔镜切取现在逐渐被接受，也比较普及。可以用腔镜切颞浅筋膜，做熟练后可以不用腔镜，可以用光代替。正常情况下切取颞筋膜，要在颞部做一个很长的切口，暴露充分后仔细游离，以免损伤颞浅血管，术后一般会留比较长的瘢痕，尤其是男同志，头发短的瘢痕比较明显。如果借助一些辅助的光源或是内镜器械，切一个比较小的切口把颞浅筋膜剥离下来，就可避免大切口。小切口可以在耳前做一个，颞部、顶部做一个，从皮下进行剥离，头皮不用完全切开，总体效果不错，耳前长上头发后切口不明显，避免了长的切口瘢痕。手术时间及出血量和传统方法差不多。

整形外科和修复重建外科，对我们提出的要求越来越高，尤其在面部，过去只要求早期组织的移植存活，现在不仅要存活还要修复功能，还要有良好外形，这就需要靠微创。我相信以后修复重建会向美容的方向发展，使面部修复越来越好。

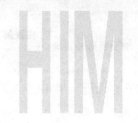

皮瓣应用中的整合思考

◎张金明

整形外科医生现在涉及面非常广，是大外科，是外科中最后的大外科医生，但奇怪的是现在实习医生不实习整形外科，不实习整形外科很多东西就处理不了，外科的很多知识和技术其实都包含在整形外科中。

整形外科的基础是皮瓣，我用一些案例来讲，会更加生动鲜活。有些组织本来准备松解后往上提，但提不上，正好旁边有个小皮瓣，移过来后往上推，就解决了问题，是废物利用。我的体会是当一个瓣直接往上提不行时，可以左右插一个。

有个黑痣的病人切痣后还差一点才能缝上，原先想把旁边推过来缝，但推不过来，旁边地方多了一个小三角，就取了这个三角，叫瓣中瓣，有这一小点就解决了问题。

我有个病例是巨大的胸外肉瘤，我想胸外科第一次要切得很彻底，不然会复发，但后来还是复发了，把我叫去做了背阔肌瓣盖上去，然后表面植皮，看上去挺好，但胸外科再造我说没办法了。给我的教训是胸外肉瘤要切足够大、足够深，转个瓣盖住，很多时候是第一次切得不够狠。放射性的溃疡差一点，不够远，因为我们不能老做血管吻合，可以把腹直肌延长，从肋骨上的起点，从同侧延长至腹直肌。做完后转腹直肌瓣量比较大。有一个乳腺外科保乳术后切不掉的病人，我们设计了双蒂皮瓣，但长度有余宽度不足，我们从中间劈开，变成两个腹直肌瓣，方向颠倒一下就够了，以长补宽，腹部放一个补片，修复后也没什么问题，预后非常好。

有一个病人的胸外肉瘤长至乳房的皮肤上，按 3 cm 切还能留下乳头，不知道乳头该去掉还是留着，后来做了腹直肌瓣修复，第一期把乳头盖在里面，后来打洞，第二期把乳头放出来。术后已经 3 年多了，现在也很好。

腹直肌延伸，可以把肋软骨切掉一些，做耳朵常取三四根都没问题。如果我们也去掉三四根肋软骨，那腹直肌可以放到脖子上去，这可以把有些手术简化，因为去掉一根肋软骨很简单。

头颈外科的很多病可以做胸大肌，也可以做腹直肌修复。最难的是把胸大肌转去做食管，手术大，取胸大肌瓣，有张力，可行二期愈合，如为老年人软骨要取多一些。肿瘤如果很大，可做背阔肌肩胛皮瓣，两个分开，一个面积不够，有肌肉的没皮，有皮的没肌肉，做了背阔肌瓣，效果很好。会阴部的肿瘤有的要做三个游离瓣，我有一个巨大会阴缺损病人，做了两个股前内侧皮瓣进行修复，手术比较简单，缝合时间要比做皮瓣的时间长。缺点是做尿道比较麻烦。

扩张皮瓣是整形外科的方向。"拆东墙补西墙"解决的多是外形，颜色不匹配，创伤也大；但扩张继发创伤小，比如黑痣，植皮总不好看，埋一个扩张器，一次一次扩张，然后去掉，代价比较小。

从整合医学角度看扩张后颈部动脉段皮支皮瓣的临床应用

◎马显杰

颈胸部局部皮瓣用得很少,但已取得了一定的效果。轴型皮瓣的开展已有40多年历史。颈胸部皮瓣用得比较多的,一个是胸三角皮瓣,一个是颈横皮瓣和颈肩皮瓣。此外,颈胸筋膜皮瓣也是常用的。

颈胸部皮瓣在应用中存在一些问题。记得我刚当医生时,颈横动脉的胸前分支没有确切记载,那时教授说,解剖这一块没有知名血管;但做手术过程中,经常碰到颈部瘢痕切完后,剩下七八厘米的创面,我们做一个颈胸筋膜皮瓣,它很薄没问题。但如果是9cm的创面怎么办?再植1cm的皮,我们做皮瓣也活了,10cm的也活了。为什么做皮瓣宽一点活,窄一点也活?颈胸部这一块和血管之间到底有什么联系,到底有没有一根知名血管?学界尚无定论。

锁骨下动脉先发出甲状颈干,然后才有颈横动脉。在颈横动脉与肩胛和胸交会的地方,我们解剖发现穿出了一个皮支,向胸前和肩部行走。我们在锁骨把这个皮瓣翻起来,可见血管向胸前有分支,向肩部有分支。它就在锁骨中点上2cm的位置。再看肩胛肌,人瘦时向上抬头,向对侧歪头时,能摸到这块肌肉。把这块肌肉掀起来可看到颈横血管的主干,可以看到颈横动脉与胸廓内动脉和胸间动脉的吻合。颈横动脉与胸廓内动脉和胸间动脉之间到底有没有吻合,要看做的解剖对不对。

我们应用扩张后的颈横动脉颈段皮支皮瓣修复过53例病人,做了55个皮瓣,有两个病人是一人做了两个皮瓣,皮瓣最大的做到19cm×17cm。力度在锁骨中点上1.8cm,这个位置要掌握好,一般皮瓣血运不会有太大的问题,后腱是斜方肌前沿,外侧腱是自肩峰沿着弦线向下,内侧腱是胸口中线,下腱可以到骨头下方。做皮瓣时不论扩张或不扩张,一定要包含深筋膜,因为血管的吻合都在深筋膜浅层，放扩张器一定要放在深筋膜下，如果能把胸廓内动脉和胸肩峰动脉结扎更好，相当于延迟了，这样发生血运障碍的可能性就更小，因为是在扩完后转皮瓣，所以比较好转。在锁骨下时，因为都剥开了，一个电刀一分钟就可以把皮瓣磨开，剩下的修复后再仔细一点解剖，不要发生损伤，供区大部分能缝合。

有个病人因为嘴部的问题影响到找工作，随后找到我。我告诉他不是嘴的问题，是颈的问题，后来手术效果不错。当时的颈部缺损很大，皮瓣到底能做多大？我觉得不管颈部有多大缺损，只要胸前皮肤是好的，都应该能全覆盖。

还有一个儿童病人，虽然颈部瘢痕不大，但扩张不行，做过颈部扩张的医生都有经验，颈扩的效率要低一些，还得想办法在其他位置做一个皮瓣。可以用扩张器把皮瓣扩一扩，扩完后胸前就不用植皮了，只留了一条线，颈部总的来说效果不错。

扩张器到期怎么埋，一般在颞浅位置切五六厘米一个小口，在深筋膜下剥离，一般把扩张器放在锁骨下面，不超过锁骨，超过锁骨上边太远。扩张器约12cm，剥离时可能会损伤血管，所以到锁骨就行，没办法时当然可以往上剥离。扩张器埋完，阀门一般都放外头，很少放里头。病人可以自己注水，但最好还是建议到医院来，当然大部分回去注水的也都没有问题。

我有一个病人，鬓角缺了一点，颈部有瘢痕。我们把颈部的瘢痕彻底切掉，松解后用塑料膜。第一步把位置保留好，再做适形设计，再移到扩张器上画一下就行了，皮瓣是可以移动的，位置不好缝，可往其他地方稍微动一动，问题不大，皮瓣的血运有保障。做完第一步后，标记好，做成皮下蒂，然后切开把皮下蒂留好，就可以从容地把扩张器取出来，皮瓣就形成了。如果皮瓣和所修复的创面有距离，可以做皮下蒂的岛状皮瓣，如果没有距离就直接转。缝上后打个包，系一个活扣，像系鞋带一样，可以随便解开，调节松紧，可以观察皮瓣。病人舒服，医生也好观察。现在我们拆线后1周就用激光干预瘢痕，大部分效果不错。

颈部治疗常用的有皮片、局部皮瓣、远位皮瓣。远位皮瓣做也可以，能解决功能问题，但颜色和臃肿的问题一直很难解决。因为后背的皮肤真皮有近1cm厚，扩一下也薄不了太多。有人说胸部也是美容单位，我说连脸和脖子都没了，胸部还有用吗？所以我一直坚持用胸部来修颈部和面部，这个位置距离近、色泽好，效果不错。

我再次强调，包扎固定一定是手术的一部分，不好包的打个包就好包了。植皮包不好就植不好，皮瓣包不好可能会坏死，大家要重视包扎和固定。哪一块觉得需要压力大，就系得紧一点；怕压的地方，就系得松一点，完全能控制。

扩张之后最大的好处是扩大了面积，扩的时候，结扎了那么多血管，等于是延迟，血供更丰富，皮瓣变薄了，供区也可以直接缝上。

逆行股前外侧皮瓣的分型和临床应用

◎ 刘元波

逆行股前外侧皮瓣是1990年我国张功林教授首次报道的,他对股前外侧皮瓣的解剖学基础有非常细致的描述。股前外侧皮瓣现在是修复膝关节比较常用的方法,皮瓣的血运也比较可靠。

旋股外侧动脉发出很多分支,为大腿提供血液供应,是一支非常重要的血管。按照教科书的描述,这支血管分成升支、横支和降支。对这个分类我有自己的想法,不过还不成熟。大家只知道分成了升支、横支和降支,尤其股前外侧皮瓣太有名,很多其他分支就被忽略掉了。比如股中间肌支、股直肌支都非常重要。2010年,新加坡学者首次报道了以前没有报道的位于横支和降支之间的一个分支血管,命名为"斜支",很多人认为斜支是近10年来股前外侧皮瓣研究的最新进展,但我个人对此并不完全认同。

2004年,国内有学者根据逆行股前外侧皮瓣的血供基础,将逆行股前外侧皮瓣分成4类。针对股前外侧皮瓣的穿侧效果,一种是肌皮穿支,一种是肌间隔穿支,针对穿支的来源,有可能是降支也可能是横支,根据这四个不同,把皮瓣分成了4类。但在临床中,无论我们遇到的是肌间隔穿支还是肌皮穿支,手术肯定还要继续进行,所以意义不是很大。另外,来自横支的情况并不多见,来自横支时做逆行股前外侧皮瓣非常困难,所以这个分类对临床工作的指导意义也不大。

2016年我们根据自己的解剖学研究和100多例的临床应用,提出了一个分类方法,文章已经发表在《美国整形外科》杂志。第一类穿支血管来自于降支;第二类分为两种亚型,一种是斜支来自降支,一种是斜支来自横支;第三类是以旋股外侧动脉作为主题词来讨论。所以，我认为第三类是非常重要的以股直肌支来源的穿支为例的逆行皮瓣。我们现在积累了26例，大部分病例用于肿瘤切除，还有一些用于瘢痕切除松解。

股前外侧皮瓣的切口设计一般在股直肌的纵向中线切开，这样从股直肌上方切开后，可以直接切到股直肌上，保留好外侧肌间隔和内侧肌间隔，游离穿支血管，完成皮瓣设计。

打开外侧肌间隔，可以看到降支血管及其发出的穿支（斜支），如果以穿支形成逆行股前外侧皮瓣，横支、股直肌支，甚至股中间支都要切掉，创伤非常大。所以首先要打开内外肌间隔，对整个分支分布情况进行观察和分析。打开内侧肌间隔，可以清楚看到股直肌支，即营养股直肌的肌支，看到它没有分支，不能做逆行股前内侧皮瓣。同理，在切取股前外皮瓣时，一定要把股神经的运动神经进行很好的保护，如果保护不好，就失去了做穿支皮瓣的意义。逆行股前外侧皮瓣掀起后，见穿支血管来自降支，我们把它定义为一型，最简单是这一型，这一型的缺点是转移距离非常短，如果缺损位于膝关节的上方可以选择一型。如果位于膝关节的下外侧甚至小腿的近端1/3，这个皮瓣就不够长。

我们有一些典型病例。有个儿童为膝关节下内侧的肿瘤，我们设计逆行股前外侧皮瓣，打开后可以看到非常好的楔形分布的分支，这一支按照新加坡教授的分类叫斜支。最近我有一些思考，可能很快就不同意它叫斜支了。如果斜支存在，而且来自降支的话，这个血管壁就会非常长，就像我们开车一样，一展开血管壁就非常长，这种类型我们不需要切断横支，对大腿肌肉血供的影响也比较小，这是我个人比较喜欢的类型，血管壁非常长，能达到20cm，我们可以很好地修复膝关节周围的缺损。还有个病人是膝关节伤外侧的瘢痕挛缩，我们设计逆行股前外侧皮瓣，当我们打开外侧肌间隔时，发现皮瓣的血管来自横支，这时我不想把这个地方切掉，不想把旋股外侧动脉主干切断，也不想把股中间支切断，都切断会严重影响大腿股四头肌的血运，怎么办？我就把斜支切断，把降支也切断，做游离皮瓣，甩到膝关节的上侧，把血管吻合在一起，把皮瓣转移过来。

我们的分类方法把旋股外侧动脉所有的分支，包括横支、降支、股直肌支都包括在这个系统里，比较全面，外科大夫可根据术中的发现和临床需求选择最合适的皮瓣类型。

另外，我们术前会做一些彩色多普勒超声检查，也做CT血管造影（CTA）。CTA是常规的检测手段，但我们也发现，做CTA一是要有很好的解读能力，有些非常细的穿支不能显影，有些CTA看到的非常好的穿支在术中找不到，可能有影像重叠，所以，需要很好的解读能力。

我们设计皮瓣的方法，可以根据临床需要来延长皮瓣的血管壁。另外，我觉得逆行股前内侧皮瓣可以作为设计逆行股前外侧皮瓣时的一个备用方案，如果逆行股前外侧皮瓣被破坏了，或者在手术时不小心把股前外侧皮瓣的穿支给破坏了，这时可以做逆行股前内侧皮瓣。

逆行大腿皮瓣是修复膝关节周围缺损比较好的方法，可以根据临床的需要，选择穿支是来自降支、斜支，或者股直肌支来设计皮瓣。一个成功的皮瓣转移手术依赖于术前精细的设计，对皮瓣的解剖学和生理学具有很好的认识，根据术中的发现对皮瓣的设计进行很好的调整，最终选择一个最佳的皮瓣来修复膝关节周围缺损。总之，应该应用整合医学的理念，根据缺损的位置、可采用的供瓣区、穿支血管的质量，以及切除之后对供区造成的损害来合理选择。

全脸面重建中的关键技术

◎昝 涛

据统计，我国每年发生伤害约 2 亿人次，新增烧、创伤 200 多万人次，其中最具代表性的就是严重的头面部烧创伤。此类病人经创伤救治后多遗留不同程度的毁损畸形，多数为大面积复合组织缺损。脸面部是人体重要的外显部位，体现个人特质，脸面的毁损严重损害了病人的社会功能，给病人及其家庭带来毁灭性打击。同时，脸面部严重损伤常累及眼、耳、鼻、口等器官，导致眼口闭合困难、通气受限、失明等器官功能障碍。目前，我国已积累了数量巨大的此类病人，成为影响我国经济和社会发展的一大问题。

回顾脸面重建的历史，植皮术是整复外科最古老的修复方法之一，早在公元前 3000 年，印度就有植皮修复鼻部缺损的记载。2002 年，美国《整形与重建外科》杂志回顾了单中心 91 例脸面大面积植皮的病例，其中全脸面植皮 25 例。治疗后病人面部的外观和功能有所改善，但植皮后瘢痕增生、组织挛缩变形、色素沉着等问题有待解决。

意大利著名外科医生 Tagliacozzi 在其著作中就描述了采用皮管进行鼻再造的手术方式。两次世界大战期间，现代整形外科之父 Gillies 使用皮管、带蒂皮瓣及植皮成功修复了大量面部毁损的病例。20 世纪 60 年代后期，出现了以显微外科技术为基础的游离皮瓣移植，是现代修复重建外科发展的标志性技术之一。1997 年，Angrigiani 等采用超大肩胛游离皮瓣成功修复全面部瘢痕，但未扩张的传统皮瓣组织质地肥厚、面积有限，存在不易塑形和表情传递困难等问题，不是理想的修复材料。皮肤软组织扩张技术产生于 20 世纪 80 年代，通过将皮肤软组织扩张器埋植于正常皮下，定期注入生理盐水扩张，对皮肤造成机械张力刺激，使皮肤伸展，从而获得"额外"的皮肤软组织以修复缺损。选取面颈邻近部位扩张可以获得色泽、质地、厚度与面部相似的皮肤软组织。但是，传统的扩张皮瓣往往受制于皮肤的再生能力，过度扩张会导致皮肤破溃，因此，仅适于修复部分脸面缺损。1987年，Taylor等提出了"血管体区"的概念，奠定穿支皮瓣的解剖基础。1989年，日本学者Koshima和Soeda发现只保留肌肉穿支，肌皮穿支皮瓣也能存活，首次提出穿支皮瓣的概念。穿支皮瓣可以携带较少的皮下组织，因此更易颜面部塑形，同时也减少了供区的损伤。穿支皮瓣的出现大大扩展了皮瓣的选择范围，结合皮肤扩张技术可以获得更为理想的大小和厚度，用于修复面颈部缺损。常用的穿支皮瓣有锁骨上皮瓣、胸廓内动脉穿支皮瓣、颈浅动脉穿支皮瓣、肩胛皮瓣、侧胸皮瓣等。

对于累及整个面部的大面积缺损，传统的修复方法往往难以提供可用于覆盖的整张皮肤，脸面精细的五官结构也无法精确构建。因此，异体脸面移植被认为值得尝试。自2005年10月全球首例异体脸面移植报道以来，各移植团队又先后报道了38例异体脸面复合组织的"换脸术"，其中全脸面移植17例，部分脸面移植21例。迄今为止范围最广的1例移植包括全脸、头皮、双耳。术后病人面部外观极大改善，恢复了面部感觉、唾液分泌、语言、吞咽和咀嚼功能，生活质量大大提高。该案例的成功反映出脸移植在手术技术方面已经相对成熟，通过脸移植可以获得优于传统治疗方案的修复效果。然而，异体脸面移植一直以来就不单是手术技术的问题，术后移植物排斥和抗排斥治疗带来的并发症使病人面临感染、器官功能紊乱和癌变等风险。其次，换脸会对病人心理造成巨大的冲击，在确定移植候选者阶段，对病人的心理和社会支持条件进行评估极为重要。同时，换脸还面临种种社会和伦理问题。截至目前，世界上已报道6例异体脸面移植后死亡的案例，其中，3例死于癌症、1例死于败血症、1例自杀、1例死亡原因不明。总结来看，异体脸面移植是重建外科史上伟大的进步，但尚属于实验性手术，适用于极少数通过传统手段无法修复的病人。

针对此类大面积复合组织缺损，如何建立基于自体组织，且适合绝大多数病患的修复方法？对此，本课题组提出了整合传统外科技术与新医学成果的自体全脸面预构重建技术。该技术平台涉及以下几个方面：①皮瓣预构技术，即血管重组的方法；②组织扩张技术，改造皮瓣；③干细胞移植治疗，促进皮肤的超量再生；④预置技术，构建复合组织结构；⑤三维数字技术，对脸面进行精确复制。

经过10年的实践，本课题组共治疗51例病人，除1例发生皮瓣部分坏死外，没有严重并发症发生。相关成果也获得了国内外同行的高度赞誉，被《美国颅面外科杂志》主编Mutaz教授认为是在颜面修复中继异体脸面移植之后的又一重大进步；被张涤生院士誉为"中国式换脸"。

自体全脸面重建技术包含众多科学问题，如血管化、皮肤再生、器官预置和再造，以及组织结构的精确构建等。由于篇幅有限，本文仅讨论血管化问题。

理想的面部修复材料应当满足MLT特征，即选择色泽、质地相近（matched color and texture, M），面积足够大（large size, L），厚度足够薄（thin thickness,

T）的供体或修复用组织，以重建脸面。在此原则指导下，本课题组采用皮瓣预构技术在颈胸部构建大面积皮瓣。在血管载体的选择方面，我们选用旋股外侧血管降支供应的筋膜瓣。旋股外侧血管位置较深，严重烧伤时多能完整保存，并且解剖部位恒定，切取方便，其供应的筋膜瓣血管网丰富，血管蒂长、管径粗，为后期构建大面积皮瓣、血管吻合和皮瓣转移提供了有利条件。在预构区域的选择上，我们选取邻近面部的颈肩胸部，符合整形外科修复的邻近原则和相似替代原则。通过组织扩张，形成能够修复整个面部的皮瓣组织。在治疗过程中，皮瓣的血管化程度对转移后皮瓣的成活至关重要，如果血管化不充分，皮瓣转移后会发生供血不足和静脉淤血等血供障碍。

早期的治疗性血管生成技术以补充各类生长因子为主，如碱性成纤维细胞生长因子，血管内皮细胞生长因子（VEGF）以及转化生长因子等，但总体效果有限，且受稳定性差、半衰期短等因素困扰，未能在临床推广。课题组借鉴干细胞治疗缺血性疾病的思路，提出采用干细胞移植促进预构皮瓣血管化。通过研究，我们发现血管内皮祖细胞和脂肪干细胞均可增加预构皮瓣内的毛细血管密度，增大皮瓣成活面积，治疗效果优于传统的 VEGF 给药。另一方面，局部缺氧环境可以激活低氧诱导因子 – 1，进而使血管内皮细胞内基质细胞衍生因子（SDF – 1）的表达增高。SDF – 1 作为一种趋化因子可以招募血管内皮祖细胞归巢缺氧组织，并在局部增殖形成新血管，以应对缺氧环境。课题组采用低氧模拟剂去铁胺模拟低氧环境，发现去铁胺可以增加 VEGF、血管生成素等血管活性因子的表达，并且可以诱导干细胞归巢创伤或缺血组织，提高细胞增殖和向血管分化的能力，进而参与组织再生和血管化，形成新生血管，使皮瓣内血管网密度增加，存活率提高。目前，课题组正在临床实践干细胞移植和低氧模拟剂促进预构皮瓣血管化的方案。

另一项技术突破来自传统的外科技术，即血管增压技术。该技术最早用于乳房再造，通过在皮瓣轴型供血的基础上额外吻合一支非主干血管，改善皮瓣远端的血运，扩大成活面积。因此，根据前胸部血供特点，将第二或者第三胸廓内动静脉作为增压的血管，与植入血管一起形成双蒂，二期皮瓣转移后增压动静脉与颞浅动静脉吻合，可以降低血供障碍的发生率。同时，在皮瓣血运的检测方面，课题组引进吲哚菁绿血管造影技术，可以在术前精确定位穿支血管，术中和术后实时评估皮瓣内血液供应情况，对于血运不佳的病人进行及早处理，如适当增加吻合血管的数目，为皮瓣的顺利成活保驾护航。

建立严重脸面创伤修复技术体系应当包括对治疗策略的完善。以往国际上多将面部大面积软组织缺损分成外周型、中央型和混合型三类，对应的修复手段主要为皮片移植、皮瓣和扩张皮瓣。课题组通过对大量病例数据进行分析，提出脸面畸形的 4 型 14 类分类法，并针对每一类型推荐了以皮肤扩张、预构皮瓣等技术为代表的治疗方案。克服了当前治疗中存在的随意性大、疗效差、医源性二次损伤多等问题，填补了该领域的空白，规范了临床诊疗。针对前胸这一脸面修复最佳供区，不同技术应该如何选择的问题，项目组通过回顾性研究，根据脸面缺损特点及术前超声检测前胸穿支血流动力学特点，提出不同前胸穿支皮瓣和预构皮瓣技术的选择策略，为临床合理选择不同技术、优化治疗方案提供参考。

总结来说，自体全脸面重建技术克服了传统技术的不足，构建的修复材料具有肤色均一、轮廓分明、能维持面部五官功能和表情表达等重要特点，同时避免了异体脸面移植面临的诸多问题，是一种可推广的面部严重毁损重建方案，适用于大部分脸面毁损与畸形的病人。但是，我们也应当清楚地认识到，这一新技术自身还面临诸多难题，譬如如何进一步提高皮肤再生能力和组织血管化能力，如何精确构建面部多器官复杂结构，如何恢复肌肉、神经和腺体的功能等。未来，头面部修复技术的发展必将整合再生医学、组织工程学、材料科学、数字医学等新兴技术手段，构建符合缺损组织特征的修复用组织，达到更好的修复重建效果。

注射填充相关的面部解剖

◎吴溯帆

注射充填剂临床应用比较多，注射时可能会遇到各种各样的问题，出现并发症比较多，尤其是血管栓塞，我们在这方面做了些工作，和大家交流。

充填剂产品有一个发展过程，2003年12月美国食品药品监督管理局（FDA）批准使用透明质酸，我国是2009年开始使用的。到2015年，透明质酸的使用量占所有充填剂的80%，使用量非常大。透明质酸制剂的品牌有很多，国外的制剂更多，大概有几十种，我国到目前为止批准了15种，只有国家食品药品监督管理局（CFDA）批准使用的制剂才可以使用。

面部注射的层次主要有浅层、中层和深层。面部透明质酸的注射层次最主要的还是皮下脂肪层以及表浅肌肉筋膜系统（SMAS）层深面的脂肪层，另外有些医生也会注射在骨膜层。不同层次的注射使用的针头也有所不同，浅层和深层可用锐针打，中层最近几篇论文的共识是钝针比锐针要安全。浅层注射，即皮肤内及皮下脂肪层的注射需要用锐针，而且也比较安全，因为这个层次中没有粗大的血管，骨膜层也相对安全，而中间的层次，尤其是SMAS层深面，有很粗大的血管，尤其是面动脉和眼动脉的分支基本都在SMAS层的深面。

并不是所有的骨膜层都安全，有几个颅骨开口的部位要留心，比如眶上孔、眶下孔、颏孔，还有颧骨上的小孔等开孔的部位要小心，因为这是血管从颅骨穿出来的地方。面部的脂肪主要分为浅层和深层，浅层主要指肌肉和皮肤之间，浅层又分多脂区、少脂区和无脂区，多脂区最厚的部位在颧突，颧突的皮下有一个皮下脂肪增厚区，即颧脂肪垫，非常厚，有3~5mm，其深面层是眼轮匝肌。颞部有两处脂肪增厚区，一个是颞浅脂肪垫，在颞深筋膜的深浅层中间；另一个是颞深脂肪垫，实际上就是颊脂肪垫的颞突。这些脂肪垫需要掌握，尤其是颧脂肪垫，倒三角形的增厚区，这个增厚区的脂肪意义比较大，尤其是埋线时大多埋在这个部位，可以起到提升作用；注射充填时，这个层次的注射也是有的，一般打在皮下脂肪层。

面部深层脂肪是位于 SMAS 深面的，比如轮匝肌深面的脂肪，上睑部分的称为 ROOF，也有人认为就是眉脂肪垫；下睑部分的称为 SOOF，其形状像里窄外宽的曲棍球拍子，注射充填剂时，打泪沟或眶颧区，很可能打在这个层次，如果用钝针，打在两个脂肪垫的概率比较大。

面部主要的血管很重要。面部的动脉系统主要是三个：一个是面动脉系统，一个是颞浅动脉系统，还有一个是眼动脉系统。眼动脉系统来自颈内动脉，眼动脉系统在面部有三个特别重要的分支，即眶上动脉、滑车动脉、鼻背动脉。面部静脉没有静脉瓣，所以静脉如果逆流，容易引起栓塞，尤其是脂肪栓塞，其中颞中静脉非常粗大，会导致肺栓塞，很多颞部充填引起的病人死亡可能和这个有关。目前还没有病人解剖学上的证据。

面动脉和眼动脉通过内眦动脉相吻合，大约 50% 的正常人有内眦动脉分支和眼动脉的吻合，另 50% 没有。后 50% 的人对我们注射反而更安全，打在鼻唇沟上不容易引起直接的眼动脉栓塞。眼动脉有三条向皮肤的分支，这三条对注射非常重要，如不小心从这三条中把充填剂注入眼动脉就可能引起眼动脉栓塞。可能致盲的部位，一是眉间，眉间国外打得很多，我们国家也比较多。但在我国最容易致盲的是打鼻根，鼻根部和眉间是非常接近的，这个地方有一个鼻背动脉和内眦动脉，直接和眼动脉相连接。面动脉的主干，刚好是打鼻唇沟的位置。面动脉是不规律的，有时在提上唇肌的深面，有时直接跑到皮下了，所以要警惕。整个面部没有哪个部位是特别安全的，颞浅动脉和眼动脉也有很多细小的分支，粗大而固定的知名动脉是没有的，颞动脉引起的眼动脉栓塞也偶有报道。甚至耳垂注射都可以导致眼动脉栓塞而失明，2016 年有一篇论文报道，一个医生给一个小孩的耳垂做瘢痕内的激素注射，结果同侧的眼睛失明了，这篇文章发表在英国《柳叶刀》杂志，非常罕见，也解释不清原因，但由此可知，整个面部没有一个位置是绝对安全的。

我们做过一个解剖标本，把眼球摘除后，可以看到中间是眼动脉，上面两根，一根是鼻背动脉，还有一根是滑车上动脉，下面是睫后动脉。视网膜中央动脉在视神经的正中位置，是在距视网膜 1cm 左右的位置穿入视神经的，可以看到视神经的横断面有一个直径只有 0.16~0.18mm 的很小的视网膜中央动脉，它从侧面穿入，进入视神经的正中，是非常细的一根血管，没有侧支循环，这可以解释为什么视网膜中央动脉缺血超过 90 分钟可以导致不可逆的视网膜神经细胞的坏死而造成失明。

我们简单回顾一下不同部位的注射要点。额部主要分为 5 个层次，最主要的是两根血管，一根是滑车上动脉，一根是眶上动脉，这两个血管从眶上穿出，滑车上动脉靠内侧一点，穿出后刚开始贴着骨膜走，1~2cm 后穿入额肌，所以在注射时要注意贴着眉毛一横指的位置，不要贴着骨头打，那样可能会碰到血管。如果超过一横指以上可以打在骨膜层，相对安全一点。总之，知道血管的层次后，尽量避开它的层次，安全一些。额部的注射共识要求上部打在骨膜层，下部或眉弓区域打在浅层。

鼻部注射是我国的特色，很多人经常用透明质酸隆鼻，鼻部的动脉最主要的是鼻背动脉，靠外侧是内眦动脉，靠下有一支鼻翼动脉，鼻背基本是无脂区，脂肪很少，皮下是鼻肌，再往深是血管，最后是骨膜。无论单针法还是多针法注射，鼻背的注射方法都一样：一是贴着骨膜做深层注射，二是保持中线位注射。钝针注射也是比较安全的，但要注意其注射层次位于鼻背筋膜层，此处正好是血管的层次，注射时需要轻柔和保持正中线。鼻尖尽量少注射，因为鼻尖容易引起张力性的缺血或者其他问题，在鼻尖和鼻小柱注射时，需要做多点少量的注射，以避免血管栓塞。

颞部是最危险的注射区域，颞部注射引起的并发症特别多，透明质酸颞部注射引起死亡的病例似乎还没有报道，但颞部脂肪注射引起死亡已有好几例报道，非常危险。颞部解剖可以分出10个层次，每个层次都有它的血管，颞浅动静脉、颞中动静脉、颞深动静脉，其中颞中静脉解剖时发现非常危险。在颞部注射透明质酸，推荐浅层或深层注射，中层基本不主张打，如果打中层建议用粗的管子打，用打脂肪的粗管子打，可能会降低损伤血管的可能性。有很多皮肤白皙的女孩子在颞区有很多像蜘蛛一样的静脉，即皮下静脉，把这一层剥掉后，下面就是哨兵静脉和颞中静脉。颞深筋膜的深浅层之间有一个脂肪垫，叫颞浅脂肪垫。颞浅筋膜下有一层很薄的颞中筋膜，颞中筋膜下是颞深筋膜，颞深筋膜分为三层，一层是颞深的浅层，一层是颞深的深层，浅深层之间是颞脂肪垫，也叫颞浅脂肪垫。打开这个脂肪垫，里面就是非常粗的颞中静脉。皮下层是蜘蛛一样的皮下静脉，颞中静脉上下都有包裹，如果颞中静脉损伤，同时在这个区域注射大量的脂肪或充填物时，就很容易使注射材料进入静脉，回流到右心房，再从右心室泵入肺动脉，从而造成肺栓塞，所以脂肪注射颞部出现静脉栓塞后会造成生命危险。颞肌内还有深部血管，所以直接一针到底难说安全，一针到底还要回抽，有效回抽确保针头不在血管里。所以颞部注射的基本共识是做皮下或骨膜层注射，要避开颞中静脉。

眶周是注射比较困难的区域，离眼睛比较近，还有眼轮匝肌深面的脂肪垫。眼眶由7块骨头构成，有眶上孔、眶下孔，还有颧面动脉出颅的地方。打提升时直接扎在颧骨上，感觉很安全，但这里有一个小孔。掀开皮肤，把皮下脂肪，即颧脂肪垫掀开，可以看到整个眼轮匝肌。眼轮匝肌的眼睑部是少脂区，眼轮匝肌的眼眶部是多脂区，脂肪垫非常厚，称为颧脂肪垫。眼周有一些沟槽，主要是上下睑凹陷及鼻颊沟，下睑凹陷的内侧是泪沟，靠外侧的是睑颊沟，同样一条沟有两个名字，还有鼻颊沟及中颊沟。这些沟槽包括上睑凹陷是眶周注射的重点。我一直主张眶周注射打到骨膜层，或者用钝针打到中层，通常中层注射层次是在眼轮匝肌的深面。如果锐针直接打到骨膜，那就放在眶下缘或眶上缘，眶上缘注射时要注意避开眶上孔。眼轮匝肌的深面用钝针注射，钝针走到哪个层次是不以人的意志为转移的，它一定是走到比较疏松的层次中去。所以眶周注射建议避开眶上孔和眶下孔，其他位置深层注射是可以的。

颧骨区的注射，近两年很流行，注射后可以提升面部，虽争论很多，但依然在打，这个部位是相对安全的，没有知名的动脉通过，但有一个比较细的动脉是颧面动脉，是从颧骨的小孔里出来的，所以注射前做回抽比较安全。在注射时靠眶下外侧缘的位置更好。眶颧区的注射用钝针相对安全，也要打在肌肉的深面。

鼻唇沟注射是浅、中、深三个层次都可以注射的，尤其是外科医生，很多人喜欢在梨状孔的两侧补一些充填剂。此处最重要的是面动脉，面动脉的主干行走方向和鼻唇沟是完全平行的。这支血管很粗，直径大约 2mm，我们主张浅层和深层用锐针打，在中层使用钝针比较安全。面动脉的解剖变异较大，大部分情况是行走在提上唇肌深面的疏松层，而有时会行走在提上唇肌的浅面，就在皮下层，非常浅，注射时一定要注意避免锐针在皮下随意穿刺。

唇部注射需要注意上唇动脉和下唇动脉的位置，它们基本位于口轮匝肌的深面，所以注射时，打在口轮匝肌浅层或口轮匝肌和皮肤之间是安全的。对于上唇动脉，用钝针从唇峰进针，打在黏膜和口轮匝肌之间是安全的。口角外侧有支很粗的动脉是面动脉，钝针打入口轮匝肌和干性黏膜之间，上唇动脉躲在口轮匝肌的深层，注射在口轮匝肌的浅层相对来说可以避开动脉。做唇腭裂手术时，也可看见唇动脉位于口轮匝肌的深面，这也为我们注射提供了佐证。如果从湿性黏膜进针，可能一下就扎到血管了，有些医生把嘴唇拉开，从湿性黏膜进针，反而容易打到血管。

颏部是比较安全的区域，这里有三块肌肉，颏动脉基本不在颏部正中，所以这个部位注射比较安全。但有一种情况要知道，咬肌前缘是面动脉主干通过的地方，外侧注射时要考虑打到什么地方停下。很多西方医生是直接把透明质酸打在下颌角的位置和下颌缘，他们喜欢下颌角和下颌缘很突兀明显，所以注射有时可能会累及面动脉主干。而打下巴一般影响不大。颏部主张深层注射，打在骨膜层，锐针到底，和做隆颏手术打麻药一样，中层注射要用钝针，打在降下唇肌深面。做两侧的下颌缘注射，要知道面动脉主干在什么位置。

面部充填剂注射最重要的是要避开面动脉的分支和眼动脉的分支，颞部注射还要避开颞浅动脉的分支。有些区域适合浅层注射，有些区域适合深层注射。不同区域注射时，为了规避血管，要考虑血管的行走层次和血管的行走路径。与血管的行走路径比，行走层次更重要，因为路径常有变化，而层次变化少，所以层次更重要，碰到危险层次，采用钝针更安全。

透明质酸是目前最常用的充填剂，已经使用 13 年了，今后还能用几年不好说。

如果组织工程学的胶原类、细胞类充填剂，或改良的脂肪充填，如精细化的脂肪充填普遍使用，则很多人造材料的注射剂使用量会慢慢减少，但至今为止透明质酸的使用量还是第一的。面部解剖尤其是血管解剖非常重要，各个部位的注射层次不一样，现在的共识是锐针钝针结合使用，在危险区域，钝针比锐针更安全，但钝针引起的血管栓塞也很多见。此外，不要轻易信任注射器的回抽，如果注射针头内有透明质酸堵塞，回抽往往是没有效果的。而且每一种品牌的制剂都不一样，所以透明质酸注射后的注射器和针头先不要扔掉，可以用做回抽实验，做了实验后就知道这个品牌的制剂，多粗多长的针回抽是有效的。所有的共识中都可以看到一句话：迄今为止还没有一种绝对安全的注射方法。

自体脂肪移植基础与临床的整合医学研究

◎ 易成刚

自体脂肪移植的优势非常明显,相对于玻尿酸,它来源于自体,不会有任何异物反应,而且来源非常丰富,一旦成活,长期甚至终身占位有效,是微创手术,所以整形外科医生都愿意做,病人也愿意接受。目前不仅可以用作美容目的,也可用作修复重建的工具。一般手术后3个月效果基本上稳定,面部轻度凹陷的病人很多一次就可以解决。面部严重凹陷的病人半年后看情况来决定,觉得效果不够还可以再进行补充。当然我们希望手术能一次完成,但很多病人都要多次手术,能否把手术降成一次,达到最好效果,我们课题组一直在做这方面研究。

提高移植脂肪的成活,首先要知道脂肪移植后的转归是什么,关于腹部脂肪到脸上后变成了什么,对此有很多争议。有宿主细胞代替论、部位脂肪成活论等。我们做了绿荧光蛋白转基因小鼠与同系小鼠之间的脂肪互换的移植实验,最直观的发现是,部分移植的脂肪可以成活率,而且血管基本由受区长入。因为血管都从受区长入,那么提高移植脂肪成活的方法可能是促进受区的血管更快长入。目前有几个研究方向可以促进组织的血管化:干细胞和生长因子。干细胞目前研究最多的是脐血来源、脂肪来源和骨髓来源的,我们早期研究发现,脐血来源血管内皮祖细胞可以促进移植脂肪的血管化,从而提高移植脂肪的成活率,但因为细胞来源困难,所以临床使用很困难。脂肪来源的干细胞是目前研究比较热门的,其中的细胞辅助脂肪移植技术(CAL)是把吸出的一部分脂肪里的干细胞提纯出来后,再加入另一部分需要移植的脂肪组织中,从而提高了移植脂肪的成活率,这个技术的核心是增加了移植脂肪中的干细胞浓度,但临床操作起来非常复杂。临床上有更简单的方法达到富集干细胞的目的,通过高速离心后脂肪呈现了分层,因为干细胞体积小、密度大,所以它往下沉。我们发现,下层脂肪中干细胞浓度最高，下层脂肪移植后的成活率最高，如果把脂肪用于面部的填充，因为需要的脂肪量不多，可以多抽一些脂肪，尽量用下层的脂肪做填充，脂肪成活率会更高。

CAL 技术是一种用胶原酶来处理脂肪的方法，这种胶原酶临床批准很困难。现在我们可以用机械物理的方法来处理脂肪组织，破坏脂肪里的单泡脂肪细胞，留下脂肪里的干细胞成分，就是我们现在所说的 2013 年报道的纳米脂肪，它主要用来做皮肤的微小皱纹、黑眼圈和皮肤质地的改善。做皮肤的微小皱纹时，纳米脂肪制备需要用小侧孔的吸脂针，制备完成后，像玻尿酸一样，用小针头注射，可以注射到真皮，对小皱纹起直接作用，术后恢复时间会比颗粒脂肪移植的时间长。在黄种人应用中，我们发现对黑眼圈的改善不是特别明显，对颈纹有一定改善。

能否通过离心富集让纳米脂肪效果更好呢？有学者认为不需要离心富集，因为操作复杂，另外，细胞的破碎产物可能在其中起着比较重要的作用。我们进行了动物实验，裸鼠经紫外线照射后诱发光老化，把人的脂肪乳糜化后做富集，就是通过离心这种最简单的方法进行富集，皮肤检测发现皮肤质地改善，体外实验发现富集后浓度可增加 15 倍，初步结果证实，皮肤质地改善了、皱纹减轻了，并证明富集组效果更好。

骨髓干细胞也是人体来源非常重要的临床常用的干细胞。我们发现，脂肪来源和骨髓来源的干细胞都可以提高移植脂肪的成活率。骨髓干细胞比较好用，比 CAL 技术简单。

有些病人过去用传统的筋膜瓣移植的方法来做，造成的损伤很大，供区和受区都有代价。现在这种方法完全在手术室里完成，一边抽骨髓，一边抽脂肪后离心；然后将二者混合做填充治疗，病人效果很好。这是微创手术，代价小，相当于用美容技术方法和美容的理念来做修复重建，可以用最小的代价获得最好的修复和美容效果。

除干细胞外，生长因子也可提高移植脂肪的成活率。但生长因子半衰期短，基因治疗临床应用又困难，目前国家还没有批准生长因子的体内应用，但也有人非法在使用，造成了局部组织无控制的生长，很难处理。但我们有自身的生长因子可以使用，富血小板的血浆（PRP）已经被批准，它主要的作用是释放多种生长因子，而且在移植后的 1 周内维持释放。但 PRP 操作比较困难，需要添加多种化学成分，花费比较高，时间比较长；而更简单的方法是新一代血小板浓缩物——富血小板的纤维蛋白（PRF）。与 PRP 相比，其操作非常简单，不需加任何试剂，只需要离心就可以，目前已经有研究发现它比 PRP 效果还好，从动物实验我们发现高浓度的效果更好，所以临床上很适用，抽血离心后就可以得到凝胶状的 PRF，然后和脂肪混合，进行注射填充，效果很好。

目前脂肪的面部注射导致的最严重的并发症就是血管栓塞，危害极大。目前已经有 98 例病人注射导致失明的报道，其中脂肪 47 例，其实发生的还远远不止这些已经报道的。98 例发生的部位主要是眉部、鼻部、鼻唇沟等注射，为什么会发生这种情况？所有这些病人没有肺栓塞报道，所以应该不是静脉的栓塞，而应该是动脉栓塞的问题，原因目前不是很清楚，有很多假设，其中一个假设是动脉的逆行性栓塞，目前很多医院比较接受这一观点。注射到面部动脉后，推注的压力太高，比动脉压高，造成了栓子反流，动脉反流后如果到眼底，就会出现失明；再往里可以到达大脑中动脉，可能导致卒中或死亡。但是这种假说还没被完全证实。泰国学者做了很有意义的工作，是在尸体上做的，从颞浅和面动脉注射亚甲蓝，都可以从眼底出来，说明颌外和颌内的血管系统是相通的。但这是尸体所做的结果，因为动脉内没有血流、没有血压，与给病人注射时的情况有很大的不同。所以我们做了另一个实验，发现死的兔子从面动脉打也可以把亚甲蓝注射到眼底，但活体时情况就完全不一样了，20 只兔子只有 1 只到了眼周，说明活体和尸体有很大的区别，人体的血流动力学在里面起着关键的作用。进一步我们发现，单纯的脂滴不容易引起栓塞，大颗粒的脂肪和纤维成分较多的脂肪特别容易导致栓塞，0.05 ml 是单点注射量的安全值，如果超过就容易发生栓塞，低于 0.05ml 没有出现过。所以注射材料导致失明的因素可能有 3 个：一是血管破了，必须是动脉，进入了动脉；二是压力高，高于这里的动脉压；三是量大，单点超过了 0.05 ml。因此，预防要根据这 3 个因素来考虑各种措施，才能在达到自体脂肪移植手术效果的同时，规避其风险。

整合健康学

整合医学助力健康管理

◎陈君石

到目前为止,世界上没有对健康管理统一的定义。当前的专家共识是:健康管理是对个人和人群健康危险因素的全面管理,其中有两个关键词,一个是危险因素,一个是全面管理。首先要找到危险因素,才能进行全面管理。健康管理与临床看病有什么区别?其中一个区别是健康管理是调动个人和集体的积极性,有效利用有限资源达到最大的健康效应。健康管理既包括健康人的管理,也包括病人的管理。疾病管理是一个协调卫生服务和病人沟通的系统,强调病人自我保健的重要性。所以我强调,健康人群也好,病人也好,都应纳入健康管理这个概念中。健康管理很大程度上也服务于慢性病的预防和控制。

慢性病有一个漫长的过程,一个人开始时比较健康,患病的危险性较低,逐渐进入疾病的危险状态,开始时只有早期改变,如生理学、生物化学方面的改变,一直到出现临床症状,戴上疾病的帽子,接着是预后。前面叫预防阶段,后面叫临床阶段,关键是在那个漫长的过程中,我们都要进行健康管理。做得好可以保持在这个阶段,甚至把这个阶段逆转;做得差,会向严重的方向发展。所以,凡是会造成慢性病的病因,我们都要管。60%的慢性病事件和很多危险因素都是可以控制、改变的。

真正的健康管理,一定是"三部曲"。如何衡量是不是真正在做健康管理呢?主要看以下三个方面:第一,个人信息的收集和管理;第二,疾病危险性的评价,即某人得某种病的危险性有多高;第三,个人的健康改善,也就是行为的校正和危险因素的控制。一个被管理者,不论是健康人,还是高危的人,或已是病人,不管是糖尿病还是高血压，第一步应该是收集健康信息，建立健康档案。应该说，凡是声称做健康管理的这一步都做到了，特别是体检中心。所不同的是，收集的信息是活的还是死的，是可被利用的，还是仅仅储存在电脑里打出一个报告而已。真正的健康管理，这个信息是要被利用的，而且是有效利用的。要利用来做健康风险的评估。健康风险评估在整个健康管理体系中，在技术上是精华，是核心。假如没有健康评估，就不能认为该机构是在提供健康管理服务。

临床上看病，看到血胆固醇高，心血管病的专科医生会对病人说，你得冠心病的风险高，因为你的胆固醇水平高，特别是血低密度脂蛋白胆固醇高的话，风险更高。但健康风险评估和临床上解释检验报告不一样，而且有很大不同。最大的不同是要将很多检验指标和危险因素整合起来分析。比如抽烟，根本不在体检报告里，但抽烟也要成为风险评估的数学模型的一部分。除了血压、血糖等体检报告上常见的指标以外，风险评估要用所有的危险因素，通过数学模型和软件做出定性或定量评估。可以很简单地分成高、中、低风险，也可以用定量方式来表示。尽管我们管理的是一个一个的个体，但从公共卫生的人群观点出发，我们要预防和管理的不是一个人，是一群人。即便是病人，我们管理的也不是一个病人，是从个别的糖尿病病人作为起点，着眼点于整个糖尿病人群的管理。我们通过评估可以把人群按健康风险分成高、中、低进行管理。因为，不可能把所有的人全部管起来，我们要分重点，也就是根据不同病种的健康风险，把管理对象划分成三六九等（即高、中、低风险），再采取第三步，即行为干预和专业治疗。对风险低的，进行一般性宣传教育，提高健康认识；对风险中等的，告诉他们采取哪些措施来预防和控制危险因素；对风险高的，要高度关注，进行针对个体危险因素的强度干预。不管是处于哪个危险度，都要在一定时间后做定期健康体检，即回到第一步。一个很好的、有效的健康管理系统，就是被管理者进来后，重复这"三部曲"，周而复始。特别要强调的是，做第一步和做第二步的目的，是为了做第三步，要对他们的不良行为进行适当干预，抽烟的叫他不抽烟，超重的要把体重降下来，这就是健康管理真正的落脚点。假如做不到这一步，就不能说是在做健康管理，也不能说是在为社会提供健康管理服务。上述的"三部曲"是检验是否真正在做健康管理的试金石，是最重要的衡量指标。特别是第三步，进行一定行为干预后，对风险比较高的，半年应该再来一次"三部曲"，风险低或中等的一年一次。

健康管理可以用在任何地方，可以用在临床上针对个别病人，也可以用在社区健康人，包括生活社区和功能社区，后者是各类单位，比如机关、工厂、公司等。以功能社区为例，保护生产力是健康管理一个非常重要的功能。出工不出力是造成企业损失生产力的最大元凶。美国劳工局的统计中就把丧失健康算成经济损失。一个企业如果在自己的企业员工中开展健康管理，实际上是在保护劳动生产力。员工的健康，应该作为投资，而不是成本。看成成本就是花钱，为员工做健康管理，其实应该看作投资，应算在企业的成本里，这样公司就可以持久发展。健康的真正成本是不健康员工无法在工作中发挥最佳表现。仅计算员工生命、医疗费用的支付不行，我们要算生产力损失带来的经济损失，两个加起来是很可观的数字，所以应该把健康管理看作是投资。

《"健康中国2030"规划纲要》明确提出要关注慢性病健康管理，但目前面临着很多挑战。第一，社会上对健康管理缺乏统一认识，也缺乏官方的统一做法。临床诊疗有标准，符合的就诊断，不符合就不诊断；但健康管理没有相应的具体政策、法规和规范，甚至健康管理的收费都没有规定。此外，做健康管理的人员水平参差不齐。健康管理是慢性病防控十分有效的手段，作为一个单独行业或一个专业，在中国整个医疗卫生体系中还没有它应有的地位。怎么办？以下是个人之见：首先，要明确健康管理的定义和内涵，要建立有中国特色的健康管理模式，在中国必须以政府为主导；其次，要颁布相应的政策法规或管理办法；第三，要建立规范化的健康管理流程；第四，要加强适宜技术的研究，特别是健康风险评估方面，有很多新技术需要研究；第五，要加强能力建设，增加健康管理从业人员的数量，提升服务水平，要发挥社区卫生服务平台的作用，要从基层做起。中医健康管理正在探索，比如用体质评分进行健康风险评估，运用中医养生作为相应干预手段等，我觉得中医健康管理大有文章可做。

综上所述，健康管理要实施"三部曲"，要根据个体的疾病危险因素，加以整合分析，认真进行行为干预，这才是真正的健康管理。而这些都要靠整合医学的理念和整合医学的实践。

从整合医学角度看慢性病管理

◎程 京

本文将从技术层面提出一些思考,具体包括以下几个方面。

首先,平台建设促进临床科研发展。无论是科学研究还是临床应用,"工欲善其事,必先利其器",应用要走远,科研一定要跟上。这些年我们从4个层面构建了相关平台:第一,DNA实验,我们利用自主研发的微阵列芯片来做DNA的快速分析;第二,生化和免疫,我们自己研发的全自动免疫化学发光分析仪每小时可以做200例标本分析;第三,细胞分析,我们和清华大学共同研发了流式细胞分析仪;第四,器官层面,通过观察眼象分析健康状况。

其次,表型和基因型的整合分析。我们研制的高通量全景式微阵列芯片,检测参数从几千到十几万,刚推出的环状RNA,一张芯片分析参数达到17万个。这样的检测工具以前根本无法想象,现在我们利用芯片能对基因进行检测、指导疾病治疗和调理,并随时随地对样本进行客观的微量化分析。比如乳腺癌,我们可用表达谱芯片进行客观分型,把它分成3个不同的型:三阴型、腔面A型和腔面B型。我们也可以对DNA的修饰进行相关分析,比如用微流控芯片通过测序对甲基化进行分析。我们不仅要对病人的表型即肉眼看得见的东西进行分析,同时要关心其基因型和表型的内外一致。

举一个例子,中医有体质分类一说,体质分类实际上是表观层面的东西,通过表型分析,对每个人属于什么体质做出客观分类。这个分类实际上是根据10万人的统计分析数据而归纳出来的,把人的体质分成9个类别,其中只有平和体质是健康体质,这类人体质是平衡的,不容易生病。其他8类体质都是偏颇体质,也就是不平衡体质,就好比人站在一块长木板上,木板两端不平衡,倾斜到一定程度,就会站不稳跌下来。根据中医的统计和观察,不同体质的人易患的疾病有所不同。对气虚、阳虚、阴虚、痰湿和血瘀体质的人而言,他们属于易患糖尿病的体质;

对气虚、阳虚和血瘀体质的病人，同时又是易患原发性肝癌的体质。当然，想知道自己是什么体质，现在非常方便就可以知道，我们与国医大师王琦教授合作，开发了一个中医体质问卷，只需回答60道题，就可以知道自己属于什么体质。

根据体质获得的信息还只是在表型的层面给我们一个初步分类，那么在基因的层面情况又是如何呢？例如，刚才我们提到中医统计有5类体质易得糖尿病，其中3类体质易得肝癌。如果在分子层面也得出一样的结论，那就意味着，我们的结论不仅来自中医，也来自现代科学研究，即达到了表型和基因型的整合，得出的结论也更加准确。

我们开发了一款芯片，可以检测人体13大类近150种疾病的患病风险。如果从中医角度分析一个人属于血瘀体质，其肝癌患病风险就相对较高；而通过采血进行基因检测，同样显示这个人的肝癌风险比较高。这就是表型和基因型的完全一致，这个时候就要特别注意自身的肝癌风险了！中医强调未病先防，我们通过表型和基因型的整合分析得知这个人有肝癌高风险，就可以提醒他早做预防，保证科学合理的膳食和锻炼，同时可以给他推荐一个药食同源的饮料，并根据他的体质类型选用针对性的饮料类别，让他的体质尽量保持平衡，也许肝癌就不会发生或晚些发生。

第三，基因和蛋白的整合联检。我们和解放军总医院、北京大学肿瘤医院、北京清华长庚医院合作，把基因水平和蛋白水平的参数进行整合分析，从而对肿瘤风险进行整合联检。我国肿瘤的发病率和致死率长期居高不下，一个很重要的原因是发现太晚，耽误了治疗。相比单独使用基因或蛋白参数，整合联检的早期肝癌检出率提升了近20%。早期发现提高这么大幅度，对于降低肝癌的致死率非常有帮助。

第四，癌症治疗中的整合分析。我们通过靶基因测序可以确定特定靶向药物是否可用。现在推测，60%肿瘤的发病跟微生物有关，或由病毒引起，或由细菌引起。我们把全世界公认的导致肿瘤发生的病毒全部放到了一张芯片上，在做肿瘤临检时，可以顺便做一个肿瘤病毒基因检测，以肝癌为例，用这个芯片来确定肝癌是否由病毒感染引起，1小时就能出结果。

假如检测出来病毒是阳性结果，例如乙肝病毒，除了外科手术治疗和内科靶向用药外，还应该考虑针对病毒进行治疗，我们可以进一步做乙肝的耐药检测，选择敏感的药物对病人实施有针对性的抗病毒治疗，病人的生存时间可能大幅延长。这个想法得益于早几年在上海举行的"原发性肝癌研究新概念与新思路学术研讨会"，中国几个研究肝癌的院士齐聚一堂，其中汤钊猷老先生讲述了自己一辈子有趣的经历，他说小肝癌病人手术后最长存活期也没达到5年，但有个病人术后存活期超过了10年。当时这个病人手术后，又被发现感染了丙肝病毒，所以除了对他进行外科手术外，还做了抗病毒治疗，最后这个病人活过了10年。我听后很受启发，这不仅适用于肝癌，其他所有癌症，只要病因是病毒引起的，就可以如法炮制。如法炮制的结果就会比单独治疗癌症效果要好。虽然未必能把病人完全治愈，但病人的生存期可大幅度延长。

如果病毒检测呈现的结果是阴性，那么这种肝癌病因还有哪些？最近几年的研究中，我们发现越来越多的疾病跟肠道微生态失衡有关，跟糖尿病的发生有关，肝癌就是其中一个。在对病人的病毒分析中，如果结果是阴性，我们就看这个人的糖尿病基因检测结果，如果是高风险，我们就使用眼象健康成像仪来观测其眼象，看眼白上对应脾胃和心脏的区影，如果这些区域出现跟血糖异常相关的区影，就提示这个人很可能有糖尿病。这时再用生化定量分析血糖指标，餐前餐后是否异常，最近我们还研发了可以做尿液生化分析的芯片。最后，我们对以上这些参数进行整合，如果发现易感性，我们就能够判断出他有糖尿病，而且他的肝癌很可能与糖尿病有关。糖尿病又是怎么得的？我们通过二代基因测序，可以进一步对病人肠道微生物做测序分析，看其肠道中的有益菌和有害菌、菌群的多样性和数量分别是什么状况。如有异常，可针对性用我们开发的调理产品进行改善。

在疾病的治疗中，除了药物治疗和手术外，还有一类非常重要但却被严重忽视的手段——情志调理。《黄帝内经》中非常明确地讲到了情志调理，《黄帝内经》的图解中，对情志调理画了一个大乐器，意指通过音乐来进行情志调理。其他各个门派的艺术也可以达到类似效果，依据个人兴趣不同选择不同的方式，在精神层面对人实施情志调理，通过改善精神状态起到预防、治疗某些精神和身体疾病的作用。

中央电视台的《寻宝》栏目中曾讲到一位老先生，诊断出肿瘤后，家属配合医生劝他住院。住院后，他跟朋友跑出去淘宝，觉得很开心，但还是被家人劝回来住院了，最后医院诊断认为他的生命期只剩下1个月左右，治疗已经没有太大作用了。为了让他最后的日子过得开心一点，便一致支持他去淘宝。结果，这一去，疾病好像跟他没关系了，一直活到了现在。看完这个节目我很感慨，以前只是听说民间有这样的事情，这还是第一次看到真实的案例。

其实，这种例子古往今来皆有之。100年前，有一位很有名的中国古董收藏家，他原来的工作跟我本科学的是一个专业（机车，造火车头），挣了很多钱，但是总想着要去挣更多钱，最后就导致神经衰弱，医生也没有更好的治疗方法，只能劝他不要去想这个事儿，建议他去做收藏。在收藏的过程中他发现自己如痴如醉，后来干脆放弃自己的专业，把全部精力都投入收藏中了。这是我从《收藏》杂志摘录的，最后有句话很有意思，就是"他不仅收藏了非常丰富的中国艺术品，他的病也不治而愈"。不是非得吃药打针才叫治疗，有时不治也愈，按中医理论其实就是情志调理，达到治愈效果。最近在手机上看到一个信息，英国艺术家Gary，原来是名摇滚歌手，44岁时被诊断出癌症，他便决定圆儿时的一个梦想——绘画，然后再离开人世。于是，他便开始了画画的日子，我看了他上百幅的作品，画得好不好我们暂且不评判，但能看出来他画得很用心。后来，他一直坚持画画，等再去医院检查时，医生发现他的肿瘤细胞已经消失了。在那之后，他就开始去教其他的肿瘤病人画画，等于治疗。我认为，恰恰因为Gary不是学习生物和医学的，才会通过学画画的方式帮到自己。当他又用同样的方式去帮助别人时，却不一定能达到这样的效果，因为不是每个人都像他一样能够对画画如痴如醉。每个人喜好不一样，我们可以通过基因的角度去分析，哪些人喜欢绘画，哪些人喜欢唱歌，哪些人喜欢收藏。在进行情志调理时，也能够像医生治病选药一样，进行"个体化治疗"。

2015年10月，我在北京香山组织了第一次院士专家专修班，邀请了北大考古系的老师、首都博物馆和故宫博物院的研究员，还有香港文物协会的主席，来的都是大师。课堂是我精心布置的，屏幕上每一个镜头，都是书法、插花等艺术作品，要确保每个学员都能赏心悦目，达到精神上的愉悦，而不是出现精神痛苦。大师们也都非常慷慨，带来价值几个亿的藏品，让我们现场观摩。每个学员都非常认真地学习和了解，每个人都是发自内心的愉悦。

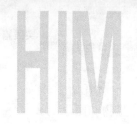

健康管理的五大要素

◎ 郭 清

近 10 年来,中国在健康管理学科发展方面做了积极的探索,取得了很大成绩。特别是最近两年更有了可喜的变化。随着"中国梦"和"健康中国梦"的提出,特别是习总书记发表了系列重要讲话,应该说对健康的一系列理念、观点都非常鲜明,习总书记明确指出,"要把人民健康放在优先发展的战略地位"。世界卫生组织(WHO)反复强调要将健康融入所有政策,这个观点是全球的共识。要人民共建,可以共享。面对慢性病的挑战,没有共建就不可能共享,要实现"健康中国"的目标,要想实现"人人享受健康"这个终极目标,必须做到共建与参与。

习总书记明确提出要推进疾病治疗向健康管理转变,要全方位、全生命周期保障人民健康。我们在 10 年前提出健康管理的"三全"理念,叫全人、全程、全方位。全人是覆盖所有人群,全程是全生命周期,全方位就是需要全社会共同关注,也就是要把健康融入所有政策。

"健康中国"战略提出了 5 个要求,全部是以健康作为引领,包括普及健康生活、优化健康服务、完善健康保障、建设健康环境和发展健康产业。从这 5 个方面来看,现在要做的事情非常多,单纯的医疗卫生服务不可能满足这 5 个要求,相距甚远。比如要完善健康保障,现在医疗改革取得了很大成绩,基本覆盖了全人群的医疗保障,但医疗保障是健康保障吗?不是!医疗保障和健康保障的概念是不一样的,需要深入认真思考。

回顾过去 16 年,中国健康管理学科的发展取得了很大成绩。2007 年国家卫生部(现卫生计生委)开展了健康管理师培训,中华医学会成立了健康管理学分会。我当时所在的大学,成立了中国第一个健康管理学院。2011 年,比较早地建立了智能健康管理研究院,所谓智能健康管理研究院就是大数据的人工智能系统研究中心,后来这个中心成了教育部的工程研究中心。经过很多年的努力,我们建立了中国第一个健康管理学的博士点,这个博士点是中医与西医整合,叫"治未病与健康管理"。为什么会取这个名字?因为"治未病"是中医两千多年来具有中国特色的健康管理理念。当然健康管理是30多年前从美国开始,逐渐影响到全世界的一个新的健康理念。我们出版了很多学术著作,也出版了全国规划教材,2015年主编了全国高等院校的第一本规划教材《健康管理学》。

健康管理师的培养从2007年开始,2010年卫生部出版了一套规划教材,这套规划教材是当时王陇德副部长和总后卫生部的白书忠部长作为主编,我是常务副主编,整个编写工作是我主持的。这样一套规划教材,推动了健康管理师的国家职业技能鉴定和培训。2013年国务院学位委员会正式批准了中国第一个"治未病与健康管理"博士学位点,我是这个学位点的负责人。我们把大学学士、硕士和博士完整的人才培养体系构建起来了,这是一个很重要的高等教育培养体系。最近两年,已经批准了全国25所大学设立了健康管理专业,我相信到2018年可能会超过40所大学,我最近在帮助全国20多所大学开设健康管理相关专业,包括培养方案、教材编写和设计等。

关于促进健康产业发展的思路。李克强总理在2016年的"全国卫生与健康大会"上强调,要把健康产业培育成国民经济的重要支柱产业,特别要重视促进健康与养老、健康与旅游、健康与互联网、健康与健身休闲、健康与食品的融合,要催生出更多的健康新产业、新业态、新模式。这给我们指明了未来发展的方向,指明了中国的健康服务业、健康产业怎么发展,朝哪些方向,最终要形成什么样的特点。

健康产业就是与健康相关的生产、销售、服务产业。它的内涵非常丰富,外延无限广阔。全世界的经济学家都看到了,在21世纪,最具有拉动经济增长潜质的就是健康产业,它将成为财富增长的第五波浪潮。比尔·盖茨参加了2007年哈佛大学的毕业典礼,他没从哈佛大学毕业就开始创业了。2007年,哈佛大学授予他名誉博士学位,他当时是世界首富。他说下一个能超越他的人,一定出现在健康产业。全世界商业家都看到了,在21世纪,推动财富增长的第四波浪潮是IT产业,第五波浪潮一定是健康产业。

我们国家正在推动经济转型,转型的最大特点就是需要催生新产业、新业态、新模式。可以看到,健康是人类永恒的追求,不管世界怎么发展、怎么变化,人类终极的目标是健康。哈佛大学医学院主楼的外墙上,用6种文字书写了同样一句话:追求最高的健康水准是每一个人的基本权利。世界卫生组织大厅的墙上,也用6种文字书写了同样一句话:追求最高的健康水准是每一个人的梦想,是每一个人的追求。

今天谈健康产业或健康服务业发展,要特别强调科技的协同创新。现在很难看到单一学科的发展能够引领革命性的变化。需要多学科,依托科技创新,加速协同创新。需要社会多主体共同参与,不仅靠政府,也要靠市场。政府怎么发挥作用，市场怎样作为主体，这里面有大量的问题需要研究。

关于健康管理，陈君石院士特别强调健康管理的"三部曲"，我非常赞同。不能把自己开展的那部分局部工作叫健康管理，必须把完整的"三部曲"形成闭环才行，健康检测和信息收集，这是第一步。体检是不是健康管理呢？是，但它只是第一步里面最基础的工作，做一次体检当然不是健康管理，必须有连续性。如果信息不能实现连续动态的监测和收集，那这个信息只是成为一块死板放在那儿，体检完了发个报告，那不是健康管理，那就是体检。

第二步是健康状况的评价结果，更重要的是疾病风险、健康风险的评估。第二步必须在第一步的基础上，没有第一步就不可能有第二步，健康风险评估必须依托于健康体检和信息的连续动态收集的基础上。做健康风险的评估，需要多维、连续、全方位，这非常重要。把第一步和第二步做好后，还要建立大数据。现在大数据炒得非常热，但现在的数据能叫大数据吗？不能！我觉得比较形象的说法叫"数据大"，不是大数据。大数据必须是要发挥作用的，必须是连续、动态、系统、有目的的，有目的地进行评估，有目的地进行追踪，有目的地将这个结果形成闭环，再输入健康管理的第一步，即信息连续的积累，这才叫大数据。

第三步很重要，就是要实现预警，使我们的干预发挥作用。我们知道风险在哪儿，但如果不能实现有效的干预，不能最终达到健康促进的目的，那这个体检的意义何在呢？所以必须完成这样一个连续的循环。我特别强调健康管理的"三部曲"，这就是我们对健康管理的定义。有了这样的大数据，有了风险评估，能够实现预警，能够进行有效的干预，然后就可以做到个性化的分析、风险评估和干预，这就是精准。所以我们现在搞健康教育、健康促进，不是讲一堂课、做一个科普宣传、贴几张海报，或者医院找个地方搞一个健康教育宣传栏，那毫无意义。现在有这么多的传播途径，这么多的媒体，有没有实现精准的健康风险评估和健康干预呢？没有！所以我们距离健康管理的理想目标还有很大的差距。

但是我们并没有失去信心，中国这10年的健康管理已经有了很大的进步，我们知道目标在哪儿，也知道从哪里出发的，我们知道应该到哪里去，但这个过程是艰难的，并非一蹴而就。中国未来的慢性病和老龄化是巨大挑战。

未来健康产业的发展，既是挑战又是机遇，国家提出了宏伟的目标，这个事业一定能持续发展，既有美好的前景，又有丰厚的经济效益。5个要求是未来的挑战，健康管理需要我们共同努力来实现。

"互联网+"心理健康管理

◎ 杜 兵

本文主要讨论"互联网+"心理健康管理的创新模式和健康管理新路径。

说到健康,身强体壮、没有疾病就是健康吗?不是。门诊或体检中心常有一些感觉很不舒服,但各种体检项目检验指标全都正常的人,体检指标都正常,就是健康吗?有的人老说胃疼,做胃镜没查出阳性结果,但胃总是隐隐作痛。在生活中,比如有的孩子,说头晕,今天不想上学了,一般父母也弄不清楚。还有一些关系紧张的夫妻,失眠、焦虑、酗酒和高血压,长此造成一些心理疾病。还有职场压力等,或多或少影响了我们的健康。因此,心身合一才是健康。世界卫生组织(WHO)的健康标准是身体、精神和社会适应上完全处于良好状态,不是单指没有疾病。有位心理咨询师说过一句话"如果一个人躯体健康,只能说明他健康地活着;如果一个人心理健康,说明他健康并快乐地活着",所以,心理健康是非常重要的。

衡量一个个体健康的指标,不仅躯体、形态与生理指标要在正常范围,心理测评的各项指标也要在正常范围。原则上说应该是平衡的状态,个人主观上没有任何不适的症状或体征,没有任何疾病的诊断,这是一个相对比较完满的健康状态。

我统计了北京市体检中心几年来的数据,还咨询了几家三甲医院,体检结果为未见明显异常的人群大概只在6%。每次体检后,没有任何问题的人数量不多。大多数人都处在亚健康状态,很多心理因素是导致亚健康的重要原因,也是疾病治疗与康复的必要因素。

体检中发现很多疾病,包括发现了癌症,刚才这个人还很精神、很高兴,还谈笑风生,一做B超,怀疑肝癌,他的脸色和整个状态都出现很大的转变,这也说明精神和心理对身体的影响。常见的心身疾病很多,除肿瘤外,很多消化系统、心血管系统、皮肤、内分泌等的疾病，都与心理状态有关，胡大一教授早在2005年就提出看冠心病要带心理医生，看双心门诊。有很多心脏疾病来自心理障碍，是心理疾病。

在中国，社会心理问题已成为困扰社会、政府、企事业单位、家庭和个人的一个具有全局性、挑战性的问题。中国各类精神疾病病人已达1亿人以上。人群中72.3%的人不知道自己处于失眠、抑郁或焦虑的精神心理疾病中，90%的心理障碍病人，不知道自己得了什么病，总觉得身上很不舒服，出现睡不好觉、吃不好饭、胃肠不适等。

近年来，工作场所的心理性恶性事件频发。2015年在北京的某公司，一名23岁的年轻人突然倒地，抢救无效不治身亡。这一事件明显影响到了他所在工作组的其他12个人。公司的管理者，首先的反应是打电话给北京健康管理协会，希望派两名国家级的心理专家，给这12名职工做心理急救。或许很多管理者在遇到同样的情况时，可能首先想到的是处理后事，怎么安抚好逝者的父母和家人，而关心其他职工的情况不多。后来我们派了两位专家，做了12个人的团体咨询。从12个人中，又找出3个问题比较重的人，进行了个案的咨询。因为这些人目睹了一个年轻的生命，从发病、抢救到死亡的全过程，心理上会出现心理障碍和阴影。

目前的世界500强企业，全部都为员工开通了压力或心理健康的相关服务，帮助员工缓解压力，维护心理健康。心理健康是战斗力、生产力，在某种程度上，心理健康的作用和意义更大。国家卫生计生委宣教中心发布的数据显示，在30座城市的50家全国500强企业中，对中青年员工的健康调查发现，59%的企业员工出现了焦虑情绪，近80%有烦躁情绪，有38.6%的企业员工觉得抑郁。2017年3月成立了工作场所职工健康管理分会。有一家机构找到我，说他们管着70多家幼儿园员工的营养餐，说幼教老师出现打骂孩子的情况，实际上也是老师的一种倦怠，对工作的倦怠和心理的一种压力，说要做心理健康减压。其实，不同行业的从业者在不同程度上可能都有焦虑、烦躁和抑郁的现象。

中国人力资源开发网发布，中国职场工作倦怠现状调查显示，50%的在职人员心力交瘁，43.2%的在职人员出现中度的工作倦怠。进入21世纪以来，中国的企业已开始接受员工帮助计划（EAP）服务，开始设置专项基金，作为员工福利的一部分。先后出台了很多关注群众心理健康，做好职工精神需求的一些文件。特别是2017年1月出台了中宣部、国家卫生计生委等22个部门联合发布的文件，对心理健康工作是一个极大的促进，而且明确了重点任务。在加强心理健康服务上，给我们明确了很多具体的心理健康工作。对如何做好职工的心理健康管理，如何制订和实施职工的心理援助计划，都有非常明确的规定。

互联网改变了我们的生活，颠覆了一些传统的行业。利用互联网做好心理健康管理，给健康管理带来了创新的服务模式，是最便捷和高效的。互联网可经线上做心理健康管理，通过"互联网+"，可以实现个人自助式一站式服务。通过个人的体检卡或心理体检卡，进行心理健康的评估，也就是健康管理的信息采集，继之进行评估，然后进行心理健康教育和心理健康促进。在个性化的基础上，有针对性地进行心理问题干预和积极的心理开发，然后进行网络的心理咨询和一些危机干预，这些在互联网上都是可以做到的。还可以创办互联网的心理健康培训学校，通过网上自助式学习，随机、随时和随地完成心理健康管理。

关于健康教育。随机的心理健康教育，哪怕是听一段音乐、看一个视频，使人心神愉悦、减轻压力，都是非常好的教育。还可以做一些冥想训练。李永奇教授跟我说过，他每天做冥想。做冥想，确实可使全身放松，给别人做健康辅导或治疗时，把自己的心理健康做好，这才有说服力，也就是要以一个健康的心态管理别人的健康。

程京院士说到中医体质的问题，其实通过云平台，可以进行王琦教授的九种体质辨识，对自己的体质进行检测。识别后对不同体质进行干预，对于该吃什么、用什么、注意什么等，都能得到答案，这是一个比较方便快捷的健康管理手段。特别是进入了"二孩"时代，高龄孕妇较多，家里的独生子女变成了双子女，此外我们已经快速跨入老龄社会，这无疑给我们提出了很多健康管理的难题，需要我们去解答。

线上可以做很多工作，那线下呢？线下可以做心理健康的团体讲座、团体辅导，企业个案的心理咨询，很多单位已经在做，需求非常大。

北京市从2013年起，创建了北京市心理健康管理服务模式。首先成立了北京市心理健康促进专家指导委员会，指导医疗机构的健康体检中心，从生理体检向心理体检延伸，从健康体检向健康管理转变。确实有很大一部分健康体检中心只做体检，不做健康管理。我们在做心理体检时，搭建了两条热线：一是"12320"公共卫生服务热线，服务人员来自北京健康管理协会的志愿者团队；二是北京回龙观的危机干预热线，原来叫自杀热线。两条热线共同满足心理健康体检后不同程度人群的需求。

中国人对精神问题和心理问题比较敏感，大家都愿意用电话，你看不见我，也不知道我是谁，有什么想法可以尽情说，面对面说可能有一定困难。对问题人群，开展心理咨询服务，借用精神卫生专家和心理咨询师，做心理咨询。北医六院、回龙观医院、安定医院三家专科医院，是开展心理健康体检和心理健康管理的后盾。我们还开展了心理健康促进项目，建成了北京市心理健康云服务的平台。

"12320"心理服务志愿者热线和心理危机干预热线，解决了很大的问题，服务工作量一直在增加。志愿者队伍在用志愿者精神和专业技术为社会公众服务的同时，自己也在成长。有的志愿者已经能够开设个人工作室了。

2017年3月份成立了工作场所职工健康管理分会。随着"健康中国"战略目标的提出，从政府层面力推，现在各单位对职工的健康已提到议事日程，已纳入工作计划和工作制度中。中直机关的很多领导和我说，他们要创健康机关，健康机关要有健康食堂和健康干部。面对巨大的健康管理需求，我们是否做好了准备，能不能拿出比较成功、实用的模式，为这些需求服务，能不能占领这个市场，能不能显示行业在社会中的位置？重点要看我们服务的数量，特别是质量。

北京市公安局2007年成立了健康专家委员会，我是他们的顾问。这些年，他们做的模式在全国发挥了引领作用。因为公安队伍是一支比较特殊的队伍，心理问题是他们最大的问题，他们建立了健康管理的心理技术路线后，按照我们的健康管理办法，收集心理信息，进行心理评估，将人群分类，按照不同的人群，包括健康人群、问题人群、不健康人群和严重的精神障碍人群进行管理，效果非常好。

北京的航天总医院、宣武医院、中关村医院、电力医院，都先后开展了职工的健康管理，也开展了职工的心理健康管理，他们依托互联网的心理健康管理平台，对本系统还有中科院的科研人员、航天院所人员、医务人员都做了心理健康的体检，做了风险评估，并进行有针对性的干预。特别是宣武医院，和工会联手，对医院的医务人员进行健康管理，很有成效。2015年，我们和天津健康管理协会、河北健康管理协会共同签约，打造了心理健康管理产学研的一体化项目，从2015年下半年到2016年年初，78家医疗机构的体检中心完成了5万多人的检测，完成了京津冀地区的心理健康的数据检测，并对这个大数据进行了分析研究，并先后在北京市和全国的学术大会上发布了京津冀地区及北京市居民心理健康状况的报告，为相关机构提供了翔实的人群心理数据。

对京津冀地区53 352人的心理体检项目专门做了数据分析。比如北京市总工会，利用互联网技术在北京建了300个网点，开展了130家职工的心灵驿站，属于志愿和无偿的。职工都有北京市工会会员卡，登录后就能自我测试，还能进行干预，还有一些实际的心理减压活动，包括测评、报告、舒心医院、心理训练、危机干预、心理游戏、心理杂志、心理电影、心理咨询和在线课堂等，目前还在不断完善和充实中。2017年的"三八"妇女节，他们请健康管理协会的专家，专门给妇女做了如何经营好婚姻，如何做好女主人，如何做好亲子关系的报告，特别受欢迎。有针对性地对职工开展健康促进教育，有的放矢。不同的年龄段，不同的人生经历，会产生各种各样的心理问题。对不同的心理问题，我们得采用不同的办法去解决。

我们现在身处互联网时代，如何顺势而为、顺势而上，把健康体检和健康管理推上一个新台阶，这是摆在我们行业面前的一个大课题。北京健康管理协会在积极探索这方面的工作。有一家医院，原来一个人只能管50个人，只经过了3个月，现在已经能管到8000人，互联网效率非常高，效果非常好。北京近期的一个重要任务，就是推"互联网+""互联网+健康管理"，包括生理的健康管理、疾病的健康管理和心理的健康管理。让我们拥抱互联网，开启健康管理的新时代。

整合健康学初议

◎李永奇

健康管理是一项临床实践，健康管理学必须要有一套理论，现在医疗赖以存在的是临床医学体系，临床医学体系是疾病医学体系，如果只依靠疾病医学体系，在健康管理中心就无法开展工作。体检后没有发现疾病，怎么去叫临床医生？他们是没有病就不看的。

体检发现亚健康，临床不管，我们怎么办？病人怎么办？用什么办法管？整合健康学是支撑健康管理的理论体系，健康管理就相当于现在的临床医学技术体系，健康管理是我们的临床路径，这样就把概念逻辑搞清楚了。所以，一定要打造整合健康学。

21世纪，医学要从生物医学模式向现代医学模式转变，生物医学模式是疾病医学模式，就是什么病因导致什么疾病，从无形到有形，一定要看见了才算，于是针对病因要么手术、要么药物。现代医学模式，必须是生物、心理、社会"三维"一体进行全面的医学服务。我们必须从科学医学走向整合医学。科学医学是实证医学，要去抓每个分子。但人体可能有数以亿计的分子，怎么抓得过来？何况抓一个分子解决不了一个疾病，抓一个分子也搞不好健康管理。

临床医生不管亚健康，临床医生在没有诊断疾病之前，不会给你用药。健康医学中心用什么办法解决这个问题？这是生物医学模式带来的问题。近两百年来，医学靠科学医学研究，不断从宏观到微观，从整体到分子，不断细化，确实取得了重大进步。但有些重大发现，我觉得未必是进步。我们发表了大量论文，用了无数的文字，但我们离分子越近，离病人越远。我们忽略了整体性，这个整体性其中就有精神心理。

生物医学是一个比较低等的研究。它看到的只是单一的分子，顶多是组织或器官而已，没有体温，比较冰冷。现在病人到医院看病，什么感觉？一个一个医院，一个一个科室在分在切，把活人切成了死人。临床医学最初是在死人基础上研究出来的，必须是死了才能研究，不死不好研究。活体研究对象都是动物，动物上的实验结果不一定在人身上有效，所以我们需要在活人身上获得经验的医学。健康医学更需是这样。有一个女孩得了病，临床医学每个科室过了一遍，消化、呼吸、神经系统等，都在寻找自己那个病，但小孩最后是类似"医学难以解释的症状"（MUS）。MUS 在临床门诊至少占 1/3，现在越来越多，医生想找客观依据，想诊断客观的疾病，疾病客观但药用错了。按理论都是对的，检查也对，用药从法理上也对，但对这个病人是错的，门诊至少有 1/3 的病人都在忍受这个过程。我们的依据到底是对还是错？它既是对的，又是错的，MUS 是一个心身疾病，就是心理问题导致的躯体化表现。心里不舒服时，可以表现为任何生理变化。其实心理就是生理。现在有个误区，认为心理与生理不同，其实心理和生理是一体的、一元的，只是表述方法不一样。

从这个角度讲，心理问题是一过性极度的系统异常，叫潮起潮落，是无形的。生理有些指标可以测，心理涉及的指标不一定测得到。那些数以亿计的分子的涨落就是我们的心理。分子涨落，心理便发生变化，必然会出现症状。这些症状只有通过心身手段才能治疗，刚才那个小孩只有用心理方法才能把 MUS 治好，用生物学的各种各样治疗，包括用营养药都是无效的，都是错误的。

这就是临床现状，现在病人到医院都是这样一个过程，看了一个科再看下一个，转来转去，看不出一个完整的病，更不是一个完整的人，吃了那么多药，似乎对了，又可能错了。我们如果忽略心身的整体观，只看到局部的问题，没有系统观，思维模式仍然是生物医学模式，仍然是疾病模式，就不是健康管理，就不是在预防疾病。生物医学模式不能正确诊断 MUS，面对心身问题，像盲人摸象，拼不成完整的"像"，这是错误的。我们必须有一个心身整体观。生物医学模式对慢性病根本治愈不了，它只是修剪枝叶，关注表面的东西，所以疗效是有限的，甚至是无效的。

世界卫生组织（WHO）的健康新概念，把人确定为生物、心理、社会三个属性，是一个完整的生命体。可能起动社会管理的一个因素，就会在人们身上产生效果。分子既涉及生理又涉及心理，它受社会环境影响，甚至受自然环境影响。

活蝴蝶可以飞动，死蝴蝶可以做一个标本，两个东西看起来一模一样，按生物学模式，解剖是一样的，但两个其实不一样，到底区别在哪里？一个有生命，一个无生命；一个有心理，一个无心理。我们不能说蝴蝶没有心智，只能说它的不如人类的高。

用生物医学模式，我们发现了大量的分子，其中有些是疾病相关分子，我们用不同办法把疾病相关分子封堵了，希望把病治好。现在封堵技术很好，现在还在发展大量的封堵技术，但分子封堵了，疾病照得。把肿瘤基因封堵了，肿瘤并没有全线下降，反倒上升，全线飘红。肿瘤基因有那么多，它会拐弯，把这个堵上它从那边跑。大家觉得在基因里找到了根，所有的疾病都是基因病，其实基因并不是最根本的原因。在基因之上还有一个网络在调控，就是生命整体中的心理系统。

在这一点上，中医要胜于西医，中医没有西医那么科学，所以不被大家接受，但中医将被未来医学重新重视起来，最终证明，中医要强于西医，至少在很多方面如此。所以中西医要整合，必须用整合的理念，必须用生物、心理、社会的多因素整合来修正西医，过去西医只关注生物学，所以叫西医为生物医学，它不是一个整体生命观的医学，生物医学必须经过整合，通过与社会、心理的整合和修正，生物医学模式才可能走向未来，才可能有发展，这就是整合医学的概念。

整合的第一个观念即人是生物核心，如果只研究生物，忽略了心理，那就是把人看成了死人。就跟那两只蝴蝶一样，一只是蝴蝶标本，一只是活蝴蝶，两个差别在心理上。医学整合首先是实现心身整合，没有心身整合，医学是冰冷的医学，是残酷的医学，甚至是残忍的医学。健康管理必须顾及心身，没有心身叫什么健康管理？健康管理不仅可以成就一个健康的身体，而且有强大的意志，从而保持健康的状态，而不是只用这个营养药、那个保健品就好了，当心身不好时，什么都好不了。中医的体质量表很好，分为9种体质分别进行调理，9种体质也是一种分子网络系统。中医不讲器官，虽然有脏腑，但那个脏腑是功能表述，不是西医的器官描述。功能表述是一个心身共同的描述，而不是单一的，中医解决的是功能学问题，也就是分子网络的系统问题。

我们可以用中医对疾病，特别是对亚健康人群进行心身整体调理，开展心身整体护理，这就要求我们对人文知识有全面了解。医学必须有人文，没有人文的医学是冰冷的医学，是残酷的医学。不打动心灵的人文是假人文，笑对病人，你没打动他，甚至会让他害怕，反而使病人分泌的是恐惧激素，所以人文关怀必须打动心灵，必须透过心理产生正性作用，人文的核心和本质是心灵。心理用到医学体系中仍存在一个障碍，这是西方的认知造成的。西方人过去认为，搞医学就搞医学，不要说心理和精神；搞心理有教堂、有教主，历史上两边截然分工。中医要发挥整体观去修正西医，否则我们都会陷进"泥潭"里。

现在国外一个肿瘤化疗有时高达29万美金，但延长寿命才3.3个月，保守治疗延长寿命也可达2.7个月，化疗有意义吗？所以，我们要发掘自愈的力量，健康管理学一定要去挖掘自愈力。靠生物医学模式找到健康管理的体制是不可能的，因为它是疾病医学，只有整合健康学才能推动健康管理的创新发展。

生命具有双向控制系统，大脑的功能和基因结构。基因直接负责指挥和控制生命进程和生命现象。大脑的功能每每与生命进程和生命现象相辅相成。想想刚才的蝴蝶，一只活蝴蝶，一只死蝴蝶，从生到死减去的是什么？是生命。活的有生命，死了成了死尸。生命中最重要的就是精神心理，我们健康管理管的就是这个东西。

基因之上还有致病因素。中医不分具体的器官、系统、分子、细胞，中医注重的是气，中医有气虚、血虚、阳虚、阴虚，它是功能表述，这个非常好。中药是生命体，阴虚滋阴，平衡心身状态。中医治疗内分泌疾病很有效果。很多亚健康状态，包括女性的更年期、男性的更年期等，这一系列临床之外的状态，用中医治效果非常好，此外，用于临床疾病，中医也可以治好，我这几年治了很多疑难病，发现比西医效果好得多。

精神心理问题可以引发肿瘤，反之，心理治疗也可以治愈肿瘤，力量在哪里？通过 DNA 起作用，DNA 发生变化就长成肿瘤。一个细胞可以成就一个生命，一个细胞也可以形成一个肿瘤、毁灭一个生命。DNA 系统都是一套，无善恶不同，状态好成就生命，状态不好严重抑郁，就会长肿瘤。

我们所用的心理学不单是一般意义上的心理学，我们所用的治疗方法也不只限于以前的认知和行为干预，我们欢迎中医学进来，中医学中有很大一部分属于心身医学。不用中医和心理来解决很多亚健康问题，整合健康学构建不起来。

整合健康学需要拓展诊疗视窗，要从疾病向前移，从疾病风险考虑问题，用生物医学模式的因子进行风险评估，达不到健康管理效果，因为走的不是一条路径。亚健康问题必须研究一套诊疗体系出来，任何一个医学体系，必须有理论体系、诊断体系和治疗体系。疾病都有从无到有的一个过程。在疾病发生过程中，10 个因子加到一起得病，10 个因子减掉 3 个因子就不得病或治好病，所以疾病风险评估为什么有效？风险评估后，减掉 3 个风险，这个病就达不到终点，可以一直在途中，在路上。我们健康管理可以用这种方法。

我们现在处于一个抑郁的时代，一个焦虑的时代，所有疾病都跟抑郁焦虑息息相关。我一直在推荐，所有的肿瘤病人都应该吃抗抑郁、抗焦虑药，让他快乐，而不是痛苦。肿瘤病人多少都有抑郁焦虑，那为什么不给他开点药呢？医生说没权限开，这是自我封闭和自我设障。你给病人开了，他一高兴，肿瘤可能好了。即便治不好，快乐的死也比痛苦的死要好。

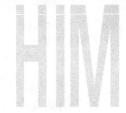

用整合医学思维开展宫颈癌筛查

◎王秋曦

宫颈癌是女性生殖系统的第二大癌症,是威胁中国妇女健康和生命的杀手。近年来发病年龄年轻化,如果缺乏适当有效的筛查方法及干预措施,到2025年,亚洲宫颈癌的发病率将上升40%。宫颈癌是目前人类所有癌症中,唯一一个病因明确的癌症。宫颈癌有一个漫长的发病过程,有较长的宫颈癌前期病变,而且是可逆的。宫颈癌的筛查要在癌变前的阶段进行,目前宫颈癌已经有3种预防方法:一级预防是用疫苗;二级预防是筛查;三级预防是筛查出结果,在癌前期病变给予治疗。

近年来,大量研究提示,有15种致癌型的人乳头瘤病毒(HPV)持续感染会导致宫颈癌。其中16型和18型这两个型感染中有70%~75%和宫颈癌发生有关。宫颈癌的发生和发展分为几个阶段。第一阶段,在性交时,宫颈交界一般有小破口,病毒可以直接进入基底层的干细胞。第二阶段,进入干细胞的病毒,随着基底干细胞往外生长发展,最后脱落,长成新的细胞,病毒也合成,然后和细胞一块儿脱落,再有新的接触、新的感染;在1年内70%的病毒可以被清除,90%在2年内被清除,剩下的10%不能被清除。第三阶段,病毒持续整合在宿主细胞的DNA中,逐渐发展为全层的癌前期病变,达到全层的宫颈上皮内瘤变(CIN)。第四阶段,是不可逆的,形成浸润癌。宿主细胞到达表层后,病毒合成自己的衣壳,完成自己的传代,完成自己的生命周期,再和细胞一块儿脱落,形成新的感染,病毒这样和人类共存了上万年。低危型的HPV感染,到中层细胞时,蛋白非常活跃,形成了一个个细胞,大量的细胞从立体看呈尖状形;高危型的病毒感染,持续2年以上,DNA可以整合到宿主细胞的DNA中。我们的筛查到底在筛查什么?是宫颈糜烂还是宫颈癌,是早期宫颈癌还是高级别的癌前期病变?我们现在筛查的是宫颈的高级别癌前期病变。目前仍用宫颈细胞学筛查。

宫颈细胞学筛查，就是用木板刮细胞，留在玻片上；还有用液体细胞学；现在还用高危型 HPV 检测。在贫穷地区，我们用裸眼醋酸法，加了醋酸有病变就显现出来。还有就是宫颈病变的实时筛查检测技术。宫颈细胞学是沈琼教授发明的，20 世纪 50 年代应用广泛，我们筛查的目标不是原位癌和浸润癌，主要查的是宫颈癌前期病变，也就是 CIN。CIN 发展成原位癌是正常的 20 倍，发展成浸润癌是正常的 7 倍。也就是说，要对 CIN 引起重视和正确处理。有时从 CIN1、2 级发展到全层的细胞异常，即到 3 级的程度；有时不经过 3 级，直接到浸润癌。

细胞学异常，最常见的是不典型鳞状上皮细胞，80% 是由阴道炎引起的，这种妇女发生高级别瘤变和宫颈癌的比较少，检测出高危型 HPV 的感染率是 40%～51%。这种人群主要是普通人群的炎症和绝经后的妇女，最主要是细胞学的增加，绝经后妇女因为雌激素缺乏，全是中底层细胞，没有表层细胞，在显微镜下看起来像异常细胞。

细胞学异常出现的低度鳞状上皮病变，主要预示可能有 HPV 感染。细胞学高度鳞状上皮病变意味着发生了宫颈癌前期病变，需要做阴道镜检查。细胞学出现高危病变的妇女，一次阴道镜检查，未能检测出 CIN2 级或者 3 级，并不意味着它不存在，因为细胞学已经见到了恶性细胞，那它肯定存在。漏诊原因：一是没有发现，女性到 45 岁以上基本没有雌激素了，其交界就进入宫颈管里了，用阴道镜看不见；二是医生的经验不足，或由于病变面积比较小，活检时一般是在 3、6、9 几个点取，可能病变不在这个地方，或者医生没看到。

准确定义的宫颈癌前期病变，一定是经过组织学确诊的 CIN，即可能会发展成浸润癌的宫颈病变。多数情况下没有症状，一般只有到晚期癌才有症状。它仅表现出异常的细胞学筛查结果和阴道镜下所见的癌前期病变。宫颈癌前期病变，现在分类为低度和高度，低度包括 CIN1 级，各家医院所说的有所不同，有的说是 CIN1 级，有的说是轻度非典增生，都归为低度病变。高度病变包括 CIN2 级（中度不典型增生）和 CIN3 级（重度不典型增生），以及之前所说的原位癌。

CIN 发展成宫颈癌的风险越来越高，持续状态也越来越长，消退的可能性越来越低。我们用各种不同方法，如 HPV DNA 检测、实时 PCR 检测，还有细胞学进行筛查，如果结果异常，一定要做阴道镜，看有没有病变，以及病变的位置、面积大小和长度。具体的筛查方法如下。

第一种是宫颈细胞学涂片，20 世纪 70～80 年代用的是木板刮片，涂在玻璃片上，这种方法筛查宫颈癌明显降低了宫颈癌发生率，使用方便，没有创伤，最主要是特别便宜。缺点是不能诊断出癌前期病变，不能提示高级别或低级别癌性病变，只提示炎症或高度可疑癌或者癌。因为它把细胞全部涂在木板上，然后涂在玻片上，80% 的细胞随着木板被扔掉了。还有一个缺点就是黏液、白带、白细胞全都涂在玻片上，增加看片难度，看得多就疲劳了。

第二种是液基细胞学，优点是可以保留 1 个月，还可以在标本上做很多 DNA

检测。图清晰片，可以把白带、黏液、红细胞、白细胞全理清，留下来的就是鳞状上皮细胞，看得非常清楚。缺点是要培养细胞，增加人力成本，也有漏诊可能。而且需要病理专家配合。

第三种是 HPV DNA 检测，优点是可以有效分离出疾病的人群。DNA 检测结果阴性，而细胞学异常，就会考虑是炎症所致，或者只是低度病变，不需要过多治疗；如果细胞学也是阴性，3 年内基本没有宫颈癌发生的危险。缺点是阳性率非常高，性交头一个 10 年，感染率很高，感染病毒并不意味着得病，就跟感冒一样，打个喷嚏，流个鼻涕，最后不一定发高烧、患肺炎。但是病人拿着阳性结果压力很大，造成阴道镜转诊压力大，导致病人过度紧张，也会导致医生处理过度。

以上各种筛查方法都有缺陷，细胞学筛查假阴性高，漏诊率高，HPV DNA 检测阳性率比较高，容易造成过度治疗。裸眼醋酸法没有细胞学也没有 HPV DNA 检测，只用肉眼看，容易造成漏诊和过度治疗。TruScreen 实时筛查是通过细胞和组织学变化检测宫颈病变的新一代筛查技术，检测的是病变，而非感染。一过性的高危感染可以自愈。TruScreen 的目标是检测宫颈 CIN，可在保证识别宫颈高度病变的同时提示临床医生，避免对一过性的疾病感染进行过度治疗。TruScreen 无须实验室设备和病理医生的帮助，检查当时就可以得结果，便于医生的综合判断。仪器直接给结果，比较客观准确，没有人为影响，可及时检测出宫颈高级别病变，及时治疗。漏诊少，可以帮助阴道镜医生发现细胞学漏诊的高度病变。操作非常简单，探头轻触宫颈表面，无论是逆时针还是顺时针，不要漏掉宫颈的区域，慢慢移动，约 1 分钟就结束了。北京协和医院、朝阳医院和上海仁济医院做过一个课题，结论是 TruScreen 对于高级别的病变（CIN2 级以上）的敏感性超过 90%。还有一种全球独家的宫颈癌前期病变检测方法，技术原理是利用生物传感器和光学的原理，用不同组织对光的吸收不同进行病变判断，内置一个智能评判系统，包含由 2 万多名专家经验形成的评判标准。

关于宫颈癌的筛查指南。2016 年，美国妇产科医师协会的指南强调 6 点。①在 21 岁后开始筛查，当然一定要有性生活。21 岁开始筛查，从 21 岁到 29 岁，只做细胞学筛查，不做 HPV DNA。因为头一个 10 年，HPV DNA 感染率很高，但未必会得病，尤其是年轻女性，抵抗力比较好，不会得病。②30~65 岁，可先做 HPV DNA 检测，因为细胞学的假阴性比较高，可能会把高级别病变漏掉。45 岁以上的女性可能感染 HPV DNA 的时间比较长，超过 10 年了，这时可能问题出现了。③最近一次检查如果有 CIN2 级，应该每年做检查。④如果因为子宫肌瘤做过子宫切除，不必要再做子宫颈癌筛查。⑤高危女性，如感染过高危型 HPV 或者是性工作者，要每年筛查。⑥做过 HPV 疫苗的注射，可取个年龄段做筛查，比如间隔 5 年或 10 年。

每年一次筛查，连续 2 次 HPV DNA 阴性可以间隔 3~5 年再检查。高危人群要每年筛查，因为循证医学证明，宫颈癌病变发展比较慢，每年一次筛查等同于 3 年一次筛查。在门诊医生或是筛查医生排除肉眼可见的宫颈癌后，可单独使用TruScreen。如果有宫颈渗血、出血的情况不能查，排除这两种情况，才能用TruScreen筛查。如果异常，可以看阴道镜，阴道镜异常，就要做相应治疗。

TruScreen筛查技术适用于中国的大面积筛查，北京市从2008年开始做"两癌"筛查，量非常大。很多情况下，把细胞学涂片放在那里没人去看，但TruScreen实时出结果，1分钟快速得结果，可以准确客观判断，而且无创。目前中国宫颈癌的防治，人口众多，经济文化发展不平衡，筛查政策落实不到位，患病率和死亡率仍然很高。宫颈癌的筛查需要规范化，治疗宫颈癌更是一个艰巨的任务。

心理健康的大数据研究

◎ 刘旭峰

心理健康已经成为社会共同关注的热点问题。2016年8月,在全国卫生与健康大会上,习总书记对心理健康问题有过重要指示:"加大心理健康问题的基础性研究,做好心理健康知识和心理疾病科普工作,规范发展心理治疗、心理咨询等心理健康服务。"其实我们的健康管理,就是真正意义上心理健康的服务性工作。

世界卫生组织(WHO)早在1948年就提出了健康的全维定义。根据这个界定,健康促进的医疗体检工作也应运而生。从20世纪50年代开始,健康及健康管理开始受到高度重视。1959年,美国学者Dunn提出整体健康的概念,认为健康是一种完美状态,不仅是心理健康、躯体健康,还要拓展到认知健康、社会健康和精神健康。这些都直接或间接地与心理健康促进及管理有密切关系。

从人群分布来看,完全达到心理健康标准的人群只占整个人群的9%。调查显示,北京和深圳心理健康的人群相对较低,这和生活节奏快、各方压力比较大有关,这一客观现象也提示我们健康管理的重要性。从临床疾病的诊断标准看,完全达到诊断标准的心理疾病或者心理障碍,甚至是精神疾病,在整个人群中,其实也不过7.2%。除此之外,绝大多数人都是处于不同心理问题的状态。这个巨大的人群,就是心理健康管理最直接也最为重要的服务对象。

心理健康对整体健康的影响是非常大的。新的医学模式需要我们从生物、医学、社会全景角度来审视疾病,我们需要重视心理社会因素与躯体健康和疾病的相互作用。2002年WHO数据显示,在综合医院首次就诊的病人中,只有略高于1/3的病人是单纯的躯体疾病,接近1/3的是单纯的心理疾病,另外1/3的则是与心理社会因素密切相关的心身疾病。从常见的慢性病来看,多伴发精神(心理)异常。统计显示,在各类慢性病中,有20%~60%的病人会合并有抑郁症状。从健康管理角度来看,有人做过这样的测算,如果在预防阶段投入1元钱,可以减少

8.59元的医疗费用,以及远期近百元的终末期抢救费。可见,将疾病预防的关口前移,是心理健康管理的目标,不仅可以达到中医"治未病"的预防目的,更可以通过所产生的显著社会经济效益而对"节约型"社会做出贡献。

我们需要面对的是,我国的心理健康管理与促进研究,包括后面即将开展的具体实践,仍然存在着很多问题,不容回避。一是研究路径不统一,二是研究工具不一致,三是研究方法比较单一,四是使用的常模老化及混乱,五是研究内容片面,六是研究纵深不足,七是研究范围局限。针对这些问题,2013年年底,中华医学会健康管理分会心理健康管理学学组筹备组成立,在我国健康体检和健康管理领域,开展中国心理健康的大数据研究,其社会价值、科学价值、临床价值都非常大。我们希望经过几年努力,从研究数据的样本量、代表性及数据的来源和结构上,形成一个比较完整的数据库,重点探讨三个方面的问题:一是目前我国国民的心理健康现状和流行病学特征;二是建立不同社会阶层和职业人员的心理健康状况谱,提取新时期影响心理健康的高危因素并对心理健康进行分析评估;三是探讨目前心理现状和社会背景下的心身疾病发病机制,建立心身疾病风险预测模型,为心身医学的发展做出贡献。

在大数据多中心的研究中,我们采用的技术有四个:自评技术,计算机自适应技术,云平台技术和联机检索技术。我们知道大数据的概念并不是简单地指大样本量,而是指这个样本数据结构完整,具有好的代表性。我们要在前期的研究中,尽可能地多收集结构完整的数据,尽力确保研究结果的科学与有效。

中心成立也按照严格的科研管理要求,包括组织管理(成立心理健康学组、专家指导委员会和技术指导委员会),技术支持(标准化心理健康评估系统、路径及平台),临床数据来源(多中心合作),以及研究成果的产出。目前多中心数据采集采用CS模式,从各中心数据收集到研究数据平台都建立在云平台网络,便于各中心间的数据调用。中心提出了目前心理健康评估的技术路径,希望能够规范心理健康管理工作。首先,对于体检人群进行一般资料的采集,之后用四个工具(SCL-90、EPQ、15FQ+和LES)完成初评,如果结果阳性,进入第二层;第二层也有四个工具(MMPI-2、SAS、SDS、SSRS),分别从存在的问题及可能性和影响因素的角度来评估。如果仍然是阳性,平台建议转诊到精神科(心理科、心身科)进行专业会诊。

我们成立了指导委员会,按照"科管子课题"的形式分头开展。从2013年年底到2016年年底,我们用中盛凯新的PEM系统已经收集到全国12个省、32家体检相对完整的12 000多个样本。

我们的主要研究结果如下。第一个结果来自症状自评量表(SCL-90),这个工具可以在很短的时间内,从10个方面给我们提供信息。从阳性均分来看,抽样人群整体心理健康状况良好。从症状严重程度上看,有3个因子得分2分以上的占比较高,值得我们注意:一个是强迫症状,一个是人际关系敏感,还有一个是寝食状态。性别比较发现，除精神病性和寝食状态两性间无差别，男性偏执略高于女性外，女性在其他因子上均显著高于男性。

1986年，《中国神经精神疾病杂志》发表了中国正常人SCL-90的全国常模，1388名被试者因子得分平均在"3"分以下。本组数据中，所有因子以均值±1.96标准差计算，强迫症状最高为2.80，但均未超过"3"分，即总体均未超过中等严重度。从数据描述特征看，可以与1986年常模进行对比分析。由于1986年常模被试者年龄分布为18~60岁，因此本组亦选取相应年龄段进行比较。结果可以看出，30年后，国人在强迫症状、敌对和精神病性等三个方面的得分高于1986年常模，人际关系敏感、抑郁和偏执三项得分显著降低，而躯体化、焦虑和恐惧三项无显著改变。1986年常模男性除了恐惧一项得分低于女性，其他得分均高于女性，但仅有强迫、恐惧、精神病性间存在两性差异。但本组数据结果，女性除了偏执低于男性，精神病性和寝食状态两性间无差别外，其余全部因子得分均高于男性，且均达到统计学显著差异。1986年常模男性除了精神病性一项得分低于全组数据，其他得分均高于本组数据。而女性本组数据在躯体化、强迫症状、焦虑、敌对和精神病性上均显著高于1986年常模，而在人际关系敏感、抑郁和恐惧方面则低于1986年常模。结合两个样本的年龄分布，可以看到躯体化和恐惧最高年龄段无变化，其他因子最高得分年龄均延迟。

独生子女基本上没有太大变化，现在已经放开"二孩"，以后不存在这个问题了。城镇的心理健康比农村要好一些。刚才谈到年龄段的变化，与现在的社会责任和社会角色的延迟有关系。30年前的30岁和现在的30岁的社会责任已不一样，以前是先成家再立业，现在强调先立业再成家。城镇户籍在躯体化和寝食状态得分上显著高于农村户籍，而农村户籍则在人际关系敏感、恐惧和精神病性上得分高于城镇户籍，其他因子无差异。

从以上结果可以看出，30年来，国人在强迫症状、敌对和精神病性等三个方面的得分显著升高，提示社会压力表现在"我"与"非我"思维概念上的痕迹，过度关注自我或与他人之间的交流压力不利于健康。除专业解释外，由于样本量差别大，会提高差异的显著性，所以目前本研究结果的解释需要进一步数据的支持。

此外，我们也对防御方式进行了调查。防御方式是维护心理健康一个主要的内在因素。从总体特点来看，中国人整体偏向于采用成熟性的防御机制。不同年龄阶段均倾向于采用成熟应对方式，但是50~60岁组对所有防御方式均表现出反对的态度，且50岁以上组对于成熟防御机制均出现反对态度，值得进一步关注。相对于女性，男性更反对采用不成熟防御机制。相对于城镇户籍，农村户籍被试者更倾向于采用成熟防御机制，反对不成熟防御机制。

样本数据显示，国民幸福感整体呈现正性情感和正性体验，幸福度中等偏上。除18~29岁组和30~39岁组在负性情感和负性体验因子上没有显著差异外，其余各组在各因子上均具有显著性差异。总体而言，随着年龄的增加，正性情感、正性体验和幸福度逐渐增加，负性情感和负性体验逐渐下降。男性和女性只在正性体验上存在显著差异，男性的正性体验更多。不同户籍个体在正性情感、正性体验和总幸福度上都有显著差异，农村户籍被试者正性情感、体验和幸福指数更好。

从睡眠状态的结果可见，随着年龄的增加，睡眠质量呈"U"形分布，60岁以上组睡眠质量最差，50~60岁组和18~29岁组次之，40~49岁组睡眠质量最好。女性睡眠质量较男性差，学历越低，睡眠质量越差。

目前，心理健康大数据研究开展可以总结出以下几点好的经验便于今后的工作：一是已有相关心理体检工作基础的医院，说明多中心合作研究是可行的；二是合作单位已经有合适的经销商标准平台的跟进，在数据采集可靠性上有所保证；三是体检中心负责人足够重视该工作，可以确保流程、场地、人员到位；四是根据数据的统计情况可看出与地区发达程度及人们的接受程度并无直接关系，只要继续加大宣传力度，就可以更大范围地推广多中心合作。同时，我们也遇到了相关问题：一是量表题目过多，答题时间过长，这可以通过加快计算机自适应评估工具研发得到解决；二是个人信息完善过多，很多人没有耐心完成，可以采取提前建档分批次完成的策略；三是体检卡发出去后，不好控制完成率，建议现场协助或监督完成。

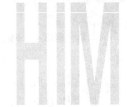

健康体适能测评与干预管理策略

◎赵小兰

一、体能与体适能

体能是指机体适应、调节和控制身体运动的能力,包括两个层次:"健康体能"和"竞技运动体能"。健康体能以增进健康和提高基本活动能力为目标;竞技运动体能以追求在竞技比赛中创造优异运动成绩所需体能为目标。体能的最高层次是机体对竞技运动的适应,运动训练是对人体极限能力的开发,要想创造优异运动成绩,必须将影响运动成绩发挥的各种机体适应能力进行综合性的训练,并将其调整到最佳状态。

体适能是人类对现代生活的一种身体适应能力,它表现为运动能力、工作能力和抵抗疾病的能力,简称为体适能。体适能包括"健康体适能"和"技能体适能"。健康体适能是指与健康相关的身体素质,它不仅是机体维持自身健康的基础,而且还是保证机体以最大活力完成日常工作和降低慢性疾病危险因素出现的条件。

二、健康体适能测评

健康体适能包括心肺耐力、身体成分、肌力和肌肉耐力和柔韧性。技能体适能包括灵敏、平衡、协调、速度、爆发力和反应时间,这些要素是从事各种运动的基础。健康体适能测评具体分为儿童体适能、正常成年人体适能、老年体适能。儿童体适能主要由身体健康发展和心理健康发展组成。身体健康发展主要包括运动相关体能和健康相关体能,前者主要由爆发力、弹跳力、体耐力、敏捷性、灵巧性、距离感、平衡感、协调性组成;而健康相关体能主要由身体组成、心肺耐力、肌力、肌耐力和柔软性五部分构成。心理健康发展则由专注力、意志力、团结合作、勇敢自信、不怕困难、理性、果断等意志品质组成。老年体适能包括上肢身体力量、下肢身体力量、有氧耐力、上肢柔韧性、下肢柔韧性、灵活性/动态平衡等六项指标。成年人的体适能测评叫"5+X"的模型，"5+X"包括身体柔韧性、肌肉力量、身体成分、肌肉能力，平衡能力为X。基础测评中可加入骨骼的检测和心理测评。此外，还有未来体适能，包括代谢指标，临床的糖耐量、胰岛素的敏感性，以及脂质蛋白代谢等。

国际著名的梅奥诊所在健康体适能基础上增加了关节功能测评。由于很多人在运动过程中，存在关节损伤的风险，如果运动方式不正确，运动设计没有做到真正个性化，那么在做运动时就可能造成关节损伤。美国的库珀诊所加入了更多项目，包括压力管理评估、心理测评、配餐模型、健康讲座，还有特定的体适能课程。

三、干预管理策略

运动干预对慢性病、肿瘤、痴呆等均有显著效果。加拿大对300例腹型肥胖者进行了体适能运动管理，效果显著，针对2型糖尿病也有很好效果。根据澳大利亚莫斯教授的大数据分析，运动干预对乳腺癌、前列腺癌和肺癌有显著效果。个性化运动处方在化疗前后、手术前后，以及放疗前后，可以增加协同作用，增加化疗、手术、放疗的作用，有效率达30%，同时可以延长肿瘤病人生存时间长达4年。我国著名心脑血管疾病专家胡大一教授在全国做了200多个心脏病与康复试点，给支架术后的病人制订个性化的运动处方，让其在安全状态下更早地恢复心肌耐力和有氧的能力，取得了很好的效果。

西南医院健康管理中心开展了个体化多中心课题，从2012年开始对所有体检者增加了个性化问卷填写项目，问卷包含疾病史、家族史，生活习惯、运动习惯，饮食、睡眠，心理等4个维度、36个条目问题。预约系统根据体检者填写的问卷内容制订个性化体检方案，检后根据问卷内容及体检结果，对体检者进行全面风险评估及疾病风险分层，用于指导制订检后管理方案。

体检者如有糖尿病家族史、疾病史，或本次体检血糖超过正常值，系统会推荐做糖尿病专病筛查问卷，根据体检指标及专病问卷结果把这部分人群分为正常、低危、高危，以及糖尿病前期、糖尿病期、还有糖尿病并发症期6个层次，并制订个性化的精准干预方案。具体实施方法为：对正常及糖尿病低危人群开展健康生活方式宣教，强化中危及高危人群的健康生活行为方式；糖尿病前期病人需要定期随访，同时，需要根据其问卷及体适能测评结果，开具营养及运动处方；糖尿病及糖尿病并发症病人转诊临床科室进一步诊治。

整合医学人文

人文医学视域下的医学综合

◎张金钟

  樊代明院士大力倡导的整合医学已经被越来越多的医务工作者感知，且产生了巨大的影响。但是，像任何新生事物一样，人们感觉到它存在的时候，往往并不能立即理解它，而只有当理解它的时候，才能深刻地感知它。在当下，理解整合医学，并从社会需要与医学发展趋势的层面认识和评价整合医学出现的必然性及其对医学发展的引领作用，十分重要。本文基本观点有三个。一是人文医学是医学在当代的本质特征，整合医学彰显着人文医学的理念和满足社会需求的学科性质，这既是整合医学兴起、得到认同和具有巨大发展潜力的深刻原因，也是当前整合医学研究的重要视角和需要阐发的重要内容。二是人文医学的基本样态是综合，整合医学是对人文医学综合样态的清醒认识，引领、推动着当代医学综合。整合医学强调全方位、多层次、多学科的整合，既会促进医务人员素养、知识、技能的完善和疾病诊治水平的提升，也会促进公众对疾病的认识乃至疾病预防、康复观念的更新。三是整合医学理论构架的不断完善和在实践中的落实将推动卫生健康事业的发展。

一、医学"以人为本"的性质及在当代的彰显

  在种类繁多的科学技术体系中，医学是一个特色鲜明的学科。其最鲜明的特征是维护人的生命和健康，解除人的病痛，可以简单地概括为"以人为本"，即医学以维护人的生命和健康为本，以解除人的病痛为本。

  1. 医学"以人为本"性质的不同时代内涵 维护人的健康、为人解除病痛是

医学亘古以来的使命，是不同历史时期医学工作者的共同追求。但是，在医学发展的不同时期，医学"以人为本"的内涵和表征并不相同，甚至很不相同。在古代，医学"以人为本"是直接表现的。中国古代医家不具备科学技术知识、方法，救护人生命的手段少，不得不借助当时的哲学，以整体的人为对象，从人与外部环境的整体性、人自身的整体性，说明人的健康、疾病，并用整体观指导下的方法解除人的病痛。比如，中国古代医学家对病因的认识就有明显的整体特点，认为"千般疢难，不越三条"，用"六淫"（风、寒、暑、湿、燥、火）、"七情"（喜、怒、忧、思、悲、恐、惊）、"饮食劳伤"（饮食不节，起居不慎）对人的作用，说明疾病发生的原因。在疾病的诊断治疗中强调整体观念是中国古代医学的第一要义。同样，西方古代医学也强调居住环境、生活习惯对健康和疾病的影响，提出了整体的、相反的治疗原则。近代医学也是"以人为本"的，但近代医学的"以人为本"走的是强化人的生物属性、逐步把人的生物躯体分解开来，在不断细化的层次上探索健康、疾病机制和以工具为中介的道路。近代实验科学特别是生物学、化学、物理学的长足进步，使人体的生物学过程得到了比较清晰的说明，为近代医学的发展开辟了广阔的天地。人体解剖学的确立、人体血液循环理论的提出、显微镜的发明、微生物和免疫学的创立、X线的发现和应用、化学药物的发明和应用，以及血型的发现等，都为近代医学对人体疾病的分析研究、诊断治疗提供了理论基础。从生物学角度认识健康和疾病，即把人体看成一个生物机体，把人体疾病看成生物机体的生物学变量的异常，用生物学、化学、物理学指标对人体疾病进行说明，成为医学的基本观念，这种观念就是生物医学模式。生物医学模式在近 500 年里得到了充分证明，它以理论的完备、逻辑的严密解释人体健康、疾病现象，为医疗实践提供了明确、具体的指导。拉美特里的"人是机器"的观点，将人体整体分解为各个系统，将各个器官分解为组织，再将组织分解为细胞、构成细胞的物质，一直到基因；从器官病理学到组织病理学、细胞病理学、分子病理学、基因病理学，来说明疾病的发生、发展。可见，以人的生物属性为本，以对人体健康、疾病现象的微观说明为本，是近代医学的显著特征。当代医学同样是"以人为本"的。当代医学的"以人为本"与近代医学的"以人为本"有本质区别。医学在近代至现代的发展主要是从人的生物躯体的角度认识人的健康和疾病，并以对人体的精细化认识为依据维护健康、诊治疾病，谓之生物医学；医学在 20 世纪中叶至当代的发展注重从人的生物、心理、社会统一的角度认识人的健康和疾病，维护健康、诊治疾病，可谓之人文医学。

2. 高度的人文性是当代医学的特质　人文医学是相对生物医学而言的。2003 年时，笔者提出，医学具有人文科学性质，认为"仅仅将医学理解为自然科学、将医学的自然科学性质绝对化，是对医学性质的一种片面性认识。这种忽略医学的人文科学性质的片面性认识的存在，导致医疗卫生服务和医学研究的视野局限、医学教育框架不合理、医学人才知识结构存在缺陷等一系列弊端，直接影响着医疗卫生服务的质量乃至医学事业的发展"。今天看来，当时的观点是不够明确的。虽然当时提出并比较全面地论证了医学具有人文科学性质，但文章的基本观点却是医学同时具有两种性质，医学的人文科学性质和科学技术性质在医学的发展中共同发挥作用。如果问，医学的人文科学性质和科学技术性质哪个更为根本呢？二者的作用等量齐观、"二一添作五"吗？那篇文章并没有回答。客观地说，那篇文章是针对长期以来存在的仅仅把医学界定为自然科学、技术科学的观念撰写的，提出并论证的是医学在具有自然科学性质的同时还具有人文科学性质，而医学的人文科学性质与科学技术性质何者为更根本的问题，那时尚未提上日程。但实事求是地说，在写那篇文章的时候，笔者对医学人文科学性质是医学最为根本性质的认识尚不明确，甚至很不明确。十几年过去了，尽管是弹指一挥间，但医学和医疗卫生服务发展的步伐越来越大、速度越来越快，成绩显著。其中，既有在生物医学意义上的快速发展，也有"生物-心理-社会"医学模式从理论向实践的质的跃升和在医疗卫生服务中广泛、深入的贯彻。针对前者，许多专家、学者在充分肯定医学和医疗卫生服务成绩的同时，指出了生物医学发展及其应用中存在的问题，其见解振聋发聩。如韩启德院士指出，"一个多世纪以来，医学取得了长足的进步，甚至可以说发生了根本性的变化，对保障人类健康发挥了极大的作用。但是，医学技术发展如此之快，常常反倒使我们忘掉了医学面对的是活生生的、具有丰富思想和内心情感的人，忘掉了医学的最终目的是什么"，"医学技术越发展，越是需要有驾驭技术的方向盘，越需要刹车的机制，如果方向不对，如果遇到风险，我们要能够刹住医学技术这辆迅速奔驰的车"。就后者而言，心理、社会原因在疾病发生、发展、转归中的作用越来越受到重视，成为许多医务工作者的临床工作理念和实践操作。钟南山院士就指出，"人生病，一半问题都出在心理上"，"要治好病，医生的技能和水平是重要的，但还应调动两个能动性——医生的能动性和病人的能动性。病人的主观能动性来自两方面：一个是他对生命的期待，渴望治好病，这是一个最基本的能动性；还有一个很重要的方面是来自医生对他的态度和预测，但是现实中这个能动性常常被低估"。在临床诊断治疗上，钟院士十分重视对病人的心理支持和人文关怀，受到病人的高度评价。今天看来，医学的人文性质并不是医学的一般属性，而是医学最为本质的属性。所谓最为本质的属性，是相对医学的其他本质属性特别是其科学技术属性而言的。医学的科学技术属性非常重要，也是医学的本质属性，但与人文属性相比，医学的科学技术属性并不是最为本质的属性。医学的人文性质与科学技术性质，是"本"和"用"的关系。人文性质为本，科学技术性质为用。医学的人文性质不仅规定着医学科学技术应用的目的、方向，是应用医学科学技术维护健康，解决疾病预防、诊断、治疗、康复问题的动力，而且是评价医学科学技术应用价值、效果的标准。当然，医学的人文属性和科学技术属性不可分割。规定医学技术应用目的和方向、推动医学技术发展、评价医学技术应用效果的人文属性，既不凌驾于医学研究和临床预防、诊治之上，也不游离其外，就存在于医学研究和临床预防、诊治之中，是与技术属性合二为一的。这是当代医学模式的特点。这个特点，是古代医学、近代医学乃至现代医学所不具有的，为当代医学所特有。因为，在古代，没有严格意义上的科学技术，谈不上医学人文属性与科学技术属性结合、何为"本"何为"用"的问题；在近现代，科学技术武装了医学，医学的科学技术属性充分彰显，人们自觉不自觉地将医学等同于科学技术，将医学的人文属性置于医学之外了。这当然不是说，近现代医务工作者不崇尚人文精神。在近现代，许许多多的医务工作者以维护人的健康、解除人的病痛为己任，忘我工作，成就非凡，广受赞誉，他们的事迹可歌可泣，人文精神在他们身上熠熠生辉。但是，近代医学的人文性是社会赋予医学的。医务人员的人文素养与医术的统一是以社会的方式即社会对医务人员要求的方式落实的。传统习俗、社会舆论和医生的信念决定了医生应救死扶伤，为病人解除病痛。先进的医务工作者是将传统习俗、社会舆论化作信念和行动的模范。当代医学则不同，当代医学的人文性不仅来自传统习俗、社会舆论、医生的信念，还表现在医学理论自身，存在于以"生物-心理-社会"医学模式为内容的医学基本观念、基本框架之中。"生物-心理-社会"医学模式强调在疾病预防、诊断、治疗、康复上注重人的整体统一性，是医学的伟大进步，这个进步不仅标志着医学思维方式实现了质的跃升，全面的思维方式取代了片面的思维方式，还标志着医学道德的进步。因为，人的心理特征和社会属性是人区别于狭义动物的最为本质的特征。忽略人的心理因素、社会因素在疾病发生、发展过程中的作用，仅仅把人看作生物体，仅仅从生物学角度认识人的健康和疾病，诊断、治疗人的疾病，在本质上是不道德的。当代医学与近代医学的本质区别在于，当代医学具有了以生物、心理、社会整体的"以人为本"的人文内涵。人文医学与当代医学是等价的。人文医学昭示了当代医学与近现代医学、古代医学的区别。古代医学是自然医学，近现代医学是生物医学，当代医学是人文医学。如前所述，古代医学、近现代医学、当代医学都赋予了医学"以人为本"的各自含义。古代医学依托当时的哲学，以笼统、猜测的方式强调人的整体性即以自然的人为本，用整体的笼统、猜测方法预防、诊治疾病；近代乃至现代医学依托科学技术的发展，强调人的生物性、以生物的人为本，用科学技术的方法预防、诊治人的疾病；而当代医学则依托自然科学、技术科学、人文社会科学等诸多学科的发展，以生物、心理、社会有机统一的人为本，用生物、心理、社会有机统一的方法预防、诊治人的疾病。可见，强调当代医学的人文医学特征，绝不否定生物因素在疾病发生、发展中的作用，不否定生理生化指标、影像学检查在诊断、治疗疾病中的意义，而是在更高的水平上、在生物、心理、社会诸因素有机综合的水平上，将心理的作用、社会的作用同生物的作用有机地结合起来，揭示生物、心理、社会因素相互作用影响健康、导致疾病的内在机制，揭示健康、疾病现象的真实过程。需要指出的是，从1948年世界卫生组织（WHO）提出新的健康定义至今已近70年，从1977年恩格尔提出"生物-心理-社会"医学模式取代生物医学模式至今已整40年，新的健康观和"生物-心理-社会"医学模式在理论上已为医学界广泛认同，成为当代医学的基本理念和大势所趋；在临床实践中，许多医务工作者在自觉地贯彻落实新的健康观和"生物-心理-社会"医学模式。但从整体上看，新医学模式落实得并不尽如人意，尚没有得到很好贯彻。仅仅从生物体一个维度认识人的健康、疾病，将疾病归结为人体的某一个系统、某一个器官、某一种组织，甚至某一个微观层次的变化，生物医学的精细化分科、医疗机构的精细化组织管理及诊治疾病的做法，还比较普遍地存在着。在临床实践中全面贯彻落实新的健康观和"生物-心理-社会"医学模式，是当前迫切需要解决的问题。

二、人文医学综合样态的多层面分析

综合是医学的一个方法学特征。医学是应用学科，为了维护、促进人的健康，将相关的理论、方法、技术应用于基础医学研究和临床实践，是医学的传统。但是，在医学发展的不同时期，医学综合的深度和广度也有很大的差异。当代医学进入前所未有的大综合时代。对当代医学综合特征的认识和把握，应从人文医学这个当代医学的本质特征入手。

1. 医学基本观念层面的综合 人文医学最主要的表现是"生物-心理-社会"医学模式的确立。1977年美国罗彻斯特大学精神病学和心身医学教授恩格尔在《需要新的医学模式：对生物医学的挑战》一文中提出，"现代生物医学逐渐演变为生物、心理、社会医学是医学发展的必然"。"生物-心理-社会"医学模式一经传入中国，就在中国医学界产生了巨大影响。在对"生物-心理-社会"医学模式和医学模式转变重大意义的广泛、深入讨论中，"生物-心理-社会"医学模式逐渐为人们熟悉和普遍接受。尽管，由于生物医学模式在发展中形成的巨大惯性和在医学实践中的惰性，医学模式的转变在实践上是滞后的，仅仅从生物学的角度认识疾病现象，将病人仅仅看作生物体的做法，一味强调生物医学模式框架下的生理生化指标，在医疗活动中仍相当普遍地存在。但生物医学的局限性、片面性已被揭示。凌锋教授在阐发当代医学理论时就指出，"人体是可以分解的，但生命是不可还原的；疾病是可以定义的，但痛苦是不能量化的"，"物理学、化学、生物学等学科的简单相加不等于医学。我们可以用它们来考量身体的每一个部分，但不能考量情绪、理想、生死的态度和终极的关怀。医学研究的对象既是人体，更是生命"。心理、社会因素在疾病发生、发展、转归中的作用已为当代医学家高度重视。这是医学的伟大进步，是基础医学、临床医学、预防医学、康复医学、护理学研究和卫生健康管理进步的观念基础。

2. 临床医疗层面的综合 在临床上，越来越多的医务工作者不仅接受了"生物-心理-社会"医学模式的理念和方法，而且自觉地将其付诸实践，针对病人躯体和心理的有机联系，用躯体治疗和心理支持的综合方法为病人解除躯体和心理上的病痛，彰显了当代医学的人文本质。以心血管疾病的诊治为例，在20世纪80年代中期《美国心身医学杂志》发表 Psychocardiology: Meeting place of heart and mind 一文之后，心血管疾病的躯体诊疗与心理诊疗逐步在实践上有机整合在一起。在中国，胡大一教授于1995年确立了"双心医学"概念，打破了心血管科与心身精神科的界限，揭示了心血管疾病与心理之间不可分割的联系，探索心血管疾病传统药物、手术治疗与心理精神治疗的融会贯通。2014年，胡大一教授在《中华心血管病杂志》上发布了"心血管病病人精神心理处方中国专家共识"，为规范心血管病病人精神心理症状的临床处置做出了贡献，不仅使高血压、冠心病、心律失常、心力衰竭等疾病同时出现的焦虑、抑郁等心理问题得到了及时有效的诊治，而且使许多无器质性病变而源于心理因素的胸闷、心悸、惊悸、颤抖等病人得到了及时诊治。2017年7月12日，胡大一教授在其"胡大一大夫"公众号发表了《临床需要良知、经验和智慧》，结合一个典型病例，再次强调"不要在病人身上做得过多"。他指出："当好医生，首先要有良知，要处处为病人着想，设身处地换位思考，将心比心。看的是病，救的是心，开的是药，给的是情。不能受逐利的影响。""第二，需要经验。临床，就是要更多走进病床，多走进病人，多与病人沟通。离开临床，脱离实践，读着指南查房，手术做完出院了，病人都没见过做手术的医生，这怎么能行？""第三，智慧，要善于思考。用哲学思想总结升华医疗实践。重经验，而不犯经验主义错误。随访病人，追踪诊疗过程，应成为医生的职业习惯，也是提高医术的必由之路。"胡大一教授等许多自觉落实人文医学综合理念的医务工作者的临床实践说明，人文医学的综合实践已成大势所趋。

3. 医学基础研究层面的综合 对当代医学整体进步意义重大的医学基础研究，有两个特点：一是生物医学在重视深入、精细揭示人的生物结构、功能的同时，重视综合；二是生物、心理、社会医学基础研究的重要性逐步彰显。20世纪90年代初，国际人类基因组计划研究启动，目标是测定人类DNA上30亿个核苷酸的排列顺序。2003年4月15日，人类基因组序列图绘制成功。但伴随着基因组测序工作迅速推进，研究者越来越认识到基因组知识及其应用的局限性。2013年，美国《科学》杂志发表评论文章《等待革命》，提出"人类全基因组序列的测定并没有带来基础医疗方面的重大进展"。在人类30亿个遗传密码中，真正被了解、受"中心法则"支配的遗传信息仅有3%；绝大多数非编码序列的生物学作用是未知的，但进化生物学、比较基因组以及非编码RNA的研究证明，这部分遗传密码与人类健康同样密切相关。从微观研究的成果看不清宏观意义，从局部层次的成果解释不了整体现象，从分析研究的成果得不到综合的认识，是我们经常面对的问题。比如，在脑和神经系统的研究中，对脑活动的细胞、分子机制的研究是必需的，但将高度复杂的脑神经系统还原为基本单元的细胞、分子活动，不可避免会失去很多、很重要的信息，与脑和神经系统的真实过程不相符合。于是需要综合，探索脑神经系统各个基本单元细胞、分子活动的联系，以说明不同脑区神经元活动如何协同以实现脑的高级复杂功能。这是意义十分重大，但十分困难的课题。生物医学的发展需要综合，"生物-心理-社会"医学的发展更需要综合。"生物-心理-社会"医学模式确立后，严格地说，从20世纪末到21世纪的今天，揭示生物、心理、社会因素在人的健康、疾病发生发展中的作用和三者之间内在联系，已经成为医学基础研究的重要内容。心脑血管疾病、恶性肿瘤、糖尿病等对当代人的生命健康构成重大危害的疾病都与人的生活方式、行为和心理精神因素密切相关。有资料表明，生活方式、行为、环境因素已占致病因素的60%～70%。这既使得社会、心理因素在疾病产生、发展、诊断、治疗、预防中的作用日益凸显，也提出了探究社会、心理因素在疾病产生、发展中作用机制的任务。但是，探索生物、心理、社会因素在人的健康、疾病发生发展中的作用，揭示生物、心理、社会因素的内在相互作用远比只从生物因素探索疾病复杂得多，还有大量艰苦细致的工作要做，甚至有待于研究模式、方法的创新。这是医学基础研究的重大任务。这种基础性的研究尚处于初始阶段，虽有了一定的进展，但还有大量的工作要做。这是人文医学必须解决的基础研究问题，是当代医学模式难以贯彻的、医学基础理论上的深刻原因。因为，缺乏明确、具体、严谨理论指导的医学行为，不能不说是盲目、被动的行为。借助其他学科的理论、方法、技术认识和解决健康维护、疾病诊治中的问题，自古以来都受重视。在以人文为主导，科学技术大交叉、大融合的当代，医学的这一传统更加鲜明。

4. 医疗卫生健康管理层面的综合 当代卫生健康管理是以工业化、城镇化、人口老龄化为背景的，疾病谱、生态环境、生活方式不断变化，多重疾病威胁并存、多种健康影响因素交织，纷繁复杂，对宏观、中观、微观层面的卫生健康管理提出了越来越高的要求。2016年8月，全国卫生与健康大会提出，要以普及健康生活、优化健康服务、完善健康保障、建设健康环境、发展健康产业为重点，加快推进健康中国建设，努力全方位、全周期保障人民健康。这是中国卫生健康事业顶层设计的一次大综合，不仅提出了医疗卫生健康管理的目标、任务，而且提出了工作的内容。当前，建设基本医疗卫生制度，落实分级诊疗制度、现代医院管理制度、全民医保制度、药品供应保障制度、综合监管制度，必须强化多领域、多部委、多机构的相互支持、相互配合，形成合力。医药价格调整、医联体建设等都需要体制机制的综合保障。医疗卫生服务与大众健康教育、健康促进结合，个体健康的社会保障与健康自我管理结合，都体现着综合。

三、整合医学在人文医学发展中的引领作用

正是在人文医学大综合的背景下，以"构建更全面、更系统、更合理、更符合生命规律、更适合人体健康和疾病诊断及治疗和预防的新的医学知识体系"为目标的整合医学产生了。继2016年10月8日的首届中国整合医学大会之后，2017

年 4 月 29 日，在西安举行了整合医学高峰论坛，与会的医务界专家、学者逾万人，规模和影响为医学界空前。整合医学之所以能够在中国医学界掀起了清新的学术大潮，得到越来越广泛的认同，就在于其适应了医疗卫生健康事业发展的趋势，并发挥了引领作用。

1. 整合医学体现了当代医学彰显人文关怀的发展理念 无论是听樊代明院士关于整合医学的演讲，还是阅读他两卷本的《整合医学》著作，都会产生显著甚至强烈的针对问题、解决问题的感受。樊代明院士提出的整合医学"将在解决医学专科过度细划、医学专业过度细化、医学知识碎片化所致问题中起决定作用"，反映了当代医学家的责任担当。从表面上看，"医学专科过度细划""医学专业过度细化""医学知识碎片化"是医学发展中出现的发展方式、管理方式问题，但实质上反映的却是医学发展以学科为本还是"以人为本"的理念问题。毫无疑问，医学学科体系的建立和不断完善，医学对人体结构和人的疾病越来越精细化的认识，是近现代乃至当代医学发展的重要标志，是医学发展的重要基础。但是，医学发展的纵向深入必须与横向的反思、综合相对应，对人体局部的认识必须与对人体整体的认识相对应，在分化和综合之间、局部与整体之间应当保持张力，纵向研究与横向研究、局部研究与整体研究、分析研究与综合研究是相互促进的。在医学研究中，越是分析精细，越要重视综合，既要强化分工，更要强化合作；在临床上，既要重视人体各系统、器官、组织、细胞之间的区别、各自的特殊性，更要重视它们之间的联系；既要重视生物、物理、化学等物质因素在疾病发生、发展、转归中的作用，也要重视心理、精神因素在疾病发生、发展、转归中的作用，重视生物、物理、化学等物质因素与心理、精神因素的相互作用。令人遗憾的是，在医学研究和临床工作中却存在重视学科分化、轻视甚至忽视综合，重视人体局部、轻视甚至忽视整体的现象。这种现象与医学研究对象——人体——的结构功能复杂性、疾病的复杂性有关，与我们的思维方式和价值观也不无关系。从思维方式的角度看，重视分析、轻视综合，重视人体局部、轻视人体整体，以学科分化为本，只见树木不见森林，求末舍本，是认识上的片面性；从医学特有的"以人为本"的价值观分析，重视分析、轻视综合，重视人体局部、轻视人体整体，以学科分化为本，是不该选择的价值取向，在本质上是不道德的。换言之，医学重视分析的同时重视综合，重视对人体局部认识的同时重视对人体整体联系的认识，体现和彰显的是医学的人文关怀。在笔者看来，整合医学作为一种认识论、方法论，其试图创造的一种新的医学知识体系，正是顺应、表达了当代医学的人文发展理念和综合思维方式。

2. 整合医学引领了人文医学综合实践 整合医学不仅设定了改变"医学专科过度细划""医学专业过度细化""医学知识碎片化"的目标，"把现在已知各生物因素加以整合""将心理、社会和环境因素等也加以整合"，而且引领和推动了人文医学综合实践。整合医学是富于启发和操作性的。整合医学强调"从整体观、整合观和医学观出发,将人视为一个整体,将医学发现的数据和证据还原为事实,将临床实践中获得的知识和认识转化为经验,将临床探索中发现的技术和艺术聚合成医术,在事实、经验和医术这个层面来回地实践",强调"各种先进知识理论和有效实践经验有机的、科学的整合",强调"既要注意到在某个层次上的适应性,也必须考虑到不同层次间的相容和相互作用,即必须把还原论的分析和整合性的归纳、综合有机地结合起来"。类似的论述,在《整合医学——理论与实践》中比比皆是。更令人振奋的是,在《整合医学——理论与实践②》的"实践篇"中,"整合消化病学""整合肾脏病学""整合骨科学""整合内分泌糖尿病学""整合呼吸病学""整合血液病学""整合心脏病学""整合妇科病学""整合神经病学""整合儿科学""整合健康学""整合护理学""整合心身医学""整合营养学""整合医学在医院管理和学科建设中的实践"等像雨后春笋般扩展开来。尽管其中的许多篇章距离作者所要创建的整合医学的一个个子学科体系尚有距离,尚不够完善,特别是在落实"生物-心理-社会"医学模式上还要做非常多的工作,但作者们的努力方向和发力点是正确的,迈出了坚实的一大步。这些篇章的巨大引领和推动作用不可低估,可谓伟大的人文医学综合实践。

3. 整合医学具有广阔的发展前景 樊代明院士在《整合医学——理论与实践②》的序言中用"贵在整合、难在整合、赢在整合"描述了整合医学的今天和明天。笔者以为,整合医学之贵,在于其建立在对当代医学发展趋势清醒的认识之上,是人文医学的一枝报春的花朵。整合医学之难,在于必须取得更多的理解和广泛的实践操作,在于其自身的不够完善。严格地说,无论是在临床操作上,还是在理论架构上,整合医学都不尽完美,还有许许多多工作要做。比如,在临床操作上,医务人员具备怎样的素质、知识、技能才能胜任整合医学实践?按照整合医学,现有的临床指南、路径需做怎样的调整、改进?落实整合医学,相关的临床科室是合并还是合作?怎样的合并、合作?整合医学需要怎样的医院管理体制、机制才能推行、实施、保障?在理论架构上,整合医学的完整体系是怎样的?整合医学与临床医学、基础医学、预防医学、护理学、心理学、中医学、人文社会科学等诸多学科间存在着怎样的逻辑关系?需要指出的是,当下整合医学的临床操作、理论架构的不完善恰恰说明,整合医学具有广阔的发展空间,这正是整合医学的强大生命力所在。解决整合医学发展中面临的问题,要有宽阔的视野,更要有博大的胸襟。因为,近代以来根深蒂固的生物医学模式的巨大惯性和惰性仍左右着许多人的医学行为,使人们固执、任性地仅从生物医学的思路说明疾病发生发展的物质基础和机制。解决整合医学发展中面临的问题,不但要有坚定的信心和勇气,敢于直面困难,而且要讲究方法;不但需要轰轰烈烈、浩浩荡荡的广泛动员,更需要扎实、精细的探索,在不断总结经验中循序前行;不仅重视整合,也要重视与整合对应的分析和对分析成果的不断综合,因为,整合医学是建立在分析、分化基础之上的,在整合的过程中,一定会不断提出深入分析的要求。但是，整合医学已经赢了，不仅赢在当下，更会赢在未来；不仅赢在中国，也会赢在世界。如果说，整合医学是人文医学发展的大势所趋，那么，在人口众多，经济、社会、科学技术快速发展的中国，承担着医疗卫生和维护健康重任的中国医疗卫生界更需要整合医学。可以断言，中国整合医学之于中国医疗卫生和健康事业的重大意义将不断展现，整合医学的中国实践将有力推动中国医疗卫生健康事业，并将以中国特有的方式和显著成就为人类医学事业做出贡献。

医学和医学人文的盲人摸象

◎袁　钟

很多医生告诉我说，对医学人文非常感兴趣。为什么呢？因为合格的医生包括两方面内容：第一，人文的心灵；第二，科学的头脑。近几年来，医患矛盾最大的问题是沟通困难。相当多的医生表示和人打交道困难，但是到了临床才深深体会到，才弥补。医学人文应该思考如何给医生和病人搭建桥梁，也要思考如何给医院和社会搭建桥梁。医学要有社会价值，医院院长一定不要变成企业家，而要做社会活动家。

今天谈整合，其实就是让我们怎么不再盲人摸象。我经常带人看病，北京协和医院的医生问我："袁老师，你带的是什么病人？"我回答："是红斑狼疮病人，现在在呼吸免疫科看病。"医生告诉我："你这个病人看完了，马上到我们肾病科来。"我才知道相当多的病人在跨科看，整合医学重视到了这个问题。其实，人文也是如此。有人问我：袁老师，你到底是伦理学家还是医学史家？我说什么都不是，我是杂家，懂点心理，懂点历史，懂点伦理，都懂点，但是我希望你们都懂。小学课本有一篇文章叫《盲人摸象》，到现在我们还在盲人摸象。在电视里看到心血管专家谈人体健康、消化科专家谈人体健康、呼吸科专家谈人体健康，如果我们只从局部看问题，会经常出错，也会带来很大麻烦。我是学医学史的，我在思考，医学到底是怎么来的？医学为什么要讲人文？人类是群居动物，群居的第一件事情就是不要互相伤害。怎么才能不互相伤害呢？要约束一些强者，包括强壮的和聪明的，一定要保护弱者。

北京协和医学院公共卫生学院院长刘远立开展了一项第三方调查，调查了130多家医院，84 000多位医务工作者。调查后发现：有1/4的医生给病人垫付过医疗费，有10%的医生因为病人欠费而被扣工资。中国还有哪个行业有那么多的善者？我认为医务人员是全中国最善良的群体。

从古至今，人类都在想怎么约束强者，怎么让强者去利他。西方人有上帝，他们害怕上帝的惩罚，为了进天堂，很多人培养高尚的情操，约束自身。基督教如此，佛教也是如此。我们靠什么来约束道德？靠什么来唤醒利他？美国有一本书叫《道德博弈》，它里面特别谈道：道德真正的根源是，孩子一生下来，我们看见那张面孔，就想帮他，就想无私地关怀他、保护他，这是真正的无私和利他。在人类社会里面家庭是利他主义中心。孔子太伟大了，他讲过血缘文化，他找到了贴近人的本能的利他主义。他提出了我们如何来帮助我们的亲人，再扩大到我们的宗族、我们的民族，以及人类。我发现中国人"怕"孩子，全中国所有的地方，从幼儿园到大学，中国人都站在学校门口，不仅站在学校门口，还把家搬到学校门口。中国人为了孩子可以牺牲一切，所以我告诉医生要记住：心术不可得罪天地，言行须留好样给儿孙。什么叫真正的幸福？对灵魂的尊重；什么是真正的痛苦？对灵魂的鄙视，尤其是儿女的鄙视。有个外国医生问我："袁老师，我们这儿做手术，和病人谈话，病人签字，马上就做。在你们中国，非常麻烦，病人不签字就要和家属商量，最后还有可能是家属签字，为什么你们那么麻烦？"我说："很简单，在你们国家，你幸福就幸福，在中国，全家幸福我才幸福。中国人远没有那么自私，这是利他。"

我们学人文、学医学科技、学整合医学，无非都是工具，都是"术"。"术"前加个"仁"才是"仁术"，医乃"仁术"，"仁"是我们的方向。"非典"时期，很多医院大剂量用激素，造成病人股骨头坏死。北京协和医院坚决反对大剂量使用激素，支持小剂量递增。什么叫小剂量递增？医生守在病人床边，不断地调剂量。医生知识渊博，医学技术很复杂，很多时候靠自觉，爱有多少，就会选择什么方法。医疗是怎么来的？医学是随着人类痛苦的最初表达，为减轻痛苦的最初愿望而诞生的。我曾在网上和一位著名的医改专家、经济学家辩论，他告诉我说："袁老师，凭什么医生高尚？医疗就是交易！"我想告诉他，你如果倒在飞机上、火车上，希望人家帮助，当医生在帮助你、救你的时候，请你告诉我这个行为是交易吗？这里面有相当多的行为是爱。医生是善良的。北京协和医院的张之南教授告诉全国年轻医生，当医生就要当好人，不想当好人千万不要当医生。医生是好人从事的职业，否则一辈子就会委屈、痛苦、烦恼、抱怨。如果四五十岁的医生还在发牢骚、漫骂，那他一定是选错了职业。相当多的医生告诉我，他们有委屈，有不舒服，有不被理解；但是想到今天救了谁、帮助了谁，那就是快乐、幸福的。

就像现在很多医生告诉我说："袁老师，我不会让我儿子学医，医患矛盾这么多，医患关系这么差。"但是，北京有个医院的院长告诉我："袁老师，我们家儿子是金融专业毕业，工作刚半年，没想到他说，妈妈，凭什么你对人讲，你今天救了多少人，帮助了多少人，做了多少好事。你知道儿子在干什么吗？儿子每天在设计、算计别人的金融套餐。凭什么要我去算计别人，你去帮助别人？"院长告诉我说："袁老师，我真的不知道该怎么办，你帮我出个主意。"我想了半天，说唯一的办法是把你儿子调到医院的财务室工作，间接地感受救人的好处。很多医生现在有点抱怨，有点不理解，有的医生表示赚钱不容易，我非常理解；但是，请各位医生记住：只想赚钱，千万别当医生。医生是最受尊敬的人。

  医生要珍视尊严、珍惜荣誉。凡是说自己是凡人的人，都是想给自己做坏事找个理由，让自己心安理得。其实，教育医生要有神圣感，要珍惜荣誉，要留好名声，只有这样，才可能有大格局。医生是领袖，好医生就是好领袖。不仅是技术好，品德也要好，否则不会受尊敬。

  医学人文要给医生指明方向，指出生命的意义，让他们的生活有意义。

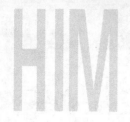

医学人文与健康人文的未来

◎段志光

健康和医学本身均为人文之产物,但随着科学技术和人类社会的发展,这两个概念被去人文化的痕迹愈加明显,以至于人们在更多的时候把它们当作一个非人文的概念。于是,医学人文和健康人文便相伴而生。在大健康、大卫生、大医学的背景下,医学与人文、健康与人文的关系再度引人关注。当下的医学人文和健康人文如何发展,自然成为题中应有之义,但概念的厘清似乎需要优先。

一、"鞭长屋窄"的医学人文

自人类出现之始,健康和医学即以人文观念的形式出现。在其后的漫长岁月里,医学逐渐成为并始终是一门最具人文传统的学科,直到技术完善主义导致医学人文传统的断裂。20世纪70年代以后,随着医学人文概念的出现、学科的兴起和学科群的崛起,欧美各国将医学人文学科作为医学教育的必要内容;20世纪80年代以后,我国医学人文学科的教学和研究也陆续开展起来。

尽管如此,医学人文的概念迄今尚欠权威解释。当下的医学人文具有多重含义。它可指医学人文精神,医学人文关怀,医学人文学科;可指在医学教育、卫生保健、临床医学当中运用来自人文、社会学科和艺术的思想、资源、技巧、学科实践,以增强临床实践中医生的同情心、敏感性、自我意识和医患交流技巧;可指对健康相关的、广泛的主题进行的一系列深入的人文研究,这些主题包括:疾病、苦难及其身体表现,健康和福祉的概念,病人对疾病和健康照护的个人主观体验,文化、灵性、身份和治疗,性、性别和生命周期;以及应用哲学、心理学和医学伦理学的理论来探讨现实世界的问题,如堕胎中选择的权利、生命质量等问题。

随着社会的发展,当下的医学人文遇到的突出问题和严重挑战,其实并不是自身概念的界定和解读，譬如大多医学院校将人理解为生物体，而非生命体；教育教学中过分注重了机体和器官的还原，忽略了较之更丰富的心理和精神的"还原"；在现代医学科技的运用中忽视了对人的关怀；在现代医学对人的疾病诊治过程中忽视了对人的整体性的关注，等等。总体上给人的感觉，医学人文已远离初心、背离初衷，在近医学、疏健康的路上越走越远；医学与人文之间的"蜜月期"已经过去，且渐行渐远，远非20世纪五六十年代那样自然的融合。也难怪，20世纪50年代以后，随着慢性病成为人类健康最大的威胁，医学人文的"鞭长屋窄"随之被放大了。

T. Jones 等认为，随着越来越多的挑战，至少在可测量的结果和可确认的能力等需求方面，作为跨学科和多学科领域的医学人文变得越来越复杂。其实，尽管医学人文是一个多学科和跨学科的领域，但它基于"以病人中心"和医患基本关系、偏离健康维护视角的现状并无大的改观。这在实质上涉及医学人文发展的时代性问题，也涉及同为人文观念、先于医学出现却于医学之后才从表述形式上与人文结合在一起的健康人文的概念问题。换句话说，当下医学人文表现出"鞭长屋窄"的事实已无可争议。

二、"鞭长不一"的健康人文

医学是行业的事情，健康是社会、政治、经济、军事、文化、环保，甚至是外交等各行各业的事情。遗憾的是，我们绝大多数主观上致力于培养为人类健康服务的人，过去却常常在客观上局限于狭窄的医学里培养为人类健康服务的人。可喜的是，一些有识之士已深刻认识到医学人文这种变革的需要。

当前，国内涉及健康关怀的主要措施有健康宣教、健康教育、健康管理和健康促进等。健康职业教育对于人文精神的出现是一个重要的推动力，这在20世纪60~70年代是一个值得关注的事情。进入21世纪，随着生物医学科学技术的日新月异，健康事业迅猛发展；随着人们因生活水平提高和健康观念的增强而出现的健康产品和健康服务需求的持续增长，健康产业亦蓬勃发展。鉴于在不少发达国家，健康产业已成为国民经济的重要支柱产业，世界卫生组织预测，到2020年健康产业将成为全球最大的产业之一。我国正在从涉及一、二、三产业，涵盖医药、医疗器械、医疗服务、养老、保障和健康保险等诸多传统业态，向健康养老产业、健康食品产业、健康旅游产业、健康运动产业和健康智慧产业等跨界融合型新兴业态发展，努力培育世界上最大规模的健康产业。这意味着健康产业从业人员将大量增加，健康从业者的人文素养自然而然地成为一个重要问题、一个重要话题、一个重大课题和一个重大议题。

国内较早提出健康人文并进行教学实践的，是宁波卫生职业技术学院的汪文萍教授团队。她们开设了"健康人文"校本课程，于2012年5月由高等教育出版社出版了该课程所用教材《健康人文》。于2015年3月以"十二五"职业教育国家规划教材的形式再版。该课程和教材均以从事健康服务行业的高职高专学生为对象,"以促进学生树立行业人文精神为宗旨"。

英国学者 Paul Crawford 等认为,医学人文中也有艺术的参与,但过于局限。健康人文的目标,是将艺术和人文渗入医疗、健康和幸福事业的所有专业人员的教育中,推广到正式的、免费的护理和自我关怀中,加入职业健康工作队伍、非正式护理人员和病人自身的大医疗环境中,在可行和可能的情况下将干预大众化。根本目的在于通过艺术和人文,全面掌握医疗中事件和经历的发生,理解技术、工具、技巧及健康相关的思维方式带来的影响。美国学者 Therese Jones 等认为,作为跨学科和多学科领域的医学人文变得越来越复杂,人文应该更多地参与到那些涉及医疗保健人员、病人以及非正规临床护理人员等的边缘学科的建设中,围绕对社区参与和公众决策的实际考虑,解决目前对全球健康的关注问题。健康人文的主要目标,应该是针对健康和人类繁荣,而不仅仅是提高医疗服务。

可见,不论健康宣教、健康教育、健康管理和健康促进之间的关系如何,其自身或共同蕴含的境界还是有所局限。其后出现的健康人文比其中任何一个的境界都要高出很多。健康人文有更自主、立体的理论建构和观念自洽。这其中涉及中西文化有关健康理念和医学人的视野,需要历史、哲学和文化等视角的解析。

由健康的内涵可知,医学强调的是医者与因病需要帮助的服务对象之间的直接关系,医学人文更多地局限于因果关系,健康人文更注重关联关系。即便如此,由健康与所有社会因素存在关联可知,健康人文也没有包括人的健康的所有方面。国民健康素养是最大的国家竞争力,人民健康是社会文明进步的基础。当前,我国在实现"中国梦"的路上,面临着发达国家和发展中国家面临的双重健康问题。我国人民健康水平要实现"一升两降",即人均预期寿命持续提升,从 2010 年的 74.83 岁提高到 76.34 岁,孕产妇死亡率从 31.9/10 万降为 20.1/10 万,婴儿死亡率从 13.8‰降为 8.1‰,人民健康水平总体上优于中高收入国家平均水平,用较少的投入取得较高的健康绩效,单靠医疗卫生行业工作者或健康从业者是远远不够的。我国的主要人群死亡原因是慢性非传染性疾病,其成因主要为生活方式,加之预防策略的薄弱、医药卫生体制改革的艰难、人口老龄化的加速等,所有改革不仅是制度深水区的变革,更是观念深水区的变革,涉及每个人的健康观、生死观和医疗观等,这些已远超出健康从业者或医疗卫生行业工作者的服务与能力范围。即使是今天的医学院校在校生,也有 1/4~1/3 的专业和学生虽属于医学相关专业,但现行的医学人文教育教学理念和内容,难以涵盖他们未来职业精神的需要,难以满足他们未来服务对象的需要。因而,需要一个注重关联性因果关系,且包括人的健康的所有方面的新概念。

健康人文的概念同样具有多重含义。国外学者提出的健康人文,将艺术和人文作为核心要素,通过艺术和人文,让人文回归健康;他们提出用"健康人文"替代"医学人文",因为前者只关注"医学中"的人文、医生、医学生、医学教育,忽略了其他医疗卫生相关人员以及病人的经验；后者则面向医学之外，更具有包容性和应用性。国内学者提出的健康人文，更加强调了健康服务行业的人性关怀。虽然他们在个体病人之外，增加了家庭和社区的健康需求，但鉴于国内外学者关于健康人文概念内涵与外延的局限、表述的多元化与不一致性，以及医学人文与健康人文之间存在的交集关系，姑且可将既有的健康人文称为"狭义的"健康人文。因而，一个能够整合医学人文和健康人文的新概念的提出就成为必然。

三、引领未来的大健康人文

健康人文虽然是医学人文的拓展与补充，是医学人文的进一步发展，但它亦有自己的边界，并非漫无边际、广罗原野。汪文萍等将健康人文定义为"在健康服务领域对人的价值的认同，对人的生存意义和生存质量的关注"，这种哲学视角的界定本身并无不妥，但欠缺了功能和策略层面的考虑；将健康人文内容释义为医学传统的继承、审美修养的提高、文学艺术品质的提升、职业道德的养成、维权能力的培养、沟通能力的培养等，这种对培养对象的要求本身亦无不妥，但过度强调了对服务者的要求，欠缺了健康所受境遇的影响和对服务对象需求重点的引导；在论述健康人文与医学人文的关系时，他们虽然提出了健康人文是医学人文的传承、拓展、延伸和发展方向，也提出了健康人文的实现目标要比医学人文更高一层，但仍因局限于健康服务领域和没有厘清健康人文与医学人文之间的交集关系，而显得不够广阔和深刻。

健康之于人类，系其本义所在。因此，随着人类对于疾病、病人和健康孰为中心认识的变化，人们对于健康内涵的认识亦不断发生着变化，人们的健康观也发生着思考性的变化。"健康"这一概念，可能是不同学界领域能够共用、不同学科的科学家能够共用、政治领袖与公民能够共用的不多的概念之一。19世纪末至20世纪初，生物医学的迅猛发展使得医学与人文学之间的关系发生了根本性的变化，即人文社会科学课程内容被逐渐压缩，人文教育被专业教育所取代；20世纪80年代开始，世界卫生组织以健康社区、健康城市和健康国家等渐次递进的策略推行着健康政策，以渐变的方式实现了健康与人文学关系在不同国家的根本性变化，即人文社会科学对健康的关注视野的不断扩大或者说恢复初心。21世纪20年代，随着人民健康上升为国策，健康与人文学关系的第二个根本性变化也在中国发生。关于医学人文和健康人文，曾经并且至今仍然存在着多种理解方式。无论如何，对概念的一再界定将使其更为清晰——科学中概念的使用事实上并不像看起来那样混乱。因此，需要建立一种科学统一的概念。退一步讲，即使统一不了，也需要现实地整合。库珀斯认为，概念阐释通常导致这样的结论，即事实上有两个或更多的概念必须被区分开，这就产生了阐释的分歧。然而，当一个概念的两种阐释被认为相互竞争时，自然会产生一个问题：是否一种阐释比另一种更好？他认为，与 E1 比较，E2 是一个在严格意义上更好的概念阐释，即当且仅当：

①E2 和 E1 一样至少满足一般性要求；② E1 和 E2 共有所有的问题例子和适当性条件；③ E2 涵盖 E1 所涵盖的所有明显例子；④ E2 满足 E1 所满足的所有适当性条件；⑤ E2 涵盖了某些更明显的例子和（或）满足某些更多的适当性条件时。

由前述可知，健康人文显然是一个比医学人文在严格意义上更好的概念阐释，大健康人文显然是一个比健康人文在严格意义上更好的概念阐释。一种阐释之所以比另一种阐释更好，最重要之处在于，这种概念的进步能在一种严格的意义上被界定，并因此能够作为一种规范性理念而发挥作用。这意味着大健康人文和健康人文也许能够促进特定文化与制度背景下的医患关系的发展。

在人类不断构建的社会及其变迁过程中，关于健康文化的认识也因社会文化的构建与变化而不断变化。就人类历史和世界范围而言，我们必须承认健康文化和包含其在内的社会文化的多样性。但是，在文化进化中，群体选择才是重要的推动力。因此，从以疾病为中心、以病人为中心，到以健康为中心的演变过程，实质上就是健康文化的演化或进化过程。正因为它被越来越多的大众所认同和接受，经过数百年的发展，也就越来越接近于"以人为本"的本质。

我们认为，当下需要强调社会各方面和全球在人类的健康维持与恢复过程中的影响与作用，需要强调同时重视现代医学体系之外的传统医学体系，需要强调重视境遇对健康的影响，亦即将社会和人文作为核心要素，让人文回归健康。因而，我们提出"大健康人文"的新概念，并将其阐释为"对人的健康境遇和生命过程优化中的影响因素，给予个体或群体全方位、全流程、全要素的健康促进，凸显人性的关怀"。大健康人文的"大"，至少需要从以下三个角度解读。一是从"全人"的角度来看，它既指人的健康的全要素，包括人的身体、心理、行为和道德等，包括人的生活方式、健康危险因素的预警与控制、常见病的预防与治疗、大病及疑难疾病的防控与康复、生命两极的关怀与照顾等，包括人的生、老、病、死等整个生命历程；也指对全体人的健康的关怀，也指全体人都需要具有基本的健康人文素养。二是从全社会的角度来看，医学发展到现在已不再是一门复杂的科学技术体系，同时也成了一个庞大的社会服务体系；健康不再是个体、群体、集体的事情，已经从个体、社区、城市，发展到国家建设规划层面，进而成为经济和社会发展的一种形态，成为经济和社会发展的更高层次。三是从全球的角度来看，全球化的发展不可逆转地改变了健康的决定因素，催生了全球健康的诞生。今天的健康，在按照世界卫生组织要求或倡导落地的时候，需要考虑本土化的问题；在根据本土的实际推行的时候，需要考虑国际化的问题。无论是健康社区、健康城市和健康国家的本土化或国际化，都有整体上的健康人文关怀境遇水平问题。可以看出，无论哪一个角度，大健康人文都涵盖了医学人文和健康人文。因而，大健康人文既不排斥医学人文和"狭义的"健康人文，也不是医学人文和"狭义的"健康人文的终结。相反，它涵盖了医学人文和"狭义的"健康人文。大健康人文作为大学的人文素质教育理念，更能提高大学教育终极价值的实现程度；

大健康人文作为医学人文和"狭义的"健康人文的拓展和未来,作为新兴领域,相比当下的医学人文和"狭义的"健康人文,更富有包容性、开放性、实践性和时代性。因此,大健康人文也可称之为广义的健康人文。

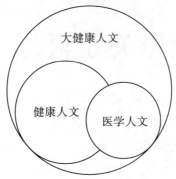

大健康人文包含医学人文和健康人文,而医学人文和健康人文二者之间存在交集关系(附图所示),三者并非排斥关系,而是在时代性上的与时俱进,在应用性上的渐次扩大。大健康人文是一个本土化概念,是一个中国特色概念,我们应该把它打造成"健康中国"和全球健康中的标识性概念;同时,也是我国参与国际卫生治理和增强全球健康话语权的有力抓手,会借此提升中国医学人文社会科学的文化自信和理论自信。

医患关系再思考

◎丛亚丽

医患关系是医学伦理学、医学心理学和医学社会学中的核心概念。它不仅是一个多学科概念,也是一个实践问题,与管理的关系也非常密切。以肿瘤病人与医生的交往为例,我国临床决策由于关系到整个家庭的利益,在中国式的家庭模式背景下,无论是出于家庭对病人的关爱,还是出于中国的文化传统,使得家属在临床决策的参与中多以主导的方式进行,甚至这种主导式的参与成为一种必需,而不是一种可有可无的选择。笔者参加了2013年的一项国家哲学社科基金项目,指导研究生进行有关肿瘤病人临床决策的课题研究。通过对15组(病人、家属、医生为一组)调查对象就如何进行临床决策进行了访谈。从结果中发现,病人罹患肿瘤的情况普遍被不同程度地隐瞒,但病人、家属与医生对隐瞒存在不同的看法。访谈还进一步证实,病人家属的参与程度大于病人本人,而且,家属的意愿更加容易得到医生的重视;病人与家属的意见不一致,主要体现在对生活质量的不同价值判断方面,多表现为家属更在乎病人生命的长短,而病人本人更注重生病的感受和对生活质量的强调。多数病人希望被告知实情,但家属担心一旦病人得知病情的真相,可能会受不了这种打击,反而不利于治疗。即便认同应该告知病人实情的医生,他们还是会应病人家属的要求而对肿瘤病人保密。当然,这些都是比较常见的现象。进一步来讲,当病人家属的决定违背病人的利益时,医生一般也不会干涉。医生这种不同程度的自我保护现象,其实也不是新现象,但是,由此可引发思考,我国的医患关系到底是谁与谁的关系?以谁为中心?

一、中国式的医患关系再回顾

1. 20世纪,医生更多地和病人家属组成"联合阵线" 清史资料有较丰富的关于清朝时期医患关系的记载。当时医生都是个体行医,病人生病后,是家属去请医生，即患方自由择医，医生被动地提供医疗服务。病人家属参与医疗的全过程，其他的人只是部分参与：包括全过程中不一定只请一位医生，请来的这个医生不一定知道病人的全部情况；在是否更换医生、何时更换医生和最终选择哪位医生来为病人治病方面，家属握有最终决定权。有些病人家属为了试探医生的水平，并不告诉医生病人的症状，而让医生自己去望闻问切；如果医生对病人的患病描述不符合病情，病家便很容易辞退该医生。鉴于此种情况，医家也是有"对策"的，即在出诊之前，先向邻居或知情人探听一下病家病情，便能轻松拆招；对于危症，自己没有把握的，医家一般选择避之，或者自己告病不出诊。

涂丰恩先生在其撰写的《择医与择病——明清医病间的权力、责任与信任》一文中对此有生动的描述。另外，早在1906年便在长沙创办雅礼医院（湘雅医院前身）的胡美医生，也曾撰文《家属控制了医疗》，对这一现象进行过分析。

在全家参与医疗过程的模式中，病人在其中的境地是很微妙的。病人本人虽然有自己的意见，但如果其意见与家庭权威意见不一致，那么病人的意见就很可能被忽略。此时，医者更多的是与家属形成"联合阵线"，医生配合家属的行动，共同"屏蔽"病人。

2. 历史惊人的相似——医患纠纷的一些暴力结局 2011年发生在北京同仁医院的医生被病人伤害的案例，曾经引起业内极大关注。2006年8月，病人王宝洺首次到同仁医院就诊，主因是"持续声音嘶哑4～5个月"，当时医生诊断为"右声带肿物（恶性待除外）"，病人对治疗不满意。王宝洺委托律师提请法律诉讼，背后的原因之一是，等待3年了仍然没有开庭，原告认为自己已经无路可走。起诉前病人也曾多次到医院医务处抱怨，但没有得到满意的答复。

每起暴力伤医案例都有其特殊的原因，但诸多案例背后有个共同的特征：医患纠纷的解决渠道明显不足，也经常不及时。

回头看清朝的纠纷处理。由于医疗的最终决定权不在医家手中，这多少使得医者不需要独自承担不良的医疗结果。加之庸医的大量存在，使得对于纠纷的判断也比较困难。如果出现病人死亡，病人家属到县衙告状的情况，县衙的心态也多是平息争议，一般要求医家把所付的诊金归还给病家。有的病人家属对判决不满意，他们一般会采取两条路：要么"徇私报仇"，要么诉诸报应。这两种情形在21世纪的中国，仍然屡见不鲜。尤其是前一种，和如今的情形有着惊人的相似。

我国第一本医学伦理学专著《医业伦理学》的作者——民国医生宋国宾，在1934年曾发表一篇题为《医师与律师》的评论，他写道："医师者所以保障人命也，律师者所以保障人权也……虽然，病情千变万化者也，医师之治病也，有可治有不可治焉。病人之不幸而归于死亡者，有死于医，有死于病焉……抑又闻之，事实可是非，而法律可左右，律师之驭法也，固当一出于大公无我之心……但一二不肖之徒往往舞而弄之。一有所舞弄，则事生矣！而是非颠倒矣，以保障人权之先锋，而为破坏人权之工具，岂法律之尊严固如是耶？"孟子曰："矢人惟恐不伤人，函人惟恐伤人……"此番话对我国当今的评价也同样有极深远的借鉴意义。医生、病人、律师、法官，均需要做负责任的公民，共同维护医患关系的和谐，保障医患双方的合法权益。

二、影响医患关系的社会因素变化情况

简要说来，我们的医学职业教育、医疗保障制度和医院管理制度等均发生了诸多变化。首先，医生从坐堂到进驻医院，从个体诊所到大医院的集体行医和团队配合。其次，医生的培养模式从个人自学、师带徒的模式变化为现在的医学院校教育。三是国家的医疗保障覆盖范围和力度经历了不同的变化阶段，从20世纪80年代，医疗被推向市场，病人作为消费者的角色越来越明显，到最近10年的卫生体制改革，国家一直在努力扩大对老百姓的医疗保障水平。目前，老百姓看病能报销的内容比之前越来越多，基本服务的覆盖面也在努力扩大中。其他很多方面也发生了变化，比较典型的如病人满意度已经成为现代医院管理的一个重要内容。

但有些方面并没有发生变化。首先，关于医疗决策，谁来做决定，谁应该做决定的问题，在我们的文化中没有多大变化。我们中国的家庭是社会的一个核心单元，家属的责任意识和孝道观念并没有淡化，家庭集体决定仍然在很大程度上强于病人的个体决定意志。

其次，中国社会对商人的不信任由来已久。随着医疗被推向市场，加上医生与药商不规范的交往时有发生，如果医生的薪酬或奖金再与处方、检查相关，这自然使得老百姓对被推向市场的医院和医生也同样产生不信任。医生的薪酬构成、来源变化是个比较复杂的问题，表现为现实中一些不正当做法直接导致了与病人的经济利益相矛盾。

第三，中国社会的陌生人之间的交往和信任基础没有变化。虽然我们现在已进入现代社会，即应该已进入"陌生人社会"，但我们的熟人社会的传统观念仍然在发挥作用。对陌生的医生的信任与否，主要取决于对大医院设备技术的信任和医生技术水平的高低，与纯粹的人与人之间的信任，没有直接的关系。

第四，医疗行业协会的力量薄弱，在理念上，这点没有本质的变化。1915年中华医学会成立，已经有了行业自治的端倪。中华人民共和国成立后，对医疗的管理更多是行政方面的，政府把医疗作为为人民服务的一个载体和工具。行业自治的薄弱既因为我们有强大的行政力量在背后支撑，也因为我们在这方面的传统一直薄弱。即便是现在，我们医生行业组织还在不自觉地去求助行政力量来做本来应是自己该学会做的事情。事实上，现在政府已非常明确"小政府，大社会"的理念。我们的学会组织应从过去依赖行政机关赋权的窠臼中走出来，学会用自己的专业知识和服务去树立真正的权威。

另外，还存在一些"变来变去"的情况，例如医学教育的学制问题。医学史

通过研究人类疾病观念的变化、医生与病人之间关系的转变，以及医生在社会上的地位和对国家的立场的转变，可以初步得出一些结论。我国对于医疗卫生事业的定位，存在从中华人民共和国成立后的"苏联"模式，向改革开放后的美国模式转变。"医生究竟应在国家中承担多大的公共责任？"这一问题最早出现在具有社会主义倾向的国家中，虽然受到"二战"影响暂予阻滞，而且距离解决也尚远，但强调医生的社会责任却符合政府改进工人阶级生活状况的方针，符合医药卫生事业的兴起，符合医学转向公共卫生问题的趋向，也符合工业化的方向。这些措施究竟能实施多少而不致失去医生与病人间那种基本的个人关系，也是问题的关键。这个问题之所以是问题，其实与我国医生的角色、医院的角色和政府如何看待医疗卫生事业相关。

三、对比反思：结果导向，还是义务导向

"给病人看好病"，还是"好好给病人看病"？亦即是结果导向，还是义务导向？笔者认为这是个很根本的理念问题。此理念的背后与我国近年多发的伤医事件相关。在传统观念里，"人死了"是件非常大的事，不管是因为自然病程还是因为医疗失误，只要是人死了，医院就得承担责任。这种想法的背后是我国普遍存在的结果导向的思维模式在作祟。我们在乎的是疾病结果的好坏，而不是疾病治疗过程中的合乎规范与否。其实，人们都清楚，疾病的结局受很多因素控制，包括医疗因素，更包括非医疗的因素。医生能做的是在疾病治疗过程中的"程序正义"问题，而不是结果满意问题。但我们社会一直普遍存在的结果导向的思维方式，自然也会不自觉地运用到医疗领域，运用到对疾病治疗结果的判断上。如果不认识到这个问题并逐渐调整思维模式，非常不利于对医患关系问题的进一步反思。

而对该问题产生蒙蔽作用的另一个原因是，当今对医患关系的"管理"——病人满意度的推行。病人满意度的引入，其实已经与医院的定位、医患关系的定位的改变相关联了。病人满意度作为一个工具，从病人的视角考查医院的服务质量及病人对服务提供者的忠诚度，并据此制订质量改进措施和服务发展策略。从服务质量分析和改进方面，需要关注病人的观点，是很有意义的，在主张此策略的根据中，既有医疗市场化的以美国为代表的，消费者主张有权利参与卫生服务的计划过程；也有英国模式，即政府主导下对公立服务过程的改善。但其背后更多意味着把病人看成消费者、客户。在我国，把病人看成消费者这一理念一直被诟病，但随着卫生体制的改革，医疗服务市场化的深入，其实卫生行政管理者把病人作为消费者，已经是事实了。起始于20世纪80年代原卫生部实行的医院分级管理，病人满意度便很兴盛起来。关心满意度结果的有两个人群：一是医院外部的评审者，二是医院内部的管理者。

病人满意度，包括病人对医生、护士、环境及费用等各方面的综合评价，它

对提高医疗服务质量有很大的提升；但另一方面，我们需要分析，病人的感受和体验，能客观地应用到哪些方面？能否应用到对医生的医疗水平和质量的判断？

Alexandra Robbins 曾撰文《满意的病人的问题》，其对病人满意度问题提出了质疑：这种"making people happy, rather than making them well"（使病人高兴而非使病人健康完好）是容易出问题的。《纽约时报》专栏作家 Theresa Brown 也观察到，"关注病人想要什么，可能意味着他们得到较少实际应该需要的，即根据病人的正面的体验来评估医院，可能很容易给卫生体系带来一些压力，滑向去做它不能做的事情，以牺牲做它应该做的事情为代价"。

近期，基于美国的"可支付得起的医疗法案"，政府有一笔大额费用，作为奖金给到病人满意度高的医院。于是引发了业内对此问题的讨论。美国医院病人质量委员会，对全美进行了针对医院消费者关于卫生服务提供者和卫生体系的评估，这是全美统一的病人满意度相关调查。Shivan 博士在评论中提道：病人满意度并不是医疗照护质量的客观衡量指标。加州大学做了一项 2000—2007 年的队列研究，应答成人为 51 946 人。研究发现，比较高的病人满意度与比较少的急诊使用相关，但与较高的住院率、较多的药品开具和较高的死亡率（26%）相关。

当然，这里不是说病人满意度调查没有益处，而是说，把病人满意度作为评价医生的主要依据，是存在很多问题的。在我国，这一问题还存在更多其他方面的难点，包括缺乏科学的标准化的测量量表，缺乏基线及调查的方式方法等，这更加难以作为我国评价医生、护士的依据。需要全面客观地看待此数据，否则影响医生对待病人的态度，继而影响到病人与医生的交往。

另一个需要对比反思的，就是缺乏从历史的角度分析一些多年来对医生可能产生不良影响的理念。例如，关于扁鹊"六不治"提法的分析。对此，个人认为，扁鹊"六不治"的思想和原则，更多体现的是古代行医者为了自身声誉的考虑，并不是以病人利益为核心的考虑，而是以自身利益为出发点，与现在的防御性医疗没有区别。

与之截然相反，特鲁多医生虽已逝世百年，但他墓碑上的"有时去治愈，常常去帮助，总是去安慰"，仍穿越时空，熠熠生辉。它向我们揭示了医学的本质，诠释了医学人文精神的内涵，昭示了医学对生命的敬畏。

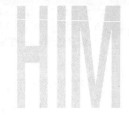

整合医学之"整合"意味着什么

◎赵美娟

> 医学承载了人的生命里所有身心问题的交集,向医学寻求咨询或治疗的过程,难道不也是生命之书迎接终极之问展开的救赎篇章吗?医学虽然不是上帝,但是,医学的神圣是生命寄托神性最近、最后的地方……

跨入21世纪以来,如何检视现代医学的利弊与价值意义,不仅是政府和学术层面的事情,还关系到个人、家庭和社会可持续的生命健康福祉。"整合医学"作为一个理念,已连续两届在中国医师协会整合医学分会学术年会上隆重研讨,可以说在"健康中国"国家发展战略的时代背景下,无疑具有反思当代医学利弊、寻求更好提升的积极意义。笔者作为第二届年会医学人文分论坛的"讨论者",试从哲学视角就"医学整合意味着什么"谈谈一己之见。

整合医学,涉及"整合"和"医学"两个概念的理解。"整合"之于"医学","医学"之于"整合",可谓互具意味。为什么当代的时空条件医学需要整合?反过来,为什么整合与现代医学关联上?"整合",对国人愈发强烈的健康"刚需"有何助力?对当下医学现状如何评价?换句话说,"整合"意味着什么?这些内容实乃"整合医学"的题中应有之义。

医学走到今天,一方面,伴随社会发展做出了历史性贡献;另一方面,也面临着新的健康挑战。过去有限的医学,助力人类不仅成功生存下来,还以70亿的人口规模占据了地球。现在,伴随各种慢性疾病的困扰和死亡威胁,各国医疗花费占其GDP的比例逐年攀升。中国医疗大数据显示:2016年中国卫生消费总额占GDP的6%,有2.7亿高血压病人、1.1亿糖尿病病人和2.5亿高脂血症病人,慢性病病人规模比一些国家的总人口还多。有占全球22%的癌症发生病例和27%的死亡病例。与此同时,赴美治疗的中国病人数量仍呈几何增长态势,尽管美国的平均治疗费用高出中国4倍以上，同样的抗癌药物价格也比中国贵了6倍，但中国赴美治疗的病人已成为仅次于中东的第二大国际病人群体。

毫无疑问，医学仍然是神圣的。生命与健康，是人人最基本的和最终的"渴望"。健康之于医学，犹如上帝之于人，成为"渴望"的寄托，成为"大善"的殿堂。同时，医学不是上帝，是人的"自我救赎"。因为，医学离痛苦最近、离脆弱最近、离无助最近、离死亡最近，说到底，医学离真实最近。"真实世界"就是生命的世界，相应的，"真实世界"也就是医学的世界。

总之，理念是思想方向的雏形，实践是检验真理的标准。"整合"作为一个理念，正是行走中的医学继续前行的方向。

一、"整合医学"的本质

所谓本质，应是"万变不离其宗的，决定一事物是该事物而不是它事物的根本要素"。整合医学理念与医学本质之间，前者应是为了更好地体现后者的要求。那么，如何理解"医学本质"，便成为本文讨论的逻辑前提，因为，前提立场不同，结论自然不同。

1. **对医学本质的再认识** 关于医学本质，业界已有多种表述。笔者曾以《医学，从哪里来到哪里去——关于医学的本质与特点再认识》为题，在《中国研究型医院》杂志2016年第4期撰文分析过，即"医学是'以人为本'的对生命现象和健康疾病转归的认识理念与救护帮助方式的服务体系"。这一表述强调医学本质上是"目的"与"理念手段"的"内在"关系，即万变不离其宗的"人是目的"，以及不同医学体系（角度）为实现这一目的所选择的具体路径（手段方式），特别是对人的生命现象在解释和干预方式上采用的不同思维路径。无论中医、藏医、蒙医，还是西医、印度医学、埃及医学等，都是如此。

显然，以病人为中心的医学目的是永恒"不变"的，"变"的是"理念和方式手段"。现代医事服务在方式手段上已经发展为集教育培训、器械药物、临床研究、政府职能、社会保障等于一体的系统性工程，体系之间与体系内部在结构与功能上呈现出相互交叉、相互关联、相互制约的特点，如此复杂的格局在性质上仍然是"手段工具"，认清这一本质，对辨析医学现实问题具有尺度上的定性作用。

这里常被忽略的是"理解"本身，"理解"就是基于一定理念下的解释。不同的理念，意味着不同的角度。"整合医学"理念，强调的是医学要对人的健康问题从"有机、系统、整体"的角度去认识和决策诊疗。"怎么看"（理解）决定"怎么办"（方式手段），"理解"本身恰当与否便成为关键。如何理解，就会如何"诠释"，"诠释学"是"一门理解和解释的系统理论"。德国哲学家海德格尔对"理解"的睿见是："解释从来就不是对某个先行给定的东西所做的无前提的把握，任何理解和解释都依赖于先有、先见、先把握。"举例说明，中医理念对应一套理解和解释，西医理念也对应一套理解和解释。而且，即使在中医或西医内部，对同一临床症状，不同的医生可能也会给出不同的理解和解释，这类现象反向证明了人类至今由于对很多病因"不很清楚"，对生命与健康奥秘没有完全破解，现代医学在临床上的很多理念与做法仍然是探索性的、局限性的，这一现实意味着，把握所以"是"的医学本质的意义在于：正视各派医学认知方式本身的前提性、探索性、局限性以及优势性、特殊性，对这些不同的"地平线下面的认知土壤墒情"应心中有数。说到底，医学还没有完美无缺、百发百中的万能之计，利弊得失之间，寻求更佳效果、更小代价，不失为"不忘初心，方得始终"之医学之本。

2. "整合医学"的本质　樊代明院士将"整合医学"界定为："整合医学是从人的整体出发，将医学各领域最先进的知识理论和临床各专科最有效的实践经验分别加以有机整合，并根据社会、环境、心理的现实进行修正、调整，使之成为更加符合、更加适合人体健康和疾病治疗的新的医学体系。"应该讲，强调"整合"对临床的价值是能够被普遍认同的，很多医务人员在工作中有意无意地就在做，而将"整合"作为理念提出，就需要深入"理解"这一理念本身。因为，"自认为知道"和"知道"之间还不是一回事。我们可以认为自己知道，但实际上我们不知道；或者，我们的"知道"还不是发自内心的认同。表面上的"知"不可能有现实的"行"。

笔者以为，医学整合，本质上首先是一种境界、一种态度、一种方式，即主张注重复杂系统思维对生命和健康给予从整体到局部的全面系统把握，采用对病人更适宜的诊疗手段和方式，达到更"个性化"的更佳临床效果和更小代价。它是立足于当下医疗利弊得失现状和健康挑战而给出的一种理念策略。一方面，现代医学学科林立愈加细化，药物技术设备赛跑，健康需求多元多样，医改提速前景诱人，民间资本跃跃欲试。整个医疗卫生行业展露出可观的需求动力和分化态势。专业化、技术化、信息化、产业化、集团化、移动网络化使医疗服务从规模到结构，在地区间的资源优势布局上失衡态势加剧。另一方面，活跃的技术、药物和器械开发与商业资本形成医学高科技产业联盟化，诸如精准医学、转化医学、可穿戴技术、大数据云计算、生物技术、基因治疗、智能机器人诊疗等新概念新项目拉动，令医疗机构"知难而进"以保持"领先"，伴随而来的将是资金的更高投入、材料的更高消耗、人力的更多付出等"成本"叠加态势。由此带来的医疗效果如何呢？

2015年3月在博鳌亚洲经济论坛"面向未来：中医药国际化"会议上，张伯礼院士发言并答记者问时指出：2016年美国医疗支出约占GDP的18%，人均支出约8500美元，居全球首位，已成为影响美国经济的重要问题。经济合作与发展组织（简称"经合组织"）曾做了一项关于全球医疗问题的统计，在"经合组织"当时的34个成员国中，美国医疗开支位于各国之首，人均寿命却处于倒数第8位。这表明高昂的医疗费用、先进的技术并不代表着更健康的人群。他还讲道：现代医学100余年，医院越来越大，床位越来越多，花费越来越高，伴随人口老龄化，特别是慢性复杂性疾病的医疗支出约占总医疗费用的70%，且大部分用于支付高昂的药费。而我国医疗卫生投入约占GDP的5.4%，人均医疗费用约是美国的1/30，在资源有限的条件下，需要满足13亿人的医疗保健需求，走西方的道路是行不通的。以上数据反映的问题耐人寻味。在慢性病和癌症为主的当下，医学在人们一贯希望的"治愈"上所能做到的，仍然有限。应该说，这里反映的困惑不仅在医学领域。面对这样的医疗现状，只有用整合的智慧，走出困境、降低代价，从系统结构与功能的转型上寻求"1+1＞2"。

二、"整合"意味着什么

"整合"首先意味着重塑生命观、健康观、知识观。"重塑"，不是简单否定什么，是对现有的一切手段和医生的临床经验智慧给予全方位、有机的融合、统筹，从整体系统的视角出发去面对生命世界的具体问题。

1. **"整合"意味着重塑生命观**　关于生命观，笔者曾在新近发表的《人文的意味》一文中专门分析过，即"指基于对生命现象的不断认知与感悟，领悟自身生命与自然宇宙的息息关联，领悟自身健康、幸福、生死与自然社会的关系影响，以及在这个过程中不断成熟的对生命与健康所持的生命价值观和生命态度。人与人之间不同的生命价值观，反过来影响着人的生命与健康"。

文中分析道：对生命现象的认知与理解，也像认识其他事物一样是一个逐渐深入的过程，具有层级之分。层级越高，视野越广，越接近看清全貌；层级越低，视野越窄，越不易把握整体。比如，生命与健康，从关注自身开始，以为健康是自己的事，诸如生活方式、起居休养；后来发现，健康还与周围环境有关，包括自然环境与社会环境，从衣食住行到人际关系，从休闲娱乐到精神交流，个体时刻与自然社会交织在一起；再后来发现，整个宇宙生态与个体冷暖息息相关，正所谓"生命小宇宙，天地大宇宙，一花一世界，一沙一乾坤"。小小的个体与自然宇宙，仿佛是一棵树与枝干的关系，这棵树上的任何枝干、任何一部分，都隐藏有整棵树的完整本质，没有哪一部分有丝毫遗漏。

如此领悟生命奥秘，从宇宙生命观俯视我们自身的生命健康与生死命运，不仅不是"自作多情"，而是生命层级不断跃升的必然。至此，个体会感叹，大自然原来离我们很近，宇宙原来离我们很近。

重塑"生命观"强调的是，在观念上用复杂系统思维将个体生命与健康置于自然社会宇宙的生态视野，在这样的视野下，医学中的一切健康问题、细节、局部和手段，都不再是"死"的、僵化的了。这样的视角，比建立在机械还原论基础上的、以单纯生物检测数据和手术、药物等为主要诊疗手段的生物医学模式更接近生命的真实。

按照机械还原论的观点，事物均具有可分解性，世间事物无论巨细，都可按一定规则拆开为独立零部件，又可按一定规则组装起来，恢复原来的状态和原来的功能。机械还原论只看到了静态的相互作用，而动态过程的相互作用被忽略，即"1＋1＝2"。这种理念下的生物医学模式，在理解疾病与健康时，习惯层层解剖分析式的线性因果思维，用检测数据的量化指标去诊疗，而生命本质上是时刻运动中的复杂系统。

复杂系统观认为，整体大于部分之和，"1＋1＞2"。包括宇宙自然过程在内的生命过程，包含两个相反的过程——有序化过程和无序化过程。从有序到无序，从自组织到解体，这两种过程都同时存在。用物理学术语说，生命是耗散结构系统。

从机械还原论到复杂系统论的演进，正是基于前者，才发生后者。复杂系统思维要求从全局视野重新认识医学的本质与意义。医学这一由简单到复杂的整合思维，意味着用复杂的非线性为主的思维取代简单的因果线性思维。

2. "整合"意味着重塑健康观　重塑健康观，是对健康所持的基本观点和态度的再认识，即基于对生命健康的整体系统认识，从人与自然、人与社会、人与人的整体系统视角去认识健康与疾病转归、健康与预防保健、健康与自然社会生态、健康与自身人文修养等的关系，实现"由局部看局部"向"由全局看局部"的视角转变，意味着观察视野和思维视角的根本性转变，由单纯局部静态视野向系统整体动态生命视野的转变。

健康的可持续拥有是人人渴望的，但却不是人人能拥有的。因为人们对健康所持的观念与态度存在偏差，比如，平时不注意起居饮食涵养性情，无节制地吃喝玩乐，为功名利禄疲于奔命，任意消耗摧残身体，一旦生病，才开始关注健康，追悔莫及。即使用掉牺牲健康换来的金钱也买不回健康，这样的例子在生活中俯拾皆是。可见，一个人的健康观，不仅关乎能否可持续拥有健康，还影响到人的生活态度。不同的健康观、不同的健康意识、不同的生命态度、不同的生活方式，最后会谱写出不同的生命故事画卷。

老实说，国人目前的健康意识不是很强，起码在健康生活方式养成中缺乏基本的认识和克制；在健康自我管理上缺乏基本知识涵养；在追求人的世俗发展与精神成长的均衡中缺乏必要的健康意识；在遭遇重大疾病、面临生死考验的灾难面前，缺乏生与死的思考底蕴和理性准备，使疾病之痛伴随心理、社会之痛而痛不欲生，而罕见积极驾驭疾病应对生命历程中的惊涛骇浪。总之，大多数人对生命健康处于无意识状态，使生命在随波逐流式的展开过程中，难免在某个时段因重大疾病导致恐惧与无助，医院就这样成了最后"裁定生死命运"的唯一"神坛"寄托；太多非理性的欲望，就这样赋予了医学巨大的神奇色彩，在希望的升起与破灭之间，展开着医患间大喜大悲的难忘的故事。

以慢性病为主要疾病谱和死亡谱的今天，人一生的生活方式对可持续健康具有异常关键的作用，而不是医院。个人，是健康的真正责任人。无论生病与否，健康问题、健康意识对每个人都是终生性的、过程性的。无知必然无畏，所以，健康观应该成为人生学习的第一内容，由此，自然联系到人生观和价值观。对此，我们当下有一种误区，常常孤立地大谈生死观，殊不知，生与死，是人生长河中的要素内容，若不首先认清这一河流的全貌和系统构成，生与死的问题该做何定性与定位呢？生命过程作为自然规律展开，人所能做到的就是尊重规律、顺应规律，让这个生命过程尽量不生病、晚生病，让死亡尽量有尊严、无缺憾、无痛苦、少痛苦。医学能起到的作用是有限的治疗干预，有限的辅助协助与帮助，这不是医学无能，因为任何生命自有其大限和由盛到衰的规律，倘若缺乏对生命的深刻认识与体悟，生而为人一次，真是莫大的遗憾与不幸，医学因此被认为是与神性最接近的地方，那是说生命有奥秘。

由此可见，生命观与健康观，是个人与社会都需要共同面对的理念。倘若忽视个人的健康意识作用，过分夸大医疗的作用，企盼医学不断使人起死回生，难免会导致美丽肥皂泡的最终破灭和绝望。对不懂医学的大多数病人和家属，以为肯花钱就能治好病的认识误区，是导致医患纠纷事件的一个重要原因。健康、生死问题，不是商业消费问题，金钱最终买不来健康，只会促进健康。

何谓健康？1948年世界卫生组织成立，宪章规定："健康是一种身体上、精神上和社会生活上一种圆满适宜的状态，而不仅是没有疾病和虚弱。"这一宪章至今成为世界对健康的共识。

在2015年10月召开的十八届五中全会上，首次提出"推进健康中国建设"的新目标、新任务。健康已成政府工作的重要组成部分。可以说，这一战略是基于系统"医学生命观"基础上的、面向人类健康尊严永恒主题的、对医学本质与特点的再度深刻反省与回归。恰恰体现了"整合"倡导的从局部的生物视野向整体系统的生命视野转变，本质上是人类对健康与生命的认识深化在医学模式上的演进。现代医学不过百余年，如笔者曾经在一篇文章中总结的那样："自18世纪临床医学诞生开始，医学朝着'人性化'的方向继续迈进，本文将这一历史性的、在理念与方式上质的转变概括为'从主要为直观的、体验的、诗性的转向主要为分析的、理性的、科学的'。"而"整合"，正是基于这一认识层次基础上的更大视野和维度的演进，思想的维度和深度朝着人的真实生命世界继续攀登。

可见，健康观与健康的背后，体现了生命奥秘这一千古之谜令人着迷又困惑、不甘又敬畏的认知。因为健康，为了健康，"整合"的理念即在于此。

3. "整合"意味着重塑知识观 所谓知识观，即对知识本身所持的观点和态度。和其他领域一样，在今天的信息和网络时代，我们都面临着如何驾驭海量医学知识信息的问题。我们不应受限于任何狭窄的学科领域和惯性，要用俯视的眼光实现"从专到通"和"从通到专"的、从理念到行为的自由穿越，使知识成为实现自由的工具，而不是被知识所困，在这样的境界上，重新理解知识及对知识的态度。

知识观要解决的是知识的构成和价值。卢梭在《论人类不平等的起源和基础》著作中说道："我认为，在人类的一切知识中，最有用但也最不完善的知识就是关于人的知识。"卢梭这里说的"人的知识"是关于人类自身生命价值与意义的知识，多属于哲学和人文社会科学领域。人的知识的特点在于人既是认识的主体，也是被认识的客体，人的认识与人，在随时随地发生着变动。真善美对应知情意，构成了人类的全部知识——科学知识和人文知识。

众所周知，科学知识的真理性，要求在可控条件下的实证重复。但是，承载着人之肉体与灵魂的开放的生命复杂系统，无法做到如物理世界那样的实证重复，任何可控的实验实证重复，是人为的而非真实的"知识"。活的有机生命体使医学知识具有人文知识的属性成为"人的知识"，这就是为什么在临床中，常常没有最佳治疗方案的原因，或者，唯一的最佳治疗方案，就是医生、病人和家属共同认可的满意方案。同一种病，在不同的病人身上和不同的医生那里，其表现没有完全一样的情况。循证医学方法不过是概率预测性决策，对个体不是100%的把握。难怪孙思邈在《千金要方·卷二十五》中有言："世无良医，枉死者半，此言非虚。"他在《千金翼方》序中说："良医则贵察声色，神工则深究萌芽。"古今中外，在此殊途同归，都对医学知识本身所持的观点和态度给出了一致的意见。

由此可见，理解卢梭关于"人的知识"的特点和性质，树立整合医学知识观，具有非常重要的意义，对理解医学是"人学"具有启发性。可以说，书本上的只是医学知识，不是医学。真正医学知识的获得，是医生拿命得出来的。高年资的医生常说，医学的严肃性表现为其深刻的人文性。肺腑之言，耐人寻味。著名过程哲学家怀特海在《科学与近代世界》著作中指出，"悲剧的本质并不是不幸，而是事物无情的严肃性"。而医学的"严肃性"、医学的"人文性"恰恰是医学知识的价值意义体现，成为有别于其他领域知识而直接通往生命健康的认知理念。尽管庞大的医学知识系统，铸就了我们生命健康认知的基本框架，但是，唯有将所有的知识置于活生生的生命有机体中，还原到现实的人的时候，知识的价值才成为可能，医学知识才成为医学的，"死"的知识才能"活"起来。

有一种来自理工科学者的说法，认为哲学知识属于科学领域尚解决不了的范畴。科学本来就是从哲学母体分离出来的。的确，哲学关注普遍性的、全局性的、根本性的、终极性的问题，致使很多人认为搞哲学的远离现实，整天与自然、宇宙打交道，不接地气，而老百姓更关心日常生活。然而，接地气的问题也常常离不开哲学研究，普遍的东西才是基本的东西，只会近看，是看不到整体的。只有既能近看，又能远看的人，才会有全局的眼光，才可能接近真实。人的生命与健康问题，单纯从医学学科的知识系统把握，而忽视哲学视野的现实真实把握，医学知识的"人文性"与"严肃性"就无法"活"起来。不应忽视的是，医学知识的系统性在于"物理—生理—生物—生命"的多维层级性。解剖也好，病理也好，细胞也好，基因也好，心理也好，情绪也好，精神也好，灵魂信仰也好，都是医学知识体系的组成，都是影响临床诊疗的因素，这样一幅异常复杂的知识谱系与真实生命有机体的复杂性一样，单一的医学科学知识或哲学知识在面对生命健康的医学临床问题时，驾驭谈何容易！

因此，围绕整合医学话题，知识观不是可有可无的问题，而是一个充分必要的问题。不仅在医学教育教学、人才培养中，知识观的问题直接影响一个人获取知识的方式和对待知识的态度，还包括生活中的每个人，都应该对自身的生命与健康具有一个起码的知识学习方法和知识态度，使健康问题不止局限于医院和医生群体，而应实现健康生活与健康医学在全社会的普及与责任权利的整合。

三、结束语

哈佛大学哲学家伊斯雷尔·谢弗勒对何谓真理，给出的概括是："真理就是研究者最终都会认同的观点。""最终"一词很传神。我们以医学整合话题，探究生命与健康问题的认识理念，就是"发现"真理的过程。"发现"意指真理不是被创造出来的，那么，整合医学，其真理性究竟如何，需要时间，即"最终"能否得到社会普遍的认同，时间说了算。

从道德体验到关怀照料:医学人文的理论与实践路径

◎程 瑜

一、医学人文教育现状

科学观念的转换是医学人文兴起的深层原因,同时,当代医学人文引起关注有其广泛的社会背景和直接原因。在启蒙运动之后,科学与人文逐渐走向分离,在培根的"知识就是力量"和笛卡尔"身心二元"的哲学基础之上,科学在与人文分离的轨道上越走越远,在这一过程中获得了长足发展。但同时,缺乏人文的科学发展给人类带来了一系列问题,启蒙运动中对人的崇拜逐渐转变为对技术的崇拜,对自然规律的尊重逐渐转变为对自然的征服与控制,具体到生物医学中就是一系列道德伦理问题,如器官移植的商品化、克隆技术的滥用和医学实验对象的人道关怀争论等。发展到20世纪七八十年代,全球化背景之下科学主义、技术主义至上和医疗市场化加剧,导致了医学主体变更、医学人文更加缺失和医患矛盾频发等问题,为回应这些问题,医学人文教育应运而生,对医学人文教育的呼吁和实践在世界各国早已被提上日程。我国自改革开放以来,伴随医疗市场化而来的医学人文教育问题也引起一些学者的关注,截至目前,我国的医学人文教育有如下几个特点。

第一,集中于道德层面的呼吁,较少提及具体实践。目前国内大部分医学人文教育集中于强调医务人员需要有好的医德和医疗素质,强调医学工作者给予病人广泛而精细的人文关怀,要求医者践行关爱、博爱、至善、至美、慎行的医学人文关怀,并指出这些品质在临床工作中的重要性,但缺乏具体的理论框架和具体的实践指导。

第二,部分医学院校或医院开设医学人文教育课程,但其课程地位仍处于生物医学模式主导之下的边缘位置,得不到应有的重视。正如一些批评者指出"人文教育不是为医学增加'文化外衣',对医学人文知识的传授与学习不应沦为利用其解决如医患纠纷、医患沟通等问题的工具,而更应该从价值层面对其进行思考,从而培养其人文精神"。即当下的医学人文教育很容易在生物医学模式主导的环境里走向工具论的道路,从而让医学人文教育空有其表。

第三,一些综合院校医学院和医院已经充分重视到医学人文教育的重要性,并探索了一些医学人文教育的实践形式。如北京大学医学部不仅成立了医学人文系,还通过"全程、整合、深入"的方式将医学人文教育融入专业的医学教育体系中,为医学人文教育的实践提供了有益的实践经验。另外,中山大学也充分利用其人文教育和医学教育方面的资源优势,加强跨学科交流,在2015年10月,中山大学中山医学院和社会学与人类学学院共建中山医学院医学人文教研室,将医学人文正式列入教学大纲,成为一项课程,定期组织教研会议,讨论制订课程计划等,使医学人文教育走出由讲座、报告等短期教育模式所造成的困境。

可以看出,虽然当下的医学模式已经由传统单一的生物医学模式向"生理－心理－社会"医学模式转变,但当下国内的医学人文教育总体上还处于一个前期成长阶段,重宣教、轻理论和实践仍是当下的一个总体特点,且在高校教育系统中医学人文教育还处于边缘位置,难以和当下提倡的"生理－心理－社会"医学模式相适应,即使一些高等院校如北京大学等已经开始真正重视理论与实践的结合,但仍没有为医学人文教育提出一个系统性的理论指导和实践路径。下面笔者将从社会科学的关键概念"照料"入手,寻求医学人文教育的理论指导。

二、照料（caregiving）：一种关于医学人文的理论

社会科学发端于对社会苦难做出解释和回应,其最终目的也应该是回应社会苦难,并积极参与到缓解社会苦难的实践中。早期在宗教（尤其是基督教）影响之下,苦难被认为是天定,来源于上帝（天命论、有罪论）,因此苦难具有道德寓意与神圣性,一个人遭受不幸则是其本身有罪或其家庭有罪,遭受苦难则是在赎罪,是一种神圣奉献。但随着中世纪以后宗教思想逐渐边缘化,苦难天定的想法不再是主流,而此时基督教思想中的上帝形象发生变化,即上帝不再掌握人的命运,不能决定一个人是否受苦,上帝形象开始转变为对受苦之人怀有同情之心。在这个转变的过程中,宗教已经逐步远离人类公共生活安危,基督教的神圣奉献学说不再能够解释社会苦难的来源,人们在面对苦难时开始向现实世界提出质疑,寻求社会解释和回应,这种转变促成了社会科学的产生。

因此,道德情感和同情心本身就是社会科学的重要组成部分,但社会科学这种对社会苦难的关注和回应、对现实生活的关怀很快就被工业革命和现代化裹挟,越来越远离了对社会苦难抱有强烈关怀的初衷;同时,在启蒙运动对理性主义过度强调的基础上,逐渐走向了与初始目标不同的方向,社会科学研究者逐渐远离同情,趋向于专业化,社会研究越发"科学化",并一味追逐科学和客观视角,强

调研究者的抽离等。这种对社会科学的客观化和科学化追求直接导致了整个社会科学在当下的研究缺乏人性，缺乏对苦难的深切同情与关怀。有鉴于此，凯博文教授指出社会科学不应该是抽象的脱离生活的个人智力活动，而应该与生活相关并回应生活的爱、苦难及希望，社会科学应该回归其初衷，通过学术研究回应生活经验，不应该回避道德、苦难和痛苦等人类生活经验的重要组成部分。于是，他提出了"照料"这一概念，希望通过照料，社会科学家和其他人不仅回应社会苦难，同时能够通过照料积极地参与到回应社会苦难的实践中，重拾对社会的热情。

1. **照料作为一种道德体验**　照料包括"实际行动（身体照料）""情感行动"和"道德行动"三个层面。从弗洛伦斯·南丁格尔19世纪写《护理札记》（*Notes for Nurses*）开始，医务人员就明确定义了"照料"，这个定义围绕着保护和帮助遭受苦痛的人的实际行动，包括对身体的任务，如洗澡、喂饭、穿衣、行动、如厕等，此外，还包括情感行动，如安慰、支持、倾听、解释等。而直到20世纪才被广泛地认识到，照料还应该包括道德行动，如承认、肯定和在场等。但当前的照料更多体现在照料的实际行动和情感行动层面，较少强调道德行动。凯博文通过照料自己患病的妻子，指出通过照料，发现照料的道德任务主要在家庭和朋友圈中进行，而越来越少由专业照料者履行。另外，医学与照料割裂，护士、社工、职业理疗师、家庭成员才是照料人员，且照料人员大多数是女性，来自少数裔或移民群体。现代市场经济逻辑（如效率最大化、商品化等）侵入日常生活与医学场域，掩盖了照料者与被照料者之间存在的道德、情感、宗教和美学表达，因此凯博文提出重新审视照料这个概念，指出照料是关于照料者与被照料者的生活、自我及尊严的道德体验，照料中的"在场"是照料最核心的部分。而只有通过参与到对他人苦难如疾病、悲痛和失望的照料中，我们才能获得这种道德体验，才能真正理解并回应社会生活存在的苦难和他人的痛苦，才能获得如何回应社会苦难的智慧和意义。正如他所说："照料作为一种应对社会苦难的道德体验，只有在此体验中，我们才能寻找到智慧。只有亲身经历过不可避免的失望和痛苦、失败而获得的真实情感和道德体验才是智慧，智慧绝不是悬之高阁的理念"。

2. **照料：一种基于互惠的人文实践**　照料是人类学里常提到的一种互惠，这种互惠不同于市场交易，它更接近于两个联系紧密之人的礼物交换。被照料者把自己的经历和故事作为礼物分享给照料者，用来回报照料者在照料过程中付出的爱。在这个过程中被交换的是双方的道德责任、情感体验和社会资本。这种交换重塑了照料者与被照料者的主体性，通过在场、参与、支持肯定和合作，照料与被照料得以完成，其中最关键的是如何做到不计情感和物质的付出，从而为自己和为他人做一个好的照料者，实际上，照料的回报（无形或有形）可以转换，它能带我们认识自我，认识我们能给予什么（或承受多少苦难）。这种不计情感付出和经济利益的互惠也是对当下市场经济逻辑的一种批判和调和，是对其利益最大化而忽视人的情感与道德的市场经济模式的一种反思。凯博文意在指出,通过照料,不仅个体之间的照料,也包括整个政治经济环境下社会的照料,整个社会的信任才能建立起来并得到良好的维系,更进一步说,照料本身蕴含的互惠关系是个体和社会之间信任关系得以建立的有效实践形式。

三、照料与医学人文实践

照料作为回应社会苦难的道德体验,里面包含了对人类苦难的关怀、同情和爱,既是理解社会苦难的关键概念,也是回应社会苦难的有效人文实践。

1. **照料与临床实践** 凯博文在描述照料这个概念的源起时就指出医学与照料相割裂的现状,并提出专业照料者在医学场域中被边缘化的处境,同时还提出即使是专业照料者也仅限于照料的实际行动和较少的情感行动两个层面,忽视了照料的道德行动层面,如肯定、承认和在场等。因此当下的医学人文教育需要把照料这一概念重新纳入临床实践,而不能仅仅是针对护理人员,当下具体的实践形式已经有一些实践成果,如叙事医学和"凯博文八问"就很好地体现了照料蕴含的"以病人为中心"的关怀在临床上的应用。

(1) **叙事医学与平行病历** 由美国医生丽塔·卡伦将文学叙事引入临床实践的叙事医学概念指出:叙事医学在于建构临床医生的叙事能力(具备叙事能力的医生开展的诊疗活动即符合叙事医学的范式),它是一种吸收、解释、回应故事和其他人类困境的能力、职业精神、亲和力(信任关系)和自我行为的反思,其核心是共情与反思。叙事医学希望医生们能够走出身心二元对立和生物医学模式主导下技术主义至上的误区,重拾对个体生命的理解和尊重,重新审视现代医学体系的缺陷,将医学与叙事相结合,目的是希望医生们可以花时间去认真对待每一个病人,理解他们的痛苦,感受每个病人的丰富性。卡伦在叙事医学中指出医学应该加入文本叙事的方法去理解病人的独特性,去倾听每个病人的故事,感受病人遭受的痛苦和丰富的精神世界,这样才能真正回归到医患和谐共处、彼此理解的状态。

医学需要发展叙事能力,但如何去发展?首先需要理解叙事的重要性,其次是学习如何在医学中加入叙事的维度,最后再去思考叙事医学的可能性和其带来的益处。叙事医学的一个关键词是"倾听",即全方位倾听、听到身体与自我的声音、分辨疾病发出的多重声音的能力,同时具备全面、自然地吸收、认识、诠释和理解病人所讲述的信息及其价值的能力。卡伦把这种倾听的能力总结为"关注",一种需要医学工作者放空自我、盛满对方的伤痛并拥有同理心的关注。因为"身体就像文本,记录曾经经历过的事情,身体隐藏了过去受过伤害的证据,肉体只会记住让我们得以活下去的稳定状态",因此,需要"关注",需要用叙事的方法倾听一个病人的疾病故事,而不是只限于观察病人的生物性变化。其次,叙事既可以暴露统计数字隐藏的痛苦,也可以暴露使疼痛舒缓不可及的各种复杂的责任，因此需要我们学习叙事的写作方法来"再现"我们对病人的感受，这种"再现"需要我们学习，不能一蹴而就。卡伦在这里提出了平行病历的方法，她指出平行病历不受医院病历书写的限制，允许使用"我"作为书写主体，与标准化的医院病历迥异。平行病历不是标准化的"例行公事"，不是简单的"生物性指标和数据"，而是医学工作人员对受诊治和受照顾病人的感受，用文字的方式记录其与病人之间的故事，记录某一个时段所思所想，不排斥自我感情的流露，鼓励医务人员加入自己对病人的主观情感，用文字的方式记录，相互交流彼此之间的故事，通过书写的方式我们可以看到日常经历经过书写保存后会变得不一样，当再次看这些书写的日常经历，医生会对病人产生另一种理解，对作为医务人员及有着其他丰富社会情感的"自我"产生不同认知；同时，通过这些方法，可以更多地关注到病人的精神世界和情感世界，让医务人员与病人的关系和自我得到另一种升华。

在"关注"与"再现"的结合中，书写与表达（通过叙事和平行病历）也相辅相成，书写的前提是认真地感受和倾听，倾听的益处是承担见证，疾病让病人打开自我之门，也让医务工作者在这个时刻可以有机会同病人一起承担见证，承担生活带来的失序。认真的倾听在这种时候变得至关重要，就像阅读一个充满故事的文本一样，倾听让病人说出痛苦、释放痛苦，也让医生理解并尊重病人，形成良好的医患关系。

（2）"凯博文八问"　　凯博文将疾病（disease）和疾痛（illness）区分开来，认为这是两个不同的世界。一个是生物医学模式之下医生的世界，一个是病人体验和叙事的现实生活世界；一个是寻求病因与病理的客观世界，一个是诉说心理和社会性痛苦的主观世界。忽视二者的区别是当下临床医学产生一系列问题的原因，当下的临床路径"只有病，没有人；只有公共指征，没有个别镜像；只有技术，没有关爱；只有证据，没有故事；只有干预，没有敬畏；只有告知，没有沟通；只有救助，没有拯救……"。"凯博文八问"是医学人类学家凯博文根据自己的医学临床经验和社会科学研究为医学临床诊断提供的八个问题："请描述一下你现在的问题""你觉得什么原因导致了你现在的问题？""它是什么时候开始的？""它给你带来了哪些影响，如何影响？""它有多严重？是长期的还是短期的？""这个问题给你带来的最大困扰是什么？你现在最害怕什么？""你觉得自己应该得到什么样的治疗？""你最希望从治疗中得到什么样的结果？"这些问题的特点是以病人的主观感受为中心，希望通过对病人提出这些问题，从而更多地了解病人的生活世界和病人对自身疾痛的解释，把病人的疾痛叙事带入医患之间的对话，为病人赋权，将生物医学模式主导的疾病解释话语转换为一个更加平等沟通和相互理解的医患模式，以期达到最好的诊疗效果。

无论是叙事医学还是"凯博文八问"都是在以病人为中心的基础上，提出的沟通"疾病"和"疾痛"的有效实践形式，这两种实践形式符合当下"生理-心理-社会"医学模式的需要,值得医学人文教育借鉴。在医院的医疗护理人员需要将照料的道德行动层面考虑进去,不能止步于照料的实际行动和情感行动层面。正如王一方教授所说,"要防止临床医学人文的过度技巧化倾向(技术惯性思维),沟通常常被定格为技巧,实际上沟通是一种人格,而非一门技巧。嘴热心冷的沟通不是温暖人心的人文关怀,而是一种虚与委蛇"。唯有这样,照料才能进一步深入医疗场域,才能真正做到"以病人为中心"。

2. 注重社区参与的医学人文实践 随着疾病谱系逐渐由急性传染病过渡到慢性病,基于社区的诊疗和护理模式也越来越引起人们的重视,在此基础上有关在社区医疗和护理中进行医学人文的实践与教育也成为国内外医学人文研究的热点内容。照料作为一种解决社会苦痛的人文实践也在社区医疗与照护中有了越来越多的应用空间。

首先,从医院照料到社区照料。当下我国的疾病谱已经转变,我国疾病死亡的主要原因由急性传染病转变为慢性病,已经完成了由生物医学模式向现代医学模式的演变,慢性病的致死率居全国总病死率之首。慢性病导致的死亡人数已占全国总死亡人数的86.6%,其导致的疾病总负担占总疾病负担的70%,过去的生物医学模式已经不适应当下的"慢性病时代",病人一旦患病,其必须经历一个与疾病共处的漫长过程,甚至一生,慢性病甚至构成病人生活的本身,影响着病人与自我、家庭和社会的关系等。因此,当下的照料模式急需从医院扩展到社区,以满足慢性病时代病人从医院到社区的照料需求,但目前承担社区照料功能最多的往往是缺乏专业技能的病人家属,急需医疗专业人员与基层社区的合作。在这种新型的社区照料模式下,医学人文教育需要让医务人员理解并实践照料的实际行动、情感行动和道德行动三个层面,尤其是一直以来被专业医疗人员忽视的道德行动层面需要得到重视,而对非医务人员也需要实践医学人文教育,社区照料中的家属需要学习照料中的专业技能,同时也应该在医学人文教育中理解照料的互惠性和道德性,并能够感受到照料给彼此带来的收获与回报。

其次,医学人文也是理解作为社会苦痛的疾病的最佳途径。随着当下生物医学模式向"生理-心理-社会"医学模式的转变,把病人作为一个整体的、有感情有血肉的社会人的医学实践初现雏形,医学人文教育也应该紧随这种趋势,以求更好地服务病人,为构建医患和谐社会做出贡献。医学人类学家保罗·法默致力从病人所处社区的政治经济社会结构中分析和理解特定病人的疾病与社会苦痛,促进社区诊疗系统的效率。他强调从社会公平的角度来审视病人在社会(社区)的弱势地位和疾病的关系,重视社会经济因素在病人诊疗和社区护理中的决定性作用,不仅需要对病人的身体疾痛进行诊疗,而且需要分析病人面临的社会政治经济上的"结构性暴力",从而达到全面解决病人的身体和社会苦痛的目标。医学人文的方法能很好地体会和理解病人的社会苦痛,因此在社区领域践行医学人文能帮助医者更好地理解病人在社会经济结构中的弱势地位和社会苦痛,从而获得更好的诊疗效果。

中国台湾是较早注重在医学人文教育中实施"社区参与"的地区。从21世纪初开始，台湾在医学人文课程设计中，尝试打破过度专业的迷思，以前瞻的角度面对生物科技蓬勃发展，在风起云涌的人文教改浪潮中，提倡由医学生发展出"与病人为友"和"社区口述历史"运动。旨在打破专业知识具有普遍意义的迷思，尝试谦虚地倾听病人与社会大众的生命故事，由此建立全新的专业角色和知识坐标，成为目前台湾医学人文教学改革的重要特色之一。以社区参与为目标，结合口述历史的技巧、社区与社群营造的方法和技术，成为医学人文课程重要的规划方向。

四、照料、医学人文与"大健康"观

2015年，"健康中国"上升到国家战略层面。时代发展、社会需求和疾病谱的变化促使"大健康"观的提出，它抛弃过去生物医学模式定义的身体健康概念，将精神、心理、生理、社会、环境、道德等方面因素纳入健康的考虑范围，力求把以"以治病为中心"的健康观念转向"以健康为中心"。而照料在"大健康"观的倡导和支持下，可以为医学人文教育在医疗场域的实践和整个社会的发展贡献巨大力量。

照料作为回应社会苦难的道德体验是当下应对现实生活种种不幸与痛苦的关键概念和具体实践形式，也是对当下以疾病为中心缺乏人文关怀的生物医学模式的有力批判和反思，同时，照料可以从多个维度出发，将个体、社区和医院相整合，在实践中追求当下医学人文以人为中心的"生理-心理-社会"医学模式，这种医学人文模式不仅需要在医务人员中进行医学人文教育，也需要对普通大众进行医学人文教育，只有这样，社区照料才能得到更好的实践，医患关系才能得到进一步的改善。

过去的医学人文教育强调医生等医护人员需要医学人文教育，很少提到病人和普通大众也需要医学人文教育，一个学护理的朋友告诉笔者："从小学到大学，学校都会组织学生参观烈士陵园、名人故居和风景胜地等，却没有学校组织学生参观医院，人们对医院充满了陌生感和恐惧感，无法避免却又故意视而不见。"由此不得不回想起西医才进入中国时，因中国人对其陌生空间的恐惧和神秘揣测而逼迫西医"大树底下动手术"，以获得中国人信任的故事，今天已经没有多少人会怀疑西医的科学性，但对生物医学的迷思依然故我。因此，未来的医学人文教育应该是针对所有人和理解病人作为"社会人"的教育，而在"大健康"观的国家政策背景支持下，医学人文将通过对照料的理解和时间获得更大的发展。

真实世界证据的医学伦理学价值和问题

◎关 健

2015年7月,美国《21世纪治愈法案》通过了真实世界证据(RWE)扩大应用的提案。该法案指示美国食品药品监督管理局(FDA)将"病人经验数据"纳入新药和设备审查的风险收益的确定中,还授权FDA考虑使用临床经验数据作为审查、扩大先前已批准产品说明书的适应证的可行性,扩大了可作为医疗器械上市后安全性证据的类型。这意味着美国政府把RWE作为药品和医疗器械审批决策的补充证据,使RWE得到广泛关注。RWE是指从随机对照试验以外的其他来源获取的关于用药方式、药物潜在获益或者安全性方面的数据。近期基于RWE的研究也明显增多,包括一些不适合进行随机对照研究的特殊人群——老年和儿童人群。2015年9月17日,英国医学科学院与英国制药工业协会合作,举办了有关RWE的研讨会,探讨RWE的可接受性。事实上,真实世界研究并不是一个新的研究概念或方式。医学及相关领域科学的发展,使当前的临床实践中,针对一种疾病往往存在多种治疗方法和药物,因病人的个体差异或病人行使自主选择权会产生真实世界(非干预)自然分组,但完全依赖于这种小样本量临床实践数据的研究结果的偏倚性较大,这是最初建立临床试验的初衷。近年来,临床试验的费用急剧升高,药物研发的失败率极高,进入临床试验期,超过90%的药物因为有效性、毒性或可靠的生产等相关问题未能上市;且中长期临床实践证实,很多基于随机对照等原则精心设计的临床试验和前瞻性临床研究,其结果仍具有偏倚性。而电子病历以及互联网和远程技术的应用和普及,通过数据共享,可以对不同机构、不同区域数据进行整合和挖掘,可以有效克服单机构小样本数据的不足和缺陷。

RWE 可以用于治疗和新药研发的所有阶段,但之前主要用于早期研发决策和上市后的安全监督或有效性的比较研究。RWE 纳入医学研究和药物研发不仅具有节约成本等经济价值,还在一定程度上更加符合伦理学原则,但 RWE 及其数据的来源和特点,也存在一定的隐患和问题。

一、RWE 与临床试验和临床实践

RWE 的伦理学价值和潜在问题是由 RWE 的优势和特点所决定的。RWE 与临床试验、临床实践相比呈现的特点和优势,既来源于临床实践等真实世界的实际情况,又不干扰和改变临床实践,使 RWE 被美国政府纳入了药物或医疗器械审核的支持数据。但是,我们也可以注意到,虽然 RWE 和临床实践数据的来源相似,但 RWE 不等于临床实践本身。2016 年,美国 FDA 等部门针对《21 世纪治愈法案》中的指示和授权,联合制定了"美国企业和 FDA 工作人员指南草案"(为征求意见稿,以下称"美国 RWE 指南草案"),旨在提出不具约束力的建议。其进一步明确和区分了真实世界数据(RWD)和 RWE 两个概念:RWD 是从传统的临床试验之外的来源收集的数据。这些来源可能包括大规模简单试验,或实用的临床试验、前瞻性或回顾性研究、数据库研究、病例报告、行政和医疗索赔,以及电子健康记录,这些作为公共卫生调查或常规的公共卫生监测的一部分,还有登记(如设备、程序或疾病登记)所获得的数据。这些数据通常来自医疗保健中使用的电子系统、医疗设备中的数据和(或)在护理期间跟踪病人的经历,包括在家庭使用的装置。

RWE 是来自 RWD 元素聚集和分析的证据。RWE 来源于 RWD,二者的共同点在于:无论是任何形式和方式,包括医疗记录、数据库、收集或存储、汇总或存储提炼,都不应该影响或改变病人的常规临床医疗,包括治疗方法的选择。但并不是所有的 RWD 都是有价值的数据或有效数据,能成为 RWE,特别是可以作为药物和医疗器械审查的证据。需要说明的是,RWE 能够为临床医疗决策发挥一定的作用,但在药物和医疗器械审核中,只能作为现有临床试验的补充,不能替代临床试验,而且其应用范围是有限的。

二、RWE 的医学伦理学意义

RWE 来自典型临床试验以外的医疗保健信息,包括电子健康档案、医疗保险理赔与账单、药品与疾病的登记单,以及从个人医疗器械与保健活动中收集来的数据等。RWE 的获得不干预临床常规诊疗,能够排除研究目的干扰,减轻对受试者带来的损害，使医学研究中受试者的个体利益与研究目标一致，最大限度地保障受试者权益，这是 RWE 最重要的伦理学价值。

美国 RWE 指南草案不仅对 RWE 和 RWD 进行了阐释，还明确和列举了 RWE 的六大应用方向：扩大适应证，上市后监测研究，作为批准条件的批准后设备监控，对照组，补充资料，以及目标绩效标准和绩效目标。RWE 将在已审批上市药物说明书扩大适应证的审核方面大有作为。临床实践中发现一些上市药物对另一种疾病或症状有很好的治疗效果。依据我国相关法律法规，上市药物用于说明书以外的治疗适应证扩大按照新药审批程序。这些药物的安全性已经过严格的审核，按照新药审批程序是一种变相浪费；如果把 RWE 纳入其补充数据，可以更快让更多的病人受益，符合病人受益伦理原则。

临床工作中，医生发现潜在有效或更好的治疗方法，如果遵循传统的临床试验方案设计，入组对照组的病人，往往只能用安慰剂或现有（包括已确定无效）的治疗方法。明知有更好的治疗方法，还依照随机对照分组原则，对一部分病人仍然实施不好的方案，这在一些严重威胁人类生命的疾病中很难进行，不仅违背医学研究伦理中保护受试者权益的原则，更违背病人最佳受益的临床医学伦理原则。临床医生更愿意遵循病人最佳利益原则，尽可能地为病人实施潜在有效或更好的方案。如前所述，诊疗实践中有部分病人因自身客观原因不能实施潜在有效方案，可以自然形成 RWE 的对照组。经过对大量数据的总结分析，仍然可以得出有价值的研究结果和结论。因此，把 RWE 作为药物和器械研发审核的补充数据，更符合医学研究的生命伦理学原则。

当"真实、有效和广泛"的数据量足够大，基于 RWD 的疾病机制探讨从非干预临床诊疗实践获得的研究结果，与实际数据和结果更接近，其结论对疾病的认识更客观、更科学；以 RWD 研究结果推动的数据为基础的临床诊疗决策支持，对临床诊疗及其预后更具有指导价值。因此，RWE 不仅因减少损害而使受试者层面的个人和群体受益，更将使人类整体作为群体受益，使受试者和人类整体利益统一，更符合生命伦理原则，更符合涉及人体的临床研究和临床诊疗中的医学伦理原则，具有重要的伦理学意义。

三、RWE 纳入我国药物审核的突出价值

RWE 纳入我国的药物和器械审批的伦理价值突出表现在以下两个方面。

1. 院内制剂尽快让更多的病人受益　很多医疗机构有自己的"拿手药"——院内制剂。院内制剂通常已经在该机构的临床上长期应用且效果良好，但因历史的原因没有经过国家药监局的药物申报程序。按照新药审批现行规定，院内制剂

上市申请需要补充细胞、动物水平和临床试验证据。但院内制剂往往价格低廉，一般企业不愿投入，使这些院内制剂不能让更广泛的人群受益。院内制剂已经在人体使用了数年，甚至数十年，安全性和有效性已经临床实践（相当于已经进入市场后临床应用）的 RWE 得以证实，再逆向进行临床应用前的临床试验显然没有必要。另外，《赫尔辛基宣言》要求涉及人体的临床研究，必须有动物实验证据作为前提，目的是为了通过动物实验初步验证药物的有效性和安全性，进而保护参与临床研究的受试者。院内制剂已经进入临床应用阶段，补充细胞和动物水平的数据是没有必要的。RWE 如果能够纳入我国的院内制剂药物审批/药物上市审批程序中，不仅让这些成本低廉的药物造福更多病人，也能够节省时间和费用，降低医疗成本。

2. 促进中医药发展 中医药的辨证和个性化特点，特别是中医辨证诊法，以及药方药剂的配伍等很难用临床试验的通用原则来验证。把中医诊疗方法和药剂配伍等 RWE 作为中医药的研究，特别是药物审查的证据或补充证据，将有效促进我国传统中医药的快速发展。

四、RWE 的隐患和伦理学问题

首先，RWE 的隐患来自其来源的数据本身的限制。因 RWD 来源于非研究过程，属于医生、护理人员，以及录入相关数据的管理人员的常规工作。RWD 录入和收集通常没有规范性数据收集的规范和培训，且来源于不同的机构、区域等，目前缺乏用于研究和数据分析的统一标准和规范，导致多源性数据标准不一等问题。例如，当样本量不足够大时，RWE 个别病例报告中不良事件对利益风险的频率或影响，可能会驱动许多安全决策的产生；漏报和不完全数据的提交导致评估困难；当汇总分析不同类型的数据和采用不均衡的分析方法时可能导致误报或虚假关联性的问题等。这些 RWE 因数据收集等客观原因导致结果虚假的 "RWE"，表面上仅是研究结果的不真实，但作为药物和器械审核的证据，将影响上市药物或器械的所有适应病人，带来的损害是群体危害性。

其次，RWD 收集和应用过程包含所有涉及人体研究的伦理学问题，因不干预临床诊疗等，与传统的临床试验相比，一般情况下会缓解伦理问题，但仍需注意一个重要伦理学隐患，即病人的知情权和隐私权保障。

临床医学研究的知情同意是重要伦理原则之一，也是保障受试者权益的保障路径之一。临床试验根据试验设计方案，通常通过招募入组非常狭窄的选择性病人，知情同意履行相对容易。招募受试者进入临床试验具有比较成熟的管理规定和流程，受试者往往能够履行知情同意程序，目前存在的问题通常是履行知情同意的过程中研究者对研究内容、受试者风险等的陈述是否客观和完整,特别是不利于受试者的内容是否真实告知。

目前,缺乏对在常规诊疗过程中收集获得 RWD 知情同意明确的要求和相关指南,知情同意履行主要依靠研究者的自觉履行,难以保障质量。RWD 来源广泛,大量的信息可以从机构的电子健康和医疗保健记录,或直接从个人医疗器械物联网设备收集获得。来源于临床诊疗实践中的电子病历信息,包括多中心、多机构和多区域数据的实时共享,特别是越来越多的收集途径,如甚至可以从社交媒体和通过移动设备和应用程序收集数据。目前,即使进行安全技术保障和去隐私化信息,仍具有隐私被恢复和泄露的隐患。这些收集数据的门户网站或其他网络平台,很容易导致病人隐私的泄露。

最后,RWE 收集和应用也具有危害病人的生命健康权的潜在隐患。真实世界研究本意是为了以病人为中心,对病人有利。但 RWD 研究,有两种情况将严重损害病人权益,甚至威胁病人的生命健康权。其一,RWE 不能忽视利益冲突问题。药物研发的巨大利润,如果研究者打着真实世界研究的幌子,实质存在主观恶意的虚假"真实世界研究"和虚假关联性,则可能严重损害成为"受试者"的病人的权益。其二,医患关系等因素对 RWE 的影响。研究者在临床实践中,为避免新的诊断治疗方法引起医患纠纷,可能导致防御性医疗行为,因临床医生的主观意志对 RWD 产生偏倚性。

五、RWE 应用和监管建议

大数据时代下,RWE 对于医药创新的潜力是巨大的。要最大限度发挥 RWE 支撑医疗保健创新的潜力,首先需要保证 RWE 的质量,即最大限度地避免 RWD 的偏倚性问题,保护受试者群体和人类整体的利益。美国 RWE 指南草案中对用于药物或医疗器械审核的 RWE 的要求强调要有关联性和可靠性,具体如数据完整性、精确性,并要求进行质量控制和质量提升等。这是对所有科学研究证据的要求。实践中,通过一个或多个专业团队处理特定的 RWD 的数据源可能有多个不同的目的,包括预后评估和跟踪、为质量评价提供数据等。因此,建议 RWE 可以应用回顾性研究,然后在回顾性数据的基础上,尽量开展统一标准和规范管理的前瞻性研究,对回顾性研究结果进行再验证,并尽可能地进行大规模的、代表性全面的真实世界研究。

最大程度发挥 RWE 的价值和作用,还要最大限度地降低风险。与临床试验不同,RWE 一般不涉及新药研发临床试验本身引起的安全性和有效性问题,因此,要保证数据安全和保障病人权益,降低病人因隐私泄露造成损害的风险。真实世界研究过程保障病人享有知情权和选择权，需要在自愿原则和充分告知的前提下履行知情同意。可以参照临床试验，制订知情同意相应的指南和程序。但 RWE 的知情同意侧重有所不同。回顾性研究，可以考虑知情同意豁免；前瞻性真实世界研究的实施及其数据的收集，知情同意的内容和告知重点在于阐述 RWE 的用途，以及针对病人隐私的安全保障和数据安全所应用的技术和管理等。受试者权益保护仍是 RWE 的核心。对于真实世界研究实施时研究者的潜在问题，例如，采用虚假"真实世界研究"，即为研究目标，实施过程中存在主观恶意干预临床诊疗方案，或恶性篡改数据而可能造成病人损害和结论错误的行为等，相关部门应该建立完善惩罚机制，明确惩罚的具体措施。

综上所述，基于 RWE 纳入药物或医疗器械审核支撑数据，无论对个人和群体都具有伦理学的积极意义。但 RWE 并不等同于临床实践，仍然可能受研究者的主观意志的影响，保护受试者权益仍是最终目标。知情同意、保护隐私权等需要完善的管理规则和程序来保障。上级管理部门应该明确惩罚机制和措施，以预防真实世界研究的潜在隐患和问题，使 RWE 在不增加病人风险的情况下，为医学研究和人类健康发挥最大价值。

整合临床营养学

通过营养筛查和营养支持治疗改善临床结局

◎于 康

营养支持的第一步是营养筛查,临床营养支持治疗应以营养筛查为基础和依据,本文将从这一角度谈谈对整合营养学的理解。

从2004年至今,我们都在研究营养风险和营养风险筛查的相关概念。营养支持治疗的目的是要改善病人的临床结局,比如让病人的感染或并发症减少。想要实现这一目的,就必须以营养筛查为基础,通过营养筛查,判断病人是否存在营养风险,即是否存在营养支持治疗的适应证。

我们做的另一项工作是在改善临床结局的同时,让病人更省钱,即改善成本-效果比。有病人说,"如果减少1例感染性并发症要花1000万人民币,我还是得这个并发症吧。虽然生命无价,但我没有1000万,没有办法,只有选择得病"。任何一个改善结局的做法,都要有合理性。成本-效果是获得益处的同时节约成本,而不是单纯为了减少1例并发症而花出天价费用,否则既无意义也不可行。

营养的重要性不用多讲,现在有大量高等级强度的证据显示,合理的营养支持治疗是可以改善临床结局的。最新的一项包含27个随机对照试验(RCT)的荟萃分析和一项包含30个RCT的荟萃分析,均显示营养支持可以降低并发症和死亡率。毫无疑问,大家对此都有共识,问题在于是不是所有病人都适合这个结果。

RCT研究是基于某些特定的人群得出的,把它推广到所有病人,结论就不那么统一了。1991年,《新英格兰医学杂志》发表了一项RCT研究,第一次对营支持的"益处"提出了质疑。他们将 395 例恶性肿瘤病人分为两组：一组给完全肠外营养（TPN），一组给大容量注射液（即没有营养的静脉输液）。凭常识，大家都以为给营养的肯定比不给的好，但试验结果却恰好相反：只有那些在给营养支持之前已有营养不良的病人，通过营养支持，可以改善其结局。这个研究是美国退伍军人事务所的 TPN 研究组做的，他们发现营养使用必须限于某种病人，即限于"有营养不良的病人"。当时没有营养不良之外的其他概念，包括营养风险，因此用营养不良作为营养支持适应证的判定依据。

从 1991 年开始，营养评定从判断病人有无营养不良上升到更高的层次。过去认为给病人营养一定比不给好，后来发现事实并非如此。2003 年有人提出了一个重要概念，叫"营养风险"。营养风险指的是发生营养相关并发症等不良临床结局的风险。

营养风险的评估或营养不良的发现，必须借助筛查工具。难点在于这个工具的确定，不是随便提出一个工具就有效，比如用血浆白蛋白加体重变化可以是一个工具，用进食量减少加某种蛋白质含量也可以组成一个工具，可能的组合太多了，如何判断其正确性呢？筛查必须要有一个作用，就是通过筛查，一定要得到一个预测度，预测经过营养支持后，与营养相关的临床结局是变得更好还是更坏，而且这个预测度必须是真实的。即"通过这个工具筛查结果为阳性的病人，可以通过营养支持治疗改善结局"，如果达到这个标准，这个筛查工具的预测度就是真实的。

为了实现这个目的，必须有两个步骤。第一个步骤是提出营养风险的概念，营养风险要以营养相关的并发症为主体，如果不进行干预，会出现这些并发症的风险性增高。它跟营养不良风险的概念是有区别的。营养不良风险指的是有多大的风险出现营养不良，它和营养风险概念不一样，营养风险和临床结局挂钩，这是一个很重要的区别。

筛查是为了发现营养风险，而不是发现营养不良。在临床上必须沿用如下路径：当一名病人入院时，他应该接受营养筛查。筛查的目的是为了发现其有无营养风险，如果有营养风险，就要进行营养评定，来制订营养支持治疗的计划；如果没有营养风险，1 周后进行再次筛查，因为病人在住院期间，营养状况不是一成不变的，随着住院时间的延长，其营养状况可能变坏。

筛查和评定不能混为一谈，我们一定要清楚它们之间的关系。筛查的目的是为了发现一个人需不需要营养，应该对所有病人做筛查。评定只针对筛查中发现的阳性病人，为制订营养计划或个体化处方才做评定，它的手段更加深入，比如还要做抽血检查和人体成分测定等。筛查相对快速、简单而全面。我经常举一个例子，坐飞机过安检门就是筛查，所有人都得过。过完后，如果身上的钥匙忘拿出来，报警器响，被警察拦下来，再做全身扫描，这就是评定。筛查与评定之间就是这样一种关系。

并不是所有筛查工具都能真实反映结局，有些人认为，用工具总比不用更能筛查出好结果，事实并非如此。如果所用筛查工具本身就是错的，筛查出的结果自然也是错的，就会导致错误的营养干预。所以，首先要评价这个工具本身的预测效度。要看看用这个工具筛查出来的阳性病人，是否可以从接下来的营养支持中获益。如果答案是肯定的，那它筛查出的阳性才是真阳性，否则，就是错误的工具。如果由此导致错误，可能让病人多花钱或多受痛苦。大家都知道 NRS2002 营养风险筛查表，很多人都在做，但在使用中存在很多乱象，不了解该表的适用范围而盲目采用，没有质控措施等，远多于真正理解后正规使用的情况。这个工具筛查出的结果以 3 分为分界点，分数从 0 分到 7 分。以 3 分为分界点的根据是，对所选择的疾病，包括胃肠手术、恶性肿瘤、肝硬化、慢性阻塞性肺疾病、创伤、急性肾衰竭、骨折等，筛查结果≥3 分时，通过营养支持后，病人获益的概率更高。当然也有例外，有的即使达到 7 分，给予营养也不是 100% 的病人都能获益。这就是营养疗效的相对性。

2004 年 12 月 4 日，蒋朱明教授牵头成立了 NUSOC 协作组，叫"营养风险 - 不足 - 支持 - 临床结局 - 成本效果"全国多中心协作组。2004—2006 年，在全国大城市三级医院共计 13 个中心进行了描述性研究，调查中国住院病人营养风险和营养支持情况。在此基础上，延伸到大中城市的中小医院。目前已经完成 32 000 多例，质量的把控相当严格，按照统一原则，统计学专家全程跟踪，反复进行数据核查。从 2009 年到现在扩大到 19 个中心，调查对有营养风险的病人给予营养支持后，病人是否真正获益，主要体现在临床结局的改善，现在已经扩展到了成本效果改善。描述性研究在大城市大中小医院的 6 个临床科室进行，那时做这类研究有一个重大缺陷，研究分组是按科室界定的，而不是按病种。但那时是条件所限，现在已经很规范了。

从某种意义上讲，营养风险评估对早期干预有带动作用。另外，在一些非手术科室，比如消化内科、肾内科、神经科、老年科、肿瘤内科等，营养风险和营养不良的发生率远高于择期手术的科室，甚至高于 ICU 的病人，这一点值得注意。另一个值得注意的是，我们发现即便是在大医院，营养风险的病人真正获得营养支持并真正获益的病人在普通外科只有 54% 左右，消化内科是 49%。有的内科系统包括神经科系统，也就是 10% 左右。

总的来看，只有约 30% 有营养风险的病人得到了合理的营养干预，剩下约 70% 的病人则没有得到支持治疗。原因是多方面的，有医疗报销问题、经济条件问题等，不过关键的还是我们没有建立以营养筛查为基础的诊疗流程，各学科对这个问题还没有形成共识。

在描述性研究基础之上，最近几年我们立足于另外一个关键问题，即不要为了筛查而筛查，要明确筛查以后要做什么，筛查出阳性的病人是否能够通过营养支持改善他们的结局。我们从两个层面评价，一个是看临床结局，一个是看成本效果比。两个结果都不错，但工作难度非常大。

我们对北京协和医院、北京大学第三医院和约翰·霍普金斯医院3家医院的情况进行了研究：病人入院后，进行营养风险筛查，然后自然地出现两个队列，一个有营养风险，一个没有营养风险；两个队列又各自存在两个亚队列，一个没有营养干预，一个给予营养支持。然后比较最后的临床结局。结果如下。

首先，有营养风险的病人，给营养支持后，无论是总并发症和感染性并发症，与未给予营养支持的病人比，均显著下降。非感染性并发症尽管病例数不够，也出现类似结果，这值得重视。我们对有营养风险的病人进一步分层，看哪些病人获益更大。因为营养风险涉及体重变化、进食量变化及疾病状况，是三者共同作用的结果。当分成3个不同亚组时，发现进食量严重减少的病人更容易通过营养干预获得最后临床结局的改善，这一点非常重要。多元回归分析显示，营养支持是一个保护因子，疾病严重程度和营养受损评分是危险因子。其次是成本效果比，我们发现，如果将基线数据标准化，在胃肠功能允许的情况下，采用肠内营养，在病人结局改善的同时，还可节省更多的费用。肠内营养支持的病人结局比肠外、肠内加肠外，以及不给营养支持的病人都要好。

经过上述一系列努力，我国现在已将营养风险筛查纳入全部医保报销的评价依据，这是一个巨大的进步。

最近几年，NSR2002越来越受到重视。我们未来要做三件事：第一，在阜外医院建立全国多中心的共享数据库，只要符合条件就可以申请加入数据库并按规定共享数据；第二，我们要把风险筛查的标准规范化，2013年我们制订了第一个临床营养国家卫生标准《临床营养风险筛查》，我们要按照这个标准操作规范去做筛查，不规范的做法会导致错误的结果，一定要培养规范的操作，这看似简单，做起来其实很不容易；第三，我们希望把营养不良和营养风险的诊断纳入国际疾病分类诊断目录。

综上所述，营养支持的第一步是营养筛查，筛查目前最好的工具是NRS2002表。通过营养筛查，找出应该给予营养支持的病人，通过营养支持，改善临床结局和成本-效果比。

从整合医学角度看加速康复外科的集成创新

◎江志伟

加速康复外科是整合医学的一个"经典之战"。我在别的场合,讲加速康复外科是转化医学的经典之战,是整合创新的经典之战,二者相加其实就是整合医学的真实实践。创新其实有三个层次:第一层次是原始创新,比如屠呦呦教授的研究是从无到有;第二层次是集成创新;第三层次是引进吸收再创新。三种创新形式加在一起就叫整合创新,整合医学是医学领域的整合创新。

乔布斯说,他没有发明什么,只是把最优秀的东西整合到一起,这可不能小看。现在的科技发展,一个重要的创新是整合创新。虽然你未必会发明,但你可以整合,这也是一种创新。加速康复外科就是把现代外科、优良麻醉、优质护理、营养支持、微创,进行高度有机整合,从而为病人提供更高质量的服务,这就是整合医学。集成与整合有相似含义,但前者多指科学,后者可指医学,我们只能说整合医学,但不能说集成医学。

创新要有一个规范,但创新开始时一定是不规范的,因为要打破常规。如何保证规范和创新的平衡?马云说,创新开始一定是不规范的,直到把创新结果加以推广才能实现规范化。如果创新是立足未来,那么规范就是总结过去。但"规范化"不仅是总结过去,也是面向未来。所以,规范和创新是太极的阴阳两面,互相转化。我们要一边总结规范,一边进行创新。

现在外科一直在追求无痛、无应激、无风险、无并病症。其实外科和内科的发展永远在路上,永远达不到完美。在现代外科200年的发展中有三大里程碑:一是随着乙醚、镇痛剂等的发现或发明,创立了现代麻醉学;二是无菌术的开展,包括抗生素的使用,减少了感染;三是输血,血库的发明者获得了诺贝尔医学或生理学奖。

但是现代外科经历了200年的发展，疼痛和感染问题并没有得到彻底解决。感染还是第一死因，出血问题也还没有解决。所以外科的发展永远在路上。200年前，手术是很困难的，要把病人打昏，还要给病人放血。那时评价一个外科医生好不好，不是看淋巴结清理得干不干净，而是看谁做手术快，因为做得快了出血就相对少，感染的概率也相对低一些。以前做外科手术的人有50%的死亡率。现代外科由于解决了麻醉和感染，进入了一个相对安全的阶段。

但是，正如樊代明院士讲的，医疗失误和差错是美国在医院死亡病人的第三大致死因素，第一是心脑血管病，第二是肿瘤，第三是内外科的并发症及用药失误。美国估计每年有25万~40万人死于院内并发症或用药失误，中国估计每年有40万~50万人，数据触目惊心，绝非危言耸听。死亡通知书上不会写病人是死于外科并发症。这提醒我们外科永远在路上，要努力提高医疗护理素养。

20世纪的后50年，围术期处理和加速康复外科、营养支持、器官移植、重症监护、微创技术是现代外科的五大里程碑。营养支持从20世纪60年代末提出到现在不过50年，围术期处理和加速康复外科有20年，器官移植有60年，微创技术的使用不到30年。我们不要认为外科已经完美，其实还很不成熟。

黄志强院士在2002年《中华外科杂志》发表过一篇文章，题为《21世纪外科的主旋律——微创外科与外科微创化》。说起微创外科，大家都知道腹腔镜机器人。外科微创化就是减少创伤应激，减少对微环境的扰乱，讲的就是加速康复外科。加速康复外科旨在减少并发症、减少创伤。所以，21世纪外科的主旋律微创外科就是外科的微创化，就是加速康复外科。传统上，病人术后有的插四五根管子，包括鼻胃管、导尿管、腹腔引流，还要上心电监护等，非常难受。据调查，病人第一痛恨的管子是鼻胃管，第二是导尿管，第三是腹腔引流管，而不是袖带心电监护或静脉输液。这告诉我们，有些医疗护理措施在干扰或阻碍病人的快速康复。

当然还有3天的肠道准备，病人疼痛、恶心，住院时间长。据上海的医院调查，病人术前平均要等待16天，输血要等待4.5天；而欧洲国家平均才3~5天，输血是零等待。差距相当大。

我们重视加速康复外科。目前，胃癌术后14小时，病人可以不放鼻胃管，不放腹腔引流，导尿管已经拿掉，病人已经可以下床。伤口非常小，不等通气就可以喝水。病人住院共4天，术前等了1天，术后3天就出院了。还有全胃切除的病人，8小时恢复通气，10小时进流食，24小时半流食，48小时出院。只进半流质饮食，停止输液，病人能自由行走，无痛，病人不是抬回去的，而是走回去的，这就是加速康复，既安全又快速地康复。我们还用微创机器人，我已经做过1000例胃肠癌机器人手术，机器人微创外科当然有它的好处。达·芬奇手术机器人，3D放大10~15倍，可以做显微缝合，可以做冠状动脉旁路移植，可以做前列腺癌切除后输尿管的重建，看得清、打得准，淋巴结清扫彻底。对胃癌手术病人癌组织清扫更干净，不容易出血，外科手术就更精准，有利于长期生存，这就是微创手术。当然还可以利用它缝合打结的优势，它可以在基线上做缝合，常规腹腔镜下做全胃缝合，很难做到重建，但机器人有其优势。用机器人做缝合，不需要吻合器，也不一定会增加费用。做全胃切除、食管空肠吻合、空肠与空肠吻合都不需要吻合器。胃癌、肠癌做机器人手术目前已有六七万例，不一定都增加费用。还甚至可以不用腹腔引流，提高外科手术的质量，控制手术并发症风险，因此加速康复外科越来越受到关注。通俗地讲，病人出院时应该没有并发症，有并发症就不能算安全的快速康复。

我们2016年在《中华医学杂志（英文版）》发表了10年胃癌加速康复外科的结果，10年前，平均住院是12天，加速康复外科开始以来，缩短了7天，腹腔镜机器人缩短了6天。2007年，黎介寿院士在《中华医学杂志》上首先把加速康复外科这一概念介绍给了中国同行，在Google搜索已经被引用684次。据中国科学技术信息研究所统计，5年内有15万外籍学生发表了24万篇文章，我们这篇文章被15万名外科医生的引用率为第一名，在已发表的24万篇文章中引用率也是第一名，被引用的就是加速康复外科。

加速康复外科理念是超越日间手术的。加速康复外科针对的是三四级重大手术。既是一个理念，也是一个重要的实操技术的改进。手术前不用肠道准备，术前2小时可以自由进水，6小时可以自由进食。术前不但要喝水，还要喝糖水。比如，明早8点胃癌或肠癌手术，今晚8点口服1000ml 10%的葡萄糖，明早6点口服500ml 10%的葡萄糖。在没动手术前，补充150g糖、1500ml水。让病人不在饥渴情况下去手术，提高了抗打击能力，减少了胰岛素抵抗，减少了高血糖发生，减少了肠麻痹出现，缩短了住院时间。几十块钱的事，原来为什么不做？主要是怕反流误吸。事实上，只要没有胃疼或梗阻，喝水、喝茶后0.5小时排空50%，1小时排空90%，术前2小时喝水绝对是安全的。

15年前，美国、日本、新西兰、澳大利亚、欧洲的麻醉学指南都改了，中国的麻醉学指南也修改了，非常强调术前喝糖水。喝糖水是营养学的要求，喝了糖水后，胰岛素会提前释放。

从整合医学角度看特医膳食

◎王 枫

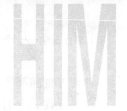

  有关特医膳食，能查到的国外文献很少，只有100多篇，而且在这100多篇里面，大多数与我们的主题无关。国内文献就更少了，大概几十篇，且大部分是政策类综述，可用的东西非常少。我想从自己的角度谈谈对这个问题的看法。

  在我国，整合医学的概念是由樊代明院士提出来的。西方的整合医学是把有些传统医学的内容与现在的主流医学知识进行整合，西方最早提整合医学的几个人都是印度裔的美国人。印度有印度医学，是否要把印度医学和西方医学整合到一起呢？樊院士讲的整体整合医学，有把中医和西医相整合的意思，但又远不止于此。比如其中包含多学科协作。有些医院大查房时遇到病情很复杂的病人，我们就把各科主任都请来，集思广益，共同解决难题。我觉得应该从这一方面去考虑，虽然这种理解未必全面。

  都说整合难，谁都想做主导，那谁来做具体工作？整合医学本意不是谁整合谁的问题，不是谁的理由充分就听谁的。做营养的人，不要觉得营养是万能的，什么问题都能解决。比如，美国有一个用营养治疗疝气的案例，有人研究出了一种特殊食品用于治疗疝气，我很怀疑其有效性。作为营养学人，要把自己的位置摆正，不要认为自己能解决所有问题，这肯定是不可能的。还要把病人的利益放在首位，一切为了病人。现在很多人是经济效益至上，比如特殊医学配方食品的概念刚一提出，一些做营养的人就觉得营养的春天来了。营养食品的应用需要一些标准来规范。

  营养食品标准的制订是针对病人，而不是普通人。普通食品不能满足病人的营养需求，必须以医学和营养学为基础，并有科学依据。一说有科学依据，我就特别担心营养食品做到最后会像现在的保健食品一样。因为我曾经做过中国保健食品的评审专家，保健食品现在有几万个批号，到底有几个能真正起到作用？每种营养食品都要有科学依据,依据的科学性该怎么评判?

现在无论国内还是国外,都认为特殊医学食品的作用和效果是缩短治疗周期、降低医疗费用。国外对降低医疗费用之所以这么积极,是因为国外的医疗费用是用保险支付的。在中国我们也看到一些问题,比如很多药店里卖药品以外的其他商品,可能是政府为了降低医疗费用的动力不足而许可的。特殊医学食品还有一个作用是增加医疗效果、促进康复,这是国外总结出来的。

我国制定特殊医学用途食品的国家标准有其背景,即肠内营养制剂很多。以前肠内营养制剂是当药品来管理的,美国也曾经将医学食品当作药品来管理,后来觉得当药品管理没有意义,所以现在按食品管理。

有人提出现在医院里用的食品中外国品牌太多,中国品牌太少。对一个医生来说,需要关注这种食品对病人的结局是否有积极影响,而不应过分关注是哪一个国家的品牌。

整合医学对特殊医学用途食品有什么启示?第一,特殊医学用途食品并不是一个新事物,相关产品在营养科用得很多,只是国家规定了一定的管理标准或规定而已。第二,已经报道,我国做的药品临床试验中有80%结果不可信。这些临床试验的结果会不会误导医生?作为医生,你觉得某个食品很好,推荐给病人,万一后面出现问题,损坏的是医生和医院的声誉,不是生产厂家。

医生和营养师只是给病人推荐食品,最主要的是要教育病人和医生,要让每一个相关医生都认识到营养的重要性。营养品不是药品,营养师不能代替医生。有一本书叫《别让不懂营养学的医生害了你》,我们学营养的人,不应该去吹捧这样的书。医生和我们是兄弟关系,而不是对立关系。

食品、功能食品、特殊功能食品、药品之间的区别是什么?国外学者总结的是,它们含有的成分不同,但没有多少明确的证据。比如国外文献说特殊医学食品治疗慢性疼痛效果很好,还有一个综述说用特殊医用食品治疗老年痴呆很有效果。国外的人到底是把它当成食品还是药品?国外特殊医用食品特别针对的是营养不良问题。这里的营养不良,主要是由疾病和医疗措施引起的营养不良,而不是摄入食物不足引起的营养不良,是社会问题,不是我们负责的范畴。这个产品不是用来解决食物短缺和不良饮食习惯引起的问题的。

我们的营养一定要以病人为核心,所有的政策都要以病人为出发点,整合医学的核心是病人。依照营养的科学原理让病人吃东西,但不能因此而降低病人的生活质量。比如糖尿病食品,让病人每天只能喝面糊,喝一两个月可以,有没有必要喝一年,能坚持多久?这是一定要考虑的问题。病情严重时不得不这么做,如果病情稳定,该不该这么做就有待商榷了。

还有一个特别令人担心的问题——全营养配方食品泛滥。保健食品是一个很典型的例子。我国现在降血糖或提高免疫力的保健食品很多,将来会不会出现一种治疗慢性阻塞性肺疾病的食品来?以我国的保健食品现状来看完全有可能。比如降血糖，现在很多食品都被说成能降血糖，好像没有不能降血糖的东西。

国外有一个人用番茄红素做成食品，用来干预肝炎。其实对治疗没有效果，但一些病人在吃了这种食品后却有反应，因其可以改善类胡萝卜素的含量。很多保健食品里加入了皂苷，可以降血糖，还可以增加记忆力，会不会因此出现这些营养素食品泛滥的问题？我特别担心。医生不要在这个问题上被某些商人利用了，因为他们的运作能力真的很强。

营养和临床要高度整合，营养不良现在说得很多，空间很大，但我们只做擅长的工作就可以了，不可僭越。当然临床医生也不要贸然做我们的事情。

社群健康管理的整合医学思考

◎王兴国

在2015年1月之前，我的体重比现在重9.5kg。那一年我们组织了一个群，在群里"晒"自己的运动量，那个群是我带头成立的。我用了100天的时间，每天减重100g，匀速下降，减下来之后一直维持到现在。我的身份也随之发生了很多变化，我早期做科普，写过很多科普书，但只是一个营养的宣讲者。最近几年，逐渐过渡到实践中来，简单说，就是把一些营养管理的知识用到群里，实体化呈现给大家。

现在最流行的是"标签青年"，我现在也拼命往自己身上贴标签，除了科普、"大V"，现在也开始做平台管理、社群运营。大家都有很多微信群，微信群可以通过一定的运作方式衍生出社群，现在社群经济非常火，我也借用了社群经济这个概念，整合医学和社群经济其实有很多相似之处。我们有很多整合营养的实践，也非常巧妙地利用了社会心理互助。社群有以下几个特点。首先，社群有分工和协作，有管理和运营，不是只发一些信息的群。如果是社群，一定有分工和运营，有投入和产出，有会员和客户，有服务的提供者和消费者。这样社群就运作起来了。其次，在营养管理方面，社群起到的作用是提高自我效能。我研究营养20多年。在2015年以前，我没有在公众群里"晒"过东西，2015年开始因为有了这个群，我提高了自我效能。在营养宣教过程中和给病人做指导时，都面临相同的问题：道理谁都懂，但没几个人能做到；大家听得很开心，但没有什么效果，病人并不按照你说的去做。为什么？根本原因是自我效能差，没有价值感，非常被动。通过社群的管理和运营，能提高参与者的自我效能。

以下三点经验比较宝贵：第一，通过几个微信群，整合成营养实践；第二，利用社会心理互助基本原理；第三，落实社群运营管理的手段，最重要的是要提高自我效能。

第一个做法就是"晒",有人"晒"食物,有人"晒"运动,有人"晒"场景,有人"晒"检测报告,也有人"晒"工具(用一种检测唾液亚硝酸盐的试纸检测吃的蔬菜够不够)。一天上午,有4个人做了检测,早上我特地吃了很多蔬菜,结果发现我的亚硝酸盐浓度确实是测试者中最高的,通过这些方法,可以对大家起到带动作用。

此外,组织一些主题活动,比如"坚持运动100天"。我的减肥也是为了响应这个活动,带动大家坚持了100天。组建跑团,一部分成员后来还参加了马拉松比赛。组织团队体检活动,组织者与体检机构合作,以很优惠的价格组织大家去体检。参观企业,用企业的产品开展有趣的活动。我在微博上发起了一场"无厨艺吃菜"直播,就是生吃蔬菜,有8万人参加了直播。我们还组织了轻断食活动,即一周5天正常吃饭,有2天女生只摄入500cal(1cal = 4.184J)能量,男生摄入600cal能量。体验2周,我觉得不适合我,但很多人做得非常好,减重效果很明显。"5+2"轻断食写进了我们的减重共识里。我们在一个260人的社群里举办专门课程,在微信群里讲膳食疗法,讲了10天,群成员积极性很高。

我们还建了一些减肥的群,在线下讲授高血压饮食课程,为高血压病人制作了一些食谱,我们做好食物让他们吃1天,之后让他们按照食谱自己做,按照高血压防治计划(DASH)饮食要求,每天需摄入1kg蔬菜。这个量听起来好像很大,怎样才能完成呢?我们设计了榨蔬菜汁等方案。我们也会做一些营养指南,对病人进行教育,还会在现场用食材按食谱做出来让大家看。免费的课做给大家看,收费的课做给大家吃。希望通过这样的专门课程,让病人真正看到或吃到,再把自己的感受分享给其他病人。通过课程和现场示范,提高执行力。除了正式课程,我们还请了一些相关领域的专家做指导,比如康复科、骨科及妇产科的一些专家。群里也有很多学生、同行、专家,成员们会在群里转发学习资料,供病人或对这个疾病感兴趣的营养师学习。另外,专家们会在群里提供一些就医指导,为咨询者答疑。还有很重要的一点是现身说法,比讲别的案例更有感染力,比如我讲述自己减重的过程,影响了很多人。还鼓励一些体验试餐的用户分享他们的收获。

这些课程和活动的核心目的是提高自我效能,通俗讲就是自信。自我效能就是觉得自己能做到,从认知上改变,这一点非常重要。否则就只是接受知识,不产生效能,那知识永远无法转化成行动。自我效能会影响到毅力,比如戒烟,首先做出选择,戒还是不戒。如果根本戒不了,病人就会放弃。自我效能会影响努力程度,不管是健康管理,还是营养计划的落实,病人都需要坚持和付出。如果不提高自我效能,病人遇到困难可能会退却。自我效能还会影响到情绪、信心和信念。每个人都有感受,比如我减了9.5kg,我把自己的经验分享给大家,大家印象会很深,反过来也增进了我的自信。

提高自我效能,落实营养管理,有四条经验。第一,要让病人逐渐体验到成功,不要一步到位。有很多高血压饮食都是制订成套方案、完整方案,其实效果很差,听的人会觉得执行起来非常困难。最好把方案分解开来,每次只说一步,比如DASH饮食,让病人吃蔬菜,大部分人都能做到,然后再进行下一步。分解成一步一步比整套方案更容易实施。第二,要有榜样力量,就是替代性经验。专家来说不如病人现身说法。病人在病房里互相交流比专家讲课更有效果,同病房的人说某种食品效果好,其他病人更容易受影响,因为同类中的榜样与自己更贴近。第三,要充分发挥医生的作用,医生通过讲解、说服、灌输科普营养知识。做营养宣教和管理是我们的强项,但这并不是最有效的方式,医生对病人的影响力显然更大。第四,要改善情绪和心理状态,让病人有积极性,调动他们的效能感,愿意去执行营养方案,而且把执行方案的过程变成社交活动。让病人、医生、管理者开展各种社交活动,而不是自己回家做DASH饮食,那很枯燥乏味,难以坚持。

最后总结如下,一个立足微信群的整合营养管理实践,成功之处在于:①路线清晰,从营养科普开始,这个我比较擅长。但我不满足于此,我希望通过营养科普带动实践,全面整合;②要提高服务能力,服务能力不单是讲解能力,还要根据每个人的情况有的放矢,我们现在只有不到1000人,但希望几年后,可以变成几千人,社群发展要可持续;③提高社群的自我效能感,让病人和病人之间交流,病人和医生交流,这种带动作用非常重要。

整合创新促进营养健康产业发展

◎张片红

整合医学告诉我们要多学科合作、多专业合作。从营养学角度讲，营养学要和产业更好地整合。

临床营养学包括评价和干预，评价包括评定和筛查，筛查是评价的基础工作，也包括在评价中。我们有非常完备的营养干预五阶梯疗法，这本身体现的就是整合营养学思想，但在医院里开展起来不是一件容易的事。

我从医院的几次国际医疗卫生机构认证联合委员会（JCI）评审中受到了启发，浙江有一个非常好的JCI评审环境。所有大医院都要进行JCI评审，参与评审的公立医院以浙江最多，至少20家，给我们营养学引入了非常好的整合理念，我套用这个理念把工作整合了起来。

医院的管理首先是把制度固定下来。假如医院营养病历写完后只是放在抽屉里，还不如不写。所有东西都要记录下来，作为病历的一部分，进行JCI评审时，所有营养文书都要收在评审资料里。做好营养工作，要有这项制度。JCI评审，不仅需要住院病人的资料，也需要门诊病人的资料，这样医护人员的工作量就大大增加了。于是院长决定由护士测量身高、体重，由医生开展营养风险筛查，资料放入大病历里。病历中假如没有营养风险筛查信息，这个病历就算不合格。

之前曾有教授说，到2020年，进行营养风险筛查的病人要达到70%，营养不良的干预率要达到50%，我们现在已经达到100%。定期检查发现，我们的筛查和医生筛查在开始时有很大不同，为了提高医生的筛查水平，我们每年都对医生进行培训。并且在工作中有营养师介入指导他们更准确地进行营养筛查，对筛查结果≥3分的病人，营养师要介入。为做好这项工作，院长让我招9个人，结果只招到3个人，专门研究营养的人太少了，我招了3个临床医生，但现在只剩下1个内科临床博士。因此，整合医学理念在营养学上的应用，需要有制度来维持，不然无法保证营养科工作的稳定性。

学者说营养风险大≥3分的需要营养师介入，实际上还不够。糖尿病、慢性肾病、消化性疾病、肿瘤化疗，所有这些病人都有专病营养评估的单子。营养师去每个专科看，根据自己的专长，与临床医生一起开展工作。有一些临床科室主任不太信任营养师，觉得我们内功不足。正因为如此，我要求营养师先在临床中实践两年，上午要安排足够时间参与某个小组的临床查房，查VIP病房时我也会跟着，认真去了解医生的诊疗过程。我认为，整合就是要对各科专家及其常规诊疗流程都非常熟悉。营养师要知道医生用什么药，手术具体怎么操作，如果不知道，就无法与医生交流。

关于营养和产业的整合。卫生健康的方针应该是人民共建共享，在《"健康中国2030"规划纲要》（后文简称《纲要》）中，国家把健康定义为优先发展的产业，要普及健康的生活方式，这是营养工作的基础，营养领域一定有大量的工作可以做。优化健康服务，比如赵长海主任在做的"朗复医食医养"项目，我觉得是营养服务的一个典范。我打算在浙江建一个营养医院或者面向社会的营养服务中心，可能营养服务中心更可行。

营养是健康的重要保障，我们吃的食物，营养物质是否全面、足量关乎健康。发展健康产业是《纲要》中明确提出的，营养是环境的一部分，关于健康环境，我们有无可能构建更营养的环境？浙江有非常好的整体社会环境，省政府提出要将营养产业打造成万亿级的产业，如对不升血糖、口感还好的食品等进行产业化。假如普通大米5块钱一斤（500g），我这个特制米卖50块一斤，你买不买？我相信如果经济宽裕你一定会买。我曾为一个主任做了100例的临床试验，试验结果登在最近的《营养学报》上。在受试者中，其血糖指数非常低，产品口感很好，这类产品变成营养加工产品后附加值会很高。所以我想，做整合营养学，一定不能仅仅局限于医用食品。

预防是全人群的，每一人群都是我们营养的关注人群。但重点是儿童、妇女、老人、残疾人、流动人群、低收入人群，低收入人群的营养问题更严重，政府应予以重视，加大投入。

我们不要忘记怎样真正推动健康营养产业的发展。2016年6月，我们在全国卫生产业企业管理协会上成立了一个医学产业分会，这个分会的主要任务是围绕怎么壮大和发展营养产业来做一些事情。当时的定位宗旨是要搭建一个"产学研用"的整合医学平台。

我认为整合营养学应该用需求倒逼产品，知道需要什么样的产品再去研发，当然这些产品要有学术和科研基础，才能真正推动我们这个产业。产业需要有产品作为基础。整合营养学要发展好，如果没有企业家参与其中，就成了"无米之炊"。

营养科在医院永远成不了核心科室，但把营养做好的确是造福病患的。我们一定要以人为本，以病人为中心。我们要开展学术活动，但更需要这个平台。

整合营养学有很多事情可以做，合作共赢非常重要，我们的发展要规范、要专业。所以在整合营养分会成立时，我们邀请到了搞基础研究、健康研究的专家，以及疾控中心营养所的专家，还有企业家、基础医学专家、临床医学专家等。有专业性才能推动规范，有规范才能壮大发展。

浙江的营养应用比较有特点，我们有一个浙江临床营养应用中心，相当于外地的质控中心，我们主动与省市医保中心多次对接。这会在整体上降低医疗费用。媒体也一样，我们有一个浙江营养传播媒体群，群里都是各种媒体人，媒体对产品的介绍也要准确。同样，企业也需要专家去引领。他们也希望真正用整合营养学的理念开发新产品，真正保障消费者的利益。

从政府层面，比如我们的产业分会，也可以给政府提供一些建议，促使管理办法更加完善。近期亚麻籽比较热，亚麻籽作为食物已经几千年了，由其加工而成的食品也不少，却没有相关的规范。针对类似的情况，政府应该出台一些正确引导医学营养产业的规范。能不能坚守我们的底线，坚持科学的态度和实事求是，关键在于我们自身。

营养师是以食品为工作对象的学者，注册营养师最近正在报名，有很多临床医生报名，我认为不合适。营养师既然要与国际接轨，我们自己就要不断提高，营养师不看国外文献，也不学共识指南，只能应付营养的基本问题是不行的，消费者需要我们更多的引导。

最近《焦点访谈》栏目报道有好多老年人误入传销组织，这给我们整合营养学或营养工作者很大启示，老年人可支配收入较多，指导他们正确地选择合适的营养产品是我们义不容辞的责任。

我们的协会应该多制订一些规范和指南，也应该褒奖那些诚信企业。全社会要重视营养，到现在还没有对营养问题进行立法，对此，我们最近在做三项工作。第一，特医食品在临床应用的规范，省卫生计生委在制定医院特医食品应用规范，包括收费规范。现在很多特医食品都放在门诊药房或门诊的食品店里，一定要规范。第二，门诊体重管理流程的专家共识。不同体重的病人来到医院，特别是在门诊，需要有统一的流程，不能张三这样看病人，李四那样看病人，对整合营养学在门诊的发展不利。第三，医生接受营养实践的培训，只有把医生培训好了，营养产业才能进一步健康发展。

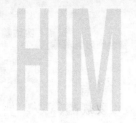

医食医养:"朗复中国"与整合营养学

◎赵长海

我多年来一直在思考"整合医学朗复中国"项目的战略和实施,朗复取"健朗康复"之意。樊代明院士为我们亲笔题写了"医食医养,朗复中国"的题词。

我们为什么要以整合医学理论做营养学发展的指导?樊院士提出的整合医学是一套完整的理论体系,我觉得能代表当今的医学思想,有哲学高度,逐渐被中国同仁认可。之前,我总会告诫病人整天吃海参是没用的,现在我不这样了,是因为我接受了这样的观点:医学不仅是科学,还是医学人类学、心理学,关注的是每个完整的人,它是心灵的地图。希望我们的国民营养计划——医食医养,能够为大众造福。无论治疗与保健,营养都是基础。徐汉民教授说要还营养为一线治疗,让民众向一流朗复。曾强教授说整合医学助力健康,"朗复"项目造福人民,他们都对"朗复"寄予了殷切希望。"朗复中国"项目就是在樊院士整合医学思想指导下,为病人康复提供社会公益服务。

现在有很多专家一谈到钱就不好意思,公益不是慈善。"朗复"项目由中国医师协会整合医学分会发起,我们整合营养学专业委员会落实,致力于解决病人住院期间到住院后康复的医学营养管理,以医食医养为基础,做好病人的全方位服务。解决任何一个小需求都要有非常大的产业,就像现在的单车。老百姓对营养的需求非常大,因此,整合营养学要解决问题更需要超级大产业;但是,老百姓缺乏正确的知识和行为。

我们要依靠整合医学的思想,要贯彻多学科合作,换句话说,不能讲哪一个学科更重要。整合营养学是一个系统工程,没有哪一科更重要,每一科都重要,每一个环节都很重要,只重视某一个科或某一个环节,只能叫营养而不叫整合营养学。

能不能从院内到院外进行全程管理，院内到院外是病人最焦虑的时期，这时病人最听营养师的讲解，当然也最愿意掏钱，但效果怎么样关键得看结局。以结局为导向最正确，不管中医还是西医，以结局为导向进行评判是最科学的。

我们"医师、护师、营养师"三师合一，这个三师合一，有没有一个公共平台来保障，能不能把这个平台建成"医疗+互联网"，而不是"互联网+医疗"。在"互联网+"时代，医学领域只有两个学科能做得非常好，一是营养，二是心理学，完全不需要病人在面前也可以做到、做好。

可能引起腹痛的疾病各科加起来有600多种，仅某个科不敢随便判断，临床上一定要见到病人。但我们做营养的不一定要直接见人，能不能将医院、社区、家庭整合成一体化？能不能让病人感受到医食医养服务就在身边？能不能发挥中国首家医食养连锁医疗体的价值？

我一直不避讳谈医护人员的劳动价值，我认为在课堂上老师和学生都是中心，我特别反感只以病人为中心。在这个提法之前，因为病人是弱势群体，医护保障非常强大。现在医疗行为的主体是医护人员和病人双方，应该叫"命运共同体"，也是利益共同体，为什么只强调一方？真正的服务要体现医护人员的劳动价值，才能从根本上解决看病难，看病贵。

"朗复"项目有3个特点。第一，唯一性。只有营养师可以串联每一个临床学科。第二，基础性。只有营养师是一切治疗的基础。新陈代谢是新的产生，旧的带走。人活着就得吃饭，即使是临终关怀，唯一能使病人支撑到底的是营养。第三，前瞻性。医食医养在做增量，医院护理和临床医生，多掌握一门技术都是在做增量，只有增量是不可抵挡的。摩拜单车用3年可以创造150亿价值，没有抢任何人的"蛋糕"，随时停、随时走，是真正的互联网思维。

搞整合营养学时有3种现象必须要克服：①体制内的医护人员没有经营自己品牌的意识；②不知道扩展自己职业空间的方式、方法和途径；③按照国家规定，只要有护士、临床医师、临床药师等资格证书，就可以从事整合营养学工作，但有几个人敢干？做事有3个层次，先知先觉、后知后觉、不知不觉，我们是要做事还是做大事，这是完全不同的。5年前我谈这个，很多人鄙视我，5年后他们却在做同样的事。

做整合营养学要聚力，整合不同学科，聚力在某种疾病上，做到"四全"。第一，全人。多学科联合门诊，有效应吗？没有，因为在医院体制内，这种做法没有把病人当作一个整体来看待。第二，全家。家庭在病人的康复中起决定性作用。第三，全队。就是医师、护士、营养师全队。第四，全程。全程提供服务。

做整合营养学要常态化，不形成常态就无法持久，没有规模就不会有效应，没有效应病人就不会受益。我们把整合营养学先定在3个科/疾病，即加速康复外科、肿瘤和便秘。便秘人群太大了，65岁以上者功能性便秘者的比例达80%。加速康复外科，每天至少5000台手术，病人最重要的营养是在院外，"三分治七分养",他们买不到正确的食品就会去买别的保健品。

现在有个投资人在做肿瘤健康教育,他发现肿瘤病人看病时问医生的都是简单重复的问题,于是他想到做各种健康指导。他利用网络让病人学习,比如肿瘤营养、肿瘤呼吸疗法,请肿瘤界、营养界的专家、名家当主编,每个频道19元订阅1年,达到了百万级的订阅量。这个专家团队就很有价值,换句话说写一篇文章可能价值10万,这就是"互联网+"的魅力。

樊院士有3句话,叫"贵在整合,难在整合,赢在整合"。我们启动"朗复"整合营养学中国项目,为什么也叫赢在整合?第一,在医院。可以引进整合营养法,医院不做也没关系,按医药专家开出的营养处方,在哪里买都一样。到医院买往往要很长时间。现在网上订购很方便,只需一个二维码就可以完成购买,免费送货到家。第二,在科室。我们可以参加一些项目合作,比如说加速康复外科临床研究。第三,在社区。可以成立医生工作室,可进行全国加盟或联网。

把营养门诊和特医食品专区整合在一起,形成一个营养坊,将来争取在各地连锁。现在有公司找我做城市医食医养膳食中心,实际上,糖尿病病人无论是在医院还是在家,只要有营养师指导,就可以批量开展整合营养工作。

在我看来,营养科有5个人就够了。第一,全科开放;第二,全部医生开放;第三,开放门诊;第四,开发出院后的特医食品;第五,开发社区;第六,我们开发试点。特医食品要做就要做成亿级的产业。

病人的整个康复过程,最大的营养需求不在院内,而在院外。院内最主要的工作是教育和引导,"朗复"中国不只在科室里,也不是在社区做一个讲座就结束了,我们要做的是大事业。

整合皮肤病学

以整合医学为导向的医学真菌学研究

◎廖万清

真菌是自然界中非常重要的一类真核生物种群,其细胞壁主要成分为甲壳素和β-葡聚糖,无质体,是典型的异养生物,可腐生、寄生、共生和超寄生生活。自然界的真菌大约有200万种,其中绝大多数真菌对人类有益,只有少数有害,目前可引起人类、动物疾病的致病真菌约560种。医学真菌病根据真菌侵犯人体的部位,可以分为浅部真菌病与深部真菌病。浅表真菌病主要累及皮肤、毛发、甲等浅表部位,全球范围内的患病率20%~25%,其发病率高、传染快,对人体健康与生活质量影响很大。深部真菌病是侵犯皮下组织、黏膜及内脏的侵袭性真菌感染,近年来其发病率及死亡率在全球呈显著上升趋势。中国医院感染监测网数据显示侵袭性真菌病现已位居我国院内感染第2位(约占24.1%);美国49所医院连续7年的监测资料表明,白色念珠菌败血症在医院感染性败血症中居第4位,病死率则居首位。

当前,医学真菌学研究面临三大挑战:第一,新病原体不断涌现,其流行规律尚不明确,致病机制复杂,给真菌病的防控带来巨大挑战;第二,在临床诊治方面,真菌病早期诊断率相对较低,确诊手段较少,死亡率持续升高;第三,真菌耐药现象日趋严重,临床可选抗真菌药物有限,亟需探索建立新的治疗干预策略。

自20世纪以来,现代生物医学模式经历了前所未有的飞速发展。1968年,国际系统理论与生物学会议上首次提出采用系统论方法来研究生物学，谓之"系统生物学"。1977 年，美国罗彻斯特大学恩格尔教授批判现代生物医学模式的局限性，提出"生物-心理-社会"医学模式，要求医学将人视为一个整体，综合考虑生物、心理及社会因素的综合作用。1992 年，英国科克伦教授提出"循证医学"模式，其核心思想在于医学决策应以现有最好的临床研究依据为基础，同时重视结合个人临床经验。2003 年，美国国立卫生研究院提出将基础研究成果转化为可真正为病人提供治疗手段的"转化医学"模式。我国樊代明院士深刻洞悉现代医学过度细化碎片化的局限性，2010 年首次提出"整合医学"概念，2012 年正式形成"整合医学"模式，即将各领域最先进的知识理论和临床各专科最有效的实践经验加以整合，并根据社会、环境、心理的现实进行调整，成为更加符合人体健康和疾病治疗的医学体系。整合医学强调主流医学的系统内整合、传统医学与西方医学的系统间整合，以及跨学科、跨领域整合，为现代生物医学指明了新的发展方向。

近年来，我们研究团队在"整合医学"理念的引领下，在医学真菌病的基础上与临床研究方面开展了一系列有益的探索。

一、"整合"理念下的病原学研究

1. "亚临床免疫缺陷"——1 例骨隐球菌病的研究启示 新生隐球菌是临床最常见的侵袭性真菌病原体之一，主要感染艾滋病、器官移植、自身免疫病等免疫抑制人群，国外学者常将其视为"机会性感染"，然而我国隐球菌病多发生于无基础疾病的人群，其原因不甚明确。

2015 年，我院收治了 1 例少见的孤立性骨隐球菌病病例。病人为女性，46 岁，2 个月前无明显诱因出现左髋疼痛，逐渐加重，卧位翻身疼痛加剧，无发热、盗汗等症状，外院保守治疗无好转。PET-CT 提示双侧髂骨病变（左侧为著），考虑恶性肿瘤，遂以"髂骨占位"入我院住院治疗。既往史无特殊，否认结核、肝炎等传染病史，否认外伤手术史，否认疫区接触史，否认家族遗传病史。专科体检可见下肢跛行，左髋部略肿胀，触痛明显，余未见异常。在"整合医学"理念的指导下，我们积极开展骨科、病理科、影像科等多学科合作，整合真菌病原学、免疫学及分子生物学诊断技术，对病人进行了精准的分析。病人入院后行左髂骨占位活检术，见土黄色血性黏液，针筒抽取送病理检查及病原菌培养。病理检查提示酵母菌感染，镜下可见孢子，墨汁染色"+"；培养结果提示隐球菌感染。其他化验结果：血乳胶凝集试验 $>1:5120$；免疫细胞检验，血 $CD4^+T$ 细胞比例偏低，CD4/CD8（0.67）。病灶取出物经真菌培养、基因内转录间隔区（ITS）测序及指纹图谱分析鉴定为 VNI 型新生隐球菌，病人最终确诊为"骨隐球菌病"。

隐球菌病的发生与进展主要取决于真菌病原体与宿主免疫力之间的相互作用。从该病人分离的隐球菌临床株经实验研究发现，其在巨噬细胞内的生存率及小鼠感染毒力均显著低于标准株 H99 和环境分离株，其毒力减低可能归因于毒力因子黑色素表达水平的下降。我们进一步检测了病人血清的细胞因子水平，发现其细胞免疫相关细胞因子 IFN-γ 和 IL-12 水平显著低于健康志愿者，其血清白细胞中多种免疫通路相关基因表达显著异常。因此，我们推测此例隐球菌感染的发生可能与病人细胞免疫亚临床缺陷有关。是否无基础疾病的隐球菌病病人都存在类似的免疫学异常，尚有待于进一步研究。然而，从病原与宿主相互作用的角度进行整合研究，有利于我们全面挖掘真菌病的潜在致病机制。

2. 新型病原体的发现——国际首例胶囊青霉感染引起的肺青霉球病 随着全球环境气候的改变和人类免疫抑制人群的增多，新的真菌病原体不断涌现。然而，临床工作中很多侵袭性真菌感染的误诊率与漏诊率非常高。有学者通过尸检研究发现侵袭性真菌病病人生前确诊率仅为 17.3%。2011 年，我们团队会诊了 1 例罕见的真菌感染病例。病人为女性，56 岁，园艺工作者，因发热、咳痰、乏力 2 月余来我院就诊。既往 2 型糖尿病病史 5 年，否认肺结核、慢性阻塞性肺疾病及其他免疫抑制性疾病病史。实验室检查示 HIV（-），G 试验阳性（459.3ng/L）。胸片示左肺上叶单发空腔性病灶，CT 检查可见圆形空洞，空洞内可见不透明的球形病灶。组织活检后病理学检查可见分隔菌丝，故初步诊断为曲霉菌感染引起的"曲霉球"。结合真菌学培养，镜下形态观察以及分子生物学检测（PCR 扩增 ITS 区测序），最终证实为胶囊青霉感染引起的肺青霉球病。该菌株被国际著名真菌保藏机构（CBS）命名为"liaowq2011"，可向全球真菌研究者有偿供应。病人经手术切除联合氟康唑药物治疗后痊愈。

胶囊青霉是一种重要的工业真菌，主要用于造纸工业，既往从未报道引起人或动物的侵袭性感染，此为国际首例胶囊青霉感染引起的肺青霉球病。我们推测其致病机制可能与病原体对高温（37℃）耐受力的增强以及宿主糖尿病病史有关。我们通过整合血清学、组织病理学、真菌学以及分子生物学技术，迅速而精准地鉴定了新型病原体胶囊青霉，不仅为后续治疗方案的选择提供了坚实的依据，同时也为临床罕见感染病的诊疗思路提供了很好的借鉴。我们的研究推动了国际真菌病原学的发展。

3. 从临床研究出发探索病原真菌的流行规律 组织胞浆菌病是由荚膜组织胞浆菌引起的一种传染性很强的侵袭性真菌病，常由呼吸道传染，先侵犯肺，继而经血源性播散至全身。该病主要在美国中西部、非洲、拉丁美洲大部分地区传播流行，中国亦有散发病例报道，但多被视之为国际来源的"输入性传播"。2012 年，我们会诊了 1 例组织胞浆菌病病例，病人为男性，28 岁，为湖南省建筑工人，因右侧腹痛伴发热 6 月余入院，既往体健，否认国外旅行史。经骨髓和淋巴结组织活检、真菌培养及分子生物学检查，最终确诊为"组织胞浆菌"感染。该病人世居湖南，从未离开过大陆，那么其感染的病原体从何而来？我们通过文献回顾与流行病学分析，发现 1990—2011 年，中国共有 300 例组织胞浆菌病的病例，其中

75%的病例发生在我国长江流域,首次提出组织胞浆菌病在我国长江流域流行,改变了以前"该病均为输入性传播"的传统观点。我们的研究从临床出发,通过整合临床医学、流行病学及病原学等多学科研究,总结了我国组织胞浆菌病的流行规律,为我国疾控政策制定提供了理论依据,具有重要的社会效益和军事效益。

二、"整合思维"引领真菌病快速诊断与临床诊治研究

1. 前沿分子生物学技术在真菌病早期诊断中的整合应用 侵袭性真菌感染是当前困扰临床医生的主要问题之一,缺乏早期、特异的诊断学技术方法。目前,真菌病的临床诊断主要依赖于血清学、组织病理、真菌病原学等检查方法,这些方法或特异性差,或敏感性不足,或耗时费力,辅助诊断价值有限。

近年来,分子生物学技术的进步尤其是 PCR 技术的快速发展,与传统的形态学、生化检测互为补充,为各种侵袭性真菌病原体的检测和鉴定提供了快速、有效的途径。通过分子生物学和病原学方法的整合,我们团队建立了限制性核酸片段长度多态性、多重 PCR 两种特异高效的分子诊断方法,以用于临床鉴别假丝酵母菌、酵母念珠菌和尼泊尔德巴利酵母;基于 $STR1$ 基因,建立一种单一 PCR 的分子诊断方法用于临床鉴别新生隐球菌格鲁比变种、新生变种及格特隐球菌,该方法快速、简易、可靠,可用于实验室诊断和大样本流行病学研究;建立一种特异性双重 PCR 方法,用于鉴别格特隐球菌不同分子类型的分子诊断;建立了滚环扩增、多重连接探针扩增及环温介导等温扩增 3 种快速敏感的分子诊断方法,用于临床鉴别着色芽生菌病的重要病原体之———卡氏枝孢霉。这些分子诊断技术敏感性高、特异性强、迅速便捷,具有极其重要的临床应用意义。相关研究成果荣获"国家科技进步奖"二等奖。

2. "整合医学"视角建立皮肤和肺隐球菌病诊治新原则 隐球菌病是临床上最常见的侵袭性真菌感染,可侵犯免疫功能抑制和免疫功能正常的宿主,临床上主要表现为具有致命性的脑膜脑炎。病原体的感染途径主要是经宿主呼吸道吸入途径侵犯肺部,临床多表现为无症状性肺炎,而隐球菌常被宿主正常的免疫功能所清除或转化为潜伏感染状态;当机体免疫功能严重抑制或削弱时,潜伏在肺部的隐球菌再次活化进入血循环,继而播散引发系统性感染,尤嗜中枢神经系统。

临床工作中,非中枢神经系统隐球菌病的发生并不少见。然而,针对原发性皮肤和肺隐球菌病,在局部或手术治疗的同时,是否必须联合应用足够疗程的系统性抗真菌药物,对此学术界尚存有争议。结合文献回顾研究以及临床诊疗实践,我们发现部分仅接受局部或手术治疗的皮肤或肺隐球菌病病人(尤其是免疫抑制人群),存在中枢神经系统播散感染的风险。因此,从整合医学角度出发,我们提出以下原则,即皮肤和肺隐球菌病病人必须局部与全身同时进行足疗程的抗真菌治疗,为隐球菌病的规范治疗提供了指导意见,解决了重要的临床难题。

三、"整合医学"时代的抗真菌干预策略探索

现有抗真菌药物显著的毒副作用与日趋上升的耐药性,是困扰侵袭性真菌病临床治疗的一个棘手问题。为建立新型安全高效的抗真菌干预策略,我们整合了不同学科、不同领域的科研成果,在免疫干预及纳米药物研发方面进行了初步探索。

1. **异源性 TNF-α 表达在隐球菌感染干预中的应用**　近年来,人们在侵袭性真菌病原体的免疫逃逸机制方面取得了重要进展。肿瘤坏死因子α(TNF-α)是宿主免疫系统中极其重要的一种炎性细胞因子,有利于增强机体对多种侵袭性真菌的抵御力。通过分子克隆技术,我们成功构建了异源性表达 TNF-α 的隐球菌菌株。小鼠感染实验发现,TNF-α 异源性表达菌株感染组小鼠生存时间显著延长,该菌株在宿主肺部有显著的生长抑制,其血源性播散延迟。小鼠肺部组织病理与细胞学分析发现,TNF-α 异源性表达后宿主肺部炎症局限,周围炎性浸润以淋巴细胞和单核细胞为主,中性粒细胞和嗜酸性粒细胞浸润减少。同时,异源表达 TNF-α 并不改变 Th1 型和 Th17 型细胞因子表达,但所有 Th2 型细胞因子显著低于隐球菌标准株感染组,且肺部巨噬细胞出现 M1 型极化(经典激活途径)。我们进一步检测了小鼠肺部树突状细胞和单核细胞的细胞表面分子标记表达情况,发现 TNF-α 异源性表达菌株感染后肺部 cDC1 细胞表面 CD80 和 MHC II 表达升高,提示 TNF-α 异源性表达可诱导感染隐球菌小鼠在适应性免疫应答阶段 cCD1 和单核细胞的激活。因此,TNF-α 异源性表达改变了宿主对隐球菌感染的肺部免疫应答模式,这种免疫应答反应对于肺部隐球菌感染的局限和清除具有重要作用。我们的研究提示 TNF-α 对隐球菌病具有潜在的临床干预价值,为侵袭性真菌病的免疫学治疗提供了一个新的研究方向。

2. **纳米材料在抗真菌领域的干预应用**　近年来,纳米科技的发展日新月异,为生物医学的发展注入了强大动力。鉴于纳米银颗粒强大的抗肿瘤与抗菌活性,我们团队初步评估了新型纳米材料银包钯纳米片对侵袭性病原真菌的抗菌活性。我们应用种子法成功合成了 5 种不同直径(5nm、11nm、30nm、80nm、120nm)的银包钯纳米片。通过药敏试验发现其对主要深部致病真菌具有不同程度的抑菌效应,其中以新生隐球菌抑菌效应最为显著,其最小抑菌浓度(MIC)为 $0.5 \sim 1\mu g/ml$(mg/L)。综合考虑不同直径银包钯纳米片对 Hela 细胞的毒副作用及抗真菌效应,我们选择 80nm 银包钯纳米片作为研究对象,后续的药敏研究进一步证实其对隐球菌的抑制效应并不依赖于基因型,且对临床分离株和环境分离株的抑菌作用一致。银包钯纳米片(MIC = $0.25 \sim 2\mu g/ml$)的抗真菌作用明显优于氟康唑(MIC = $2 \sim 64\mu g/ml$),接近两性霉素 B(MIC = $0.25 \sim 4\mu g/ml$),而其对人体红细胞的溶血作用远小于两性霉素 B,且银包钯纳米片和两性霉素 B 具有一定的联合杀菌作用。经投射电镜观察,经银包钯纳米片处理后多数隐球菌细胞高度变形,细

胞壁结构松散紊乱,并从细胞内膜明显分离,胞内线粒体和空泡结构显著增多,细胞膜通透性显著升高。我们的研究首次证实银包钯纳米片具有良好的抗新生隐球菌作用,为纳米材料与医学真菌学的整合提供了新的研究思路。

随着生物医学的进步,老年群体和免疫抑制人群不断增长,侵袭性真菌感染已成为危害人民健康的重大挑战。当前,我国的医学真菌学研究显著滞后于日趋增长的临床需求,与国际同行仍有不小的差距。我们应从临床工作需求出发,以"整合医学"的思维武装自己,深入研究真菌与宿主相互作用的分子和细胞机制,不断探索并完善病原真菌的分子生物学及血清学诊断技术方法,加强真菌耐药监测及机制研究,为人民的身心健康与学科的持续发展而不懈奋斗!

免疫学在皮肤病学中的作用

◎陈洪铎

以往皮肤科被认为是医院里的"小学科",但无论从规模、医疗服务的作用和学术影响上,现在很多大型医院的皮肤科已经不再是小学科了。有人说,在美国拿皮肤科医生的执照是最难的,因为皮肤疾病的病种多,而且诊断复杂。据统计皮肤疾病有2500~3800种,甚至更多。另外,皮肤位于身体的表面,含有人体大部分组织中存在的各类细胞或分子,很多基础理论研究往往是从皮肤的有关研究开始的。皮肤是生命科学研究的重要窗口器官。再者,很多皮肤病属于系统性疾病,其诊治需要许多相关学科的理论知识和实践技能。皮肤不单是一张"皮",是做"表面文章",而是整合医学的重要组成部分。

皮肤免疫系统这个概念是1986年由国外学者提出来的。该概念的产生基于医生和学者们前期的大量研究,人们发现了皮肤和机体免疫系统的密切联系及免疫在皮肤生理和病理中的作用。最经典的实例之一是关于朗格汉斯细胞的发现和功能论证。德国学者朗格汉斯(Langerhans)曾在表皮里发现一种细胞,经特殊染色后在显微镜下观察呈树突状。当时他认为这是一种来源于神经系统的细胞。为纪念他的重大发现,后人把这类细胞叫朗格汉斯细胞(LCs)。其后数十年,对LCs的来源和功能仍有很多争议,如20世纪50年代英文教科书中描述LCs是衰老的黑素细胞。得益于免疫学技术的发展,现在已经明确了LCs主要来源于骨髓的免疫细胞。它主要存在于皮肤的表皮中,且比较特异地表达CD1a等分子。用抗CD1a抗体做皮肤的免疫荧光染色,在表皮里就可以清楚地看到有荧光的CD1a阳性细胞。免疫技术在皮肤科学的应用推动了有关LCs功能的研究:LCs是表皮内经典的抗原呈递细胞,具有摄取、处理及呈递抗原的功能。

以下介绍一下中国医科大学附属第一医院皮肤科自20世纪80年代以来,在皮肤免疫学方面开展的主要工作。

我们率先开展了成人不同体表部位LCs分布规律的研究。我们发现,面部的

LCs 分布密度比较大，躯干也比较多，骶尾部较少，脚底和手掌更少，角膜几乎没有。与此同时，我们也发现在骨髓和脾脏里都有 LCs 的祖细胞，提示 LCs 也可能来源于脾脏。

在接触性超敏皮肤反应中，LCs 能够呈递外源性抗原的功能已经被证实。我们发现大鼠 H-Y 不相容性皮肤移植的排斥反应与移植体中的 LCs 密度有关，LCs 密度越高，移植物越易被排斥。同种异体的 LCs 置换可延长 H-Y 不相容性移植皮肤的存活。我们的研究结果表明，LCs 也能够呈递内源性抗原。

我们还发现，当移植体中 LCs 的 MHC 分子与移植体的 MHC 分子不同时，移植体存活的时间更长，研究结果表明 LCs 功能是 MHC 限制性的。

我们在国际上首先发现，在恶性上皮肿瘤中只有散在的 LCs 存在，而在良性上皮性肿瘤中 LCs 密度增加。

我们发现神经源性成分参与了某些皮肤病的发病，不仅皮损表皮中有更多的神经纤维，而且也有更多的神经纤维与 LCs 直接接触。例如，在银屑病、慢性单纯性苔藓等疾病皮损部位的 LCs 和神经纤维的直接接触明显增加，提示了神经系统和免疫系统在某些皮肤病中的直接联系。

一般认为，成熟的 LCs 才能发挥抗原呈递功能。对 LCs 的成熟调控是促进或抑制皮肤免疫应答反应的潜在路径。有没有什么办法能够抑制 LCs 成熟？答案是有的。结合珠蛋白（HP）是一种急性时相反应蛋白，能有效地抑制 LCs 的功能成熟。我们的研究发现，皮肤角质形成细胞可以合成 HP，而且在一些炎症性皮肤病的皮损处或角质形成细胞的培养基中含有某些细胞因子的情况下，HP 在 mRNA 和蛋白的表达都是升高的。我们还发现，组蛋白去乙酰化酶抑制剂曲古抑菌素 A 能够抑制 LCs 的成熟。

传统医学利用针灸疗法治疗病毒疣。但是针灸疗法治疗时，病人的疼痛感很强，这就限制了该治疗方法的推广和使用。我们团队发现用温热疗法可促进 LCs 细胞迁移表皮，并增加其成熟比例。表现为通过局部皮肤加热一段时间，表皮局部的 LCs 细胞数量降低了，但迁移细胞中的成熟 LCs 数量增加了；LCs 迁移的数量和成熟比例与一定范围内的温度相关。临床工作中，我们尝试并报道了温热治疗多种人乳头瘤病毒（HPV）或其他病毒性感染性疾病。在温热治疗 HPV 感染的作用机理研究中，阐述了温热对 LCs、角质形成细胞，以及对病毒本身的影响。

皮肤中的角质形成细胞既往被认为是皮肤屏障的主要成分。现有证据表明角质形成细胞也有免疫功能，是皮肤免疫系统的重要组成部分。正常的角质形成细胞表达 MHC I 类分子。我们观察到，肿瘤或病毒感染的角质形成细胞通常失去 MHC I 类分子，这可能是逃避免疫监视的一个机制。正常的角质形成细胞不表达 MHC II 类分子。我们和其他学者都发现在一些皮肤病变中角质形成细胞可能表达 MHC II 类分子，这意味着在某些情况下，角质形成细胞可能有抗原呈递功能，对局部炎症反应的持续存在可能有一定影响。角质形成细胞在不同刺激条件下不但能产生多种细胞因子，营造局部炎症反应微环境；反过来，皮肤淋巴细胞产生的细胞因子对皮肤屏障功能本身也有作用：不同类别的细胞因子可分别增强或降低皮肤屏障功能。

结合临床实际问题，我们在免疫皮肤疾病领域开展了一系列临床相关研究。我们率先在国际上开展了中国人 HLA 抗原表位与白塞病、寻常型天疱疮、大疱性类天疱疮和寻常型银屑病的相关性研究。我们观察到天疱疮与 HHV8 感染，结节性类天疱疮与卡波西肉瘤，卡波西肉瘤与乙型肝炎病毒感染之间的相关性。我们应用静脉注射免疫球蛋白成功地治疗了儿童大疱性类天疱疮。我们发现银屑病病人血清瘦素水平增加。我们成功地使用霉酚酸酯或环孢素治疗泛发性脓疱型银屑病。

我们观察到 *FLG* 基因突变和特应性皮炎之间的关系，以及特应性皮炎与脑源性神经营养因子间的关系。在患有特应性皮炎的婴儿尿液中水通道蛋白 – 2 升高，而且发现 miR – 483 – 5p 和 miR – 203 可作为特应性皮炎的生物标记物。

我们报道了产后甲状腺炎伴发光泽苔藓，还报道了 Sweet 综合征与骨髓增生异常综合征和表皮葡萄球菌感染分别具有相关性。

我们率先提出了 CO_2 点阵激光、外用倍他米松和窄谱中波紫外线（NB-UVB）三联疗法治疗难治性白癜风。我们成功地应用碘化钾治疗了坏疽性脓皮病，并且观察到坏疽性脓皮病与溃疡性结肠炎、银屑病之间的关联。我们成功应用沙利度胺治疗 Rosai-Dorfman 病和皮肤淀粉样变。

用整合医学思维发现新的皮肤病

◎张建中

现代医学基础研究越来越细,临床分科越来越多,进展越深,视野越窄,我理解的整合医学不该是浅的,而要深,但深后要整合起来。

中国皮肤科医生的贡献有目共睹。中国有13亿多人口,至少1/4患有不同的皮肤病,所以我们至少在为几亿人看病。皮肤科在一代代医护人员的努力下不断发展,皮肤科的接力棒还会继续传下去。

我们要遵循医学研究规律,寻找皮肤病的病因、发病机制、诊疗方法。我们要对世界医学做贡献,就得顶天立地。现在90%以上的皮肤科医生是在立地,顶天是少数。不过金字塔得有底盘才能到顶尖。

由中国皮肤科医生首先报道的皮肤病不足20种。首先是维生素A缺乏性皮肤病的发现,该病是由北京协和医院的一名医生发现的,当时他还是住院医师。有很多士兵因夜盲症住进协和医院眼科,但眼科医生发现很多士兵的皮肤有问题,所以请皮肤科紧急会诊。这名医生发现这些士兵都来自一个军营,他又亲自到军营去,发现了209例类似的病人。他从中选了15例较重的送到协和医院,结合病情检查,发现为维生素A缺乏,在1931年首先进行了报道。1936年他们又发表了一篇文章,更加详细地介绍了病人的情况。这个发现被经典的皮肤科教科书一直引用到第9版。后因营养性皮肤病越来越少,所以在第10版时就未再出现。

此外,孙建方教授发现了儿童特发性真皮弹力纤维溶解症。

我们的团队在2011年报告了股臀红斑。病人是一名34岁的银行职员,妊娠5个月时发现局部皮肤有很大一块红肿。病理未见特殊发现,仅显示真皮浅层吸收的淋巴结细胞,真皮浅层有明显水肿。当时查文献未见报道,后来广东的医生发现了同样的病例,此后我们又发现了2例。

高天文教授发现了外伤后细菌性致死性肉芽肿,1986年他们开始关注这一疾病,到2011年明确了该病。全国的病例都会去他们那里治疗。令人沮丧的是,最初他们发现所有病人都在1~4年死亡,而且不能治疗,治疗会加速死亡。高教授的团队一直致力于该病的研究,最后他们找到了治疗的抗生素。之前该病的死亡率是100%,后来病人可以被救过来,这是值得称赞的探索精神。

孙建方教授还发现了一种叫对称性肢端角化病的疾病。病人的手部呈现沟壑样表现,病理检查显示为明显的角化过度。

高兴华教授的团队报道了具有脓疱表现的家族性可变性红斑角化症,首先发现的是一名17岁的年轻病人,其家族中还有5人患有同样疾病。

我们的团队报道过特应性皮炎样移植物抗宿主病,北京大学人民医院每年有500例移植病人,如果60%有这种病,那就是300例。我们当时对11例病人的临床症状进行了总结,皮肤看起来就像俗称的"鸡皮疙瘩",病人瘙痒严重,嗜酸性粒细胞特别高,组织病理表现为皮炎,血清IgE升高。我们在国际刊物上进行了病例报道。

高天文教授的团队报告过靶样含铁血黄素性淋巴管畸形,王雷教授似乎也报道过。

杨勇教授在两年前报道过1个病例,病人具有皮肤剥脱、白甲、肢端点状角化、唇炎、指甲垫5个特点,他们用5个英文的首字母缩写组成了这个疾病的病名。而且他们发现了该病的致病基因,很多公司根据他们的发现开发出钠离子抑制剂进行预防。我们及姚志荣教授的团队发现了先天性单纯少毛症基因,病人来自内蒙古,后经研究发现是核糖体蛋白LH型基因突变。

还有氨苯砜所致药物反应综合征风险因子的研究,叫HLA-B1301,工作做得非常细,是中国学者对皮肤科的贡献。

最近,杨勇团队对大疱性表皮松解症的研究,发现*KLHL24*突变是一个致病原因。它有起始密码子的突变,基因突变后的表型为皮肤经受不住机械摩擦。

我国人口多、团队多、研究机会多,研究人员也多,应该有越来越新的皮肤病被中国医生发现,有越来越多的皮肤病基因被中国科学家报告。现在是皮肤科发展的最好时期,关键是要全方位多角度地研究,这就要靠整合医学的思维。

中药天然产物用于慢性炎性皮肤病的治疗

◎王宏林

从2002年起,我一直在研究银屑病的分子机制。银屑病不能算作自身免疫性皮肤病,它是慢性炎症性皮肤病,这里主要指寻常型银屑病。病理特征主要是表皮细胞过度增殖,伴有炎性细胞浸润。

到目前为止,人们对该病的发病机制并不清楚,没有好的治疗手段。该病主要发生于欧美的白种人。我国缺少有关银屑病发病情况的正规调查,估计发病率为0.3%~0.5%,即有800万病人。全世界有1.45亿病人,一旦患病需终身用药。

在流行病学特征方面,全人群发病率为2%~3%,美国有的地方报道为4.6%,非裔欧洲人和非裔亚洲人比例为0.4%~0.7%,男女发病比例相近,从婴儿到百岁老人都有可能发病。现有报道中,最年轻的女性病人为27岁、男性病人为29岁。发病者中2/3病情为轻度到中度。

银屑病分为寻常型银屑病(斑块型、点滴状银屑病)、关节病型银屑病、红皮病型银屑病和脓疱型银屑病。

慢性炎性皮肤病源于免疫学机制,即在感染或外伤情况下,皮肤细胞会被感染,再与自身T细胞(如效应性T细胞)接触,机体为了抗感染,会释放大量炎性因子,导致皮损发生。其原理和很多慢性疾病或自身免疫疾病相似。在表皮中,由于新生的角质形成细胞由基底层移行至最外层的角质层表面需要28天,所以会导致银屑病病人的表皮有大量角质细胞的堆积。这与病人的细胞因子过多有关。国外有学者认为斑块型银屑病是感染所致,人体会再次识别角质蛋白,然后攻击它,导致角质细胞异常。

我们通过一系列研究发现,呼吸道孤儿病毒(ROV)是银屑病的致病因子。ROV激活树突状细胞,有两种模式识别受体,一种是专门结合ROV的病毒受体,还有一种是 T3 受体，它们是 ROV 病毒的两条信号通路。这两个信号通路被激活后，就会分泌大量的 IL-23（具有抗病毒作用）。银屑病病人的信号通路被激活后，释放大量 IL-23，导致角质层细胞异常增殖。

为什么说病毒感染促进了银屑病的发生？首先，病人受体可以直接导致银屑病，比如，TLR-7 病毒受体的配体，就可以直接导致银屑病；RIG-I 病毒受体的配体也可以导致类银屑病。秋冬季流感易诱发或加重银屑病，流感疫苗也可以导致银屑病，丙型肝炎病毒（HCV）感染者银屑病高发，无菌条件下动物模型无类银屑病。以上这些都是相关证据。

银屑病有区域聚集现象，银屑病基因可能由高加索人（白人）带来，因为他们来自高寒地区。RIG 在银屑病病人整个皮肤中都有表达。

如前所述，全世界有 1.45 亿银屑病病人，且一旦患病需终身用药，因此全球药物市场非常大。此外，银屑病还可以作为慢性疾病的一类模式疾病，因为治疗银屑病的药同样可以用来治疗关节炎甚至其他疾病。据统计，在 2016 年全球 20 强的药物中，有 3 种是治疗银屑病的。在中国，银屑病病人用药非常昂贵。生物制剂的疗效非常好，但缺点是价格特别昂贵，停药后特别容易反弹，长期使用病人会发生感染。

用中药治疗可能有优势。因为中药有很多天然成分，为银屑病的治疗提供了新的思路。我一直在对中药乳香进行研究。乳香是广泛分布在印度和非洲的一种植物，像松香一样，里面有五环三萜类化合物，这类化合物成药性最高，疗效最好。乳香在肯尼亚用来治疗银屑病已有 2000 年历史，疗效非常明确。

乳香有这么好的效果，那它的靶点是什么？如果知道了这个靶点可以设计很多种药物。我们花了四五年时间研究靶点，临床上做的合作研究也很有效。两年前我们发现乳香的靶向基因是 *MAT2A*，它可以控制 Th17 的分化（尚未发表）。我们获得了乳香与 MAT2A 的共晶，作用明显，而且性状很稳定。我们是世界上第一个将小分子以晶体结构形式呈现的研究团队。我们同时发现乳香可以杀病毒，乳香可治腹泻，乳香里可能含有某些具有杀菌物作用的物质，实验中发现其在体外能明显抑制耐甲氧西林金黄色葡萄球菌（MRAS）增殖。在筛选过程中发现，乳香甚至比万古霉素抑菌作用还好，这一结果让我们兴奋。目前，我们正在收集耐药菌做大规模测试。

乳香的抗菌作用机制到底是什么？如果不是对细胞壁中某一因子有影响，那是否有新的靶点？或许小分子化合物可用作分子标记物，标记药物中的重要靶点。

从整合医学角度看皮肤与心脏的联系

◎李 妍

在一般人看来,皮肤和心脏是两个完全不沾边的器官,其实它们之间是有联系的。

美国前总统小布什和克林顿是好朋友,两人常在一起。他们的外形特征看起来没有明显差异,但是仔细看却有所不同。布什的耳垂有很深的皱褶,有人可能会说他老了,有皱纹,其实并非如此。布什的耳垂皱褶是从耳屏开始到后下端成45°,形成一条对角线。不要小看这个"耳垂征",早在1974年《新英格兰医学杂志》就提出,耳垂皱褶是冠心病的征象。后来研究证实,增加一个耳垂皱褶,冠心病风险增加33%,两个耳垂皱褶冠心病风险增加77%。布什有两个耳垂皱褶,后来他确实被查出了冠心病,植入了支架。这种耳垂形态变化的形成机制可能与过早衰老,耳垂微血管病变导致皮肤异常表现有关。

我们还可以举一些内科疾病的皮肤特殊征象,例如,四肢细长、蜘蛛痣、双臂瘦长且皮肤多皱纹,皮下脂肪少,很显老,这个皮肤征象皮肤科医生应该很熟悉。对我们心脏科医生,若病人出现这些征象我们就要高度警惕了,要排查其有无遗传性疾病,如马方综合征,若手指长而细,我们叫"蜘蛛人征"。马方综合征是先天性遗传性结缔组织病,常染色体显性遗传,对于这种病人我们还要检查其有无主动脉扩张、主动脉囊性坏死,甚至主动脉夹层。

心脏问题合并皮肤表现的情况还有很多,包括二尖瓣脱垂、二尖瓣关闭不全等先天性心脏病,这些病人都有严重缺氧,多会出现杵状指。还有各种心律失常,比如预激综合征、房颤等。出现相应皮肤症状时提示我们要关注心脏健康。

结节性多动脉炎是一种累及中小动脉全层的坏死性血管炎。看到它我们要想到其会不会累及心脏,其不仅局限于皮肤,也可累及冠状动脉和肾动脉。在心脏科最常见到的是肾动脉血管炎,可以导致肾动脉阻力增加,引起肾性高血压。

皮肤病同时伴有心脏损害的情况也很多,我们有时做冠状动脉造影,还做腔内动脉检查,比如光学相干断层成像或者超声检查,发现冠状动脉的改变不是动脉粥样硬化斑块形成而是一种广泛性动脉炎症。有时可见显著心脏损害,有类冠心病的表现,如心绞痛,甚至心肌梗死、心力衰竭、各种心律失常等,但本质上是一种动脉炎症。如果有以上心脏症状并伴皮肤表现,我们就可以做出诊断。

关于高血压,原发性高血压不会引起各种各样的皮损,但其他各种原因导致的高血压有可能导致类似马方综合征或蜘蛛手的表现,还会有结节性多动脉炎这种皮损表现。对于心脏科医生,我们看到这样的表现需要想到其他可能性。所以学科的交叉或整合对我们来说很有益。

心血管科常见黄色瘤,可以分很多种,包括结节性黄色瘤和扁平黄色瘤。心血管科常见的是在眼睑部位的扁平黄色瘤,但也有结节状的,结节状常合并高胆固醇血症和三酰甘油异常,合并动脉粥样硬化和心脏病的比例更高。提示我们要关注心血管高危因素,如高血脂。高血脂常常伴高血压、脑血管粥样硬化、糖尿病、脂肪肝、冠心病,还可以引发多个器官的问题。

如果病人有黄色瘤,一定要仔细检查心脏疾病,有无动脉粥样硬化。还有一些心脏科的住院病人,在关节处有紫色痛性结节,多位于指(趾)屈面。有时会看到急性期无痛性小出血点并伴有杵状指,这时要警惕有无心脏问题,比如感染性心内膜炎。这种病人有潜在的链球菌、真菌或其他微生物感染引起的瓣膜损害,出现瓣膜赘生物,然后引起皮肤表现。这类病人往往伴有心脏杂音和瓣膜损害。做超声检查可见瓣膜细菌性赘生物,细菌入血,引起皮损并存。看到这些皮损一定要想到有没有心脏问题。

系统性红斑狼疮除了皮肤表现,也会出现心脏损害,包括心包炎、心肌炎,心肌损害会导致心力衰竭,另外还有心内膜炎、冠状动脉炎,导致病人的表现多种多样,可表现为心力衰竭、心包炎,剧烈胸痛,还有类似冠心病心绞痛的表现。

有一些少见病如豹皮综合征,病人脸上的皮肤类似豹纹,呈褐色斑点,既往被称为心脏皮肤综合征、神经心肌病性黑痣病、心脏雀斑综合征。为什么会有这么多叫法呢?因为它往往伴有房间隔缺损、肺动脉狭窄、主动脉狭窄、心肌病、心律失常、左房黏膜瘤、心内膜弹性纤维化,心电图可以出现异常。皮肤表现提示可能存在心脏疾病。

系统性硬化症,几乎所有病例都从皮肤硬化开始,但也伴有心脏损害,主要是室性心律失常,还有充血性心力衰竭、心动过速,有一半病人出现心肌肥厚、心包积液,以及肺动脉高压。是免疫性疾病同时导致的心脏和皮肤损害。

我们见到的梅毒较多,病人就诊时,往往因为心脏疾病或主动脉疾病到心脏内科就诊。梅毒的潜伏期为 10~20 年,早期梅毒感染过程通常不清楚,我们不能光看主动脉的问题,还要反过来寻找感染过程及其他证据。

罗列了这么多表现，大家可能觉得梅毒螺旋体感染或者细菌感染就是同一病因导致了不同表现而已，没有什么特殊性。它们之间到底有哪些深层次的联系呢？

我查过一些文献，发现桥粒在皮肤和心脏变化中扮演着重要角色。桥粒这个词分为两部分，一部分是"desmos"，就是"连接"的意思；一部分是"soma"，它包括3个基因家族，分别是钙黏素、血小板黏素，以及译为"穿山甲"的这三个蛋白家族。桥粒不是一个新发现，而是常见的细胞连接结构，通常存在于承受强拉力的组织中。皮肤和心脏就属于强拉力组织。桥粒的基本结构，两边是细胞膜，中间有一些细胞丝，整体结构就叫桥粒。

为什么说皮肤和心脏有关联性？因为皮肤和心脏的桥粒非常相似，皮肤中的桥粒突变，会引起一系列的皮肤病发生，包括斑秃、鱼鳞病、掌跖角化，还有大疱性皮肤病。可以说是因桥粒发生的一个普遍的皮肤病表现。

与桥粒有关的心脏疾病是致心律失常性心肌病（AC），当时发现的是一个家族。这个家族中每个人都有心慌症状，都有右室扩大及右室室壁瘤。而且4代家族成员均有猝死发生。到了1970年，又有类似病例报道，医生认为是右室发育不良，主要累及右心室。后来，出现了累及左室的病例，因此不能把它叫心律失常性右室心肌病。这是一种罕见心肌疾病，男性多发，一般以晕厥、心律失常、心室除极不良为首发症状。如果运动员患有AC，会有猝死发生。AC诊断主要包括心脏结构改变、室壁特征、心电图复极不良、心律失常、除极不良，还有家族史。此病与桥粒有密切关系，近15年研究表明，桥粒蛋白的突变，是大部分AC的发生原因，由此AC被归为桥粒突变心肌病。这就和皮肤的有些病种联系起来了。后来把桥粒突变、同时引起皮肤和心脏疾病发生的这一类疾病叫心脏皮肤综合征。皮肤心脏综合征主要分为两大表型，Naxos病和Carvajal综合征，两者都具有四大皮肤表现，区别在于心脏表现不同。

Naxos病的第一个皮肤表现是波浪发。欧美人很多都有波浪发，不一定是此病。心脏皮肤综合征的波浪发表现为头发毛干的异常，通常为卷曲柔软的头发，摸之质地似羊毛，毛干卷曲的直径平均为0.5cm，毛干呈现杂乱、倒伏等不规则状态，非常难看。可以作为孤立表现出现，也可以合并心脏问题。作为心脏皮肤综合征的一部分表现时，可以有桥粒蛋白的突变，头发稀少及其他毛发改变。第二个皮肤表现是掌跖角化，桥粒突变会引起掌跖角化，病人从小就开始发病，通常呈扩散性，某些还有指甲和多汗的异常。

这两种皮肤特征预测心脏疾病的能力很强。Naxos病除了以上两种表现外，还有心脏异常。这种心脏异常往往从青少年开始，以晕厥为首发症状，所有人几乎都有清晰的心电图改变。有明显的右室扩大，类似右室AC的表现，最终发展为心力衰竭，是青少年猝死的主要原因，这是一种恶性心律失常导致的猝死。

Carvajal综合征以Carvajal-Huerta命名，这种综合征有四联症，包括卷发、掌跖角化、脆性皮肤，以及左室扩张。两种病都有心脏损害表现。皮肤表现还包括毛囊角化、发干，银屑病样角化等。心脏表现最早出现在7岁，病人都是青少年，主要死因还是恶性心律失常和心力衰竭。

总体来讲，皮肤心脏综合征病人的桥粒在体积和数量上没有异常，但功能上有严重损害。心脏和皮肤存在某种程度的联系。看到以上皮肤表现，要高度警惕心脏疾病的可能性，及时识别和筛查。要有这方面的知识，从而预防猝死。由于心脏和皮肤桥粒结构相似，导致心脏皮肤形成危险联系，从而导致心脏皮肤综合征的发生。

对于皮肤表现的认识非常重要，皮肤是心脏疾病的窗口，以外推内，早期发现、早期诊断、早期治疗心脏的某些疾病，将为病人，尤其是青少年、青壮年预防和延缓心脏疾病的进程提供很好的机会，避免猝死发生。要做到这一点，离不开整合医学的指导。

抗氧化食品因子与皮肤健康

◎刘学波

提起抗氧化，人们首先会想到自由基，想到衰老。无论是衰老，还是慢性病，从根本上讲，都是自由基作用的结果。健康的人为什么健康？是因为体内的氧化体系和抗氧化体系，处于一种平衡状态。

什么叫氧化体系？我们每时每刻都在吸入氧气，氧分子在传递过程中，会有2%~3%逃逸出来，形成所谓的活性氧化自由基。这一部分活性氧自由基构成了我们的氧化体系。正常情况下人体内还存在庞大的抗氧化体系，即抗氧化酶，以及我们日常生活中、食物中含有的抗氧化因子，包括水果类的多酚物质和类胡萝素等，共同抵抗氧化体系带来的伤害。

但随着衰老及一些环境因素的影响，抗氧化平衡发生了倾斜，整个氧化体系产生的自由基越来越多，抗氧化体系中酶活性会越来越低，如果我们再不注意，不多吃点蔬菜、水果，以及抗氧化食物，整个平衡将进一步倾斜，泛溢出更多自由基活性氧，这些自由基活性氧会攻击构成机体的分子，如DNA、蛋白质、脂质，从而发生脂质反应和相应的过氧化反应。反应产物的蓄积是目前公认构成慢性病，包括肿瘤、心脑血管疾病、"三高"疾病和衰老的基本病因。

在日常生活中，很多食物含有抗氧化因子，通过食物调节，可以避免和抵抗自由基对身体的伤害。比如葡萄中的白藜芦醇、苹果中的乌索酸、木樨草素、杨梅中的鞣酸、杧果中的五倍子酸，以及抗氧化食品添加剂使用的鼠尾草酸等物质，均具有较强的抗氧化活性。它们不仅具有抗氧化作用，同时还有抗衰老、抗炎、抗癌及神经保护作用，还有干预肥胖及糖尿病的作用，并有增强免疫力的功效。这些食物对人体健康具有重要意义。

氧化和皮肤有什么关系呢？紫外线可以引起皮肤DNA和脂质体损伤，皮肤健康是整个人体健康的重要环节。自由基过多产生会直接或间接参与皮肤损伤的病理过程。目前发现，自由基引起的皮肤损伤主要有 4 种表现，即皮肤衰老、皮肤癌、皮肤色素沉着和紫外线皮肤损伤。围绕这个背景，本文将从 3 个方面进行讨论。

一、维生素与皮肤健康

维生素是基础营养素之一，是调节人体功能最主要的物质，日常食物中，不仅含有蛋白质、脂肪、碳水化合物，还含有微量的维生素和矿物质。这些微量元素对人体调节非常重要。维生素 A 通过调节上皮组织 DNA 转录参与调节上皮组织细胞的生长和分化。

维生素 A 是日常食物中分布广泛的维生素，主要分布在动物肝脏、鱼肝油、畜产品，如全奶、奶油、禽蛋类，还有蔬菜和水果中。深绿色的果蔬，像西兰花；还有红黄色的果蔬，像胡萝卜、杧果中含的维生素 A 就比较高。

烟酸和维生素 B_6 一起使用可以避免糙皮病引起的皮炎。皮炎主要由于烟酸减少而产生，烟酸可以通过色氨酸合成产生，也可以摄取。哪些食物既含烟酸又含维生素 B_6 呢？烟酸主要存在于动物性食品、坚果类食品中，含量比较丰富。乳和蛋类的色氨酸在体内可转化成烟酸，其中色氨酸含量比较高。维生素 B_6 主要存在于水果和蔬菜中，其中在香蕉、卷心菜、菠菜中含量较高。协同摄食烟酸和维生素 B_6 对皮肤病具有一定治疗功效。

维生素 C 是水溶性抗氧化剂，具有亲和自由基，可抑制黑色素生成，稳定一氧化氮合成酶，刺激胶原蛋白合成。红枣、藻类、蔬菜水果（如猕猴桃）中维生素 C 含量较高。

维生素 D 与皮肤有密切关系，主要是调节免疫反应，对皮肤起保护作用。除饮食、晒太阳外，多吃海鱼、肝、蛋黄等食品有利于维生素 D 的补充。

维生素 E 是脂溶性抗氧化剂。在维生素中，抗氧化能力较强的是维生素 C 和 E。维生素 E 在植物油、麦胚、坚果种子以及谷类中含量较高。

以上是我们对基本营养素，以及维生素与皮肤健康关系进行的梳理。

二、抗氧化食品因子与皮肤健康

抗氧化食品因子不在基础营养素之列，像茶多酚、生物碱、类胡萝卜素等，它们含量较低，但具有较强的生物活性。

茶叶中最主要的抗氧化物质是茶多酚，关于茶多酚与皮肤健康有很多报道。茶多酚可以诱导皮肤肿瘤细胞凋亡；可以通过调控抗氧化酶的活性，发挥抗氧化酶活性，加强抗氧化机制，促进伤口愈合。茶多酚最主要的作用是抗氧化。皮肤损伤除由紫外线引起外，经常加班或生理周期不正常，皮肤损伤和衰老就比较严重。重要机制是生物节律紊乱，与氧化应激密切相关。

以生物节律为靶点，茶多酚对其有何作用呢？生物节律是生物体在 24 小时内出现的周期变化,包括生理、行为及形态的变化。日常生活中,进食规律、睡眠规律、代谢规律,包括激素分泌等很多方面都有相关的生物节律。生物节律的基础是生物中心。我们观察过生物节律与茶多酚的关系,制作了两个模型:一个通过生物节律由大脑作为主钟调控每天睡觉与吃饭的时间;另一个是肝脏组织作为子钟,主钟和子钟共同构成生物节律的主轴。通过24小时持续黑暗条件改变生物主钟节律,观察茶多酚对其的干预作用。结果发现茶多酚可以通过调控脑部主钟节律改善持续黑暗引起的运动障碍和代谢综合征。

我们在另一个模型中通过高脂、高糖膳食建立了肝脏子钟紊乱模型,同时喂食茶多酚,看茶多酚对肝脏子钟生物节律的紊乱可否产生影响。结果发现茶多酚可以有效调节肝脏的脂肪紊乱,改善高脂膳食引起的糖脂类紊乱,包括脂肪累积,以及由糖脂代谢紊乱引起的脑认知功能障碍。

以上两个模型证实,无论是对子钟还是主钟,茶多酚都具有很好的调节作用。

皮肤细胞本身也有节律性。如果人体生物钟节律紊乱,便会影响皮肤老化、细胞修复及皮肤构造,影响皮肤用药到达靶点的时间。茶多酚具有调控大脑主钟和外周子钟的作用,我们可以通过生物钟的切入点,探讨茶多酚对皮肤健康的保护作用。

除茶多酚外,姜黄素也是非常重要的抗氧化因子,可以通过减轻皮肤炎症,诱导细胞快速迁移和分化,从而加速伤口愈合。国际上对姜黄素研究很热。日常生活中吃进的杨梅素也可以通过激活 Nrf2 - Feap1 途径,发挥皮肤癌化学预防活性。

芹菜,尤其是水果、蔬菜、豆类中的芹菜素具有抵抗紫外线、减少DNA损伤、抑制真皮成纤维细胞的活性和表达,同时下调 AP1 的活性。

豆类食品中具有保护皮肤的物质。如金雀异黄素,它可抵抗 DNA 损伤,减少皮肤增厚、皮肤红斑和溃疡等。吃豆类食品对皮肤健康具有保护作用。

花青素在水果、蔬菜里含量丰富。颜色稍微深一点的植物,如桑葚、枸杞、蓝莓、葡萄、黑加仑里花青素含量比较高。

番茄红素主要存在于西红柿中,在西瓜、李子、柿子、木瓜、杧果中含量也比较高,对紫外线照射引发的皮肤癌,甚至某些红斑状敏感性改变都有抗氧化作用。

白藜芦醇是葡萄中的主要活性物质,白藜芦醇对皮肤也具有保护作用,而且可诱发癌细胞凋亡。

咖啡酸也具有相应的皮肤保护作用,主要在咖啡和葡萄酒中含量较高。咖啡酸的前期物质——菊苣酸——也可以在体内分解,形成咖啡酸。菊苣酸主要存在于苦菊等特色蔬菜中,在菊苣科的一些蔬菜里含量比较高。

三、芝麻酚与皮肤健康

芝麻酚是芝麻中主要的酚类物质,也是主要的活性物质。它具有非常强的抗氧化活性。芝麻酚通过其生物活性，调控神经细胞的氧化还原功能，改善由不合理膳食所致胰岛素抵抗及认知功能障碍。

我们在动物模型中，通过脂多糖诱导神经炎症，发现芝麻具有神经保护作用。我们用压力和抑郁模型，发现给小鼠喂食芝麻，可以改善慢性压力引起的抑郁相关症状。芝麻的抗抑郁作用已有报道，但还未发现重要的证据。我们还发现芝麻酚也可诱发 HepG2 肝癌细胞的自噬过程，使损伤的线粒体不断积累，进而诱发细胞内能量代谢失衡，线粒体依赖的凋亡途径激活，从而促进细胞的死亡。

对芝麻与皮肤保护，已有相关报道，它可以改善细胞凋亡，改善炎症，抑制皮肤氧自由基，预防皮肤损伤。芝麻酚可抑制黑色素生成，具有皮肤美白作用。芝麻酚也能促进伤口愈合。烫伤后，民间用芝麻油涂抹伤口治疗创伤，看来具有一定的科学道理。

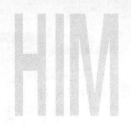

整合医学助力白癜风诊治

◎李春英

白癜风是一种常见的获得性色素脱失性疾病,临床表现为皮肤黏膜白斑,病理表现为表皮、黏膜内黑素细胞减少或消失。全球发病率为 0.5%~2.0%,且呈逐年上升趋势。由于其易发生于皮肤暴露部位,所以极易影响病人的身心健康。更重要的是,白癜风除累及皮肤外,还会使机体其他系统受累,可伴发多种自身免疫性疾病,如甲状腺疾病、干燥综合征、系统性红斑狼疮、恶性贫血,以及炎症性肠病等。遗传学研究发现,白癜风与多种自身免疫性疾病具有共同的遗传基础,这可能是白癜风病人容易合并其他自身免疫性疾病的主要原因。

此外白癜风和皮肤肿瘤的关系也是很多学者关注的重点,部分学者认为白癜风病人的皮肤因为缺乏黑素细胞保护,其皮肤肿瘤风险会增加。然而研究结果却恰恰相反,对于已经患了白癜风的病人,其皮肤肿瘤发生的风险会明显降低。相关的机制研究表明,皮肤肿瘤如黑素瘤与白癜风具有相同的黑素细胞特异抗原,发生黑素瘤的病人往往 T 细胞抗肿瘤免疫能力较差,不足以杀伤黑素瘤细胞导致肿瘤进展;而白癜风病人 T 细胞反应过度,导致正常的黑素细胞被损伤破坏,因此临床上形成白斑。

正因为白癜风与其他自身免疫性疾病及黑素瘤有上述如此密切的联系,因此可借鉴这些疾病的发病机制研究,应用于白癜风研究。如针对白癜风 T 细胞如何特异性识别并靶向杀伤黑素细胞,其特异抗原暴露、抗原识别等研究,多受到黑素瘤领域研究成果的启发。同样在自身免疫性疾病研究中,其发病机制及治疗策略在一定程度上也可以相互借鉴。我们前期针对白癜风皮肤 T 细胞迁移机制研究,发现 CXCL16 - CXCR6 是介导 $CD8^+$ T 细胞迁移至白癜风高浓度氧化应激皮损部位的关键机制,因此提出靶向抑制 CXCL16 - CXCR6 趋化信号可能是白癜风的治疗策略。该治疗策略也可作为其他自身免疫性疾病中阻断 $CD8^+$ T 细胞向外周特定组织迁移的重要借鉴。因此，总的来说，无论是何种疾病，其发病机制和由此衍生的治疗策略，有其独特之处，也有共通之处。

目前，针对白癜风的发病机制研究，学界普遍认为氧化应激诱导的自身免疫是导致黑素细胞损伤的重要机制。但目前并无针对该关键机制的、FDA 批准的治疗药物。尽管近年来很多学者聚焦于白癜风治疗的研究，但其临床治疗有效率并不高，仅为 30%～40%。我国临床应用的治疗措施主要为外用糖皮质激素、钙调磷酸酶抑制剂、光疗、中药及手术等，尽管有抑制免疫的作用，但这些治疗手段均存在疗程长、花费高、疗效有限等问题。以往研究中应用于白癜风的抗氧化药物，由于缺乏关键的靶点和详细的机制探讨，在白癜风临床治疗中的应用也不尽如人意。

欧洲白癜风治疗指南提出白癜风治疗目标有三个：一是控制疾病发生，二是达到完全或者部分复色，三是治疗结果可长期维持。因此，从源头控制白癜风皮肤局部的氧化应激是实现白癜风有效治疗和长期维持的关键。我们课题组一直致力于研究氧化应激在白癜风发生发展中的作用。团队前期系列研究证实，白癜风病人的重要抗氧化酶存在遗传多态性，抗氧化酶或抗氧化通路功能障碍，病人的黑素细胞抵御氧化应激的能力下降，氧化应激可诱导杀伤性 T 淋巴细胞迁移至局部皮肤，特异性杀伤黑素细胞。因此寻找保护黑素细胞抵抗氧化应激损伤的靶向药物是白癜风治疗的重要策略。由此我们课题组进一步探讨了一些"老药"如阿司匹林、黄芩素、辛伐他汀作为抗氧化剂"新药"在白癜风治疗中的作用，结果提示它们均可在白癜风治疗中达到确切的疗效。

阿司匹林化学名为乙酰水杨酸，是临床应用最广泛的非甾体类抗炎药之一，其历史悠久，作用多样，主要有解热、镇痛、抗炎、抗风湿、抗血小板聚集等作用。近年来，随着阿司匹林抗氧化应激作用的发现，越来越多的研究者开始对阿司匹林抗氧化应激机制产生了兴趣，进行了大量临床研究。我们研究发现，低剂量阿司匹林对黑素细胞无细胞毒性，可通过激活 Nrf2 - ARE 抗氧化信号通路，增强黑素细胞抗氧化能力，保护黑素细胞对抗氧化应激损伤。阿司匹林在临床上应用广、安全性高，且价格实惠，因此也很适合推广应用于白癜风的治疗。

辛伐他汀为羟甲基戊二酰辅酶 A 还原酶抑制剂，于 1989 年被 FDA 批准为治疗高胆固醇血症的特效药物。近年研究发现，辛伐他汀除了其经典的降脂作用外，还具有免疫调节、抗炎、抗肿瘤及抗氧化等多效性作用，并且其抗氧化作用已在多种疾病中得到证实。2004 年报道了 1 例合并高胆固醇血症的白癜风病人，在口服高剂量辛伐他汀（每天 80mg）降低其胆固醇水平的同时，意外发现其皮肤白斑也开始显著消退，而停药后白斑复发。随后在 2015 年，有美国学者利用白癜风模型小鼠研究发现，口服辛伐他汀可减少小鼠皮肤局部黑素细胞特异性 $CD8^+$ T 细胞的浸润，进而改善其白癜风表型，且以高剂量组效果最显著。我们课题组前期研究发现，辛伐他汀通过依赖甲羟戊酸而不依赖胆固醇的方式激活 ERK、JNK 和上调 p62，进而促进 Nrf2 表达及活化，启动下游抗氧化基因如 $HO-1$ 和 $NQO1$ 的表达，最终保护黑素细胞免受氧化应激损伤，为辛伐他汀应用于白癜风治疗提供了更可靠的理论依据。同时，我们在体外黑素细胞中比较了辛伐他汀与阿司匹林的抗氧化作用，发现辛伐他汀抗氧化作用优于阿司匹林，且二者无协同或叠加效应。FDA 批准辛伐他汀用于人体口服的安全有效剂量为每日 40mg；但我们的试验发现，若想在白癜风病人中得到预期疗效，所需口服剂量远大于每日 40mg，而大剂量辛伐他汀会引起肌病及肝损伤等严重副作用。基于这一情况，我们课题组目前正在尝试改变辛伐他汀口服剂型为外用软膏的形式，并进行辛伐他汀软膏治疗白癜风的相关临床研究，如能取得预期结果，对辛伐他汀在白癜风治疗中的应用将具有重要意义。

黄芩素是从黄芩属植物黄芩的根中提取出的一种黄酮类化合物，具有抗炎、抗细胞毒、抗病毒、抗肿瘤等多种作用。研究表明黄芩素在氧化应激下对多种细胞具有保护作用。我们课题组研究证实，黄芩素通过激活 Nrf2-TFAM 通路，发挥改善线粒体功能障碍、促进线粒体生物合成、促进 ATP 能量合成的作用，从而增强黑素细胞抗氧化应激损伤的能力。目前市场上有黄芩素软膏及口服药物，但其在白癜风病人中的疗效尚未证实，还需进一步临床研究。

除了上述抗氧化药物外，白癜风的治疗也涌现出一些其他新药，如 JAK 的抑制剂，已有研究发现外用 JAK 的抑制剂鲁索利替尼可使白癜风病人白斑显著复色；α 黑素细胞刺激素类似物阿法诺肽可促进黑素生成，是 FDA 批准的首个白癜风试验药物，目前的临床试验 Ⅱ 期结果证实该药在联合光疗时疗效更佳；前列腺素 E2 凝胶可促进黑素细胞分化与增殖，使黏膜处白斑明显复色，但其价格昂贵，目前只能在加拿大白求恩药房买到，国内尚无购买渠道。

除药物之外饮食结构与习惯在白癜风的发生发展中也越来越受到关注。有研究发现部分病人可通过多年的无麦饮食达到治疗白癜风的作用，尤其在麸质过敏症的病人中治愈率更高。另外在饮食中注意各种营养素的均衡和搭配，如维生素 C、维生素 E、维生素 D、锌、银杏提取物、蘑菇中的真菌多糖及绿茶中的茶多酚等均可通过免疫调节、抗氧化等多种作用在白癜风治疗中起到一定的辅助作用。

我们课题组一直致力于研究白癜风发病机制，并尝试寻找一些临床常用的经典老药用于白癜风的治疗。课题组在白癜风方向发表了 33 篇文章，也得到国际上的收录和引用，多次获得中华医学会年度优秀 SCI 论文奖、学术奖，并受邀在国际学术会议如美国皮肤病学研究学会进行发言交流，得到了同行的广泛认可。但是，白癜风无论是发病机制研究还是临床治疗探索，都还需要进一步加强与临床其他专科的联系。特别感谢整合医学这一平台，相信在大家的共同努力下，针对白癜风的治疗策略研究一定会取得更多转化性研究成果。

整合老年医学

从整合医学理念看脑卒中防治

◎ 王陇德

慢性病已成为影响国民健康最主要的疾病,造成的死亡已占总死亡的 85% 以上,其中主要是心脑血管病。其造成的死亡已占慢性病死亡的一半以上,而且发展速度很快。进入 21 世纪以来,脑血管病已成为第一死因,并一直持续至今。

脑卒中不仅造成中老年人生命和健康的重大损失,也造成经济社会的巨大负担。2014 年仅颅内出血和脑梗死两项住院费用高达 700 亿元。这一状况是不是已发展到顶峰?应该说不是。世界银行对中国发病情况的调查分析认为,如果慢性病流行的现状及防控局面不改变,我国在 2011—2030 年这段时间内,发病人数还会增长 2~3 倍。趋势分析表明,2030 年我国会有 3100 万脑卒中病人,目前是 1100 万。如发展到 3100 万,家庭社会将很难承受,可以说形势非常严峻。还有一个特点就是年轻化趋势非常明显,一半的慢性病负担发生在 65 岁以下人群。脑卒中对中国人的生活和健康造成的危害最大,很多脑卒中病人即便救治存活也成为残疾人。要解决这个问题,首先得看我们在防控工作中存在什么重大不足。我认为有如下几个方面。

第一,政府主导、多部门合作、全社会参与的工作机制还没有形成,到现在为止还是卫生系统在单打独斗。慢性病防控涉及许许多多其他部门的责任,这方面还没有形成机制。

第二,国民的健康素养有待提高。世界卫生组织认为影响人的健康和寿命最主要的是生活方式和行为。而三次全国调查发现,国民中具备健康素养的人只有

1/10。这是慢性病危险因素广泛流行的基础。

第三,有针对性的干预措施没有广泛实施。美国总结100年来脑卒中发病持续下降的首要原因是控制了高血压。而我国高血压用药与治疗控制率都非常低。

第四,防控网络体系还处于探索阶段,基本上是一片空白。慢性病防控跟传染病防控不同。传染病防控依靠疾控中心组织实施就行,而慢性病防控主要技术措施的落实要靠医疗机构。但目前我们的医疗机构主要开展的是疾病诊治,很少关注危险因素干预。所以我们的慢性病防控体系基本还没有。近几年我们探索脑卒中防控,动员医疗机构参与卒中危险因素的筛查和控制,取得了一些经验,但离慢性病防控体系的建立还相差甚远。

第五,人才队伍建设亟待加强。慢性病防控适宜技术实施的人才十分缺乏。譬如引发缺血性卒中的重要问题是颅内颅外血管狭窄,在美国颈动脉狭窄占缺血性卒中病因的20%~30%。他们每年都要经过大量筛查,对颈动脉狭窄达70%以上的严重狭窄病人及早实施手术或支架治疗,基本上能避免由此而引发的卒中。他们有3000多位医生能实施这个手术,每年做手术达15万~20万人。在我们这个项目开始之前,我们做过一个全国性调查,符合美国手术标准的医生全国只有8个人。2010年只做了247例手术。另外,我们的血管超声检查人才也非常少,甚至很多省级医院的超声医生也不会准确地看血管。

第六,专业分工碎片化,基本上都是各科管自己的事。我们很多次发现这样的问题,病人到心血管科看心脏,心血管科医生只关注心脏的问题。一看冠状动脉严重狭窄,就做手术放支架。上手术台后心脏的工作挺好,还没有下台,病人发生脑梗死了。心脑相通,具有共同威胁。北京有家非常著名的神经科医院的外科主任告诉我,他们外科的手术病人90%是自己门诊收治的,别的科很少给他们转病人。这种学科缺乏合作的局面极大影响到服务质量和服务水平。

为了解决这些问题,我们做过一些尝试,首先要有策略。这几年我们总结了一个"32字"策略。①"关口前移、重心下沉"。不能等病人病了才去关心,工作重点一定要前移到危险因素的控制。"重心下沉"是指开发民众潜在而又必需的需求。说潜在是因为重大慢性病的危险因素很多人是不知道的。比如到某些地区筛查,很多人从没量过血压,一量就是高血压,但病人自己不知道。血压、血脂、血糖不量不检测能知道吗?这些问题为何又是必需的呢?因为如不及早发现,将会对百姓健康产生非常严重的影响,危险因素的早期发现和控制水平与健康、生命息息相关。②"提高素养、宣教先行"。就是必须把防控知识和技能教给老百姓,让民众自己去调整生活方式。③"学科合作、规范防治"。防控某一疾病不能单打一,也非一个科的事。刚才举了心内科,其实很多科和脑卒中都有关系,内分泌科更明显。糖尿病严重的后期并发症就是脑卒中。又比如眼科,很多中老年人视力明显低下,眼睛局部找不到原因。在我们这个项目开展后,北大人民医院眼科黎晓新教授发现这类病人中有一部分有颈动脉严重狭窄,从而影响到眼动脉的供血造成视力低下。在做过颈动脉手术后,80%的病人视力明显恢复。所以多学科合作,开展整合医学研究非常重要。④"高危筛查、目标干预"。即首先要筛查出高危人群,要进行及时的、有针对性的干预,从而有效、尽快地降低脑卒中的发病、死亡和残疾率。

我们从2009年开始组建脑卒中防治体系。到2011年卫生部(现国家卫生计生委)认为这项工程卫生行政部门的参与非常重要,所以卫生部成立了脑卒中防治工作委员会,当时的陈竺部长亲自担任委员会主任。从2011年开始,中央财政设立了专项经费,2012年又设立了适宜技术培训项目。这是第一次中央财政拨款给三级医院培训医生。

我们编制了技术推广的教材,选定了20多家技术培训基地对8项重点技术开展培训。国家开展的高危人群筛查项目,从2011年开始有6个省市参加,2012年扩展到16个省市,2013年扩展到全国所有省市,每年筛查40岁以上百万人群。我们借助筛查和干预项目广泛宣传卒中的防控知识及其他健康知识,提高民众的健康素养,还建立了心脑血管疾病的相关网络开展知识宣传。

我们取得的初步成效包括:一是从无到有建立了工作体系,国家的防控网络已经初具规模。我们在306所三级以上医院建立了脑卒中防治基地医院。基地医院又联系了1000余家县区二级医院和2700多家社区卫生中心和乡镇卫生院组成了全国一级的筛查网络。筛查网络大约已筛查40岁以上的人群600多万,从中筛查出约100万的高危人群。同时在各个基地医院推广建立脑卒中预防筛查门诊,不是神经科的门诊,而是专对脑卒中的预防筛查。经过媒体宣传,很多人去门诊做了筛查。中国人不怕别的,就怕中风,很多老人就怕瘫在床上。你说脑卒中他可能不懂,但说中风他肯定清楚,很多人就愿意接受筛查和控制。

最近我们对2013年以前筛查过的病人做了一些追访。近30万人的资料分析发现,通过筛查干预,危险因素控制率有了明显提高。比如高血压用药治疗率和控制率几乎升高1倍。糖尿病和血脂异常病人的用药治疗率和控制率都有明显提高。这些危险因素的控制一定会对未来降低脑卒中发病、死亡和残疾产生有益的影响。

我们还推进卒中救治绿色通道的建立。脑卒中的救治时间非常要紧,是影响治疗质量和生存质量非常重要的因素。我们在各个基地医院推进建立绿色通道,培养一些实施技术的医生,例如颈动脉内膜剥脱术(CEA)和溶栓的实施数量都大幅增长。溶栓确实非常重要,以前很多医院甚至三级医院基本没有开展,这几年我们在大量推广这样一些适宜技术。

通过国家项目的开展,我们基本掌握了中国脑卒中流行的规律和特点,给政府决策提供了依据。从 200 多万人的资料分析，我们发现脑卒中的患病率大概是 2%，所以大体测算现在有 1100 万的脑卒中病人。

脑卒中的患病和知识水平呈负相关，知识水平越低的人群，卒中患病率越高。40 岁以上的人群中大约 15% 是高危人群。关于卒中的年龄分布，4 年来的资料都显示中年人占卒中病人的近一半，占高危人群的 60%。中年人群卒中危险因素控制不好，脑卒中发病率还会上升。中年人出问题对家庭、社会、经济的影响将会非常严重。因此，我们给中央写了一份"院士建议"，标题叫《筛查和干预中年人的"中风"风险刻不容缓》。这一建议得到习总书记的重视。延东副总理做了三次批示要我们做好中年人脑卒中危险因素的筛查和干预。

这项工作强调多学科密切合作。卒中防治牵扯到急诊、神经内科、神经外科、介入、心血管、内分泌、影像、康复等专业，多学科必须紧密合作。多学科紧密合作可以提高高危人群的检出率，可以提高急性期救治的疗效，给病人提供最佳诊疗，同时促进医疗机构技术水平和服务质量的提高。比如，我们在 40 家基地医院开展心内科卒中人群一级预防项目，发现在心内科筛查卒中高危人群能够达到 47%，近一半是卒中高危人群。我们在一般人群里筛查是 15%。这项工作可以大幅度提高投入产出效益。

北京宣武医院的多个科室都在为脑卒中做工作。他们和急救相联系，培训急救人员在急救车上开展病情评估，评估结果立即传到医院，医院很快做好准备，工作在绿色通道上的医生提前到达等候病人。同时培训护士在第一时间对病人进行评估，参与现场抽血、沟通联络、记录时间等。他们还做了绿色通道标识，凭标识，所有部门都为急诊病人尽早、及时地提供服务。还定制了溶栓车，溶栓从原来的在病房开展直接前移到急诊。溶栓药品备在急诊室，病人无须经过划价缴费取药。病人一经评估属于某个适应证马上直接用药。很多工作都在现场进行，如护士采血在 CT 室，化验结果马上电话报告，不再需要等化验单，尽可能缩短病人在窗口期内接受治疗的时间。

他们还开展多学科、多部门会诊。通过多学科、多部门会诊和合作，工作质量有了明显改进。检验科的血液化验报告时间明显缩短，入院至溶栓时间（DNT）也明显缩短。原来到医院后近 2 小时病人才能用上药物，现在控制在 40 多分钟。静脉溶栓的数量有了大幅增长。日常工作中多学科也密切合作，譬如超声不仅应用于筛查，还使用超声在术中对病人进行监测，在术后对病人进行评估。以上均更好保障了病人的安全和服务质量。

上海长海医院通过多学科密切合作，DNT 时间也有明显缩短，很多指标比以前有大幅度改善。溶栓的数量 2012 年只有 18 例，到 2016 年增长到 171 例。原来没有能够开展 CEA 的人员，现在已有 3 名人员符合标准；溶栓比例从原来的不到

2%，上升到11%；病人病死率和90天致残率都有明显下降。但我国溶栓工作的开展与国际上比还相差很远，美国、英国能达到20%~30%，我们平均还不到2%。

天津市环湖医院开展溶栓是非常得力的医院。在项目开展前，每年溶栓只能开展10~20例，现在每年达到1700多例。连出租车司机都知道乘客有了类似的症状，应该拉到环湖医院去。

以上整合医学工作的开展，不仅大幅度提高了慢性病防治的服务水平和质量，也证明了整合医学是卫生事业发展的必由之路。

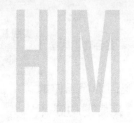

从整合医学角度看老年病的防治

◎李小鹰

老年医学其实就是整合医学。老年医学强调整体，不仅是诊疗的观念，更重要的是多学科团队合作，因为它的基础是老年共病。老年人健康可能最大的问题是共病，即多病共存。

我国人口变化的趋势是60岁以上人群上升很快，80岁以上的人口我国最多，其次是美国，再次是印度。我国人口结构的老龄化到2050年将非常严峻。

共病是老年人面临的大问题。共病指有2个以上的疾病，这些疾病可能是躯体的问题，也可能是认知问题或社会问题。躯体疾病中动脉粥样硬化性心脑血管病是第一杀手，认知问题是一个很大的社会问题。在美国，老年人的慢性病患病率达90%，80岁以上女性共病的患病率是70%，男性是53%。对北京3个区的调查显示，慢性病患病率可达91.7%，完全健康的老人是很少的，共病的患病率达76.5%。也就是说老年人中2/3是共病病人。

在共病病人中最多见的是心脑血管病，威胁最大的是合并认知障碍的人群。心脑血管病是第一杀手，我国每死亡5人中有2人是心脑血管病。现在讲的第一杀手动脉粥样硬化性心脑血管病（ASCVD）统指脑血管病、冠心病和周围动脉硬化病，包括全身大动脉的一些病变，而且以动脉粥样硬化发展为基础。这个基础是从动脉粥样硬化早期一直到后期。

ASCVD对老年人的危害随年龄逐渐加重。2014年，无论是农村还是城市，急性心肌梗死的死亡率都随年龄逐渐增加；脑血管病的死亡率，同样无论是城市还是农村，也无论是男性还是女性，都随年龄逐渐增加。房颤的发生率与脑卒中有直接关系，也随着年龄增加出现明显而迅速的增长。

我国是糖尿病病人最多的国家，其次是印度。认知障碍，主要指痴呆，中国已接近1000万人，其中60岁以上是认知障碍的高发人群。阿尔茨海默病（AD）

占痴呆的60%。近20年来痴呆和AD病人不断在增长，而且非常迅速，痴呆每年大概是9.87/1000（人·年）的增长率，也就是每年大约要增加175万例痴呆；而AD的年增长率约为6.25/1000（人·年），每年大约增加111万人。所以，在老年共病中致死致残的元凶实际上是ASCVD及其导致的认知障碍。

老年人群前10位的死因，第1位是ASCVD，还有失能和残障的情况。老年病的失能率和残障率随年龄增长迅速增加，几乎呈双倍增加。从40岁到80岁失能率如下：40岁2.6%，50岁4.7%，60岁9.9%，70岁19.9%，到了80多岁可达41.0%，都是成倍增长。致残率也有这样的趋势，所以老龄共病致死致残是非常大的威胁。

ASCVD和认知障碍密切相关，越来越受到重视。很多老年常见病都与认知障碍有关，包括脑血管病、冠心病、心力衰竭、心房颤动、糖尿病、高血压，还有维生素缺乏等。ASCVD已是公认的认知障碍的首要危险因素。血管性危险因素包括高血压、糖尿病、吸烟、血脂异常、同型半胱氨酸增高、ApoE基因变化等，这些原因可致共同疾病：第一是脑卒中，第二是心脏病，第三是周围动脉粥样硬化。动脉粥样硬化和心血管病会导致心肌梗死、房颤、心力衰竭。这两个原因也可引起脑白质病变，脑低灌注，还有腔梗的发生，从而进一步导致认知能力下降、痴呆等问题。共同结果是威胁生命的慢性病造成肢体残障。

有心血管病的老年人，认知障碍的风险会显著增加，达24%；而无心血管病的老年人仅为16%，前者比后者升高30%。没有症状的心肌梗死特别是不典型的心肌梗死，痴呆的发生率明显增高，在男性可比非心肌梗死者高2倍。

房颤合并AD和痴呆非常多，合并脑卒中者也很多。来自心房的不被觉察的微小血栓都可引起认知障碍，发生血管性痴呆的病例也很多。房颤病人认知功能也会迅速下降，原因：第一，脑灌注降低，房颤心室率达120/分以上时，射血分数就开始下降；第二，无症状性脑梗死和短暂性脑缺血发作风险增加；第三，高凝状态增加亚临床型脑栓塞；第四，增加海马萎缩，增加执行功能障碍及其他认知功能障碍。

心力衰竭是各种心脏病的归宿之一，心力衰竭病人心输出量减少和大脑自我调节机制受损，可降低脑血流量，最终导致认知功能障碍和痴呆；心力衰竭也是多发性脑栓塞的危险因子，后者可导致认知功能障碍。

糖尿病也是增加痴呆、意识障碍和认知障碍的重要原因。有糖尿病的病人痴呆明显增多，血管性的痴呆增多，非血管性的AD也增多，而且发生的风险都增高。在不同糖代谢人群中，随着血糖升高，AD发生率越来越高；随着餐后血糖升高，AD的发生率也越来越高。糖尿病引发认知障碍的机制包括微血管病变、胰岛素信号传导障碍、胰岛素抵抗，以及炎症等其他问题，共同的原因造成了大脑的AD样病理改变。

ASCVD本身可以造成认知功能障碍，早期筛查和早期防治是最关键的办法。

中华老年医学分会一直都在制订和推广老年ASCVD的诊治建议和共识，比如高龄冠心病诊治、认知障碍的早期筛查、记忆门诊流程，颈动脉粥样硬化、肾动脉狭窄、房颤、高血压、血脂紊乱等的诊治，都不断在全国推广。

最主要的筛查包括高血压、高血糖、高血脂和早期认知障碍，这四个方面非常重要。高血压的筛查已在全国推广多年。血胆固醇特别强调早期筛查。正常的高限，总胆固醇要小于5.25mmol/L、低密度脂蛋白胆固醇小于3.45mmol/L、三酰甘油小于1.5mmol/L，这是早期正常筛查的高限。血糖的正常高限，空腹要小于6mmol/L、餐后要小于7.8mmol/L，"6、7、8"很好记。从社区到医院都要随时牢记，面对每一个体检病人都要进行早期筛查。

周围血管病怎么筛查？比如下肢动脉、颈动脉狭窄，专家共识提到高危人群必须筛查。第一，高危人群是指50岁以下的糖尿病，还有吸烟、高血压、高血脂或高凝状态等中的1项；第二，50~64岁有心血管危险因素，尤其是吸烟和糖尿病；第三，超过65岁的所有人。另外有ASCVD的人是更高危的人群，必须得排查。

中华老年医学分会于1982年、1995年和2013年三次推出了"中国健康老年人标准"，2013版在第二条特别提到，认知功能基本正常是老年健康的标准。认知功能基本正常的评判要用国际公认的MMSE评分法，总分30分以上是正常，按照年龄和文化程度分层，60~79岁初中以上文化者应该大于27分，80岁及80岁以上者应大于25分。

神经科医生和老年科医生应该非常熟悉认知障碍的筛查，因为我们发表的早期认知障碍筛查的共识已推广2年了。筛查方法取决于筛查时间，有多少时间就用什么方法。如基本没时间，就用非常简单的画钟测验，让老人画一个表，让他画出某个时间，如2点半，用很短时间就可以完成；如果有3分钟时间，就可以用Mini-Cog实验，即先给病人3个词来记忆，再画钟，最后要求他回忆那3个词；如果有10分钟时间就用MMSE评分法。画钟，最简单就是画一个圆圈，画钟测验满分是4分，画出一个表盘、12个罗马数字正确、数字安排的顺序位置正确、钟表指针位置正确这4条各得1分。痴呆老人和智障老人准确标出时间很难，而且两次筛查必须间隔一定时间，所以4分是得不到的。画钟测验是国际上应用比较多、比较简单实用的早期筛查。

对于早期筛出来的ASCVD和认知障碍病人，非常重要的是基础治疗。老年ASCVD的基础治疗，比如抗动脉粥样硬化治疗，包括健康的生活方式、控制高危因素如高血压、高血糖和高血脂，以及在血栓高危人群中同时抗血栓治疗，这些都是基础治疗原则。

对老年痴呆早期的认知障碍治疗肯定是有效的，包括对ASCVD引起的血管性痴呆和AD。对于早期筛查出来的老人，治疗的目的是改善现存的认知状况，尽量延缓进展，维持正常的生活能力，延长生存期，提高生活质量。AD最主要的药物是胆碱酯酶抑制剂和 N-甲基-D-天冬氨酸（NMDA）受体拮抗剂。

怎么去识别、筛查和治疗高危人群？从宏观讲，整个老年人群需要整体保健。也就是现在讲的整合医学。必须提高老年人整体的健康水平，应举国家之力、举行业之力。

老年人的整体保健工程包括重大的预防行动计划、电子档案的建立、慢性病的管理，中老年人生活方式的改善，以及长期照护等。这是一个整体工程，不只是筛出其中的高危人群，最重要的是整体人群的保健，必须做到预防第一。全民保健中老年人群是重点，老年共病的高危人群特别是 ASCVD 和认知障碍人群又是重中之重。

国家"十三五"规划发布，提出"三降低""三健康"：三个降低是盐、油、糖，三个健康是口腔、体重、骨骼。我们如果能够做到这些，就会整体提高全民的健康水平，老年人的整体健康水平也可以提高。

精准医疗和数字化医疗与整合医学的关系

◎王建业

我是一名泌尿科医生,更准确地说就研究一个器官——前列腺。前列腺疾病,无论是前列腺肥大还是前列腺癌都和老年人有关。它是老年男性的常见病,60岁前基本没有,60岁以前发生的前列腺癌死亡非常快。我50岁前做过几个年轻人的前列腺癌手术,病人在几年之内全部死亡。

现在大家都在讲整合医学,整合医学不是反对精准医学的,精准医学实际上是整合医学非常重要的一部分。精准医疗就是把遗传学、分子影像学、生物信息,结合病人的生活环境和临床数据,特别是重要的临床数据加以整合考虑和分析,实现精准治疗,包括疾病的风险因素、精确诊断、精确分类、药物的正确使用和疗效评价、疾病的精确预后等。精准医疗是2012年一个美国学者提出来的,当时并没有引起重视。2015年1月20日,时任美国总统奥巴马又作为国家战略提出来。他是从反恐精准打击搬过来的,采用的是战争战略的精准打击。我国紧跟其后,2016年就被科技部列入重点研发项目,将投入600亿元,前期已投入200亿元。过去很多人认为精准医疗应放在临床医疗上,不想最后一多半资金都被科学院拿走了,被搞生命科学、生物科学的研究者拿走了,临床只拿到小头。因为精准医疗规定的内涵很多都是基础,不仅学医的可以做,搞生命科学、生物的都可以做,农科院也在做精准医疗,北京师范大学生命科学院也在做精准医疗。研究最基本的内容有基因组学、蛋白质组学、功能基因组学、代谢组学、信号传导、细胞凋亡等。

精准医疗的重点在哪里?肯定和我们有关,前面200亿医疗界拿得不多,但后面400亿，起码350亿应属医疗界，不然叫什么精准医疗？医院和社区是精准医疗发展的主战场，最后还要在医院应用；医生是临床决策的主体，最后还要落到医生头上；精准医疗为医生决策提供精确的手段，它是医生诊治疾病、疗效评估、预后判断的一个方法。精准医疗需要临床提供大样本和大数据来支撑，不仅是基因组学、蛋白质组学。

精准医疗的目标，从政府角度是为民众提供更准确、更高效的医疗健康服务。我国要建立国家一流的精准医疗研究平台和保障体系；要有自主的核心技术，要研发一批国产的，有我国特色的药品、疫苗、医疗器械、设备；还要形成一批由我国自己制订的同时在国际上得到认可的疾病预防和临床治疗指南，包括临床路径和干预措施。我国参与过很多预防指南的制订，至少做过专家共识，但大部分都是参考国际的，90%以上都是国际上的治疗。

从临床上讲，精准医疗的研究如果没有大样本人群资料，只做基因组学、蛋白组学、代谢组学等是行不通的。美国人现在都想要中国人的基因资料，想拿回去分析，想把整个密码给破译了。我们特定的疾病应该通过基础的研究，包括基因组学、代谢组学等，然后对疾病产生的原因，包括不同的状态和发展过程，进行精准亚分类，然后通过各生物标志物的分析、鉴定，最后制订出个性化的预防和治疗措施。

具体的研究任务包括几个。第一，精准防控技术和防控模式的研究，比如大规模人群队列，包括健康人群队列、病人队列、易感人群队列，至少有3个队列的研究。第二，分子标志物的发现和应用，用于早期诊断、预警、筛查，同时指导治疗。第三，分子影像学和分子病理学，这和临床是密切关联的。现在的病理是形态学病理，是靠医生的眼睛去看细胞类型，看细胞核的状况。我们将来需要分子病理，要用分子学方法协助病理诊断。关于分子成像，现在的影像学靠成像结构的密度及变化，也可以根据病变的代谢看功能影像。将来要精确到分子成像。临床的精准治疗需要临床分子分型、个人全面信息、基因组学、影像学，通过大数据最后整合形成一个治疗方案，最终达到"个性化"诊治。

精准医疗要有一个支撑平台，包括三大支柱：生物样本库、大数据，以及基因和蛋白组学分析平台。第一，关于样本库，样本库过去叫标本库，现在又把标本库叫样本库，总之都是用来存储东西的。最主要的是把病人的组织、体液、血、尿、便、唾液、体腔积液等都存下来，同时还有病人的个人信息。从2016年1月起，北京医院就开始在入院须知里加了一条，在不影响诊断和治疗的前提下，所有的检查标本都可能会留作科学研究。不仅是切下来的组织会留下，可能血、痰等也会留下。这牵涉到个人信息，将来谁共享，谁用这些东西。此外，还包括临床信息，是因什么病住进来的，怎么治疗的等。不要轻视生物标本库，谁有生物样本的资源，谁就能掌握医学研究的主动权，就能占领医学研究的高地。第二，大数据平台。包括队列数据、临床数据、组学数据。队列数据有健康人的、病人的、易感者的等。最后制订"六新"，找到新靶点、新结构、新药物、新方案、新标准、新的行为规范。收集数据、储存数据、分析数据加以整合，利用共享。第三，基因、蛋白分析平台。那么多组学，关键是怎么用到人身上。将来的手段不只是拍一张片子、做一个CT、测一下血糖，只要留下标本，就要做蛋白、代谢、免疫的全面检测，然后进行生物信息的分析。要培养精通组学和医学的两栖临床医学人才。

从解决问题的角度看，精准医疗首先是阐明发病机制，回答疾病发生的本质问题。其次是发现标志物，做出早期诊断。第三是进行靶向药物治疗，更具有针对性。第四是开展分子分型，这对临床治疗非常重要。最后是开展整合的防控，将来要用分子流行病学、分子技术等进行预防干预，还有多学科交叉，与光学、电学、声学等各种技术整合。

举一个例子——支架的研究，支架的材料是在航天和卫星上用的。航天卫星用的发射器和接收器，体积必须要小，上天后空气、温度都要变，需要记忆卫星才能被接受。我们把这样的材料用到医学上做支架，放到血管内根据温度适应环境，恢复记忆它就撑开了。又比如有些物理现象是可以用到医学上的，比如冲击波是可以杀人的，但把它的能量用到体外碎石就有很好的效果。这都是多学科整合的结果。

数字化医学和数字化医疗是有区别的。数字化医学是新型的学科，它用数字化技术，如计算机技术、信息技术来加强和再造新型的医学基础。数字化医疗更具体一些，主要强调其应用。

数字化医学包括四个领域：第一是无线传感器；第二是基因组学；第三是成像；第四是信息。比如无线传感器，像小米手环就是无线传感器，这是最初级的。未来的无线传感器采用纳米技术，把它植入体内，一个人从生到死所有的生命学指标都可以测量，然后进入接收器加上分析，这个人一生的资料都在里面储存了。

要想实现数字化医学，首先要用到人身上，要有数字化人体。数字化人体就是把人的各种信息数字化，比如确定个体基因组生命代码的所有东西。一出生马上知道这个人容易得什么病，不容易得什么病，脑卒中不用排查了，一生下来就知道。其次是远程持续监测，将纳米设备植入人体，实时、全程监测心跳、呼吸、血压、脉搏、体温、血糖、脑电波活动，甚至包括心理活动。再就是三维成像技术，可以把人体任何的数据输进去，就可以发现肝有多大，心在什么地方，哪个地方有血管等。

数字化医疗面临的挑战首先是医学大众化，因为有大众化的数据和完整的医疗健康信息，所有的人都清楚，迫使医学去神秘化。现在医学牛，医生更牛，病人不懂，就听你一句话，以后不会是这样了。数字化医疗实施后，病人的情况自己都很清楚，不神秘，医生也就没那么牛了。由此可能门诊量减少，有专家保守估计约减少50%。国际上权威人士估计要减少70%。除非要手术，一般的病自己都可以解决，当然这是对未来的畅想。

医生的职业还是需要的，没有医生不可能。一般的情况病人可以自己解决，但危急重症、疑难疾病还要靠医生，还得人对人看病。但我们要想到这些发展对医生的挑战越来越大，面临的困难越来越多，所以我们必须要做到更加优秀。

从整合医学角度看器官衰老与退行性变

◎黎 健

我国人口构成的动态变化告诉我们，老龄化是我国面临的重大社会问题。到2040年中国老龄化速度和数量将高居世界榜首，现在中国老龄化问题的确很严峻。

实现健康老龄化具有重要社会意义。因为老年人生活质量下降，随着年龄增加，家庭负担加重，社会服务需求增加，国家医疗开支也增加。从个人、家庭到社会、政府都面临着很大挑战。假设夫妇是独生子女，上面有两边的父母，自己再有一两个小孩，负担十分沉重。所以，我们的应对策略就是健康老龄化。

老龄化问题已受到国际社会高度重视。2015年《科学》杂志有一个"衰老"专刊，认为"实现健康老龄化是预防疾病的最佳手段"也就是要抗衰老和预防衰老。在美国的衰老研究所，老龄化和衰老方面的研究经费在逐年增加。谷歌投资了大概15亿美元研究衰老和老年相关疾病。

器官衰老和退变是老年慢性病发病的基础。如何有效防治老年病，实现健康老龄化是重大医学问题。很多慢性病都是老年相关疾病，随年龄增加，发病率增加。衰老导致了器官生理功能变化。有很多代谢异常、肝脏问题、胰腺问题，以及血管问题、骨质疏松问题等，都是由于衰老导致了器官的生理功能发生改变，随着衰老，器官的很多功能绝对下降，效率也在下降。比如到一定年龄时，可能发生肌肉退变，进一步发展成肌肉萎缩、骨质疏松，再进一步发展成骨关节炎、脑萎缩，慢慢变成老年痴呆，动脉粥样硬化进一步发展成心脑血管病等，这些都是老年相关疾病的基础，说白了就是器官的退变。

器官的衰老和退变是两个不同的概念，器官衰老是增龄过程中功能的渐进性下降，表现为增殖停滞、细胞功能丢失、衰老信号增加等。但退变是在细胞衰老基础上，进一步出现可逆性损伤，表现为某些异常物质堆积及结构功能异常。

从器官衰老到器官的退变到底是什么过程？我们以神经系统为例，衰老时在神经、脑里面有淀粉样蛋白表达增高，没有老年斑的沉积。但从衰老变成退变后起初有老年斑的形成，但没有代表病理性损伤的神经纤维结存在；退变进一步变成疾病后，除了有大量老年斑产生外，还有神经纤维结的形成。所以，老年痴呆可能既有老年斑形成也有神经纤维结形成。所以很多老年痴呆没有良药可用。老年痴呆的研究发现，老年斑随年龄逐步增加，但从老年斑发展成老年痴呆大概需15年。85岁的老人大概60%有老年斑、有退变，但只有15%发生了痴呆。所以尽早发现并消除老年斑对延缓老年痴呆有关键作用。用针对老年的抗体治疗老年疾病是无效的，但可以完全消除老年斑，也就是说窗口前移可以逆转老年斑的形成。其间经过了15年时间，怎样防止衰老到退变这个过程？器官衰退的研究目前有重要突破。第一，发现了端粒酶，细胞衰老是端粒减少的结果。肿瘤有端粒增强，两者正好相反。端粒是衰老的生物钟，端粒发现者获得了诺贝尔医学或生理学奖。激活端粒酶活性可使有些动物恢复年轻状态，但端粒激活后有可能形成肿瘤。

前两年的动物研究显示，用年轻血液交换可以减轻老年鼠多种器官的退变。把年轻鼠和老年鼠的血管串到一起后，通过血液交换可以减轻老年鼠多个器官退变。斯坦福大学因而从2015年开始用年轻血浆治疗老年痴呆，现在结果还没有出来。

最近发表了好几篇文章，发现用年轻鼠的粪便喂养老年鼠可逆转老年退变。其实就是肠微生态，肠道微生态的改变可逆转老年状态。这是一个重大突破。限食，比如六七成饱可以减轻多种器官的衰老与退变，从而延长寿命。很多人体研究及对猴子的研究都发现，不要吃太饱可以延长生命。但这些研究有没有用药物干预，限食程度怎样，个体化怎样，还需进一步探索。

器官从衰老到退变主要与能量代谢有关，和胰岛素也有关系。有些药物能够调控衰老，现在发现了几个：一个是二甲双胍，一个是白藜芦醇，后者在红酒里含量很多，还有雷帕霉素等在动物中都可以延长寿命。

根据动物实验，2015年美国食品药品监督管理局（FDA）首先批准了一个人体的二甲双胍抗衰老试验，大约有3000名志愿者参加，看吃药后是否能够延缓衰老。我自己先试，早晚一片二甲双胍，现在吃了近两年，减了大概10斤。原来比较胖，现在是圆脸，以前更圆。我现在基本没有白头发，这和二甲双胍有无关系还不一定。这是一个重要的突破，因为发现二甲双胍既抗炎、抗氧化、抗肿瘤，还能延长寿命，而且安全、价廉。我们需要美国的试验出来后才能最后定下来它是否有抗衰老的作用。

我们有很好的基地从事器官衰老和器官退变的研究，包括国家重点实验室、国家模式动物平台，还有包括院士在内的领军人物。

我国的衰老研究在国际上影响比较大，我们组织过很多国际会议，有多学科交叉的衰老研究基础，包括干细胞、基因编辑、表观遗传、多层次组学、动物实验、药学、生物信息学等，具有国际水平。我们还有一个很独特的优势，就是人群资源和临床资源。我们现在调查的老年人有9万多人，百岁老人有15 000多名，分布在全国很多省市。这是一个很好的人群资源，国外是没有的。我们临床资源更加丰富。

国内学者主要在研究干细胞衰老方面取得了突破。随着器官衰老，很多干细胞失去了再生能力。器官衰老了它不能再生，不能再生功能就会受到影响，限制了器官的发展，最后进入疾病的发病期。我国的干细胞研究在国际上占有一席之地。另外，我们的科学家通过系统的研究揭示了六七成能够延缓衰老的大概网络。主要涉及胰岛素和能量代谢。能否用这些机制来干预和调控，达到减缓衰老的目的，这是需要研究的。

在衰老和退变的药物调控方面也有了很重要的进展，首先是白藜芦醇，人们发现它能够逆转干细胞衰老。还有一个是抗脂肪肝的药物，也可逆转干细胞衰老。这叫老药新用。

刚才讲二甲双胍是神药，国内有什么是神药？黄连素。现在发现黄连素可以降低胆固醇、增加"棕色脂肪"。脂肪有两种：一个白色脂肪，一个棕色脂肪，棕色脂肪是好的，白色脂肪不好。目前发现黄连素可以降低胆固醇。最近又研究，黄连素可以控制"三高"，这是我国一个独特的药物。所以除了二甲双胍吃进去外，有的专家每天还吃一片黄连素，看未来能否延缓衰老。

研究衰老和退变需要新技术、新方法、新模式。我国在这个方面已经建立了很好的模式。上海生命科学研究院用3D技术研究人体器官衰老，通过3D看人的脸就知道一个人大概的寿命是多少，和你的年龄是否匹配，还是提前衰老了。

研究器官衰老和退变一直到老年疾病，核心问题是器官衰老向退变演变的机制，通过机制研究进行提前干预可以延缓衰老、逆转退变，最后防止疾病发生。从衰老到退变再到患病，我们要弄清三个问题：一是基本属性，衰老和退变怎么逆转；二是环境因素，包括饮食、心态、精神都是环境因素引发的变化；三是这些因素受到什么调控。

策略是从细胞、模式生物到临床，再到长寿人群，整合各方面知识和资源。把从细胞、器官、分子生物标记，以及从大数据中得到的结果，包括测序、疾病分析、生理分析等都整合起来，为解决衰老和退变的机制研究服务。

同时要考虑到环境的影响。遗传与环境是最依存的关系，涉及很多内容。外环境怎样治理？内环境怎样达到平衡？怎么实现稳态？怎样使衰老退变修复再生？用什么办法、药物？这些问题需要整合研究来回答，整合研究需要整合医学的理论来指导。

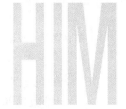

整合医学是老年医学发展的必然

◎范 利

人类的健康和生存,与自然生态环境、社会人文环境密不可分,单靠科学是不够的。除科学以外,医学还涉及人类学、社会学、经济学、语言学、哲学、艺术、心理学等,凡是和人有关的学问都应该用来服务医学,所以医学必然走向整合医学时代。

老年医学本来就是全科医学,老年医学是多学科交叉、多学科知识融为一体的整合医学。全科医学强调的是建立在现有基础理论和普通实践基础上,掌握多学科知识、多学科技能,体现医生一专多能的本领。整合医学是要把各种先进的理论知识、各种有效的实践经验、有效的科学理论有机地整合起来。就像樊代明院士最常讲的:还器官为病人,还症状为疾病,从检验到临床,从药师到医师,从生理到病理,从局部到全身,从病态到心态。这对老年医学确系必然,必须要这样去做。老年医学必须要贯彻身心并重、医护并重、医技并重、中西医并重、康养并重、防治并重的整合医学理念。

老年医学现状不容乐观。我国是全世界老年人唯一过亿的国家,2015年已达2.22亿人。老年医学面临的状态简单讲叫"五化":①高龄化,80岁以上的高龄老人已接近2000万,每年以100万的数量剧增;②慢性病呈现高危化,慢性病导致的死亡占86%;③失聋;④失智;⑤空巢化。这五化导致了老年医学的复杂性和艰巨性。老年慢病出现四大特点,即"四多":①多种病共存一体;②多种药共用一人;③多症状共集一身;④多器官共同受损。这告诫我们,老年病人的临床症状非常复杂,要求医生掌握的知识要非常全面,涉及社会学及人文的方方面面,因此整合医学在老年医学的首要地位既是当然,也是必然。

我国的人均期望寿命,从中华人民共和国成立时的35岁已经提高到现在的76.3岁,但我们的健康期望寿命仅67岁,即每个人有9年的时间是与疾病相伴的，3/4 的老年人正在带病生存。比如北京，男、女性的人均期望寿命都达到了 80 岁，但健康预期寿命才 61 岁，就是说有 19 年与疾病相伴。

在中国，我们强调寿命要考虑健康期望寿命而不是人均期望寿命，这才是我们真正的目标值。我国人口的寿命在延长，可功能在下降，高龄失能人群剧增，家庭养老功能弱化，社会医疗需求增大。可我们的医疗资源严重匮乏。最可怕的是慢性病年轻化，未来 10~20 年，40 岁以上患心脑血管病、慢性阻塞性肺疾病、糖尿病及癌症的人数将增加 2~3 倍。一半的慢性病负担发生在 65 岁以下人群。中国的医疗现状很不乐观，三级医院负荷超重，且慢性病还在井喷，医改还只是在探索中。老年医学应定位在二级学科，但现在仍在三级。很多的院校不能培养老年医学人才。社区中接受过老年教育培训的人太少，仅 1.4 万人。有职业技能资格证书的仅 10 万人，缺口超百万。护理专业更是极缺。老龄化加速，护理人才的需求增加，社区、医院、家庭都需要老人护理，护士缺口相当大，专业培养的护士少于 30%。按我国老龄和残疾人口数量计算，需要数百万专业康复护理的人员，但现在能上岗的仅五六万，缺口巨大。

中国老年医学的未来该怎么办？理念更新极为关键，分级诊疗势在必行，医养结合大势所趋，安宁疗护全面推广，人才培养迫在眉睫，健康宣教慢病预防。老年人的慢性病很难治愈，但要防治共病，维持躯体功能，维护心智健康，融入社会生活，提高生活质量，最后有尊严地安宁离世。21 世纪的医学是预测医学、预防医学、个性化医学、参与医学加起来的整合医学。要把生命科学、生命技术、现代科技、社会人文全都整合到一起，才能达到更精确、更有效的预警、诊断、治疗和预防，才能降低发病率，降低医疗支付成本，提高治愈率，减少重症病人，提高身心健康和生活质量。我们要把传统医患关系中"一对一"的治疗梯队变成新的"多对一"慢性病防治团队。不仅要有病人本人决策，还要有家人参与，疾病控制人员、医生、护士、专家都应该参与决策。

在整合医学中，要贯穿"六全"理念：①全人管理，要身心并护，生活方式干预；②全程管理，从孕妇开始就要进行优生教育，我们从孕期健康一直要关注到临终关怀；③全域管理，对疾病管理，要求个人、家庭、社区、环境都要在管理范畴之内；④全方位预防，从预防治疗到康复并重，康复在我国更具重要地位；⑤全科医师、护士的培训；⑥全面的健康教育。要形成一个整合救治模式。把老年医学的单病诊疗，通过综合评估变成全人管理身心并护；把专科诊治通过综合评估做成多学科整合医疗；把治病救急变成预防性慢病管理；把院中救治延伸到院前预防，院后康复。由此形成一个连续动态、全程、新型的整合管理模式。

我国搞分级诊疗非常正确，大医院要做大医院该做的事，建立专科特色的品牌医院，对下级医院、地方的县医院、区医院进行帮带。基层医院要守住慢性病预防第一道防线，要把基层作为宣教健康生活方式、预防慢性病的主力军，通过全科医生家庭签约，把基层工作做好。我们走访基层发现，基层医生真的很难，他们说现在基层的首诊大盘，接不住、托不起、转不动。因为缺乏合格医生，好的医生资源不够；好的医生要能留得住、干得好，病人才信得过，也愿意来。国家的好政策不能只钉在板上、贴在墙上，一定要落到地下。

医养结合很重要。国家很支持医养结合，出台了很多政策，但老百姓主要希望在家养老，而空巢家庭力不从心，社区和机构养老很有发展趋势。

开发多样化养老的市场非常关键，要适应国情，读懂老人，太高端老人住不起，缺医养环境，老人不敢住。整合医养工程要分阶段、分层次，适应老人要求，为能动的老人可开发绿色旅游的养老市场，温度适宜的反季节候鸟式养老。海南利用独特的自然环境建立养老院，又有医疗保障，简直是一床难求，显示出非常好的发展态势。要开展非药物健康干预手段，尤其是功能食品在老年人中更有需求。医养结合的最终目标是维持老人躯体功能，慢性病要共防共治，使老年人融入社会生活，最后安宁离世。

养老不只是给老人一张床、一间房，而是一个家。中国的医养结合是社区、家庭和机构养老相结合。可建设健康小区、健康小镇，使老年人从小家走向大家。国际上已有把智障老人放在一个生活区，开展一系列适应智障老人的医疗养生和管理，这些老人在一起生活非常愉快，体会不到被歧视和不理解。在病态中仍然感觉生活有乐趣、有幸福感。这种做法我们可以借鉴。

安宁疗护在中国已经开展，就是对那些在医学上已经明确不可逆的病症，没有救助意义的病人提供减轻痛苦的舒缓医疗服务。它既不促进，也不延迟病人的死亡，但强调对病人躯体舒适和心灵的慰藉，不再增加任何有创有痛苦的治疗手段，舒适安宁地离世，主要针对高龄老人、衰竭的病人和恶性肿瘤病人等。安宁疗护不是安乐死，是减少病人痛苦的一个善终，是为不可治愈的病人在临终期提供解决痛苦的医疗护理服务。强调的是对病人生命质量的关爱，强调的是医学的价值取向和社会的文明建设。现已有很多老年临终病人，家属和本人都提出拒绝一切有创治疗，给予安宁疗护，免去没有意义的痛苦煎熬，使其能够体面、尊严地安排最后时日。家属看到亲人安宁离世减少了悲伤。医护人员也减少了大量无望的救治，增加了医护的职业信心，减少了医患矛盾；使有限的医疗资源得到有效运用，弥补和缓解了社会需求之间的落差。我国的临终抢救占据国家医疗支出最大的份额，做好这个工作可以节省巨额医疗浪费，同时提高我国注重生命质量的国际形象。

对老年医学人才的培养非常重要。对老年病初级、高级人才，各领域专家和管理人员的培训都要做，尤其是老年医学营养、康复、心理、照护人才更需要大量培养。老年医护人员的素质很关键，因为老年医学人才是为社会的残障失能人士、病入膏肓的老人服务，是为那些最需要给予人文关怀的人做服务的。他们要有良好的心理素质、精湛的业务技术、较强的沟通能力、灵性的语言修养、端庄的外在形象，还要有严格的管理制度和崇高的医德情操。具备这些才能为老年人服务。所以老年医学培养人才要多样化，强调对非护人员的培养。

健康宣教必须要做。国际卫生组织已报道，80%的心脑血管疾病和糖尿病，55%的高血压、40%的肿瘤通过健康生活方式调整完全可以预防。我们要将生活方式治疗视为慢性病防治的关键，要把生活方式治疗融入医生的职业行为和行动，要把生活方式治疗纳入医疗服务的项目和医保支付范围。

我希望通过智能管理、大数据平台，把握老年医学的研究方向，掌握老年病综合评估中的多学科、多维度的关键点。老年医学是一站式服务，整合评估后给予个性化治疗，通过智能化管理达到健康老龄化。我们研究今天的老人，就是研究明天的自己；善待今天的老人，就是善待明天的自己。

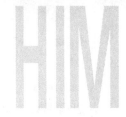

从整合医学理念看衰弱的防治

◎于普林

老年衰弱的概念非常重要。老年衰弱的理论发展了这么多年，经过几代人的努力，大家慢慢明白了学科的特点，以及自己应该怎么做。

什么是"老"？老有个标准，但标准有一个变化过程。甲骨文描述的老人，头发白了、凌乱了，拄着拐棍的是老人。秦汉时期因为服劳役，60岁是老年人；在东汉时期认为70岁是老人；现代福利化社会到来了，65岁是老人，现在通用的是1982年联合国在老龄问题世界大会上提出的标准，发展中国家60岁、发达国家65岁是老人。但是大家一定要记住，60岁、70岁讲刻度可以，作为老年科医生不能这么想。现在人口老龄化席卷全球，非常严重。老年科这些年越来越受重视，队伍越来越壮大。老年医学最重要的挑战是什么？是高龄老人与失能老年人急剧增多。80岁的高龄老人都有这样或那样的问题，老年医学关注的应该是失能老人、半失能老人和高龄老人，也就是衰弱的老年人，这是我们的工作重点。

什么是衰弱？衰弱是老年人的身体储备下降，导致机体易损性增加，抗应激能力减退的非特异状态。外界较小的刺激即可导致衰弱老人发生一系列临床负性事件，就像风烛，一吹就灭，外国人形容一片羽毛落在身上就会倒。我的老师是老年学专家，现在比较衰弱，将来会更衰弱，极度衰弱时不仅不能动，而且经常生病。坐在面前40分钟他睁不开眼睛，一看就是衰弱。

老年医学讲衰弱、失能和共病。这三个问题相互重叠，三件事交织在一起使老年医学非常复杂。这么多年学科发展很慢，我们遇到的全是挑战，衰弱导致失能，失能加重衰弱，共病导致衰弱。三样重叠，但不是一个概念。做老年医学的一定要明白这一点。

高龄老人衰弱非常常见。中医"虚弱"用得比较多，我们一定要用"衰弱"。从患病率看，65 岁以上老年衰弱的发生率是 10%～25%，85 岁以上为 30%～45%，随年龄增加衰弱比例增加。住院老人多于社区老人，女性多于男性，因为女性寿命长，老太太体力活动不很剧烈。住院老人多于社区老人这个好理解，因为他们有很多种疾病。不容易生病、自理能力好的在社区。

衰弱有很多危险因素，首先是遗传，我认为很多事情遗传非常重要。年龄变化、经济条件差、教育程度低、不良生活方式、老年综合征、未婚和独居，这些都是衰弱的危险因素。

衰弱后的临床表现很多是非特异性的，如疲劳、无法解释的体重下降、反复感染等，出现这些情况就要非常注意了。再一个是容易跌倒，平衡功能及步态受损。衰弱状态下即使有轻微的疾病都会导致肢体平衡功能受损，不足以维持步态平衡。这些情况别的学科都不管，我们学科不管不行。所以非特异性表现，如疲劳、体重下降、跌倒、易忘，衰弱老人时常发生，还有波动性失能，失能、共病和衰弱互为因果，交替导致老年人的状况越来越差，逐渐形成恶性循环。

对衰弱的评估方法很多，有 Fried 衰弱综合征标准、Rockwood 衰弱指数，还有很多衰弱评估表。但用得比较多的是 Fried 衰弱综合征标准、Rockwood 衰弱指数。Fried 衰弱综合征有 5 项，包括不明原因体重下降、疲乏、握力下降、行走速度下降、体力活动下降，有 3 项表明是衰弱，有 1～2 项是衰弱前期，有 5 项是非常衰弱。有些好评估，比如握力，一伸手就知道。接触百岁老人，他一握手，你就知道他有没有在衰弱状态。这些指标都是非特异性的，但可做出衰弱的判断。

Rockwood 衰弱指数是加拿大的一个学者提出来的。他经常到中国讲老年衰弱的问题，他将心理、智能和社交功能引入了衰弱老人的鉴定，提出了衰弱指数的概念。他根据所患疾病、躯体及认知功能受损的程度、心理危险因素，以及其他老年综合征的存在与否进行整合评估，并计算异常和衰退占全部评估项目的比例，即衰弱指数，代表着健康缺陷，也被视为健康缺陷指数。计算衰弱指数时以健康缺陷的项目数为分子，总数是分母。假设测 50 个指标，存在 5 个指标，就是 0.1。一般调查用到几十个，包括日常生活的活动改变，全身性瘫痪发作，感到疲劳、困乏、头疼、洗澡困难、糖尿病加重、高血压等。根据指数把老年人分成非常健康、健康、维持健康、脆弱、易损伤、轻度衰弱、中度衰弱、严重衰弱、非常严重衰弱。我的老师就是非常严重衰弱的。2013 年我们做了一个健康老人的标准，虽有一些病但控制住了，仍被视为健康老人。衰弱指数有时比单一词语来判断老人更有价值，这一点已慢慢得到大家认可。

我们观察了健康和衰弱指数的关系，比如衰弱指数小于0.2就是基本健康，衰弱前期小于0.35，衰弱是大于0.35。我们用衰弱指数对死亡进行预测，衰弱指数大于0.5且急速下降，病人很快就不行了。衰弱指数小于0.1，是很健康，表明期望寿命还很长。衰弱指数对个人期望寿命的预测有帮助，因而对医疗干预手段的选择也有借鉴和参考价值。

衰弱这个词近几年提得比较多，美国、欧洲做出了指南。我们老年学会也做了一个指南。美国的指南认为已衰弱老人应该进行衰弱评估，尤其是伴有心力衰竭、肿瘤、肾脏等疾病的老人，这可给老年病的治疗提供有用的依据。

人的年纪大了不等于衰弱，衰弱是可防可治的。衰弱分为几个期，简单地可分为早期衰弱、中度衰弱和重度衰弱期。干预可以起一定作用。早期衰弱或中度衰弱期，给予适当干预，可起一定作用，到了重度衰弱期，躺在床上什么都不行了，干预效果是不好的。所以在早期一旦识别出来，就要进行及早干预。干预有非药物性干预、营养干预、共病管理、减少医疗伤害、药物治疗、多学科团队合作的医疗护理模式等。

老人的锻炼一定要个体化，根据个人的兴趣、训练条件和目的选择运动强度，要分频率、分时间，重度衰弱病人可选用被动运动方式进行康复，因为他已经失去了运动能力。现在很多年轻人做一些被动运动是有好处的。

营养干预对老年人非常重要，对衰弱的老年人要补充能量和蛋白质，有些老人要适当补充优质蛋白。过去提倡节食，现在对老人不提倡，特别是高龄老人、衰弱老人。一定不要太勉强节食，要鼓励他们多进食，多进优质蛋白，适当补充维生素D。

老人面临很多问题，包括抑郁、心力衰竭、肾衰竭、认知功能受损、糖尿病、视力或听力问题，老年医学就是围绕这些复杂问题。老年病不是单一因素，是很多因素。我们面临的挑战非常大，非常困难。评估老人情况时，合理用药也非常重要。

老人需多学科照护模式。需要护士、医师、康复师、营养师、专科的社会工作者、心理治疗师等。对老人有时甚至修脚师也非常重要，有的老人可能是脚有问题影响走路，引起跌倒。修脚师把问题解决后能正常行走，各方面都很方便，所以老年医学的多学科团队服务非常重要，也是防治衰弱老人发生异常情况非常有效的措施。

关于医疗伤害，老人平常多病，在专科非常强大的今天，通常只认为这是一个什么病，不考虑他是一个什么人，更不考虑他是一个衰弱的老人。把常人用的措施用上去就是对老人的伤害。对衰弱老人的处置和对其他人、成年人要有区别，对成年人用的手段，用到衰弱老人身上必须要非常慎重。所以在衰弱评估中，整合评估是非常重要的。我们要减少医疗的伤害，特别是对衰弱老人的伤害。在用药方面，抗炎类药物、激素类药物、性激素受体调节剂、血管紧张素药物等，要考虑对老人适不适合。有时极度衰弱很快就要离开了，适当用点激素可能有帮助。

解决老人衰弱要靠积极的生活方式，包括合理锻炼、合理饮食、良好的心态等。老人要积极参与社会活动，不能参与社会活动，在家里也要积极参与家庭事务。

衰弱的学术领域还有很多问题没有解决，包括发病机制、诊断预警、治疗干预等。我们要迎接衰老的挑战，解决衰老的问题，需要整合医学理念，需要整合医学思维，因为它是一个复杂的社会问题和学术问题。

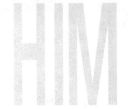

整合医学在衰弱老人急性期快速康复病房中的应用

◎董碧蓉

中国的老年科病房住的病人越来越多,年龄越来越大,我们面临的病房风险越来越高。很多是失能的老人、衰弱的老人、高龄的老人。过去的医疗体制全部是针对急症病治疗,现在是慢性病治疗,从来不去关注老人的功能,老人尤其是衰弱老人一直到了急性疾病加重时才进医院,过于关注疾病做了很多检查、很多治疗,导致老人越来越衰弱,最后可能从衰弱到失能,从半失能到全失能。我们的"不动产"越来越多,病房当然越来越大,但效率却越来越低。慢性病群体不是一个慢性病,而是共病,很多老年病人有七八种病,甚至十几种病,从头到脚全是问题。他们还在增龄衰老,加上慢性病,很多老人越来越衰弱,最后走向失能。老人全失能后就确实没有办法了,部分失能时还可以去帮助他。

老人在衰弱阶段至少要持续几年,在这个阶段缺乏关注,是一个很大的问题。有一项研究,纳入了住在5家医院的1000余名70岁以上老人,都是因为急性病住院。我们看医院给老人带来的影响:刚入院时通过急性治疗,老人的功能有30%在下降,有59%不变,只有10%左右有改进。那么,对功能下降的病人,随着时间延长会不会有所改进呢?3个月后住在医院的病人功能越来越下降,功能下降达到41%,这可不是我们所希望的。大量的病人在医院里失去了功能。从衰弱走向失能,从失能最后走向死亡。最可悲的是,我们有很多技术可以让病人维持失能很久,戴上呼吸机可能持续数年。中国的养老院大部分病人是躺在病床上,大部分是失能病人。即使老人入住时才是衰弱状态,可以走路,但由于我们都怕担风险,一旦摔倒,一旦骨折可能带来极大纠纷,因此,就让病人躺在床上,很多人一躺就是很多年。国外有的痴呆老人最后两三周时才卧床,我们可能是卧几年,哪个老人想进这样的机构?

这种状况能否改变呢？有一项研究对比了把老人放在一般的照护病房和老年病房的结果。这里说的老年病房绝不是现在中国老年科的病房，因为中国的老年科90%以上是普通科室，我们说的老年病房是专门针对老人的急性照护病房（ACE）。把衰弱老人放进这两个病房的结果差异很大，在真正的老年病房可以带来显著的功能提升。大量的研究显示，与放在普通老年科病房相比，ACE病房的病人住院天数下降、成本降低，病人很快回到家庭，减少其失能。

华西医院的数据显示，2016年6月至8月入住老年科的老人，病人的衰弱状况从入院一直到出院整个功能是下降的。并不像我们所想，给予治疗就会好。因为我们关注的永远是疾病，我们只关注控制急性感染吃什么药，心脏稳定没有，但从不关注病人的功能。老年科查房，为什么老问吃喝拉撒？因为老人只有把吃喝拉撒搞好了才可以独立生存。我们要想方设法来减轻住院对老人功能的打击，这只有通过ACE病房来实现。ACE病房是针对老人的急性照护，说到底叫快速康复，所有的康复措施整合到一起是老年科的特色。最后改成衰弱老人急性期的快速恢复病房，英文还是ACE。它是多学科团队整合模式，其实就是以整合医学模式对衰弱老人进行急性照顾。20世纪90年代美国克利夫兰大学做过探索，建立了第一个ACE单位，效果非常好，在美国等很多发达国家证实可以改善住院老人的预后。美国已经在很多医院推广，中国还没有，还是一个新生事物。

我们医生总认为自己管治疗，可治疗有时给病人带来很大伤害。ACE病房获益的人群是谁？并不是很健康的老人得了急病需要去住，也不是整天躺在床上全失能而去促进的老人，尤其不是那种摆脱医学临终照顾的老人；而是位于中间的那些老人，这种老人非常脆弱、高龄，但还有部分功能，这些老人一旦发生疾病，进入医院很容易失能，我们说"不动产"越来越多，就是这个原因。这样的老人恰恰是老年医学应该去关注的。

我们应该关注的是高龄老人、衰弱老人。健康老人可以到专科去，也可以到老年科来，可以按照专科指南治疗。而对于衰弱老人、高龄老人绝不能按照一般指南治疗，因为这些指南没有加入老人的证据，可能会给他们带来更多的伤害。

成功的ACE包含四大内容：①一定要给老人友好的环境，现在一些医院对老人不友好；②不断进行医疗回顾；③及早康复，以病人为中心的全面干预；④多学科团队计划，早期的出院计划和多学科团队的不断会诊。

华西医院的ACE在2016年建立，我们的宗旨有两个：第一，老年住院病人在急性疾病时尤其脆弱，对衰弱老人，要预防其功能丢失和医院相关并发症的发生，即维护或促进功能，减少并发症；第二，必须提高效率，不是用更多的人，而是必须要有效率。

我们在ACE中干预的原则包括以下内容。首先，不能卧床。ACE非常重要的一点是千万不能让老人卧床，现在输液基本上让老人卧床，1天卧床需7天来恢复。卧床1个月的老人很难恢复。尽量不要用导管，也不要用所有的监护，以免把老人束缚在床上。其次，不要限制饮食，千万不要限制老人低盐、低脂，糖尿病的病人要把血糖控制标准放宽，不要用镇定药。要关注他的家庭问题，这一点非常重要。

我们首先进行了病房改造，2016年7月组成团队，9月正式运行。我们设计了LOGO，整个病房有8个LOGO。做一个塑料标志给每个ACE病人戴在手臂上。我们建立了一个多学科团队，引进著名老年医学科专家做指导老师。我们的组长是曹丽博士，曾在美国进修了1年。团队中有专门的营养师长期在病房，还有临床药师和社会工作者每天过来，大家不分主次共同工作。我们还做了环境改造，尽量把空间留给病人，病人可以到处活动。鼓励病人出来吃饭、出来活动。

我们对这个单元的陪护人员进行谈话的培训。还培训护士、康复师，所有的人都要接受培训，包括家属也要定期进行培训。培训的项目有20多项。每周ACE单元都有一个介绍和培训。培训项目中做了很多管理流程，包括功能评估、ACE会议、修改治疗方案、出院计划等，而且把它纳入临床研究中。我们特别关注老人入院前2周的功能状况。想办法让老人的功能尽量恢复到入院前2周时，让他快速出院。所以整合评估非常重要。有医生的评估，也有康复师的评估。康复师评估主要指躯体功能障碍，病人的握力、步数、移动等指标，当达到其在家中的状态时就可以回家了。药师评估、护理评估和社会义工的评估等每个专业的评估不一样，大家共同为一个病人，自备方案。我们要求每人评估后要根据评估快速做出计划书，使每人都有规范化的计划书，而且要形成技术操作手册和临床路径，便于以后作为一个适用技术进行推广。比如康复科，我们要求每一个人都要做成指南，做成标准化定律式的医嘱，这样做可以节省时间，以后把它软件化、电子化，就更方便快速。

执行中有很多困难我们要去克服，有些团队成员还有自己科室的工作。我们通过维系平台确定哪个床进入了ACE端，为他们节省时间，必须在48小时内对老人做出评估，做出自己的规划。每天定时有ACE会议，最开始时每个病人要花20分钟，大家不适应，后来经过训练，讲关键的问题，每人5分钟，非常高效。大家只讲病人出现的问题，有什么方案，第2天、第3天时讲病人达到预定目标没有，有没有改进，如果没有改进问题在哪里。这种高效的会议在ACE非常好。每一个护士和医生都有非常高的积极性，因为看到病人很快恢复，能够回到家里，不像以前看到的总是病人慢慢衰弱。

在ACE会议中要做医疗回顾，每天的目标要不一样，每天要达到小目标，最终目标是出院。团队中每个人都同等重要，不是只有老年科医生重要，每个人都很重要。我们每个专业组的报告都有详细规定，包括医生在每次会议中汇报哪些细节，护士汇报什么内容，营养师、药剂师、社会义工汇报什么重点等，每个人都要按照自己的流程来。

此外，我们很需要社工这样一个岗位，因为社工确实能提高我们的效率。现在都靠志愿者，队伍不很稳定。

全面干预的目的是必须要达到早期康复。第1天、第2天就开始进行康复训练，而不是等到疾病控制后再进行，那就晚了。我们的康复刚开始时非常简单，就是让老人坐起来，千万不能躺在床上，能坐的坐着输液，我们有很多移动输液架，移动着输液。每个床上都有"No Bed"的标识，就是"不要卧床"。吃饭必须坐起来，喝水必须坐起来。

输液是个性化的，护理一定要有病人的周期表，每天要看病人走了多少、喝水没有、吃得怎么样，对认知功能障碍的老人、痴呆老人、疾病加重的，或有很多问题的，每一个病房都有大钟、大日历，定时定向给他们鉴定。要培训陪护，我们还有音乐、香薰等。可以针对不同病人，专门建立谵妄病房，很多有急性谵妄的病人来自急诊室，处于严重的精神障碍状态，过去一旦出现急性精神障碍，吼叫、不睡觉、要下床，甚至攻击人时，就用镇定药，现在我们不再使用。我们去评估背后的原因，很多是用医疗手段后人为导致的原因。绝大部分病人（90%）的病人可以很快被纠正。

护理管理不是每天去输液、发药，这不是老年科护士的常规工作。护理管理必须要去做的是病人的教育，鼓励病人活动、使用移动输液架等。

病人住院的第1天就应该有出院计划，最迟应该在第3天，病人治疗有好转倾向就要做早期出院计划，绝不是等病人急性疾病全部控制后再来谈出院。我们病房的医生说感觉很好，让人一直很有信心。在我们病房给所有病人和家属很早就灌输出院目标，每天运动，必须做到。我们的出院计划指导书非常详细，当然我们还有术后指导。

有的病人我们还须开家庭会议，家庭会议也有我们的成员参加。当然不是每个人都要开，有些难度大的，存在很多问题的我们要开家庭会议，解决出院的问题。

在上述实践中，我们有什么收获呢？ACE病房出院人数增多，平均住院日下降，整个失能下降，药占比也下降。因为我们每天要不断让医生回顾，为什么要用这个药，有没有根据，要根据老人用药标准来做。

这个病房得到了病人的自发赞扬，很多家属都觉这个做法很好。我希望这一模式的病房能够推广，希望未来的老年科就是这样。我们未来是急性照顾，不涉及中期和长期。现在正建立其他模式，我们还在不断努力、不断完善。

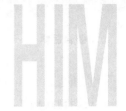

免疫治疗与老年感染

◎方保民

人体的免疫系统包括非特异性免疫和特异性免疫。特异性免疫包括体液免疫和细胞免疫。非特异性免疫包括吞噬细胞、补体、溶菌酶等。

免疫功能低下易合并感染,也就是在某种因素的刺激下,免疫功能本该发挥的作用发挥不出来,即免疫功能低下。目前尚没有评估免疫功能低下的量化标准,没有任何一种评估方法可以评估免疫功能是轻度低下、中度低下还是重度低下。也没有一个真正的评估系统来确定体液免疫缺陷程度、细胞免疫缺陷程度,或者分泌的免疫因子的情况。

临床所见的免疫缺陷,一个是免疫功能受损,一个是免疫功能低下,在老年人中更常见。随着器官移植、放化疗开展的增多,老年人用过相关药物后,免疫功能持续低下,越来越重。感染研究最多的是艾滋病的免疫功能低下,病毒侵犯到细胞,可以通过CD4细胞的减少来判断,这只是一种情况。

免疫功能低下分为后天性和先天性。对老年人来讲,继发性免疫功能低下最多见,包括皮肤黏膜屏障受损、吞噬作用特别是中性粒细胞缺少。老年人为何容易感染?因为免疫功能低下,主要是免疫功能受损。老年人的淋巴细胞逐渐减少,所以极易产生免疫功能低下。在胸腺系统,有一项动物研究发现,随着年龄的增长,T淋巴细胞和胸腺组织逐渐减少。老年人的细菌清除能力显著降低,感染后的死亡率明显增高。T淋巴细胞在胸腺成熟,后者是最重要的免疫器官。随着年龄增加,胸腺逐渐萎缩。T淋巴细胞本身也随着年龄增加逐渐老化,不同的CD4初始T淋巴细胞通常维持10~20年,70岁后多样性发生显著下降。老年人的初始T淋巴细胞存在很多功能缺陷,主要表现为T淋巴细胞受体谱减少、白介素-2产量减少,以及扩增和分化成效应细胞的能力明显下降。

老年人的衰老包括免疫衰老,免疫衰老主要表现为反复与抗原直接接触细胞池的变异，并有病原体直接导致的免疫衰老。老年人长期病毒感染就会使老年人长期与疾病共存，会导致免疫功能低下。临床上很多老年人，T细胞病毒感染常使细胞免疫缺陷。老年人免疫系统的退化，包括CD4 T细胞、CD8 T细胞免疫反应，以及树突状细胞、共信号分子、Toll样受体、免疫抑制性细胞等的明显衰退。

T细胞是抗肿瘤免疫的组分，也具有一定的抗菌作用，随着年龄增加逐渐减少。CD8 T淋巴细胞也是免疫细胞，也随年龄增加不断受损。先天性免疫系统的衰老主要指树突状细胞。树突状细胞本身只起抗原呈递作用，它能捕捉和处理抗原，并分泌多种细胞因子启动免疫反应。树突状细胞是最强的专职抗原提呈细胞，在抗肿瘤免疫治疗过程中起重要作用。对老年人病毒性感染及某些细菌性感染，也起重要作用。

NK细胞是细胞毒性细胞，它对感染病毒的细胞有非限制性识别，在抗肿瘤方面也发挥重要作用，可以直接杀死靶细胞或肿瘤细胞。不同的T淋巴细胞和B淋巴细胞在老年人体内的绝对数是增加的，但其发挥细胞毒作用的能力是降低的，所以老年人的抗病能力逐渐下降。

免疫系统中还有共刺激信号，可以补救老龄化抗肿瘤免疫反应，它的减弱使抗感染能力受损。Toll样受体及细胞是固有免疫经诱导形成的，可产生抗肿瘤作用，在抗感染过程中也发挥一定作用。

免疫功能低下感染是指在生理状态下，免疫功能原本可以阻止的病原体，却入侵机体影响和损伤机体。临床常见的免疫功能低下，包括各种原因引起的粒细胞减少或缺乏，最常见于老年人，特别是高龄老年人。此外，抗感染药物及其他很多药物本身也可以引起粒细胞缺少。B细胞的减少或缺乏在接受免疫化疗的器官移植、自身免疫性疾病及肿瘤放化疗病人中更多见。老年人常集多种疾病于一身，集多种用药于一身，从而使自身的免疫功能受损；老年人的营养不良也可引起免疫功能低下。

老年人艾滋病病毒（HIV）感染相对少见，但也存在。在重症监护室中，一个病人可能同时放了五六根管子，这样就会破坏其皮肤黏膜系统，免疫功能肯定会受损。实体肿瘤压迫也会引起机体损伤，比如肺癌压迫气管引起阻塞性肺炎，免疫功能受损会引起直接感染。泌尿科的肿瘤压迫不能排尿，放输尿管会引起肾盂肾炎继发感染，这些都会引起皮肤黏膜的完整性受损。

体液免疫缺陷主要是免疫球蛋白和补体的缺乏，在老年人控制感染的过程中，因为有很多病人有严重的免疫球蛋白减少，因此一些重症感染者常常要输入免疫球蛋白。出现体液免疫缺陷后容易发生如下感染，常见的有肝炎、肺炎、脑膜炎、气管炎。

细胞免疫功能缺陷，在老年人、淋巴瘤病人，以及接受放化疗者中十分常见。细胞免疫功能缺陷容易导致细胞内感染，包括分枝杆菌感染、军团菌感染、病毒感染、耶氏肺孢子菌感染、真菌感染、卡氏肺孢子虫感染等。体液免疫受损，一般是细胞外感染，如肺炎链球菌感染；还有皮肤黏膜受损，主要是葡萄球菌感染；念珠菌、铜绿假单胞菌在受损老年人中也逐渐出现。

艾滋病病人的 CD4 细胞数量下降导致的机会性感染，不同病期感染不一样，感染的病原菌也不一样，在晚期免疫功能已经严重受损时，可发生一系列感染，比如病毒感染、非结核分枝杆菌感染及卡氏肺孢子虫感染。由于老年人 CD4 细胞减少，因此非 HIV 感染的老年人也可以发生成人卡氏肺孢子虫感染、病毒性感染等。

对老年人免疫功能低下感染的治疗，首先应在接触感染后，评价病人的免疫功能。如发现有免疫功能缺陷，因老年人常是多重因素存在，因此一定要寻找导致免疫功能低下的原因。通常感染后我们多去考虑其严重性，一旦感染都想着用抗生素；但实际上分析免疫功能低下的诱因更重要，一旦诱因纠正，在相同量抗生素治疗下病人可获更快、更好的效果。如果免疫功能低下没有解决，只用抗生素或用其他方法控制不了病情。

感染的病因和免疫反应的不同，所带来的临床反应、临床过程和非免疫功能受损导致的情况不完全一样。免疫功能受损感染后病情发展快，病残、病死率明显增高。临床表现不典型，感染容易扩散，严重感染发生率比较高。老年人感染一个重要的信号是发热。有一部分老年科病人免疫功能低下，但发热不明显，有些病人表现为器官功能衰弱、呼吸衰竭加重，这种情况往往提示病毒感染，由病毒引发。还有一些病原体也会引起发热，有一部分病人是直接感染。因此要掌握感染的特点。一旦宿主发生病原体感染，免疫功能低下，临床上要高度重视。

现在很多老年人，同时合并 4 种病原体感染，既有念珠菌也有球菌，还有杆菌甚至结核分枝杆菌。不仅细菌，真菌、病毒、原虫都可以引起感染。所以对老年人我们要警惕，警惕细胞免疫功能低下后某些特殊少见的病原体感染。

对于免疫功能低下感染的防范要坚持"三早"原则：①早期诊断，争取在没用抗生素之前检出病原体；②早期治疗；③早期免疫重建。

对于重症感染免疫受损的干预，以脓毒症为例。脓毒症是一种严重威胁病人生存的疾病，特别老年人，一旦发生进展速度很快，要及时进行处理。脓毒症的主要病理机制就是免疫紊乱，致病菌一旦出现马上会引发一系列前期炎症，引起机体体液免疫和细胞免疫严重受损。脓毒血症本身的病原菌清除能力显著下降，死亡率明显增高。动物实验显示，如果再伴有肿瘤，小鼠 T 淋巴细胞表面抑制受体表达增加；伴肿瘤的脓毒症小鼠免疫细胞明显减少，死亡率明显增加。部分肿瘤患者由于手术、放疗、化疗使免疫功能进一步下降，感染的机会明显增加，一旦感染病情凶险。

慢性阻塞性肺疾病病人 T 淋巴细胞比例失调，研究发现，感染急性发作期的 T 淋巴细胞亚群 CD3、CD4 和 CD8 细胞较健康人比例显著下降，即细胞免疫功能明显下降。体液免疫是通过 B 细胞分泌的抗体发挥作用。新抗体建立后，对细菌本身有明显的作用。

笔者做了 ETASS 研究,主要是对比标准治疗和用胸腺肽 α1 治疗脓毒血症的情况,共纳入 300 余例病人。研究发现,胸腺肽 α1 可显著降低脓毒症病人的院内死亡风险,同时也可显著提高 28 天的生存率。在用量上,首先用胸腺肽 α1 5 天,然后再隔日用 2 天,共 7 天,能够起到明显的作用。

综上所述,老年免疫功能低下容易导致感染,包括病毒、细菌或真菌等感染。老年重症感染伴脓毒症的病人普遍存在免疫紊乱和免疫抑制。老年人伴有肿瘤和慢性阻塞性肺疾病的脓毒症病人,初始就已存在免疫功能低下。脓毒症的发生发展过程中免疫功能显著增加,但死亡率高、预后差。

我们发现黄连素及其他很多中药含有增加免疫功能的成分,但这些药物有无真正增强机体免疫功能的作用,现在还不完全清楚,还有许多问题需要解决。